U0276408

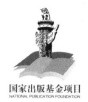

「十三五」国家重点图书出版规划项目

总主编◎ 吴少祯

中医古籍名家

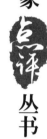点评 丛书

宋·唐慎微◎撰

王家葵 蒋 淼◎点评

证类本草

（上册）

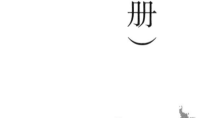

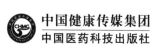中国健康传媒集团

中国医药科技出版社

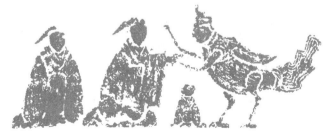

图书在版编目（CIP）数据

证类本草／（宋）唐慎微撰；王家葵，蒋淼点评．—北京：中国医药科技出版社，2021.9（2024.12重印）

（中医古籍名家点评丛书）

ISBN 978 - 7 - 5214 - 2679 - 3

Ⅰ．①证…　Ⅱ．①唐…②王…③蒋…　Ⅲ．①本草－中国－北宋　Ⅳ．①R281.3

中国版本图书馆 CIP 数据核字（2021）第 172333 号

美术编辑　陈君杞

版式设计　南博文化

出版　**中国健康传媒集团** | 中国医药科技出版社

地址　北京市海淀区文慧园北路甲 22 号

邮编　100082

电话　发行：010 - 62227427　邮购：010 - 62236938

网址　www.cmstp.com

规格　710 × 1000mm $^1/_{16}$

印张　105 $^3/_4$

字数　2208 千字

版次　2021 年 9 月第 1 版

印次　2024 年 12 月第 2 次印刷

印刷　大厂回族自治县彩虹印刷有限公司

经销　全国各地新华书店

书号　ISBN 978 - 7 - 5214 - 2679 - 3

定价　**268.00 元（上、中、下册）**

获取新书信息、投稿、为图书纠错，请扫码联系我们。

《中医古籍名家点评丛书》
编委会

出版者的话

中医药是中国优秀传统文化的重要组成部分之一。中医药古籍中蕴藏着历代名家的思维智慧与实践经验。温故而知新，熟读精研中医古籍是当代中医继承、创新的基石。新中国成立以来，中医界对古籍整理工作十分重视，因此在经典、重点中医古籍的校勘注释，常用、实用中医古籍的遴选、整理等方面，成果斐然。这些工作在帮助读者精选版本、校准文字、读懂原文方面发挥了良好的作用。

习总书记指示，要"切实把中医药这一祖先留给我们的宝贵财富继承好、发展好、利用好"，从而对弘扬中医药学、更进一步继承利用好中医药古籍提出了更高的要求。为此我们策划组织了《中医古籍名家点评丛书》，试图在前人整理工作的基础上，通过名家点评的方式，更进一步凸显中医古代要籍的学术精华，为现代中医药的发展提供借鉴。

本丛书遴选历代名医名著百余种，分批出版。所收医药书多为传世、实用，且在校勘整理方面已比较成熟的中医古籍。其中包括常用经典著作、历代各科名著，以及古今临证、案头常备的中医读物。本丛书致力于将现有相关的最新研究成果集于一体，使之具备版本精良、校勘细致、内容实用、点评精深的特点。

参与点评的学者，多为对所点评古籍研究有素的专家。他们学验俱丰，或精于临床，或文献功底深厚，均熟谙该古籍所涉学术领域的整体状况，又对其书内容精要揣摩日久，多有心得。本丛书的"点评"，并非单一的内容提要、词语注释、串讲阐发，而是抓住书中的主旨精论、蕴含深义、疑惑谬误之处，予以点拨评议，或考证比勘，溯源寻流。由于点评学者各有专擅，因此点评的形式风格也或有不同。但其共同之点是有益于读者掌握、鉴识所论医籍或名家的学术精华，领会临床运用关键点，解疑破惑，举一反三，启迪后人，不断创新。

　　我们对中医药古籍点评工作还在不断探索之中，本丛书可能会有诸多不足之处，亟盼中医各科专家及广大读者给予批评指正。

中国医药科技出版社
2017年8月

◉ | 余序

作为毕生研读整理、编纂古今中医临床文献的一员，前不久，我有幸看到张同君编审和全国诸多相关教授专家们合作编撰《中医古籍名家点评丛书》的部分样稿。感到他们在总体设计、精选医籍、订正校注，特别是名家点评等方面卓有建树，并能将这些名著和近现代相关研究成果予以提示说明，使古籍的整理探索深研，呈现了崭新的面貌。我认为这部丛书不但能让读者系统、全面地传承优秀文化，而且有利于加强对丛书所选名著学验主旨的认识。

在我国优秀、靓丽的文化中，岐黄医学的软实力十分强劲。特别是名著中的学术经验，是体现"医道"最关键的文字表述。

《礼记·中庸》说："道也者，不可须臾离也。"清代徽州名儒程瑶田说："文存则道存，道存则教存。"这部丛书在很大程度上，使医道和医教获得较为集中的"文存"。丛书的多位编集者在精选名著的基础上，着重"点评"，让读者认识到中医药学是我国优秀传统文化中的瑰宝，有利于读者在系统、全面的传承中，予以创新、发展。

清代名医程芝田在《医约》中曾说："百艺之中，惟医最难。"特别是在一万多种古籍中选取精品，有一定难度。但清代造诣精深的名医尤在泾在《医学读书记》中告诫读者说："盖未有不师古而有济于今者，亦未有言之无文而能行之远者。"这套丛书的"师古济今"十分昭著。中国医药科技出版社重视此编的刊行，使读者如获宝璐，今将上述感言以为序。

中国中医科学院

余瀛鳌

2017年8月

目录^① | Contents

上 册

① 此为新编目录

卷第五 …………………………………………………… 273

中　册

下　册

全书点评 ⊛

本草著作以《神农本草经》（简称《本草经》）年代最早，以李时珍《本草纲目》声名最著，《证类本草》承上启下，在浩瀚的本草著作中同样具有举足轻重的地位。

一、成书背景与作者介绍

1. 成书背景

本草滥觞于汉，《神农本草经》是早期著作的代表。《本草经》流传至齐梁，版本繁多，内容芜杂，据陶弘景说，"魏晋以来，吴普、李当之等更复损益，或五百九十五，或四百四十一，或三百一十九，或三品混糅，冷热舛错，草石不分，虫兽无辨。且所主治，互有多少"。不仅如此，"本草之书，历代久远，既靡师授，又无注训，传写之人，遗误相系，字义残阙，莫之是正"。针对以上情况，陶弘景乃"苞综诸经，研括烦省，以《神农本经》三品，合三百六十五为主，又进名医附品，亦三百六十五，合七百三十种。精粗皆取，无复遗落，分别科条，区畛物类，兼注铭世用土地所出，及仙经道术所须"，撰成《本草经集注》。

为了保证《本草经》原貌，陶弘景开创了一种特殊的编辑体例。在《本草经集注》中，《本草经》原文使用朱书大字；魏晋以来名医们增补的内容为墨书大字；陶弘景自己的论述标为"子注"，为墨书小字。其中墨书大字部分被称为"别录"，后来单独成为一书，即

《名医别录》。

唐高宗显庆年间，英国公李勣领衔，苏敬具体负责，编成第一部官修本草——《新修本草》。《新修本草》以《本草经集注》为蓝本，继续"附经为说"，把《本草经集注》的全部内容裹挟其中。在此之后，五代《重广英公本草》、北宋《开宝本草》《嘉祐本草》，都循这样的体例进行编辑。

宋嘉祐年间编《嘉祐本草》时，朝廷又"诏天下郡县，图上所产药本"，由苏颂汇总，编成《本草图经》。《嘉祐本草》与《本草图经》并行天下，相辅相成。但毕竟是两部书，各自条目，检阅不便，于是蜀医唐慎微考虑将两书合并为一，此即《证类本草》。

2. 作者唐慎微

《证类本草》全称"经史证类备急本草"，大约是"广辑经史百家药物资料，以证其类"的意思。据宇文虚中"书《证类本草》后"说"唐慎微，字审元，成都华阳人。貌寝陋，举措语言朴讷，而中极明敏。其治病百不失一，语证候不过数言，再问之，辄怒不应。其于人不以贵贱，有所召必往，寒暑雨雪不避也。其为士人疗病，不取一钱，但以名方秘录为请。以此士人尤喜之，每于经史诸书中得一药名、一方论，必录以告，遂集为此书。尚书左丞蒲公传正，欲以执政恩例奏与一官，拒而不受"。又记其轶事云："元祐间，虚中为儿童时，先人感风毒之病，审元疗之如神。又手缄一书，约曰：某年月日即启封。至期，旧恙复作，取所封开视之，则所录三方：第一疗风毒再作；第二疗风毒攻注作疮疡；第三疗风毒上攻，气促欲作喘嗽。如其言，以次第饵之，半月，良愈，其神妙若此"。《宾退录》则记唐氏为蜀州晋原（今四川省崇州市）人，此传闻异辞，无可究诘者。

有论者认定，蒲传正"欲以执政恩例奏与（唐慎微）一官"，是表彰其撰著《证类本草》，又考蒲传正在元丰五年（1082）4月至次年8月间担任尚书左丞，遂确定《证类本草》成书于元丰五年以前。但研究《证类本草》引用方书，如《孙尚药方》《初虞世方》，其成书年代似乎略晚于元丰五年，故《证类本草》的成书时间暂以目前所知最早版本的刊印时间——大观二年（1108）为下限。

二、学术思想与编辑特色

1. 《证类本草》的文献结构

《证类本草》的结构，很像复杂的"俄罗斯套娃"。《证类本草》乃以《嘉祐本草》为框架，将《本草图经》的内容按条目逐一缀合到每一药物之下，与该药物相关的经史文献、医方本草也附录于该条目。因此，揭开"套娃"的第一层可以释放出两部独立的文献，即《嘉祐本草》与《本草图经》。若以药物为线索，以类相从将资料总汇，把这部分单独归纳出来，就是一部颇具规模的类书。

《本草图经》无可分割，《嘉祐本草》本身又是一具小型"套娃"。此书以《开宝重定本草》为蓝本进行补充，其凡例说："凡名本草者非一家，今以《开宝重定》本为正。其分布卷类、经注杂糅、间以朱墨，并从旧例，不复厘改。"比如"地菘"是《开宝重定本草》新增药物，《嘉祐本草》认为地菘即天名精，既然已有天名精，则不当另出地菘。但《嘉祐本草》并没有将地菘条删削，而是用按语的形式阐明理由，其中专门提到："今补注立例，无所刊削，故且存而注之。"因此，《嘉祐本草》里隐藏着比较完整的《开宝重定本草》。

《开宝重定本草》是《新修本草》的修订本，其对《新修本草》的条目进行了调整，"类例非允，从而革焉"，但对《新修本草》的原文则未做大的改动。编辑者的观点或引书分别用"今注"和"今按"标注，所谓"详其解释，审其形性，证谬误而辨之者，署为今注；考文记而述之者，又为今按"。所以说，揭开《开宝重定本草》，则可以看到《新修本草》的面目。前面说过，《新修本草》其实是《本草经集注》的增订本，揭开《新修本草》则暴露《本草经集注》；进一步揭开《本草经集注》，便看到这具"套娃"的核心——《神农本草经》了。

"套娃"的制作有3个重要节点：首先，陶弘景开创了"附经为说"的著作方式，用"朱墨分书"的办法将《本草经》内容完整地保存在《本草经集注》中；其次，唐显庆年间官修本草继承这一著作形式，于是其成为定例；再者，宋开宝修订时，首次采用雕版印刷，"乃以白字为神农所说，墨字为名医所传，唐附、今附各加显注"，从而减少不同来源文献之错谬混淆。

《通志·校雠略》里有一篇"书有名亡实不亡论"，其中提到："《名医别录》虽亡，陶隐居已收入本草；李氏本草虽亡，唐慎微已收入《证类本草》"。所谈论的即这种"套娃"结构。

再看类书部分。《开宝重定本草》已在"今按"标题下摘录文献，《嘉祐本草》更进一步扩大引用资料的范围，一些重要本草，如《药总诀》《药性论》《药对》《食疗本草》《本草拾遗》《四声本草》《删繁本草》《本草性事类》《南海药谱》《食性本草》《蜀本草》《日华子诸家本草》等，皆截取精要，引录在相关药物条下，且单独标题，令读者一目了然。

受《嘉祐本草》的启发，《证类本草》引用文献更多，大致包括3类。医方本草最为大宗，不仅从大型方书，如《备急千金要方》《外台秘要》《太平圣惠方》中摭取方例；引用方剂在百条以上者还有《肘后备急方》《梅师方》《子母秘录》《经验方》等；更有《斗门方》《续十全方》《经验后方》等，历代书目罕见记载，其引文可资深入研究。引用本草主要有《雷公炮炙论》《海药本草》等。

南宋绍兴年间李朝正编选《备急总效方》，大部分内容出自《证类本草》引录的医方；晚近辑复《肘后百一方》《小品方》《古今录验方》《雷公炮炙论》《食疗本草》《海药本草》，也主要从《证类本草》中取材。

另一类是经史文献。涵盖4部，但僻书不多，乃有部分从《太平御览》中胡乱抄录，以致错谬者。如卷12鸡舌香条引《抱朴子》云："鸡舌香、黄连，乳汁煎，治目中之病。应邵汉官侍中，年老口臭，帝赐鸡舌香含之。"按，《抱朴子内篇·杂应》云："或以鸡舌香、黄连，乳汁煎注之。诸有百疾之在目者皆愈，而更加精明倍常也。"完全无关于应邵（劭）。因检《太平御览》卷981《香部》引有《抱朴子内篇》此句，又引应劭《汉官仪》曰："桓帝侍中乃存，年老口臭，上出鸡舌香与含之。"于是知《证类本草》作者从《太平御览》转引，误将应劭《汉官仪》的内容辑入《抱朴子内篇》之中。

尽管如此，这些引文也有校勘价值。如《抱朴子内篇·登涉》云："蛇种虽多，唯有蝮蛇及青金蛇中人为至急，不治之，一日则煞人。"句中"青金蛇"不知何意，《开宝本草》别有金蛇，谓其"无毒，解生金毒"，似与"青金蛇"无关。考《证类本草》雄黄条引《抱朴子内篇》作："蛇虽多品，惟蝮蛇、青蝰金蛇中人为至急，不治，一日即死。"因为后文提到"此二蛇所中"，故《证类本草》此句也不能点作"蝮蛇、青蝰、金蛇"。据《本草图经》蚺蛇胆条引葛氏云："青蝰蛇，绿色，喜缘木及竹上，大者不过四五尺，色与竹木一种。其尾三四寸色异者，名熇尾蛇，最毒。"《外台秘要》引《肘后》，文字略同。故疑《抱朴子内篇》"青金蛇"乃"青蝰蛇"之讹，而《证类本草》引文作"青蝰金蛇"，衍"金"字。

还有一类是道经。金石类药物条下引用外丹书甚多，如《青霞子》《宝藏论》《太清服炼灵砂法》《太清石壁记》《丹房镜源》等。不仅可补今本《道藏》之缺佚，且可正今传之误。通过对比分析发现，一直被认为是唐代外丹著作的《铅汞甲庚至宝集成》，竟然是元明间人利用《证类本草》中的炼丹文献炮制出来的。

2.《证类本草》的版本

《嘉祐本草》镂版不久后，苏颂主编的《本草图经》也告完成。图经是本草正文的辅翼，二者各自一书，使用不便。大约与唐慎微同时，另一位名医陈承也将《嘉祐本草》与《图经本草》合二为一，"又附以古今论说，与己所见闻"，编成《重广补注神农本草并图经》23卷。这部书中有元祐七年（1092）林希序，出版时间当在此后不久。

大观二年（1108），集贤学士孙觌得到《证类本草》，颇以为善，而感叹"其书不传，世罕言焉"，因请艾晟校订，"募工镂版，以广其传"。艾晟乃以《重广补注神农本草并图经》作为参校，将陈承的著述共44条冠以"别说"二字，补入《证类本草》相应药物条后。在丹砂条艾晟有按语说："近得武林陈承编次《本草图经》本参对，陈于图经外，又以'别说'附著于后，其言皆可稽据不妄，因增入之。"艾晟刻本也将林希为陈承所作的序言收入，所用书名似乎还是《经史证类备急本草》，因为成于大观年间，所以后来的翻刻本或标题为"经史证类大观本草"，或标题为"大观经史证类备急本草"，通常简称"大观本草"。

宋徽宗留心医药，亲撰《圣济经》，认为唐慎微所撰《证类本草》"实可垂济"，于是诏曹孝忠领衔校勘，于政和六年（1116）编成《政和新修经史证类备用本草》。从内容来看，曹孝忠使用的底本依然是艾晟校订的《大观本草》，只是将艾晟的序删去，将全书由31卷调整为30卷，陈承的"别说"依然保留。这个版本因为成于政和年间，所以通常称为"政和本草"。

与《大观本草》不同，《政和本草》才是官修本草，故存在"监本"。因为随后不久的靖康之变，国子监的书版随徽、钦二帝被掳掠到金国，所以《政和本草》主要在北地传播，而南宋通行的是《大观本草》。绍兴二十九年（1159），医官王继先奉敕校订本草，即以《大观本草》为底本，撰成《绍兴校定经史证类备急本草》，简称"绍兴本草"。王继先以佞幸小人著称，遂影响后世对此书的评价。《直斋书录解题》斥之曰："每药为数语，辨说浅俚，无高论。"因此《大观本草》《政和本草》翻刻版本极多，而《绍兴本草》仅有残抄本存世，影响甚微。

《证类本草》存世版本众多，一般以元初张存惠晦明轩所刻《重修政和经史证类备用本草》为最优，其所依据的即是《政和本草》

监本。书前有"重刊本草之记"，刊刻时间为"泰和甲子下己酉"，相当于南宋淳祐九年（1249）。所谓"重修"，除了偶尔校勘文字外，主要做了以下工作：

《政和本草》监本卷10脱漏由跋、鸢尾两条，乃据"《嘉祐》监本"（其实是依《大观本草》）补足，并加上按语。

晦明轩本还在书前增加"证类本草所出经史方书"，起《毛诗注疏》，讫《本草衍义》，共247家。这是一份《证类本草》引用书目，但做得非常草率。如书目中有"唐宝臣传"，见卷10乌头条引文："唐李宝臣为妖人置堇于液，宝臣饮之即喑，三日死。"此实出于《新唐书·李宝臣传》。书目又列有"顾含传"，见卷22蚺蛇胆条引文："顾含养嫂失明，含尝药视膳，不冠不食。嫂目疾须用蚺蛇胆，含计尽求不得。有一童子以一合授含。含开，乃蚺蛇胆也。童子出门，化为青鸟而去。嫂目遂差。"据《太平广记》卷456引《晋中兴书》云："晋颜含嫂病，须髯蛇胆不能得。含忧叹累日，有一童子持青囊授含，含视，乃蛇胆也，童子化为青鸟飞去。"因知《证类本草》"顾含"为"颜含"之讹，出处当标《太平广记》或《晋中兴书》，书目误题《顾含传》。

此外，晦明轩本将寇宗奭《本草衍义》全书并入，《本草衍义》的序例被安排在卷1之末，正文则逐条散入相应药物条目，用"衍义曰"引起。二书合一，相当于在《证类本草》这件烦琐版的"套娃"内，又塞了一具玩偶。晦明轩本多次影印，华夏出版社1993年出版的尚志钧点校本《证类本草》亦以之为底本。

《大观本草》《政和本草》《绍兴本草》是《证类本草》的主流，除此之外，还有一种较为特殊者。此书序例5卷，各论42卷，著作者通常题为"通直郎添差充收买药材所辨验药材寇宗奭撰""敕授太医助教差充行在和剂辨验药材官许洪校正"，书名或作"类编图经集注衍义本草"，或作"新编类要图注本草"，或作"图经衍义本草"。卷帙看似庞大，内容则没有超出《大观本草》与《本草衍义》的范围。相反，药物条目任意删削，篡改原意。如该书卷 2 滑石条，雷公云："乌滑石似鳖色，画石上有青黑色者，勿用，杀人。"据《证类本草》原文当作："乌滑石似鳖色，画石上有青白腻文，入用妙也。黄滑石色似金，颗颗圆。画石上有青黑色者，勿用，杀人。"其草率可知。此当是书商射利，巧立名目，托名寇宗奭的伪劣版本。《图经衍义本草》收入正统《道藏》之中，张山雷亦被迷惑，称赞说："然则《道藏》此本，即是寇氏衍义之真本。"晚来影印元刊孤本《类编图经集注衍义本草》，出版说明夸誉过度，也是误人不浅。

三、学习要点

1. 了解本草历史

《证类本草》的序、跋部分保留有与该书成书刊印有关的史料，除此之外，其序例两卷收载有《嘉祐本草》《本草图经》《开宝重定本草》《新修本草》《本草经集注》《重广补注神农本草并图经》《雷公炮炙论》《本草衍义》的序言，还有《嘉祐本草》的"补注所引书传"是 16 种前代本草的提要。以上内容基本构成宋以前本草历史之梗概。

不仅如此，一些本草人物的信息也通过《证类本草》保存下来。比如《海药本草》专门记录外来药物，其作者仅见于《通志》记载："《海药本草》六卷，李珣撰"。后来《本草纲目》补充说："珣盖肃代时人，收采海药亦颇详明。"但李时珍的说法不知有何依据。

直到陈垣著《回回教进中国的源流》，才首次将《海药本草》的作者与五代前蜀词人李珣相联系。陈垣说："李时珍《本草纲目》引李珣《海药本草》谓为肃代时人。然吾观《海药本草》所引，有段成式《西阳杂俎》，则珣必在段成式后，其为五代时世业香药之李珣无疑。然则珣并知医，与元末回回诗人丁鹤年兼擅医术同，亦回回风俗也。"有关五代李珣的史料不多，但大都能与保存在《证类本草》中的《海药本草》条文相呼应，故陈垣的观点很快为学界所接受。

后蜀何光远《鉴诫录》说："宾贡李珣，字德润，本蜀中土生波斯也。"李珣祖辈是波斯人，入华时间失考，详检《海药本草》，仍能看出他对波斯文化的熟悉。该书与波斯有关的药物十余种，有直接以波斯为名者，如波斯白矾、波斯芜荑、波斯松树脂；提到药物的波斯名字，如无名子"波斯家呼为阿月浑"；以波斯国为产地者，如金线矾、银屑、绿盐、胡桐泪、蒟酱、莳萝、安息香、没药、无食子、婆罗得、荔枝等。

波斯人素以识宝著称，故事甚多。《证类本草》玉屑条引《海药本草》云："《别宝经》云：凡石韫玉，但夜将石映灯看之，内有红光，明如初出日，便知有玉。《楚记》卞和三献玉不鉴，所以遭刖足，后有辨者，映灯验之，方知玉在石内，乃为玉玺，价可重连城也。"波斯人善别宝物，对唐代社会影响很大，"波斯别宝"乃至成为中土僧人禅谈的话头，屡见于经藏，此处之《别宝经》很可能是外来波斯人所写的文献遗存。

李珣以文学知名，《十国春秋》说他"以小辞为后主所赏，常制《浣溪沙》词，有'早为不逢巫峡夜，那堪虚度锦江春'，词家互相传诵。所著有《琼瑶集》若干卷"。《琼瑶集》不传，合并《花间集》《尊前集》所载，尚存词作50余首，其中最著名者为《南乡子》17首。

《御选历代诗余》引周密说："李珣、欧阳炯辈俱蜀人，各制《南乡子》数首以志风土，亦竹枝体也。"检李珣这组《南乡子》中多处提到越王台，如"越王台下春风暖""谢娘家接越王台""刺桐花下越台前"。越王台在广州越秀山，南越王赵佗所筑，张九龄《使至广州》有句云："人非汉使橐，郡是越王台。"因此况周颐《餐樱庑词话》提出疑问："珣蜀人，顾所咏皆东粤景物，何耶？"仔细检理李珣这些词作，其所吟咏的南国风物，如红豆蔻、刺桐花、桄榔树、椰子、荔枝等，颇与《海药本草》相呼应。由此看来，李珣应该到过岭南，《海药本草》尽管以征引文献为主，仍有作者亲身经历。

《鉴诚录》说李珣是"蜀中土生波斯",《茅亭客话》言"其先波斯国人,随僖宗入蜀",《蜀中广记》谓其梓州(今四川省三台县)人。故《海药本草》虽记域外药物,却每每提到当时代蜀川的情况。如石硫黄条先引《广州记》云:"生昆仑日脚下,颗块莹净,无夹石者良。"末后则说:"蜀中雅州亦出,光腻甚好,功力不及舶上来者。"雅州即今四川省雅安市。海红豆本"生南海",而"近日蜀中种亦成也"。荔枝"生岭南及波斯国",然后说"嘉州已下,渝州并有",最后补充"今泸、渝人食之,多则发热疮"。真珠"生南海",而后又说"蜀中西路女瓜亦出真珠,是蚌蛤产,光白甚好,不及舶上彩耀"。蛤蚧"生广南水中",而后又说"近日西路亦出,其状虽小,滋力一般"。波斯白矾条先引《广州记》说"出大秦国",末后则云"近日文州诸番往往亦有,可用也"。文州即今甘肃省文县,亦在前蜀的疆域范围内。

更宜注意者,《海药本草》在涉及蜀川产出时,多处使用"今"或"近日"来表示时间,提示完成本书时作者身在四川。皋芦叶条引《广州记》云:"出新平县。状若茶树,阔大,无毒。"然后有评价语说:"彼人用代茶,故人重之如蜀地茶也"。既表明李珣曾到岭南,见识过皋芦茶,语气中又有明显的"四川本位"。

仙茅条云"生西域",继而又说"自武城来,蜀中诸州皆有"。其中"武城"当是"武成"(前蜀王建立国的年号,908 年)之讹写。按,前蜀咸康元年(925),后唐庄宗伐蜀,诛王衍及宗族于秦川驿,国亡。蜀亡以后,李珣的情况渺不可知,《古今词话》言其"国亡不仕",不知何所依据。《海药本草》成书年代大致确定为前蜀较妥。

2. 整理本草文献

《证类本草》以前的本草著作,除《本草经集注》《新修本草》《食疗本草》尚有少数残卷,其余几乎全部亡佚,所幸从《神农本草经》到《嘉祐本草》《本草图经》的主体内容尚保存于《证类本草》中,可望通过辑佚工作恢复部分原貌。

以《神农本草经》为例，此书亡佚于两宋之际，南宋王炎（1137—1218）辑有《本草正经》3卷，是最早的《神农本草经》辑本。书今不传，自撰序言见于《双溪类稿》。明清以来，《神农本草经》尤受重视，辑复本有十余种之多。重要的辑本有明万历丙辰（1616）卢复《医经种子》本，清康熙六年（1667）过孟起辑本（残本），嘉庆四年（1799）孙星衍、孙冯翼合辑本，道光二十四年（1844）顾观光本，同治四年（1865）黄奭本，光绪十一年（1885）王闿运本，光绪十八年（1892）姜国伊本，1942年刘复辑本等。此外，日本学者如丹波元简（1778）、狩谷望之志（1824）、森立之（1854）亦有辑复本。以上中外诸家辑本中，尤以孙星衍、森立之两本成就最高。其中，森立之除辑复《本草经》外，在其晚年还撰成《神农本草经考注》4卷。洋洋数十万言，蔚为大观。晚近又有尚志钧《神农本草经校点》、曹元宇《本草经辑注》、王筠默《神农本草经校正》、马继兴主编《神农本草经辑注》、尚志钧《神农本草经辑校》等，诸书辑复思路不同，互有详略，但都以《证类本草》为基本素材。

尚志钧先生（1918—2008）是本草研究大家，除辑复《神农本草经》外，他还辑复了《名医别录》《本草经集注》《吴普本草》《新修本草》《食疗本草》《本草拾遗》《雷公炮炙论》《海药本草》《重广英公本草》《日华子诸家本草》《开宝本草》《嘉祐本草》《本草图经》等，也主要利用了《证类本草》。

3. 研究本草药物

药物古今名实考订中一项重要工作是梳理文献。

唐代诗人王建《早春病中》句："世间方法从谁问，卧处还看药草图。"药图是判断品种的重要依据。保存在《证类本草》中的《本草图经》药物600余条，插图900余幅，是北宋时期药材品种的真实写照。

植物药之最著名者莫如人参，《本草图经》说："人参生上党山谷及辽东，今河东诸州及泰山皆有之。又有河北榷场及闽中来者，名新罗人参，然俱不及上党者佳。其根形状如防风而润实，春生苗，多于深山中背阴近椴漆下湿润处；初生小者三四寸许，一桠五叶；四五年后生两桠五叶，末有花茎；茎至十年后生三桠；年深者生四桠各五叶，中心生一茎，俗名百尺杵。三月、四月有花，细小如粟，蕊如丝，紫白色，秋后结子，或七八，枚如大豆，生青熟红，自落。根如人形者神。"而且说："相传欲试上党人参者，当使二人同走，一与人参含之，一不与，度走三五里许，其不含人参者必大喘，含者气息自如者，其人参乃真也。"这是对人参功能的检验，算得上实验药理学的先驱。再观察《证类本草》所绘"潞州人参"图，所描绘的显然是五加科植物人参 Panax ginseng。

《证类本草》共绘有4幅人参图，除潞州人参为五加科植物人参外，兖州、滁州人参其实是桔梗科沙参属（Adenophora）植物，而"威胜军人参"图经比对竟然是"晋州紫参"图中的地上部分，不知何故窜乱为"威胜军人参"。

即使没有药图，特征描述也能推断品种。本草中朴消与消石混淆不清，根据陶弘景说消石"色理与朴消大同小异，肭肭如握盐雪不冰，强烧之，紫青烟起，仍成灰，不停沸如朴消，云是真消石也"，这是"火试"之法，紫青烟乃是钾盐燃烧的焰色反应，又言"不停沸"，当是描述硝酸盐灼烧时的爆裂声，于是确定消石就是硝酸钾矿石。至于朴消，《名医别录》说其"推陈致新"，这与大黄条《神农本草经》言"荡涤肠胃，推陈致新"一样，都是描述泻下作用，故确定朴消为具有容积性泻下作用的硫酸钠或硫酸镁。

续断载于《神农本草经》，功能"续筋骨"，用于金疮、痈伤、折跌。这类因功效得名药物，在不同时期甚至同一时期不同地域品种有别。续断别名"接骨"，直接描述功效；又名"属折"，《说文》释"属，连也"，《广雅》云"属，续也"，也是"续断"的意思。

据陶弘景注释："按《桐君药录》云：续断生蔓延，叶细，茎如茌大，根本黄白有汁，七月、八月采根。今皆用茎叶，节节断，皮黄皱，状如鸡脚者，又呼为桑上寄生。恐皆非真。时人又有接骨树，高丈余许，叶似蒴藋。皮主疗金疮，有此接骨名，疑或是。而广州又有一藤名续断，一名诺藤，断其茎，器承其汁饮之，疗虚损绝伤；用沐头，又长发。折枝插地即生，恐此又相类。李云是虎蓟，与此大乖，而虎蓟亦自疗血尔。"《桐君采药录》所描述的续断，或许是唇形科植物；广州所产藤本的续断，则为买麻藤科买麻藤 *Gnetum parvifolium*；至于李当之所说的虎蓟，颇似菊科大蓟 *Cirsium japonicum* 之类。《外台秘要》治淋"取生续断绞取汁服之，马蓟根是"，应该同是一物，后来《本草图经》所绘越州续断，也是此种。

王家葵　蒋淼
2020 年 3 月

一、校勘

1. **版本** 《证类本草》校勘本已有多种，详略虽有参差，但基本能反映重要版本文字异同，尤其以尚志钧先生点校本（华夏出版社，1993 年）为最精。此点评本以人民卫生出版社影印晦明轩《重修政和经史证类备用本草》为底本，参校嘉定四年（1211）刘甲校刊《经史证类备急大观本草》（以下简称"刘甲本"）、光绪三十年（1904）柯逢时影印宋重刊《经史证类大观本草》（以下简称"柯本"），异同不复注明；底本词句若不害文意，一般不予改动；从刘甲本、柯本改动者一般不予说明；偶有少数字句，底本、校本文义皆不通顺，则参考尚志钧先生的校勘成果，在页注中说明。

2. **目录** 本书新编目录。底本书前有总目录，从卷 3 开始，又有分卷目录。总目录之后"嘉祐补注本草药品一千一百一十八种，证类本草新增药品六百二十八种，总一千七百四十六种"，为《嘉祐本草》药数统计。原书目录不仅为分别卷帙之用，药物出自《神农本草经》《名医别录》《新修本草》《本草拾遗》《嘉祐本草》，或是《证类本草》新增者，标注清晰，故每卷之前仍保留分卷目录，遵原书标注药物出处。

3. **字词** 本书用标准简体字排印，繁体、异体与简体对应，皆依照古籍整理规范执行。

《证类本草》是几部书组合而成的，故药名用字不完全统一，这在一定程度上反映了各书的状态，故一般不强求一致。如菖蒲条，正文使用"昌蒲"，但《本草衍义》部分使用的却是"菖蒲"，3幅图的标题分别是"戎州菖蒲""卫州菖蒲""衡州昌蒲"。部分药名，依照底本，不作改动，如李人、郁李人、茵蔯等。又，底本中"熔"与"镕"混用，今皆依文义统改为"熔"。

少数繁体字的处理：如卷9郁金条，从标题到正文皆用简体"郁金"，但《本草图经》引《说文解字》一段："谨按许慎《说文解字》云：'鬱，芳草也。十叶为贯，百二十贯筑以煮之为鬯。鬯，今鬯林郡也。'"因为在《说文》中"鬯""鬱""郁"为三字，按照《说文》的意思，郁金当写作"鬯金"，但"鬯"楷化以后，基本与"鬱"相混，通常以"鬱"为正字。此处底本作"鬱"，刘甲本作"鬯"，因为内容直接涉及《说文》，所以从刘甲本作"鬯"。同条黑盖子下引《说文》也从刘甲本用"鬯"字，其下引《周礼》，则恢复"郁"的写法。

4.《本草经》与《名医别录》文　底本阴刻白字表示《本草经》文，阳刻黑字表示《名医别录》文；此点评本《本草经》用黑体，《名医别录》用宋体，以此区别。不同版本白字、黑字略有出入，一般以底本为准，不考虑其他版本情况。但《证类本草》引《本草经》仍有基本体例可循，如每药性味各一，偶有缺失或超出，则据校本改定；每药产地、采收皆为《名医别录》文，偶作白字，据校本改回。如卷10青葙子条"五月、六月采子"底本为白字，乃据刘甲本改为黑字。但卷14柳华条"琅邪川泽"底本作白字，刘甲本亦作白字《本草经》文，则保留未改。这类情况皆不出校勘记。

二、标点

点评本按照古籍整理规范使用新式标点，根据本书特殊性，针对几种标点符号的使用略作说明。

1. 书名号

（1）《证类本草》结构复杂，自《本草经》以来的数十种本草著作，由不同的作者，以不同的方式裹挟到书中。《开宝本草》《嘉祐本草》以及唐慎微征引的文献，底本已用"黑底白字""黑盖子"等方式标示清楚，点评本以黑体并空一格的方式表示，不加书名号。这样较为醒目，且避免同一本书不同引用者称呼各异的混乱状况。

（2）可能是因为编书体例的特殊性，《证类本草》中经常出现几种前代本草"约定俗成"式的称呼。按照最初使用者的本意，这些称呼并不是该书的正式书名或简称，但后世已将其默认为书名。如"唐本注"乃是对唐代《新修本草》所加按语的简称，不仅"唐本注"不能算作书名，"唐本"也不是《新修本草》的书名或书名简称。情况相同的是"蜀本"，这是宋代官方对五代后蜀官修《重广英公神农本草》的指代，而非书名简称。再如后人将陈承《重广补注神农本草并图经》的少数内容冠以"别说"二字，补入相应药物条后，"别说"并非书名。这些情况皆不加书名号。

（3）比较特殊的是"本经"一词。汉代以来，注释家用"本经"指称经书本文，陶弘景作《本草经集注》，将《本草经》呼为"本经"也是此意；此后《新修本草》《本草图经》等使用"本经"，多数时候也是指所注释的经书。如《新修本草》所言"本经"，多数时候是指《本草经集注》；而《本草图经》所言"本经"，多数时候是指《嘉祐本草》。大约宋代开始，"本经"也用作《神农本草经》的专名，《证类本草》中两种定义的"本经"夹杂。鉴于此复杂状态，率意标点很容易引起混淆，故点评本除极少数与"别录"对应的"本经"标点为《本经》外，一般都不加书名号。至于点评中引用明清本草文献，所言"本经"皆指《神农本草经》，故标点作《本经》。

2. 引号　按照引号的使用规范，直接引语可加引号，间接引语不必加引号。本书一般不使用引号，原因在于原作者引用的古书，今或亡佚或残缺，引文终止处不易确定，率意施加后引号，可能在文献学上引起混乱。但两种情况例外：一是《本草图经》引用经书，如《尔雅》《说文》《毛诗草木鸟兽虫鱼疏》等，作者论说往往与引文相连接，需要用引号加以区别。还有一种情况则与《证类本草》体例结构有关。《证类本草》的主干部分，乃是《神农本草经》《名医别录》《本草经集注》《新修本草》《嘉祐本草》累积叠加而成，又附以《本草拾遗》《雷公炮炙论》《日华子诸家本草》《本草衍义》等书。这些书的作者大都习惯先引录前代本草的观点，然后加以发挥。尽管这些引用以间接引语居多，但如果不与作者的评论语区分，往往文义含混。此点评本根据需要，有时会在引语部分加上引号作为分隔。

例如《本草衍义·序例》，作如下标点：

今人用巴豆，皆去油讫生用。兹必为本经言"生温熟寒"，故欲避寒而即温也。不知寒不足避，当避其大毒。矧本经全无去油之说，故陶隐居云"熬令黄黑"，然亦太过矣。日华子云"炒不如去心膜，煮五度，换水，各煮一沸"为佳。其杏仁、桃仁、葶苈、胡麻，亦不须熬至黑，但慢火炒令亦黄色，斯可矣。

3. 顿号　花、叶、地名间之类，辛甘酸苦咸之间，因为涉及特别之指代，而非泛义的称呼，故加顿号分开。如卷第6甘草条黑盖子下引《百一方》云："食牛、羊肉中毒者，煮甘草汁服之一二升，当愈。"句中"牛、羊肉"理解为牛肉与羊肉，故用顿号分割。

三、版式

《证类本草》刻本的版式符号异常复杂，点评本排版方式虽然改变，但对原刻本的版式信息，尽量予以保留。基本格式说明如下。

1.《嘉祐本草》及《本草图经》部分　原书《本草经》文为阴刻大字（白字），今改为黑体大字；《名医别录》文、《新修本草》以来新增药物正文为阳刻大字（黑字），今改为宋体大字。原书用作标目的"陶隐居""唐本注"等阴刻小字，今改为黑体小字；原书注释皆阳刻小字，今改为仿宋小字。

2. 黑盖子部分　点评本仍以"【"（黑盖子符号）作为唐慎微增添内容之标记。黑盖子下的内容，原书为接排，为方便阅读，改为以引书为单位分段；原书大字标题皆仍其旧。

重修本草之记 | ◉

　　此书世行久矣，诸家因革不同，今取《证类》本尤善者为窠模，增以寇氏《衍义》，别本中方论多者，悉为补入。又有本经、别录、先附、分条之类，其数旧多差互，今亦考正。

　　凡药有异名者，取其俗称注之目录各条下，俾读者易识。如蚤休云紫河车，假苏云荆芥之类是也。图像失真者，据所尝见，皆更写之。如竹分淡、苦、堇三种，食盐著古今二法之类是也。字画谬误，殊关利害。如升斗、疽疸、上下、千十、未末之类，无虑千数；或证以别本，质以诸书，悉为厘正。疑者阙之，敬俟来哲。仍广其脊行，以便缀缉，庶历久不坏。其间致力极意，诸所营制，难以具载。不敢一毫苟简，与旧本颇异，故目之曰重修。天下贤士夫以旧鉴新，自知矣。

泰和甲子下己酉冬日南至晦明轩谨记

　　【点评】《证类本草》由蜀医唐慎微编纂，成书于北宋元丰年间，正式书名应该是《经史证类备急本草》。《证类本草》成稿以后未能刊印，至大观二年（1108），集贤学士孙觌得到此书，颇以为善，而感叹"其书不传，世罕言焉"，因请通仕郎艾晟校订，"募工镂版，以广其传"。经艾晟校订以后，改名为《大观经史证类备急本草》正式出版，简称《大观（证类）本草》。因宋徽宗留心医药，认为唐慎微所撰《证类本草》"实可垂济"，于是诏曹孝忠领衔校勘，于政和六年（1116）编成，定名为《政和新修经史证类备用本草》，简称《政和（证类）本草》。蒙古定宗四年（1249），刻书家张存惠以曹孝忠校证的《政和本草》为基础，再次修订，易名为《重修政和经史证类备用本草》，在山西平阳刻板。晦明轩是张存惠的斋号，此本因此称为"晦明轩本"。

"重修本草之记"是张存惠重刻《证类本草》的牌记，略相当于新刻本的凡例，重刻时间"泰和甲子下己酉"，即金章宗泰和四年甲子之后的己酉年（1249）。《牧斋有学集》卷48"跋本草"条涉及此本"泰和甲子下己酉"的考证，其略云："平水所刻本草，题泰和甲子下己酉岁，金章宗泰和四年甲子、宋宁宗嘉泰四年也。至己酉岁，为宋理宗淳祐九年，距甲子四十五年，金源之亡已十六年矣，犹书泰和甲子者，蒙古虽灭金，未立年号，又当女后摄政国内大乱之时，而金人犹不忘故国，故以己酉系泰和甲子之下。"按，张存惠所刻《增节标目音注精义资治通鉴》牌记"泰和甲子下癸丑岁孟冬朔日平阳张宅晦明轩谨识"，正与此同例。

根据此题记，再通观全书，可以看出张氏在刻印此书之前做了大量增补订正工作，同时将寇宗奭所著《本草衍义》的相关内容分别附在各药名之下，遂使历代增修补注本草内容集于一书。

重修证类本草序 ◉

　　自古人俞穴针石之法不大传，而后世亦鲜有得其妙者，遂专用汤液、丸粒理疾。至于刳肠、剖臆、刮骨、续筋之神奇，以为别术所得，终非神农家事。

　　维圣哲审证以制方，因方而见药，故方家言盛行，而神农之经不可一朝而舍也。其书大抵源于神农氏。自神农氏而下，名本草者，固非一家。又有所谓唐本、蜀本者。迄于有宋政和间，天子留意生人，乃命宏儒名医，诠定诸家之说，为之图绘，使人验其草木、根茎、花实之微，与夫玉石、金土、虫鱼、飞走之状，以辨其药之真赝而易知，为之类例，使人别其物产风气之殊宜，君臣佐使之异用，甘辛咸苦酸之异味，温凉寒热、缓急、有毒无毒之不同而易见，其书始大备而加察焉。

　　行于中州者，旧有解人庞氏本，兵烟荡析之余，所存无几，故人罕得恣窥。今平阳张君魏卿，惜其浸遂湮坠，乃命工刻梓。实因庞氏本，仍附以寇氏《衍义》，比之旧本益备而加察焉。书成过余，属为序引。余谓人之所甚重者生也，卫生之资，所甚急者药也，药之考订，使无以乙乱丙，误用妄投之失者，神农家书也。开卷之际，指掌斯见。政如止水鉴形，洪钟答响，顾安所逃逐其形声哉？养老慈幼之家，固当家置一本，况业医者之流乎？然其论著，自梁陶隐居，唐宋以来诸人备矣，余言其赘乎？世固有无用之学，无益之书，余特嘉张君爱物之周，用心之勤，能为是大有益之书，以暨群生，以图永久，非若世之市儿、贩夫，侥幸目前，规规然专以利为也。故喜闻而乐道之。君讳存惠，字魏卿。

岁己酉孟秋望日贻溪麻革信之序

【点评】此为金元时期文学家麻革于 1249 年为张存惠重刻《证类本草》所作序言。序中提及张存惠校订所据底本为"解人庞氏本"，此本不传，张氏所依据的应该是曹孝忠校订的《政和（证类）本草》。

麻革在序末提到张存惠字魏卿，本书目录之末镌有钟形阳文印"晦明轩记"、琴形阳文印"平阳府张宅印"，结合书末"翰林学士宇文公证类本草后"提到"今岁游平水，会郡人张存惠魏卿介吾友弋君唐佐来，言其家重刊《证类本草》已出，及增入宋人寇宗奭衍义，完焉新书，求为序引"云云，乃知张存惠字魏卿，斋号晦明轩，山西平阳人。有关张存惠的资料极少，据元好问《遗山集》卷 36 "集诸家通鉴节要序"，《集诸家通鉴节要》的作者弋毂，字唐佐"时授馆平阳张存惠魏卿家，张精于星历之学，州里以好事见称"。这是现在所能了解到的张存惠的全部信息，备注于此，以供参考。

政和新修经史证类备用本草序

中卫大夫康州防御使句当龙德宫总辖修建明堂所医药
提举入内医官编类圣济经提医学臣曹孝忠奉敕撰

成周六典，列医师于天官，聚毒药以共医事。盖虽治道绪余，仁民爱物之意寓焉。圣人有不能后也。国朝阐神农书，康济斯民，嘉祐中，两命儒臣图经补注、训义剖治亦已详矣。而重熙累洽，文物滋盛，士之闻见益广，视前世书犹可缉熙而赓续者。蜀人唐慎微近以医术称，因本草旧经，衍以证类，医方之外，旁摭经史，至仙经、道书，下逮百家之说，兼收并录。其义明，其理博，览之者可以洞达。臣因侍燕间，亲奉玉音，以谓此书实可垂济。乃诏节使臣杨戬总工刊写，继又命臣校正而润色之。

臣仰惟睿圣当天，慈仁在宥，诞振三坟，跻民寿域。肇设学校，俾革俗弊，复诏天下进以奇方善术，将为《圣济经》，以幸天下万世。臣以匪才，叨列是职，兢临渊谷。而《证类本草》诚为治病之总括，又得以厘而正之，荣幸深矣。谨奉明诏，钦帅官联，朝夕讲究，删繁缉紊，务底厥理。诸有援引误谬，则断以经传；字画鄙俚，则正以《字说》；余或讹戾淆互缮录之不当者，又复随笔刊正，无虑数千；遂完然为成书，凡六十余万言，请目以《政和新修经史证类备用本草》云。

政和六年九月一日。中卫大夫、康州防御使、句当龙德宫、总辖修建明堂所医药、提举入内医官、编类《圣济经》、提举太医学，臣曹孝忠谨序。

【点评】此条是曹孝宗为《政和新修经史证类备用本草》所作序言。宋徽宗政和六年（1116），医官曹孝宗以《大观本草》为底本奉敕整理，改书名为《政和新修经史证类备用本草》，简称《政和证类本草》或《政和本草》，因为是官修，所以又称"政和监本"。书成后遭靖康之变，金人将书版掳去，故《政和本草》主要在北方流行，而不为南宋医家所知。政和六年初刊本早佚，现存者以张存惠晦明轩本（即本书所参底本）年代最早。

序言提到，唐慎微所撰《证类本草》曾经宋徽宗御览，徽宗赞扬此书"实可垂济"，令医官曹孝忠校订润色，彰化军节度使宦官杨戬负责刊刻。序言说："蜀人唐慎微近以医术称，因本草旧经，衍以证类，医方之外，旁摭经史，至仙经、道书，下逮百家之说，兼收并录。其义明，其理博，览之者可以洞达。"乃是代表官方的定性之语，由此奠定《证类本草》的学术地位。

曹孝忠在序言中描述修订工作："诸有援引误谬，则断以经传；字画鄙俚，则正以《字说》；余或讹戾淆互缮录之不当者，又复随笔刊正，无虑数千。"因为《大观本草》尚存，对勘之下，这一说法显然夸张。具体而言，《政和本草》将《大观本草》卷30、卷31合并为一，故全书变为30卷，部分药物顺序有所调整。《政和本草》卷4根据《本草图经》增加石蛇、黑羊石、白羊石，卷30增加金灯、天仙藤，卷15脱漏人口中涎及唾，卷10脱漏由跋、鸢尾。

毛诗注疏	尚书注疏	礼记注疏
周礼注疏	春秋左传注疏	尔雅注疏
史记	前汉书	后汉书
三国志	晋书	南北史
宋书	隋书	唐书
文选	孔子家语	庄子
列子	荀子	淮南子
抱朴子	山海经	说文
通典	素问	巢氏病源
蜀本草	吴氏本草	食疗本草
四声本草	删繁本草	食性本草
唐本草余	南海药谱	药性论
本草性事类	日华子本草	雷公炮炙论
药总诀	陈藏器本草拾遗	药对
张仲景方	圣惠方	千金方
千金翼	千金髓	外台秘要
灵苑方	肘后方	经效方
集验方	斗门方	十全方
广利方	梅师方	范汪方
产宝方	胜金方	广济方

小品方	葛氏方	玉函方
百一方	鬼遗方	崔氏方
陈巽方	刘氏方	杜壬方
孙兆方	修真方	扁鹊方
塞上方	老唐方	欧阳方
苏恭方	近效方	必效方
成讷方	张咏方	姚氏方
深师方	救急方	徐文伯方
崔知悌方	张文仲方	姚和众方
食医心镜	子母秘录	王氏博济
简要济众	御药院方	杨氏产乳
孙用和方	姚大夫方	苏学士方
初虞世方	席延赏方	杨文蔚方
太仓公方	支太医方	高供奉方
杨尧夫方	秦运副方	家传验方
十全博救方	续十全方	新续十全方
金匮玉函方	兵部手集方	张潞大效方
箧中秘宝方	钱氏箧中方	秉闲集效方
韦宙独行方	文潞公药准	服气精义方
小儿宫气方	谭氏小儿方	古今录验方
拾遗诸方	刘禹锡传信方	续传信方
李世绩方	经验后方	孙真人食忌
治劳瘵方	催生诸方	头疼诸方
治疟诸方	治疮诸方	治痢诸方
背痈诸方	治疽诸方	海药
孙兆口诀	崔氏海上集	产书
仙方	金光明经	斗门经
太上八帝玄变经	三洞要录	青霞子

道书八帝圣化经　　神仙秘旨　　　　宝藏论

太清服炼灵砂法　　房镜源　　　　　神仙传

东华真人煮石经　　明皇杂录　　　　列仙传

马明先生金丹诀　　修真秘旨　　　　神异经

叶天师枕中记　　　酉阳杂俎　　　　异物志

伯夷叔齐外说　　　朝野佥载　　　　房室经

孙真人枕中记　　　修真秘诀　　　　广五行记

左慈秘诀　　　　　神仙芝草经　　　夏禹神仙经

灵芝瑞草经　　　　神仙服饵法　　　太清草木记

太清石壁记　　　　紫灵元君传　　　感应神仙传

耳珠先生法　　　　黄帝问天老　　　贾相公牛经

崔豹古今注　　　　孝经援神契　　　周成王传

鲁定公记　　　　　颜氏家训　　　　何晏九州记

秦穆公传　　　　　蜀王本记　　　　龙鱼河图

汉武帝内传　　　　魏文帝令　　　　四时纂要

齐民要术　　　　　荆楚岁时记　　　张司空记

续齐谐记　　　　　陈承别说　　　　南岳夫人传

崔魏公传　　　　　太平广记　　　　天宝遗事

唐武后外传　　　　唐宝臣传　　　　李孝伯传

李司封传　　　　　沈存中笔谈　　　何君谟传

柳宗元传　　　　　北梦琐言　　　　杨文公谈苑

宋王微赞　　　　　刘元绍书　　　　庾肩吾启

唐李文公集　　　　壶居士传　　　　野人闲话

王莽书　　　　　　宋齐丘化书　　　博物志

太阴号　　　　　　玄中记　　　　　徐表南方记

顾含传　　　　　　李预书　　　　　广异记

李畋该闻集　　　　稽神录　　　　　归田录

白泽图　　　　　　狐刚子粉图　　　洞微志

搜神记	华山记	顾微广州记
南蛮记	南越记	南州记
韩终采药诗	张协赋	江淹颂
茹亭话	本事诗	异术
异苑	典术	楚词
广韵	简文帝劝医文	篆文
本草衍义		

【凡二百四十七家

【点评】以上是《证类本草》的引用书目，除本草、方书以外，广涉经、史、子、集各类。书目并不完整，缺漏约 47 条，如皇甫谧《针灸甲乙经》、孙思邈《千金月令》、许慎《说文解字》等。题称也不规范，应非唐慎微所列，疑是曹孝宗修订整理时所添。

消石	芒消	朴消甜消附
玄明粉 新补	马牙消 新补	生消 今附
滑石	石胆	空青
曾青	禹余粮	太一余粮
白石英	紫石英	五色石脂
青石脂	赤石脂	黄石脂
白石脂	黑石脂 已上五种元附五色石脂，今新分条	
白青	绿青	石中黄子 唐附
无名异 今附	菩萨石 新补	婆娑石 今附
绿矾 新补	柳絮矾 新补	扁青 音褊

三种海药余

车渠	金线矾	波斯矾

三十五种陈藏器余

金浆	古镜	劳铁
神丹	铁锈	布针
铜盆	钉棺下斧声	枷上铁钉
黄银	石黄	石脾
诸金	水中石子	石漆
烧石	石药	研朱石槌
晕石	流黄香	白师子
玄黄石	石栏干	玻璃
石髓	霹雳针	大石镇宅
金石	玉膏	温石
印纸	烟药	特蓬杀
阿婆赵荣二药	六月河中诸热砂	

第四卷

玉石部中品总八十七种金、银、铁、盐、土等附

一十六种神农本经_{白字}

一十六种神农本经 ^{白字}

七种名医别录 ^{墨字}

七种唐本先附 ^{注云"唐附"}

八种今附 ^{皆医家尝用有效，注云"今附"}

三种新补

一种新分条

三种图经余

一种唐慎微续添 ^{墨盖子下是}

一种唐本余

四十种陈藏器余

凡墨盖子已下并唐慎微续证类

雄黄	**石硫黄**	**雌黄**
食盐 ^{自米部今移}	**水银**	**石膏** ^{玉火石附}
金屑	银屑	**生银** ^{今附 朱砂银续注}
【**灵砂**	水银粉 ^{新补}	**磁石** ^{磁石毛续注}
玄石	绿盐 ^{唐附}	**凝水石**
阳起石	**孔公孽**	**殷孽**
蜜陀僧 ^{唐附}	**铁精** ^{铁熬、淬铁水、针砂、锻锁下铁屑、刀刃、犁镵尖续注}	
铁浆 ^{元附铁精下，新分条}	秤锤 ^{今附 铁杵、故锯、钥匙续注}	**铁华粉** ^{今附}
生铁	铁粉 ^{今附}	**铁落**
钢铁	**铁**	石脑
理石	珊瑚 ^{唐附}	石蟹 ^{今附 浮石续注}
长石	马衔 ^{今附}	砺石 ^{新补}
石花 ^{唐附}	桃花石 ^{唐附}	光明盐 ^{唐附}
石床 ^{唐附}	**肤青**	马脑 ^{新补}
太阴玄精 ^{今附 盐精附}	车辖 ^{今附}	石蛇 ^{图经余}
黑羊石 ^{图经余}	白羊石 ^{图经余}	银膏 ^{唐本余}

四十种陈藏器余

天子耕田三推犁下土		社坛四角土
土地	市门土	自然灰
铸钟黄土	户垠下土	铸铧钼孔中黄土
磁坯中里白灰	弹丸土	执日取天星上土
大甑中蒸土	蚡鼠壤堆上土	冢上土及砖石
桑根下土	春牛角上土	土蜂窠上细土
载盐车牛角上土		驴溺泥土
故鞋底下土	鼠壤土	屋内墉下虫尘土
鬼屎	寡妇床头尘土	床四脚下土
瓦甑	甘土	二月上壬日取土
柱下土	胡燕窠内土	道中热尘土
正月十五日灯盏	仰天皮	蚁穴中出土
古砖	富家中庭土	百舌鸟窠中土
猪槽上垢及土	故茅屋上尘	诸土有毒

第五卷

玉石部下品总九十三种铜、锡、瓦、盐、水、土、灰等附

一十二种神农本经白字

一十一种名医别录墨字

一十种唐本先附注云"唐附"

八种今附皆医家尝用有效，注云"今附"

一十一种新补　　五种新定

一种唐慎微续补墨盖子下是

三十五种陈藏器余

凡墨盖子已下并唐慎微续证类

伏龙肝	石灰百草霜附	礜石
砒霜今附 砒黄续注	铛墨今附	硇砂唐附

铅丹

东壁土好土、土消、土槟榔续注

铜青新补

石燕唐附

卤鹹

菊花水新补

泉水新补

白垩乌恪切，白土也

自然铜今附 鲱石附

铜弩牙

握雪礜石唐附

车脂今附

淋石今附

姜石唐附 粗黄石、麦饭石、水中圆石等①附

花乳石新定

白瓷瓦屑唐附

蓬砂新补

蛇黄元在虫部，今移唐附

铅新补

赤铜屑唐附 铜器续注

【井底砂

戎盐盐药续注

浆水新补 冰浆附

地浆自草部移

半天河自草部移

冬灰

金牙

金星石新定 银星石附

梁上尘唐附

釭音工中膏今附

方解石

井泉石新定

石蚕今附

乌古瓦唐附

铅霜新补

粉锡

锡铜镜鼻古鉴续注

代赭赤土附

大盐

井华水新补

腊雪新补

热汤新补 缲丝汤、燖猪汤附

青琅玕琉璃、玻璃续注

铜矿石唐附

特生礜石

土阴孽

锻灶灰灶突墨、灶中热灰续注

礞石新定

苍石

石脑油新定

不灰木今附

古文钱新补

三十五种陈藏器余

玉井水	碧海水	千里水
秋露水	甘露水	繁露水
六天气	梅雨水	醴泉
甘露蜜	冬霜	雹
温汤	夏冰	方诸水

---

① 水中圆石：原脱，据正文补。

乳穴中水	水花	赤龙浴水
粮罂中水	甑气水	好井水
正月雨水	生熟汤	屋漏水
三家洗碗水	蟹膏投漆中化为水	
猪槽中水	市门众人溺坑中水	
盐胆水	水气	冢井中水
阴地流泉	铜器盖食器上汗	
炊汤	诸水有毒	

第六卷

草部上品之上总八十七种

三十八种神农本经_{白字}

二种名医别录_{墨字}

一种唐本余

四十六种陈藏器余

凡墨盖子已下并唐慎微续证类

黄精	昌蒲	菊花_{苦薏、白菊续注}
人参	天门冬	甘草
干地黄	术	菟丝子
牛膝	茺蔚子_{茎附}	女萎萎蕤
防葵	茈_{音柴}胡	麦门冬
独活_{羌活附}	升麻	车前子_{药根等附}
木香	薯预_{今呼山药}	薏苡_{音以}人①
泽泻_{叶、实等附}	远志_{小草附}	龙胆
细辛	石斛	巴戟天
白英	白蒿	赤箭

---

① 人：种子类如薏苡仁、杏仁、桃仁之类，宋以前多写作"人"，即"薏苡人""杏人""桃人"。后皆同此，不复详注。

庵音淹䕡音闾子　　薪音锡蓂音觅子　　葊实

赤芝　　　　　　　黑芝　　　　　　　青芝

白芝　　　　　　　黄芝　　　　　　　紫芝

卷柏　　　　　　　辟虺雷唐本余

　　四十六种陈藏器余

药王　　　　　　　兜木香　　　　　　草犀根

薇　　　　　　　　无风独摇草　　　　零余子

百草花　　　　　　红莲花白莲花　　　旱藕

羊不吃草　　　　　萍蓬草根　　　　　石蕊

仙人草　　　　　　会州白药　　　　　救穷草

草豉　　　　　　　陈思岌　　　　　　千里及

孝文韭　　　　　　倚待草　　　　　　鸡侯菜

桃朱术　　　　　　铁葛　　　　　　　伏鸡子根

陈家白药　　　　　龙珠　　　　　　　搥胡根

甜藤　　　　　　　孟娘菜　　　　　　吉祥草

地衣草　　　　　　郎耶草　　　　　　地杨梅

茅膏菜　　　　　　錾菜　　　　　　　益奶草

蜀胡烂　　　　　　鸡脚草　　　　　　难火兰

蓼荞　　　　　　　石莯宁　　　　　　蓝藤根

七仙草　　　　　　甘家白药　　　　　天竺干姜

池德勒

第七卷

　　草部上品之下总五十三种

　　　三十四种神农本经白字

　　　二种名医别录墨字

　　　二种唐本先附注云"唐附"

　　　五种唐本余

一十种陈藏器余

凡墨盖子已下并唐慎微续证类

蓝实_{淀青布续注}	芎䓖	蘼芜

蓝实<small>淀青布续注</small>　芎䓖　蘼芜

黄连　络石<small>薜荔、石血、地锦、扶芳、土鼓、木莲、常青藤等续注</small>

蒺藜子　黄耆<small>白水耆、赤水耆、木耆续注</small>　肉苁蓉<small>草苁蓉附</small>

防风<small>叶附 花续注</small>　蒲黄　香蒲

续断　漏芦　营实<small>白蔷薇根续注</small>

天名精　决明子<small>茳芏续注</small>　丹参

茜根　飞廉　五味子

旋花<small>续筋附</small>　兰草　忍冬

蛇床子　地肤子<small>鸭舌草附</small>　千岁蘽<small>藤是也</small>

景天<small>花附</small>　茵陈蒿　杜若

沙参　白兔藿　徐长卿

石龙刍<small>败席续注</small>　薇衔　云实<small>花附</small>

王不留行　鬼督邮<small>唐附</small>　白花藤<small>唐附</small>

五种唐本余

留军待　地不容　独用将军

山胡椒　灯笼草

一十种陈藏器余

人肝藤　越王余筭　石𦿚

海根　寡妇荐　自经死绳

刺蜜　骨路支　长松

合子草

第八卷

草部中品之上总六十二种

三十二种神农本经<small>白字</small>

四种名医别录<small>墨字</small>

一种唐本先附注云"唐附"

二种今附皆医家实用有效，注云"今附"

一种新分条

二十二种陈藏器余

凡墨盖子已下并唐慎微续证类

干姜	生姜元附干姜下，今分条	枲私以切耳实仓耳也 叶附
葛根汁、叶、花附	葛粉今附	栝楼实、茎、叶附
苦参	当归	麻黄
通草燕覆子、通脱木续注	芍药	蠡实马蔺子是也 花、叶等附
瞿麦叶续注	玄参	秦艽音胶
百合红百合续注	知母	贝母
白芷	淫羊藿仙灵脾是也	黄芩
狗脊	石龙芮	茅根茅花、茅针、屋茅续注
紫菀	紫草	前胡
败酱	白鲜皮	酸浆根续注
紫参	藁本实附	石韦石皮、瓦韦续注
萆薢	杜蘅	白薇
菝蒲八切葜弃八切 叶续注	大青	女萎唐附
石香葇今附		

二十二种陈藏器余

兜纳香	风延母	耕香
大瓠藤水	筋子根	土芋
优殿	土落草	獐菜
必似勒	胡面莽	海蕴
百丈青	斫合子	独自草
金钗股	博落回	毛建草
数低	仰盆	离鬲草
卢药		

第九卷

草部中品之下总七十八种

一十四种神农本经_{白字}

一十三种名医别录_{墨字}

一十二种唐本先附_{注云"唐附"}

二十二种今附_{皆医家尝用有效，注云"今附"}

四种新补

二种新定

一种新分条

一十种陈藏器余

凡墨盖子已下并唐慎微续证类

艾叶_{实续注}	恶实_{牛蒡叶续注}	水萍
王瓜	地榆	大小蓟
海藻_{石发、瓦松、石帆、水松续注}	泽兰	昆布_{紫菜续注}
防己_{木防己续注}	天麻_{今附}	阿魏_{唐附}
高良姜	百部根	蘹香子_{亦名茴香，唐附}
款冬花	红蓝花_{红花也，今附}	**牡丹**
京三棱_{今附 鸡爪、三棱石、三棱附}	姜黄_{唐附 蒁药附}	荜拨_{根续注 今附}
蒟_{音矩酱唐附}	萝摩子_{唐附}	青黛_{今附}
郁金_{唐附}	芦会_{今附}	**马先蒿**
延胡索_{今附}	肉豆蔻_{今附}	补骨脂_{今附}
零陵香_{今附}	缩沙蜜_{今附}	蓬莪茂_{旬律切，今附}
积雪草_{连钱草附}	白前	莪蔲
白药_{唐附}	荭草	莎草_{根即香附子也 水香棱附}
荜澄茄_{今附}	胡黄连_{今附}	舡底苔_{新补}
红豆蔻_{今附}	莳萝_{今附}	艾蒳香_{今附}

甘松香今附　　　　垣衣地衣续注　　　　陟厘音离

凫葵莕菜也，唐附　女菀　　　　　　　王孙

土马骏新定　　　　蜀羊泉　　　　　　莵葵唐附

薪草唐附　　　　　鳢肠莲子草也，唐附　爵床今名香苏

井中苔萍蓝附　　　茅香花白茅香花续注 今附　马兰新补 山兰附

使君子今附　　　　干苔新补　　　　　百脉根唐附

白豆蔻今附　　　　地笋新补　　　　　海带新定

陀得花今附　　　　翦草元附白药条下，今分条

　　　一十种陈藏器余

迷迭　　　　　　　故鱼网　　　　　　故缴脚布

江中采出芦　　　　虱建草　　　　　　含生草

莵肝草　　　　　　石芒　　　　　　　蚕网草

问荆

第十卷

草部下品之上总六十二种

　　三十种神农本经白字

　　四种名医别录墨字

　　三种海药余

　　二十五种陈藏器余

　　　凡墨盖子已下并唐慎微续证类

附子　　　　　　　乌头射罔、乌喙附　　天雄

侧子　　　　　　　半夏　　　　　　　虎掌

由跋　　　　　　　鸢尾　　　　　　　大黄

葶苈　　　　　　　桔梗　　　　　　　莨音浪菪荡子

草蒿音义作薰 青蒿子续注　旋覆花　　　　　藜芦

钩吻　　　　　　　射音夜干　　　　　蛇全合是含字

常山　　　　　　　蜀漆　　　　　　　甘遂

白敛赤敛附	**青葙子**	**藋**音桓**菌**音郡
白及	**大戟**	**泽漆**
茵芋	**赭**音者**魁**	**贯众**花附
莞音饶**花**	**牙子**	及已
羊踯躅	瓶香	钗子股

宜南草已上三种并海药余

　　二十五种陈藏器余

藕车香	朝生暮落花	冲洞根
井口边草	豚耳草	灯花末
千金鑺草	断罐草	狼杷草
百草灰	产死妇人冢上草	
孝子衫襟灰	灵床下鞋履	虻母草
故襄衣结	故炊帚	天罗勒
毛蓼	蛇芮草	万一藤
螺魇草	继母草	甲煎
金疮小草	鬼钗草	

第十一卷

　　草部下品之下总一百五种

　　　一十八种神农本经白字

　　　一十八种名医别录墨字

　　　二十四种唐本先附注云"唐附"

　　　一十七种今附皆医家尝用有效，注云"今附"

　　　一十一种新补

　　　六种新定

　　　一十一种陈藏器余

　　　凡墨盖子已下并唐慎微续证类

何首乌今附	**商陆**章柳根也	**威灵仙**今附

牵牛子

天南星今附

扁蓄

马鞭草

甘焦根芭焦油续注

角蒿唐附 蘹蒿续注

羊桃

故麻鞋底唐附

连翘

山豆根今附 石鼠肠附

蛇莓音每

鹤虱唐附

瓲带灰唐附

白附子

猪膏莓唐附

石长生

预知子今附

木贼新定

谷精草今附

酢浆草唐附

夏枯草

山慈菰新补

狼跋子

败酱茹音如

鼠曲草新补

屐音剧屧音燮鼻绳唐附

莸草新补

海金沙新定

筐音畀麻子叶附 唐附

羊蹄酸模续注

狼毒

苎根

芦根苇笋等附

马兜零今附

鼠尾草

刘寄奴草唐附

续随子今附

三白草唐附

金星草新定

地菘今附

赤地利唐附

紫葛唐附

鹿藿

乌蔹音敛莓唐附

葫芦芭新定

荩音烬草

牛扁音编

昨叶何草唐附

燕蓐草新补

茼音顷实唐附

屋游

灯心草今附

列当今附

质汗今附

败芒箔新补

萱草新补

蒴藋

菰根

豨音喜莶音枚 唐附

白头翁

鬼臼

仙茅今附

女青

骨碎补今附

败蒲席编荐索续注

蔄音间**茹**音如

葎草唐附

雀麦唐附

乌韭

独行根唐附

蚤音早**休**紫何车也

陆英

弓弩弦

蒲公草唐附

苦芺音祆

薤头今附

鸭跖草新补

赤车使者唐附

地锦新定

五毒草新补

马勃

水蓼唐附

狗舌草唐附

格注草唐附

五加皮　　　　　　　牡荆实　　　　　　　　蔓荆实

辛夷　　　　　　　　桑上寄生　　　　　　　杜仲

枫香脂皮附 唐附　　　女贞实枸骨、冬青续注　　木兰

蕤核　　　　　　　　丁香今附 母丁香续注　　沉香

薰陆香　　　　　　　鸡舌香　　　　　　　　藿香

詹糖香　　　　　　　檀香　　　　　　　　　乳香已上六种元附沉香下，
　　　　　　　　　　　　　　　　　　　　　　　今各分条

【降真香　　　　　　苏合香狮子屎续注　　　金樱子今附，自草部今移

　　八种海药余

藤黄　　　　　　　　返魂香　　　　　　　　海红豆

落雁木　　　　　　　莎木　　　　　　　　　栅木皮

无名木皮　　　　　　奴会子

　　二十六种陈藏器余

干陀木皮　　　　　　含水藤中水　　　　　　皋芦叶

蜜香　　　　　　　　阿勒勃　　　　　　　　鼠藤

浮烂罗勒　　　　　　灵寿木皮　　　　　　　缥木

斑珠藤　　　　　　　阿月浑子　　　　　　　不雕木

曼游藤　　　　　　　龙手藤　　　　　　　　放杖木

石松　　　　　　　　牛奶藤　　　　　　　　震烧木

木麻　　　　　　　　帝休　　　　　　　　　河边木

檀桓　　　　　　　　木蜜　　　　　　　　　朗榆皮

那耆悉　　　　　　　黄屑

第十三卷

木部中品总九十二种

　　一十七种神农本经白字

　　三种名医别录墨字

一十一种唐本先附注云"唐附"

一十四种今附 皆医家尝用有效，注云"今附"

二种新补

四十五种陈藏器余

    凡墨盖子已下并唐慎微续证类

桑根白皮 叶、耳、五木耳附 桑椹、
    桑灰唐注 蕈菌续注

竹叶 根、汁、实、沥、皮、茹、
    笋附 竹黄续注

吴茱萸 根附 叶并球子、
    根续注

槟榔

栀子 山栀子续注

紫䃌 音矿

骐璘竭 唐附 自玉石部今移

龙脑香 唐附 相思子续注

食茱萸 唐附 皮续注

芫荑

枳壳 今附

枳实

厚朴

茗苦搽 唐附

秦皮

秦椒

山茱萸 胡颓子续注

紫葳 茎、叶等附 根续注

胡桐泪 唐附 自草部今移

墨 今附

棘刺花 实、叶、针附

猪苓 刺猪苓附

白棘

乌药 今附

没药 今附

龙眼

安息香 唐附

仙人杖 新补 草仙人杖附

松萝

毗梨勒 唐附

庵摩勒 唐附

郁金香 今附

卫矛 鬼箭也

海桐皮 今附

大腹 今附

紫藤 今附

合欢

虎杖 自草部今移

五倍子 今附 自草部今移

伏牛花 今附 自草部今移

天竺黄 今附

蜜蒙花 今附 自草部今移

天竺桂 今附

折伤木 唐附

桑花 新补

椋子木 唐附

每始王木 唐附

    四十五种陈藏器余

必栗香

桐木

研药

黄龙眼

箭簳

元慈勒

都咸子

凿孔中木

栎木皮

省藤　　　　　松杨木　　　　　杨庐耳

故甑蔽　　　　椙木　　　　　　象豆

地主　　　　　腐木　　　　　　石刺木

楠木　　　　　息王藤　　　　　角落木

鸩鸟浆　　　　紫珠　　　　　　牛领藤

枕材　　　　　鬼膊藤　　　　　木戟

奴柘　　　　　温藤　　　　　　鬼齿

铁槌柄　　　　古槎板　　　　　慈母

饭箩　　　　　白马骨　　　　　紫衣

梳篦　　　　　倒挂藤　　　　　故木砧

古厕木　　　　桃掘　　　　　　梭头

救月杖　　　　地龙藤　　　　　火槽头

第十四卷

木部下品总九十九种

　　一十八种神农本经白字

　　七种名医别录 墨字

　　二十一种唐本先附 注云"唐附"

　　一十七种今附 皆医家尝用有效，注云"今附"

　　九种新补

　　一种新定

　　二十六种陈藏器余

　　　凡墨盖子已下并唐慎微续证类

巴豆　　　　　**蜀椒** 崖椒附 目、叶续注　　　　**皂荚** 鬼皂荚续注

诃梨勒 唐附 随风子附　　**柳华** 叶、实、子、汁附　　**楝实** 即金铃子也 根附 皮续注

椿木叶 樗木附 唐附　　　**郁李人** 根附　　　　　　**莽草**
　　　樗白皮续注

无食子_{唐附}	黄药根_{今附}	雷丸
榔_{音斛}若_{唐附 皮附}	白杨皮_{唐附}	桄榔子_{今附}
苏方木_{唐附}	榉树皮_{叶、山榉续注}	桐叶_{花、梧桐附 皮、油续注}
胡椒_{唐附}	钓樟根皮_{樟材续注}	千金藤_{今附}
南烛枝叶_{今附}	无患子_{今附}	梓白皮_{叶附}
橡实_{唐附 栎树皮续注}	石南_{实附}	木天蓼_{唐附 子续注}
黄环	益智子_{今附}	溲_{音搜}疏_{音疎}
鼠李	椰子皮_{今附 浆附}	枳_{音止}椇_{音矩 唐附}
小天蓼_{今附}	小檗_{唐附}	莱莲_{唐附}
紫荆木_{今附}	紫真檀	乌臼木_{唐附 子续注}
南藤_{今附}	盐麸子_{树白皮、根白皮今附 叶上球子续注}	枫柳皮_{唐附}
杉材_{杉菌附}	接骨木_{唐附}	棆藤子_{今附}
赤爪木_{侧绞切，唐附}	桦木皮_{今附}	扶栘木_{新补}
椐实	栾荆_{唐附 子续注}	钓藤
木鳖子_{今附}	药实根	感藤_{新补}
栾华	蔓椒	卖子木_{唐附}
赤柽木_{三春柳是也，今附}	突厥白_{今附}	大空_{唐附}
婆罗得_{今附}	甘露藤_{新补}	杨栌木_{唐附}
椿荚_{新定}	水杨叶_{唐附}	柘木_{新补}
棁子_{新补}	楠材	棕榈子_{皮附 新补}
柞木皮_{新补}	黄栌_{新补}	
木槿_{新补}	芫花_{本在草部，今移}	

二十六种陈藏器余

栟榈木	楸木皮	没离梨
柯树皮	败扇	棯根
鳞木灰	椰桐皮	竹肉
桃竹笋	罂子桐子	马疡木
木细辛	百家箸	栲木皮

刀鞘	芙树	丹桎木皮
结杀	杓	车家鸡栖木
檀	石荆	木黎芦
瓜芦	诸木有毒	

第十五卷

人部总二十五种

一种神农本经_{白字}

四种名医别录_{墨字}

一种今附_{医家尝用有效，注云"今附"}

八种新分条

一种唐慎微续补_{墨盖子下是}

一十种陈藏器余

凡墨盖子已下并唐慎微续证类

发髲	乱发	人乳汁
头垢	人牙齿_{齿垽续注 元附天灵盖条下，今分条}	
耳塞_{元附天灵盖条下，今分条}	人屎_{东向厕圊溺坑中 青泥附}	人溺
溺白垽	妇人月水	浣裤汁
人精	怀妊妇人爪甲_{已上六种并元附人屎条下，今分条}	
天灵盖_{今附}	【人髭	

一十种陈藏器余

人血	人肉	人胞
妇人裤裆	人胆	男子阴毛
死人枕	夫衣带	衣中故絮
新生小儿脐中屎		

第十六卷

兽部上品总二十种

六种神农本经_{白字}

四种名医别录_{墨字}

三种唐本先附_{注云"唐附"}

一种今附_{医家尝用有效，注云"今附"}

一种新补

五种陈藏器余

凡墨盖子已下并唐慎微续证类

龙骨_{白龙骨、齿、角、吉吊}	麝香	牛黄
_{紫梢花等附}		
熊脂_{胆附}	象牙_{齿、睛等附 今附}	白胶
	_{象胆续注}	
阿胶	羊乳	牛乳
酥	酪_{唐附}	醍醐_{唐附}
马乳	乳腐_{新补}	底野迦_{唐附}

五种陈藏器余

蔡苴机	诸朽骨	乌毡
海獭	土拨鼠	

第十七卷

兽部中品总一十七种

七种神农本经_{白字}

五种名医别录_{墨字}

一种唐本先附_{注云"唐附"}

四种陈藏器余

凡墨盖子已下并唐慎微续证类

白马茎眼、蹄、齿、心、肺、 **鹿茸**骨、角、髓、肾、 **牛角鰓**髓、胆、心、肝、肾、
肉、骨、屎、溺等附 肉等附 齿、肉、屎、溺等附

羖羊角髓、胆、肺、心、肾、 **狗阴茎**胆、心、脑、齿、骨、 **羚羊角**
齿、肉、骨、溺等附 蹄、血、肉等附

犀角 **虎骨**膏、爪、肉等附 **兔头骨**脑、肝、肉等附

狸骨肉、阴茎等附 **獐骨**肉、髓等附 **豹肉**貃附

笔头灰唐附 自草部，今移

四种陈藏器余

特子脐屎 **灵猫** **震肉**

鼺鼠

第十八卷

兽部下品总二十一种

四种神农本经白字

四种名医别录墨字

四种唐本先附注云"唐附"

三种今附皆医家尝用有效，注云"今附"

一种唐慎微续添墨盖子下是

五种陈藏器余

凡墨盖子已下并唐慎微续证类

豚卵蹄、足、心、肾、胆、 **麋脂**角附 肉、骨、草续注 **驴屎**尿、乳、轴垢等附 唐附
齿、膏、肉等附 肉、脂、皮续注

狐阴茎五脏、肠、屎等附 **獭肝**肉附 **貒膏**獾、貉、肉、胞等附 唐附

鼹音偃**鼠** **鼺**音蠃**鼠** **野猪黄**唐附

貀皮狼附 唐附 **腽肭脐**今附 腽肭兽续注 **麂**头骨附、今附

野驼脂今附 **【猕猴**续添 **败鼓皮**自草部今移

六畜毛蹄甲

五种陈藏器余

诸血	果然肉	狨兽
狼筋	诸肉有毒	

第十九卷

禽部三品总五十六种

五种神农本经_{白字}

一十种名医别录_{墨字}

二种唐本先附_{注云"唐附"}

一十三种新补

二十六种陈藏器余

　　凡墨盖子已下并唐慎微续证类

禽上

丹雄鸡_{白雄鸡、乌雄鸡、黑雌鸡、黄雌鸡等附}　　**白鹅膏**_{毛、肉等附 苍鹅续注}

鹜肪_{白鸭屎附}　　　鸀鳿_{唐附}　　　　**雁肪**

禽中

雀卵_{脑、头、血、屎等附}　**燕屎**_{石燕续注}　　　**伏翼**_{自虫鱼部今移}

天鼠屎　　　　鹰屎白　　　　　雉肉

禽下

孔雀	鸥_{尺脂切头}	鸬鹚_{新补}
斑鸠_{新补}	白鹤_{新补}	乌鸦_{新补}
练鹊_{新补}	鸧鸹_{唐附}	雄鹊
鸬鹚屎_{头附}	鹳骨	白鸽_{新补}
百劳_{新补}	鹑_{新补}	啄木鸟_{新补}
慈鸦_{新补}	鹖鴠_{新补}	鹈鹕_{新补}
鸳鸯_{新补}		

　　二十六种陈藏器余

鹬鹛	鹦蝉	阳乌

凤凰台	鸒䳢	巧妇鸟
英鸡	鱼狗	驼鸟矢
鸤鹝	蒿雀	鷃鸡
山菌子	百舌鸟	黄褐侯
鹫雉	鸟目无毒	鸊鹈膏
布谷脚脑骨	蚊母鸟	杜鹃
鸮目	钩鹆	姑获
鬼车	诸鸟有毒	

第二十卷

虫鱼部上品总五十种

一十种神农本经_{白字}

六种名医别录_{墨字}

一种唐本先附_{注云"唐附"}

二种今附_{皆医家尝用有效，注云"今附"}

八种食疗余

二十三种陈藏器余

凡墨盖子已下并唐慎微续证类

石蜜	**蜂子**_{大黄蜂、土蜂附}	**蜜蜡**_{白蜡附}
牡蛎	**龟甲**	秦龟_{蟕蠵续注}
真珠_{今附}	玳瑁_{鼊鼊附 今附}	**桑螵蛸**
石决明	**海蛤**	**文蛤**
魁蛤	**蠡**_{音礼}**鱼**	鳡_{音夷}鱼
鲫鱼_{唐附}	鳝_{音善}鱼	鲍鱼
鲤鱼胆_{肉、骨、齿附}		

八种食疗余

时鱼	黄赖鱼	比目鱼
鲚鱼	鳂鳈鱼	鲸鱼

黄鱼	鲂鱼	

二十三种陈藏器余

鲟鱼	鳂鯻鱼	文鳐鱼
牛鱼	海豚鱼	杜父鱼
海鹞鱼	鲍鱼	鞘鱼
鳣鱼	石鮅鱼	鱼鲊
鱼脂	鲙	昌侯鱼
鮠鱼	鳜鱼	鱼虎
鲼鱼	鲵鱼	诸鱼有毒
水龟	疟龟	

第二十一卷

虫鱼中品总五十六种

一十六种神农本经_{白字}

三种名医别录_{墨字}

二种唐本先附_{注云"唐附"}

七种今附_{皆医家尝用有效,注云"今附"}

二种新补

一种新定

二种唐慎微续添_{墨盖子下是}

二种海药余

二十一种陈藏器余

凡墨盖子已下并唐慎微续证类

猬皮	**露蜂房**_{土蜂房续注}	**鳖甲**_{肉附}
蟹_{螯、蟛蜞、蟛螖、爪等附}	**蚱**_{音笮又音侧}**蝉**_{蝉蜕续注}	【**蝉花**
蛴螬	**乌贼鱼骨**_{肉附}	原蚕蛾_{屎附 蚕布纸续注}
蚕退_{新定}	【**缘桑螺**	**白僵蚕**_{蚕蛹子续注}
鳗_{音谩}**鲡**_{音黎}鱼_{鳅鱼、海}	**鮀**_{音驼}**鱼甲**_{肉附 鼍续注}	**樗**_{丑如切}**鸡**
_{鳗续注}		

第二十二卷

蛤蜊音梨　　　　　蚬音显　　　　　蟛平咸切蟶音进

蚌蛤　　　　　　　车螯　　　　　　蚶

蛏　　　　　　　　淡菜已上八种元附马刀条　虾
　　　　　　　　　　　下，今新分条

蚺蛇胆膏附　　　　蛇蜕　　　　　　蜘蛛

腹蛇胆肉附　　　　白颈蚯蚓　　　　蠮音嗜螉乌红切

葛上亭长　　　　　蜈蚣　　　　　　蛤蚧今附

水蛭音质　　　　　斑猫　　　　　　田中螺

贝子　　　　　　　石蚕　　　　　　雀瓮

白花蛇今附　　　　乌蛇　　　　　　金蛇银蛇、金星鳝等附 今附

蛶螂　　　　　　　五灵脂今附　　　蝎今附

蝼音娄蛄音姑　　　马陆　　　　　　鼋音蛙

鲮鲤甲今人谓之穿山甲　芫菁　　　　　　地胆

珂唐附　　　　　　蜻蛉　　　　　　鼠妇湿生虫也

萤火　　　　　　　甲香唐附　　　　衣鱼

三十六种陈藏器余

海螺　　　　　　　海月　　　　　　青蚨

䲡虫　　　　　　　乌烂死蚕　　　　茧卤汁

壁钱　　　　　　　针线袋　　　　　故锦灰

故绯帛　　　　　　救日线　　　　　笱印

溪鬼虫　　　　　　赤翅蜂　　　　　独脚蜂

蜡音蛇　　　　　　盘蜇虫　　　　　蟪蛸

山蛩虫　　　　　　溪狗　　　　　　水黾

飞生虫　　　　　　芦中虫　　　　　蓼螺

蛇婆　　　　　　　朱鳖　　　　　　担罗

青腰虫　　　　　　虮　　　　　　　苟杞上虫

大红虾鲊　　　　　木蠹　　　　　　留师蜜

| 蓝蛇头 | 两头蛇 | 活师 |

第二十三卷

果部三品总五十三种

九种神农本经_{白字}

一十五种名医别录_{墨字}

二种唐本先附_{注云"唐附"}

一十四种今附_{皆医家尝用有效，注云"今附"}

一十三种陈藏器余

凡墨盖子已下并唐慎微续证类

上品

豆蔻_{豆蔻花、山姜花、枸橼续注}	藕实茎_{石莲子附 荷鼻、花、叶续注}	橘柚_{自木部今移 核、筋、膜续注}
大枣_{生枣及叶附}	仲思枣_{今附 苦枣续注}	葡萄
栗	蓬蔂_{力轨切}	覆盆子_{莓子续注}
芰_{音伎实菱角也}	橙子_{今附}	樱桃

鸡头实

中品

梅实_{叶、根、核人续注}	木瓜_{榠楂续注}	
柿_{蒂续注}	芋_{叶续注}	乌芋_{茨菰、凫茨续注}
枇杷叶_{子续注}	荔枝子_{今附}	乳柑子_{今附}
石蜜_{乳糖也，唐附}	甘蔗_{音柘}	沙糖_{唐附}
椑_{音卑柿今附}		

下品

桃核人_{花、枭、毛蠹、皮、叶、胶、实附}	杏核人_{花、实附}	安石榴_{根、壳附}
梨_{鹿梨附}	林檎_{今附}	李核人_{根、实附}
杨梅_{今附}	胡桃_{今附}	猕猴桃_{今附}

海松子_{今附}　　　　奈　　　　　庵罗果_{今附}

橄榄_{音览 核中人附 今附}　楹梓_{今附}　　　榛子_{今附}

　　　一十三种陈藏器余

灵床上果子　　　　无漏子　　　　都角子

文林郎子　　　　　木威子　　　　摩厨子

悬钩　　　　　　　钩栗　　　　　石都念子

君迁子　　　　　　韶子　　　　　椑子

诸果有毒

第二十四卷

米谷部上品总七种

三种神农本经_{白字}

二种名医别录_{墨字}

一种新补

一种新分条

凡墨盖子已下并唐慎微续证类

胡麻_{叶附}　　　　**青蘘**_{音箱}　　　**麻蕡**_{音坟 子附}

胡麻油_{元附胡麻条下，}　白麻油_{新补}　　　饴糖
　　　_{今分条}

灰藋_{自草部今移}

第二十五卷

米谷部中品总二十三种

二种神农本经_{白字}

一十六种名医别录_{墨字}

一种今附_{皆医家尝用有效，注云"今附"}

三种新补

一种新分条

凡墨盖子已下并唐慎微续证类

生大豆元附大豆黄卷条下，今分条 穞豆附　　**赤小豆**　　　　　　**大豆黄卷**

酒甜糟、社坛余胙酒续注　　　粟米粉、泔、糗续注　　　秫米

粳米　　　　　　　　　　青粱米　　　　　　　黍米

丹黍米秬黍续注　　　　　白粱米　　　　　　　黄粱米

蘖米　　　　　　　　　　舂杵头糠自草部今移　　小麦面、麸、麦苗续注

大麦麸续注　　　　　　　曲新补　　　　　　　穬麦

荞麦新补　　　　　　　　蘺音扁豆叶附　　　　豉

绿豆今附　　　　　　　　白豆新补

第二十六卷

米谷下品总一十八种

　　一种神农本经白字

　　五种名医别录墨字

　　一种今附皆医家尝用有效，注云"今附"

　　一十一种陈藏器余

　　凡墨盖子已下并唐慎微续证类

醋　　　　　　　　　　稻米稻穰、稻秆续注　　稷米雕胡、乌米续注

腐婢　　　　　　　　酱　　　　　　　　　陈廪米

罂子粟今附

　　一十一种陈藏器余

师草实　　　　　　　　寒食饭　　　　　　　菵米

狼尾草　　　　　　　　胡豆子　　　　　　　东墙

麦苗　　　　　　　　　糟笋中酒　　　　　　社酒

蓬草子　　　　　　　　寒食麦

第二十七卷

菜部上品总三十种

五种神农本经_{白字}

七种名医别录_{墨字}

二种唐本先附_{注云"唐附"}

二种今附_{皆医家尝用有效，注云"今附"}

一十种新补

一种新定

三种陈藏器余

凡墨盖子已下并唐慎微续证类

冬葵子_{根、叶附}	**苋实**	胡荽_{子附 新补}
邪蒿_{新补}	同蒿_{新补}	罗勒_{新补}
石胡荽_{新补}	芜菁_{即蔓菁也}	**瓜蒂**_{花附 茎续注}
白冬瓜	**白瓜子**	甜瓜_{叶附 新补}
胡瓜叶_{亦呼黄瓜 实附 新补}	越瓜_{今附}	白芥_{子附 今附}
芥	莱菔_{即萝卜也 唐附}	菘_{紫花菘续注}
苦菜_{苦蕺续注}	茄子_{叶附}	黄蜀葵花_{新定}
蜀葵_{花附 新补}	龙葵_{唐附}	苦耽_{新补}
苦苣_{新补}	苜蓿	荠

三种陈藏器余

蕨	翘摇	甘蓝

第二十八卷

菜部中品总一十三种

五种神农本经_{白字}

五种名医别录_{墨字}

二种唐本先附_{注云"唐附"}

一种唐慎微续补_{墨盖子下是}

　　凡墨盖子已下并唐慎微续证类

蓼实_{马蓼附 水蓼、赤蓼续注}　　葱实_{白根汁附}　　　　韭_{子、根附}

薤　　　　　　　　　荠_{音甜菜}　　　　　　假苏_{荆芥也}

白蘘荷　　　　　　　苏_{紫苏也}　　　　　　水苏

香薷　　　　　　　　薄荷_{唐附 胡菝蔺续注}　　秦荻梨_{唐附 五辛菜续注}

【醍醐菜

第二十九卷

菜部下品总二十二种

　　二种神农本经_{白字}

　　七种名医别录_{墨字}

　　三种唐本先附_{注云"唐附"}

　　四种今附_{皆医家尝用有效，注云"今附"}

　　五种新补

　　一种新分条

　　　凡墨盖子已下并唐慎微续证类

苦瓠_{瓠子续注}　　　葫_{大蒜也}　　　　　蒜_{小蒜也}

胡葱_{今附}　　　　　莼_{石莼、丝莼续注}　　水靳_{音芹}

马齿苋_{今附}　　　　茄子_{今附 根附}　　　繁蒌

鸡肠草_{自草部，今移}　白苣_{莴苣附 元附苦苣条下，今分条}　落葵

堇_{唐附}　　　　　　蕺　　　　　　　　马芹子_{唐附}

芸薹_{唐附}　　　　　雍菜_{新补}　　　　　菠薐_{新补}

苦荬_{新补}　　　　　鹿角菜_{新补}　　　　莙荙_{新补}

东风菜_{今附}

第三十卷

本草图经本经外草类总七十五种

水英	丽春草	坐拿草	紫堇
杏叶草	水甘草	地柏	紫背龙牙
攀倒甑	佛甲草	百乳草	撮石合草
石苋	百两金	小青	曲节草
独脚仙	露筋草	红茂草	见肿消
半天回	剪刀草	龙牙草	苦芥子
野兰根	都管草	小儿群	菩萨草
仙人掌	紫背金盘	石逍遥	胡堇草
无心草	千里光	九牛草	刺虎
生瓜菜	建水草	紫袍	老鸦眼睛草
天花粉	琼田草	石垂	紫金牛
鸡项草	拳参	根子	杏参
赤孙施	田母草	铁线草	天寿根
百药祖	黄寮郎	催风使	阴地厥
千里急	地芙蓉	黄花了	布里草
香麻	半边山	火炭母草	亚麻子
田麻	鸩鸟威	茆质汗	地蜈蚣
地茄子	水麻	金灯	石蒜
荨麻	山姜	马肠根	

本草图经本经外木蔓类二十五种

大木皮	崖棕	鹅抱	鸡翁藤
紫金藤	独用藤	瓜藤	金棱藤
野猪尾	烈节	杜茎山	血藤
土红山	百棱藤	祁婆藤	含春藤

清风藤	七星草	石南藤	石合草
马节脚	芥心草	棠球子	醋林子
天仙藤			

有名未用总一百九十四种

二十六种玉石类

青玉	白玉髓	玉英	璧玉
合玉石	紫石华	白石华	黑石华
黄石华	厉石华	石肺	石肝
石脾	石肾	封石	陵石
碧石青	遂石	白肌石	龙石膏
五羽石	石流青	石流赤	石耆
紫加石	终石		

一百三十二种草木类

玉伯	文石	曼诸石	山慈石
石濡	石芸	石剧	路石
旷石	败石	越砥 音旨	金茎
夏台	柒紫	鬼目	鬼盖
马颠	马唐	马逢	牛舌
羊乳	羊实	犀洛	鹿良
菟枣	雀梅	雀翘	鸡涅
相乌	鼠耳	蛇舌	龙常草
离楼草	神护草	黄护草	吴唐草
天雄草	雀医草	木甘草	益决草
九熟草	兑草	酸草	异草
灌草	芑 音起 草	莘草	勒草
英草华	吴葵华	封华	陕 他典切 华
排华	节华	徐李	新雉木

合新木	俳蒲木	遂阳木	学木核
木核华子根附	枸音苟核	荻皮	桑茎实
满阴实	可聚实	让实	蕙实
青雌	白背	白女肠赤女肠附	白扇根
白给	白并	白辛	白昌
赤举	赤涅	黄秫	徐黄
黄白支	紫蓝	紫给	天蓼
地朕	地芩	地筋	地耳
土齿	燕齿	酸恶	酸赭
巴棘	巴朱	蜀格	累根
苗根	参果根	黄辨	良达
对庐	粪盐	委音威蛇音贻	麻伯
王明	类鼻	师系	逐折
并苦	父陛根	索干	荆茎
鬼丽音丽	竹付	秘恶	唐夷
知杖	垄音地松	河煎	区余
三叶	五母麻	疥拍腹	常吏之生
救赦人者	丁公寄	城里赤柱	城东腐木
芥	载	庆	腜户瓦切

一十五种虫类

雄黄虫	天社虫	桑蠹虫	石蠹虫
行夜	蜗篱	麋鱼	丹戬
扁前	蚖类	蜚厉	梗鸡
益符	地防	黄虫	

唐本退二十种六种《神农本经》，一十四种《名医别录》

薰草	**姑活**	**别羁**	牡蒿
石下长卿	麏俱伦切舌	练石草	弋共

蕈音谭草	五色符	蘘音襄草	**翘根**
鼠姑	船虹	**屈草**	赤赫
淮木	占斯	婴音樱桃	鸠真阴切鸟毛

今新退一种《神农本经》

彼子

重修政和经史证类备用本草目录

嘉祐补注本草药品一千一百一十八种

证类本草新增药品六百二十八种

总一千七百四十六种

重修政和经史证类备用本草卷第一

己酉新增衍义

成　都　唐　慎　微　续　证　类
中卫大夫康州防御使句当龙德宫总辖修建明堂所医药
提举入内医官编类圣济经提举太医学 臣曹孝忠 奉敕校勘

序例上

韩保昇云：按药有玉石、草木、虫兽，直云本草者，为诸药中草类最多也。

嘉祐补注总叙

旧说《本草经》神农所作，而不经见，《汉书·艺文志》亦无录焉。《平帝纪》云：元始五年，举天下通知方术、本草者，在所为驾，一封轺传，遣诣京师。《楼护传》称：护少诵医经、本草、方术数十万言。本草之名，盖见于此。而英公李世绩等注引班固叙《黄帝内外经》云"本草石之寒温，原疾病之深浅"，此乃论经方之语，而无本草之名，惟梁《七录》载《神农本草》三卷，推以为始。斯为失矣。或疑其间所载生出郡县有后汉地名者，以为似张仲景、华佗辈所为，是又不然也。《淮南子》云：神农尝百草之滋味，一日而七十毒，由是医方兴焉。盖上世未著文字，师学相传，谓之本草。

两汉以来，名医益众，张机、华佗辈始因古学，附以新说，通为编述，本草繇是见于经录。然旧经才三卷，药止三百六十五种，至梁陶隐居又进名医别录，亦三百六十五种，因而注释，分为七卷。唐显庆中，监门卫长史苏恭①又摭其差谬，表请刊定。乃命司空英国公李世绩等，与恭参考得失，又增一百一十四种，分门部类，广为二十卷，世谓之"唐本草"。国朝开宝中，两诏医工刘翰、道士马志等相与撰集；又取医家尝用有效者一百三十三种，而附益之；仍命翰林学士卢多逊、李昉、王祐、扈蒙等重为刊定，乃有详定、重定之目，并镂板摹行。由此，医者用药遂知适从。而伪蜀孟昶亦尝命其学士韩保昇等，以唐本图经参比为书，稍或增广，世谓之"蜀本草"，今亦传行。

是书自汉迄今甫千岁，其间三经撰著，所增药六百余种，收采弥广，可谓大备。而知医者犹以为传行既久，后来讲求，浸多参校，近之所用，颇亦漏略，宜有纂录，以备颐生驱疾之用。嘉祐二年八月，有诏臣禹锡、臣亿、臣颂、臣洞等，再加校正。臣等亦既被命，遂更研核。

窃谓前世医工原诊用药，随效辄记，遂至增多。概见诸书，浩博难究，虽屡加删定，而去取非一。或本经已载，而所述粗略，或俚俗尝用，而大医未闻，向非因事详著，则遗散多矣。乃请因其疏捂，更为补注。应诸家医书、药谱所载物品功用，并从采掇，惟名近迂僻，类乎怪诞，则所不取。自余经史百家，虽非方饵之急，其间或有参说药验，较然可据者，亦兼收载。务从该洽，以副诏意。

凡名本草者非一家，今以《开宝重定》本为正。其分布卷类、经注杂糅、间以朱墨，并从旧例，不复厘改。

凡补注并据诸书所说，其意义与旧文相参者，则从删削，以避重复；其旧已著见，而意有未完，后书复言，亦具存之，欲详而易晓。仍每条并以朱书其端云"臣等谨按某书云某事"；其别立条者，则解于其末，云"见某书"。

凡所引书，以唐、蜀二本草为先，他书则以所著先后为次第。

---

① 苏恭：《新修本草》（即序言所称之"唐本草"）的编者，原名苏敬，宋人避讳，改"敬"为"恭"，本书皆称之为"苏恭"。

凡书旧名本草者，今所引用，但著其所作人名曰"某人"，惟唐、蜀本则曰"唐本云""蜀本云"。

凡字朱、墨之别，所谓《神农本经》者以朱字，《名医》因《神农》旧条而有增补者，以墨字间于朱字，余所增者，皆别立条，并以墨字。

凡陶隐居所进者，谓之《名医别录》，并以其注附于末；凡显庆所增者，亦注其末曰"唐本先附"；凡开宝所增者，亦注其末曰"今附"；凡今所增补，旧经未有者，于逐条后开列云"新补"。

凡药旧分上中下三品，今之新补，难于详辨，但以类附见，如绿矾次于矾石，山姜花次于豆蔻，扶栘次于水杨之类是也。

凡药有功用，本经未见而旧注已曾引据，今之所增，但涉相类，更不立条，并附本注之末曰"续注"，如地衣附于垣衣，燕覆附于通草，马藻附于海藻之类是也。

凡旧注出于陶氏者，曰"陶隐居云"；出于显庆者，曰"唐本注"；出于开宝者，曰"今注"；其开宝考据传记者，别曰"今按""今详""又按"，皆以朱字别于其端。

凡药名，本经已见而功用未备，今有所益者，亦附于本注之末。

凡药有今世已尝用，而诸书未见，无所辨证者，如葫芦巴、海带之类，则请从太医众论参议，别立为条，曰"新定"。

旧药九百八十三种；新补八十二种，附于注者不预焉；新定一十七种。总新、旧一千八十二条，皆随类粗释。推以十五凡，则补注之意可见矣。旧著开宝、英公、陶氏三序，皆有义例，所不可去，仍载于首篇云。

新旧药合一千八十二种：

三百六十种神农本经

一百八十二种名医别录

一百一十四种唐本先附

一百三十三种今附

一百九十四种有名未用

八十二种新补

一十七种新定

【点评】此为《嘉祐补注神农本草》的序言。首先记述自
"本草"一词伊始到《神农本草经》成书，再到宋以前本草的发
展过程。其次介绍《嘉祐本草》的编纂过程。《嘉祐本草》以
《开宝本草》为底本，补注药品功用，并添加新注，注文列于
"臣禹锡等谨按"和"今据"之下。最后，详细说明《嘉祐本
草》凡例，其朱字为《本草经》药，黑字为《名医别录》药，
出自《新修本草》的药物标为"唐本先附"，《开宝本草》药标
"今附"，《嘉祐本草》新增药标为"新补"或"新定"。

本草图经序

昔神农尝百草之滋味，以救万民之疾苦，后世师祖，由是本草之
学兴焉。汉魏以来，名医相继，传其书者，则有吴普、李当之药录，
陶隐居、苏恭等注解。国初两诏近臣，总领上医，兼集诸家之说，则
有《开宝重定本草》。其言药之良毒，性之寒温，味之甘苦，可谓备
且详矣。然而五方物产，风气异宜，名类既多，赝伪难别。以虺床当
蘼芜，以荠苨乱人参，古人犹且患之，况今医师所用，皆出于市贾，
市贾所得，盖自山野之人随时采获，无复究其所从来，以此为疗，欲
其中病，不亦远乎？

昔唐永徽①中删定本草之外，复有图经相辅而行。图以载其形
色，经以释其同异。而明皇御制，又有《天宝单方药图》。皆所以叙
物真滥，使人易知，原诊处方，有所依据。二书失传且久，散落殆

---

① 永徽：永徽（650—655）为唐高宗年号。删定本草其实是在显庆（656—661）年
间，苏颂误记为永徽。后文"用永徽故事"也属同样的错误。

尽，虽鸿都秘府亦无其本。天宝方书但存一卷，类例粗见，本末可寻，宜乎圣君哲辅留意于搜辑也。先是诏命儒臣重校《神农本草》等凡八书，光禄卿直秘阁臣禹锡、尚书祠部郎中秘阁校理臣亿、太常博士集贤校理臣颂、殿中丞臣检、光禄寺丞臣保衡，相次被选，仍领医官秦宗古、朱有章等，编绎累年。既而《补注本草》成书奏御，又诏天下郡县图上所产药本，用永徽故事，重命编述。臣禹锡以谓：考正群书，资众见则其功易就；论著文字，出异手则其体不一。今天下所上，绘事千名，其解说物类，皆据世医之所闻见，事有详略，言多鄙俚，向非专壹整比，缘饰以文，则前后不伦，披寻难晓。乃以臣颂向尝刻意此书，于是建言奏请，俾专撰述。臣颂既被旨，则裒集众说，类聚诠次，粗有条目。

其间玉石、金土之名，草木、虫鱼之别，有一物而杂出诸郡者，有同名而形类全别者，则参用古今之说，互相发明。其茎梗之细大，华实之荣落，虽与旧说相戾，并兼存之；崖略不备，则稍援旧注，以足成文意；注又不足，乃更旁引经史，及方书、小说，以条悉其本原。若陆英为蒴藋花，则据《尔雅》之训以言之，诸香同本，则用《岭表录异》以证之之类是也。生出郡县，则以本经为先，今时所宜次之。若菟丝生于朝鲜，今则出于冤句，奚毒生于少室，今乃来自三蜀之类是也。收采时月有不同者，亦两存其说。若赤箭，本经但著采根，今乃并取茎苗之类是也。生于外夷者，则据今传闻，或用书传所载。若玉屑、玉泉，今人但云玉出于于阗，不究所得之因，乃用平居诲《行程记》为质之类是也。药有上中下品，皆用本经为次第。其性类相近，而人未的识，或出于远方，莫能形似者，但于前条附之。若溲疏附于枸杞，琥珀附于茯苓之类是也。又古方书所载，简而要者，昔人已述其明验，今世亦常用之，及今诸郡医工所陈经效之药，皆并载其方，用天宝之例也。自余书传所无，今医又不能解，则不敢以臆说浅见傅会其文，故但阙而不录。又有今医所用，而旧经不载者，并以类次，系于末卷，曰"本经外类"。其间功用尤著，与旧名附近者，则次于逐条载之。若通脱次于木通，石蛇次于石蟹之类是也。

总二十卷，目录一卷。撰次甫就，将备亲览。恭惟主上，以至仁厚德，函养生类，一物失所，则为之恻然。且谓札瘥荐臻，四时代有，救恤之惠，无先医术。蚤岁屡敕近臣，酬校岐黄内经，重定针艾俞穴，或范金揭石，或镂板联编。悯南方蛊惑之妖，于是作《庆历善救方》以赐之；思下民资用之阙，于是作《简要济众方》以示之。今复广药谱之未备，图地产之所宜，物色万殊，指掌斯见。将使合和者，得十全之效；饮饵者，无未达之疑。纳斯民于寿康，召和气于穹壤，太平之致，兹有助焉。臣学不该通，职预编述，仰奉宸旨，深愧寡闻。

嘉祐六年九月日。朝奉郎、太常博士、充集贤校理新差、知颍州军州、兼管内劝农及管句开治沟洫河道事、骑都尉、借紫臣苏颂谨上。

【点评】以上是苏颂为《本草图经》所作序言。因唐代《新修本草》的药图和图经在宋代已佚，北宋嘉祐年间，朝廷效仿唐代编修本草的办法，在完成《嘉祐本草》以后，下诏全国，征集药图与药材标本资料，交由苏颂统筹，编成《本草图经》20卷。嘉祐六年（1061）成书，次年镂版刊行。《本草图经》原书早已亡佚，唐慎微将之与《嘉祐本草》合编为《证类本草》，故其主体内容皆通过《证类本草》得以保存。

开宝重定序

三坟之书，神农预其一；百药既辩，本草存其录。旧经三卷，世所流传，名医别录，互为编纂。至梁正白先生陶景①，乃以别录参其

---

① 梁正白先生陶景：梁代陶弘景，谥贞白。宋代避仁宗赵祯讳，改“贞”为“正”；避太宗父赵弘殷讳，删去“弘”字，故称其为“梁正白先生陶景”。

本经，朱墨杂书，时谓明白；而又考彼功用，为之注释，列为七卷，南国行焉。逮乎有唐，别加参校，增药余八百味，添注为二十一卷。本经漏功则补之，陶氏误说则证之。然而载历年祀，又逾四百。朱字、墨字，无本得同；旧注、新注，其文互阙。非圣主抚大同之运，永无疆之休，其何以改而正之哉。乃命尽考传误，刊为定本。

类例非允，从而革焉。至如笔头灰兔毫也，而在草部，今移附兔头骨之下；半天河、地浆，皆水也，亦在草部，今移附上石类之间。败鼓皮移附于兽皮，胡桐泪改从于木类。紫矿亦木也，自玉石品而取焉；伏翼实禽也，由虫鱼部而移焉。橘柚附于果实，食盐附于光盐。生姜、干姜，同归一说。至于鸡肠、蘩蒌，陆英、蒟蒻，以类相似，从而附之。仍采陈藏器《拾遗》、李含光《音义》，或讨源于别本，或传效于医家，参而较之，辨其臧否。至如突屈白，旧说灰类，今是木根；天麻根，解似赤箭，今又全异。去非取是，特立新条。自余刊正，不可悉数。下采众议，定为印板。乃以白字为神农所说，墨字为名医所传，唐附、今附，各加显注。详其解释，审其形性，证谬误而辨之者，署为"今注"；考文记而述之者，又为"今按"。义既刊定，理亦详明。

今以新旧药合九百八十三种，并目录，二十一卷，广颁天下，传而行焉。

【点评】此为《开宝重定本草》之序言。宋太宗开宝年间，政府曾两度修订本草，先成《开宝新详定本草》，嫌其注释未详，重为修订，编为《开宝重定本草》，并雕版印刷。

开宝六年（973），尚药奉御刘翰、道士马志、翰林医官翟煦等9人，取《唐本草》《蜀本草》等详较，并参以《本草拾遗》等书，整理补充修订成《开宝新详定本草》。其体例基本延续《新修本草》的旧貌，较《新修本草》增药物130余种，卷次分类皆同。

开宝七年（974）因《开宝新详定本草》"所释药类或有未允"，政府又命刘翰、马志等重新校定，命翰林学士李昉，知制诰王祐、扈蒙等审校后更名为《开宝重定本草》。其内容颇有增损，与前书区别为"以白字为神农所说，墨字为名医所传"，是首创用白黑字代替朱墨分书的一部本草。两部《开宝本草》均已失传，但其主体部分包含在《嘉祐本草》中，通过《证类本草》保存下来。

唐本序 礼部郎中孔志约撰

盖闻天地之大德曰生，运阴阳以播物；含灵之所保曰命，资亭育以尽年。蛰穴栖巢，感物之情盖寡；范金揉木，逐欲之道方滋。而五味或爽，时昧甘辛之节；六气斯沴，易愆寒燠之宜。中外交侵，形神分战。饮食伺衅，成肠胃之眚；风湿侯隙，构手足之灾。机 当作几 缠肤腠，莫知救止；渐固膏肓，期于夭折。暨炎晖纪物，识药石之功；云瑞名官，穷诊候之术。草木咸得其性，鬼神无所遁情。刳麛刳犀，驱泄邪恶；飞丹炼石，引纳清和。大庇苍生，普济黔首。功侔造化，恩迈财成，日用不知，于今是赖。岐、和、彭、缓，腾绝轨于前；李、华、张、吴，振英声于后。昔秦政煨燔，兹经不预；永嘉丧乱，斯道尚存。

梁陶景雅好摄生，研精药术，以为《本草经》者，神农之所作，不刊之书也，惜其年代浸远，简编残蠹，与桐、雷众记，颇或踳驳，兴言撰缉，勒成一家，亦以雕琢经方，润色医业。然而时钟鼎峙，闻见阙于殊方；事非佥议，诠释拘于独学。至如重建平之防己，弃槐里之半夏。秋采榆人，冬收云实。谬粱米之黄、白，混荆子之牡、蔓。异繁蒌于鸡肠，合由跋于鸢尾。防葵、狼毒，妄曰同根；钩吻、黄精，引为连类。铅、锡莫辨，橙、柚不分。凡此比例，盖亦多矣。自时厥后，以迄于今。虽方技分镳，名医继轨，更相祖述，罕能厘正。

乃复采杜蘅于及己，求忍冬于络石；舍陟厘而取荊藤，退飞廉而用马蓟。承疑行妄，曾无有觉，疾瘵多殆，良深慨叹。

既而朝议郎行右监门府长史骑都尉臣苏恭，摭陶氏之乖违，辨俗用之纰繆，遂表请修定，深副圣怀。乃诏太尉扬州都督监修国史上柱国赵国公臣无忌、太中大夫行尚药奉御臣许孝崇等二十二人，与苏恭详撰。

窃以动植形生，因方舛性；春秋节变，感气殊功。离其本土，则质同而效异；乖于采摘，乃物是而时非。名实既爽，寒温多谬，用之凡庶，其欺已甚，施之君父，逆莫大焉。于是上禀神规，下询众议，普颁天下，营求药物。羽、毛、鳞、介，无远不臻；根、茎、花、实，有名咸萃。遂乃详探秘要，博综方术。本经虽阙，有验必书；别录虽存，无稽必正。考其同异，择其去取。铅翰昭章，定群言之得失；丹青绮焕，备庶物之形容。

撰本草并图经、目录等，凡成五十四卷。**臣禹锡等谨按，蜀本草**序作五十三卷，及唐英公进本草表云：勒成本草二十卷，目录一卷，药图二十五卷，图经七卷，凡五十三卷。又英公序云：撰本草并图经、目录等，凡成五十三卷。据此三者，合作五十三卷。又据李含光《本草音义》云：正经二十卷，目录一卷，又别立图二十五卷，目录一卷，图经七卷，凡五十四卷。二说不同，今并注之。庶以网罗今古，开涤耳目，尽医方之妙极，拯生灵之性命。传万祀而无昧，悬百王而不朽。

【点评】此为孔志约为《新修本草》撰写的序言。《旧唐书·吕才传》曰："时右监门长史苏敬上言，陶弘景所撰本草事多舛谬。诏中书令许敬宗与才及李淳风、礼部郎中孔志约，并诸名医，增损旧本。"孔志约尝任礼部郎中，兼太子洗马、弘文馆大学士之职。唐显庆四年（659），孔氏奉敕与苏敬等人共同修纂《新修本草》，并为此书写序。宋人习称《新修本草》为"唐本草"，省作"唐本"，故以"唐本序"为标题。序言先概说医药历史，第二段则批评陶弘景《本草经集注》之种种不足。后言苏敬鉴于当时药物品种混乱、以假代真的现象严重，对梁代陶弘景本草著作中的误讹和当代医家用药的错乱进行整理，并于显庆二年（657）上表朝廷请求修定本草，得到高宗李治的赞同。高宗下诏由太尉长孙无忌领衔，后改由英国公李勣领衔，集中医官、儒臣等20余人编修本草，苏敬负责主纂。序的最后介绍《新修本草》概貌。其正文部分20卷，通过《开宝本草》《嘉祐本草》汇入《证类本草》，主体内容得以保存。

梁陶隐居序

隐居先生在乎茅山岩岭之上，以吐纳余暇，颇游意方技。览本草药性，以为尽圣人之心，故撰而论之。

旧说皆称《神农本经》，余以为信然。昔神农氏之王天下也，画八卦以通鬼神之情，造耕种以省杀生之弊，宣药疗疾以拯夭伤之命。此三道者，历众圣而滋彰。文王、孔子，彖象繇辞，幽赞人天；后稷、伊尹，播厥百谷，惠被群生；岐、黄、彭、扁，振杨辅导，恩流含气。并岁逾三千，民到于今赖之。但轩辕以前，文字未传，如六爻指垂，画象稼穑，即事成迹，至于药性所主，当以识识相因，不尔，何由得闻。至于桐、雷，乃著在于编简。此书应与《素问》同类，但后人多更修饰之尔。秦皇所焚，医方、卜术不预，故犹得全录。而遭汉献迁徙，晋怀奔进，文籍焚靡，**臣禹锡等谨按**，蜀本作"爕"，音麋。千不遗一。今之所存，有此四卷，**臣禹锡等谨按**，唐本亦作四卷。韩保昇又云：《神农本草》上、中、下并序录，合四卷。今按："四"字当作"三"，传写之误也。何则？按梁《七录》云"《神农本草》三卷"，又据今本经陶序后朱书云"《本草经》卷上、卷中、卷下"，卷上注云"序药性之源本，论病名之形诊"，卷中云"玉石、草、木三品"，卷下云"虫兽、果、菜、米食三品"。即不云三卷外别有序录，明知韩保昇所云，承据误本，妄生曲说，今当从三卷为正。是其本经。所出郡县，乃后汉时制，疑仲景、元化等所记。

又云有《桐君采药录》，说其花叶形色；《药对》四卷，论其佐使相须。魏、晋已来，吴普、**臣禹锡等谨按**，蜀本注云：普，广陵人也，华佗弟子，撰本草一卷。李当之 臣禹锡等谨按，蜀本注云：华佗弟子，修神农旧经，而世少行用。等，更复损益。或五百九十五，或四百四十一，或三百一十九；或三品混糅，冷热舛错，草石不分，虫兽无辨，且所主治，互有得失。医家不能备见，则识智有浅深。今辄苞综诸经，研括烦省，以《神农本经》三品，合三百六十五为主，又进名医副品，亦三百六十五，合七百三十种。精粗皆取，无复遗落，分别科条，区畛音轸物类，兼注铭音暝时用，土地所出，及仙经道术所须，并此序录，合为七卷。虽未足追踵前良，盖亦一家撰制。吾去世之后，可贻诸知音尔。

【点评】此为《本草经集注》的序言，讲述本草源流，编纂缘起，及《本草经集注》的主要特点。《神农本草经》在流传过程中，颇有增饰改窜，到南朝齐梁时代，药数"或五百九十五，或四百四十一，或三百一十九"，经文则"三品混糅，冷热舛错，草石不分，虫兽无辨，且所主治，互有得失。医家不能备见"。不特如此，《本草经》问世后的数百年间，本草学有了进一步的发展。随着药物知识和用药经验的不断积累，古代医家对药物的形态和功能也有一些新的认识，已非载药365种的《本草经》所能概括。有感于此，陶弘景（456—536）乃"苞综诸经，研括烦省"，将魏晋以来名医添补的内容以"附经为说"的方式增入，并加以注释，编为《本草经集注》，收载药物730种。为了保存文献原意，陶弘景创用朱墨分书、大小结合的方式，大字书写药条正文，小字注出疏解内容；用朱（红字）写《神农本草经》，墨（黑字）写《名医别录》。《本草经集注》全书7卷，已亡佚，但主体部分通过《新修本草》《证类本草》保存下来，敦煌、吐鲁番等地曾出土原书的部分残叶。该书卷一为"序录"，《证类本草》改题为"梁陶隐居序"。

本草经卷上序药性之源本，论病名之形诊，题记品录，详览施用。

本草经卷中玉石、草、木三品。

本草经卷下虫兽、果、菜、米食三品，有名未用三品。

上三卷，其中、下二卷，药合七百三十种，各别有目录，并朱、墨杂书并子注，今大书分为七卷。唐本注：《汉书·艺文志》有黄帝内、外经。班固论云："经方者，本草石之寒温，原疾病之深浅。"乃班固论经方之语，而无本草之名，惟梁《七录》有《神农本草》三卷，陶据此以别录加之为七卷。序云"三品混糅，冷热舛错，草石不分，虫兽无辨"，岂使草木同品，虫兽共条，披览既难，图绘非易。今以序为一卷，例为一卷，玉石三品为三卷，草三品为六卷，木三品为三卷，禽兽为一卷，虫鱼为一卷，果为一卷，菜为一卷，米谷为一卷，有名未用为一卷，合二十卷。其十八卷中，药合八百五十种：三百六十一种"本经"，一百八十一种"别录"，一百一十五种"新附"，一百九十三种"有名未用"。

上药一百二十种为君，主养命以应天。无毒，多服、久服不伤人。欲轻身益气，不老延年者，本上经。

中药一百二十种为臣，主养性以应人。无毒、有毒，斟酌其宜。欲遏病补虚羸者，本中经。

下药一百二十五种为佐使，主治病以应地。多毒，不可久服。欲除寒热邪气，破积聚，愈疾者，本下经。

三品合三百六十五种，法三百六十五度，一度应一日，以成一岁，倍其数，合七百三十名也。臣禹锡等谨按，本草例：《神农本经》以朱书，《名医别录》以墨书。《神农本经》药三百六十五种，今此言倍其数；合七百三十名，是并《名医别录》副品而言也。则此一节《别录》之文也，当作墨书矣，盖传写浸久，朱、墨错乱之所致耳，遂令后世览之者，捃摭此类，以谓非神农之书，乃后人附托之文者，率以此故也。

上本说如此。今按上品药性，亦皆能遣疾，但其势力和厚，不为仓卒之效，然而岁月常服，必获大益。病既愈矣，命亦兼申。天道仁育，故云应天。一百二十种者，当谓寅、卯、辰、巳之月，法万物生荣时也。

中品药性，疗病之辞渐深，轻身之说稍薄，于服之者，祛患当速，而延龄为缓。人怀性情，故云应人。一百二十种者，当谓午、未、申、酉之月，法万物成熟时也。

下品药性，专主攻击，毒烈之气，倾损中和，不可常服，疾愈即止。地体收杀，故云应地。一百二十五种者，当谓戌、亥、子、丑之月，法万物枯藏时也，兼以闰之，盈数加之。

凡合和之体，不必偏用之，自随人患，参而共行。但君臣配隶，依后所说，若单服之者，所不论尔。

【点评】此节阐述《本草经》药物分上、中、下三品之含义。《本草经》三品的划分，是深受当时天人学说的影响而产生的。所谓的"应天""应人""应地"的思想，陶弘景做了进一步解释：上品药性，如"天道仁育，故云应天"；中品药性，如"人怀性情，故云应人"；下品药性，如"地体收杀，故云应地"。这种"养命""养性""治病"的思想，显然是受到了道家的影响。值得注意的是，这段描述也提示毒性有无是确定药物三品地位的关键因素。若进一步分析则能看出，《本草经》作者对药物毒性有确切的认识。按现代毒理学定义，药物的毒性反应可分为急性毒性和慢性毒性两类，其中急性毒性多由单次用药剂量过大造成；而慢性毒性则与用药时间过久，药物在体内蓄积有关。《本草经》已能区分这两类毒性，序录说上药无毒，"多服久服不伤人"。"多服"与"久服"是两个不同性质的概念，多服指单次剂量过大，久服指连续用药时间过长。换言之，多服伤人属急性中毒，久服伤人属慢性中毒。其后又言下药"多毒，不可久服"，表明《本草经》的作者已经认识到药物的毒性。

药有君、臣、佐、使，以相宣摄。合和宜用一君二臣三佐五使；又可一君三臣九佐使也。

上本说如此。今按用药，犹如立人之制，若多君少臣，多臣少佐，则气力不周也。而检仙经、世俗诸方，亦不必皆尔。大抵养命之药则多君，养性之药则多臣，疗病之药则多佐。犹依本性所主，而兼复斟酌，详用此者益当为善。又恐上品君中，复各有贵贱，譬如列国诸侯，虽并得称制，而犹归宗周；臣佐之中，亦当如此。所以门冬、远志，别有君臣；甘草国老，大黄将军，明其优劣，皆不同秩。自非农、岐之徒，孰敢诠正。正应领略轻重，为其分剂也。

【点评】《本草经》提出君臣佐使的组方原则，规定处方中君臣药物的比例，强调君药的唯一性。这种组方原则最早见于《内经》，《素问·至真要大论》说："主病之谓君，佐君之谓臣，应臣之谓使。"强调组成方剂的各药之间的配伍关系。君药指方剂中针对主症起主要治疗作用的药物。臣药指辅助君药治疗主症，或主要治疗兼症的药物。佐药指配合君、臣药治疗兼症，或抑制君、臣药的毒性，或起反佐作用的药物。使药指引导诸药直达病变部位，或调和诸药的药物。一方之中，君药必不可缺，而臣、佐、使三药则可酌情配置。

药有阴阳配合，臣禹锡等谨按，蜀本注云：凡天地万物，皆有阴阳、大小，各有色类，寻究其理，并有法象。故毛羽之类，皆生于阳而属于阴；鳞介之类，皆生于阴而属于阳。所以空青法木，故色青而主肝；丹砂法火，故色赤而主心；云母法金，故色白而主肺；雌黄法土，故色黄而主脾；磁石法水，故色黑而主肾。余皆以此推之，例可知也。**子母兄弟，**臣禹锡等谨按，蜀本注云：若榆皮为母，厚朴为子之类是也。**根茎花实，草石骨肉。有单行者，有相须者，有相使者，有相畏者，有相恶者，有相反者，有相杀者。凡此七情，合和视之，当用相须、相使者良，勿用相恶、相反者。若有毒宜制，可用相畏、相杀者；不尔，勿合用也。**臣禹锡等谨按，蜀本注云：凡三百六十五种，有单行者七十一种，相须者十二种，相使者九十种，相畏者七十八种，相恶者六十种，相反者十八种，相杀者三十六种。凡此七情，合和视之。

上本说如此。今按其主疗虽同，而性理不和，更以成患。今检旧方用药，亦有相恶、相反者，服之乃不为害。或能有制持之者，犹如寇、贾辅汉，程、周佐吴，大体既正，不得以私情为害。虽尔，恐不如不用。今仙方甘草丸，有防己、细辛，俗方玉石散，用栝楼、干姜。略举大体如此，其余复有数十条，别注在后。半夏有毒，用之必须生姜，此是取其所畏，以相制尔。其相须、相使者，不必同类，犹如和羹调食，鱼肉、葱豉各有所宜，共相宣发也。

【点评】《神农本草经》最早将中药的配伍关系概括为单行、相须、相使、相畏、相恶、相反、相杀 7 种情况，但对"七情"之含义并未做明确的解释。陶弘景从临床实践角度对《神农本草经》的"七情"理论进行说明，认为相须、相使"各有所宜，共相宣发"，相畏、相杀"取其所畏，以相制耳"，此 4 种为临床上应当多加使用的配伍关系；而相恶、相反在古方中虽有例外的情况，但实际施用仍以遵守为宜。

药有酸、咸、甘、苦、辛五味，又有寒、热、温、凉四气，及有毒、无毒，阴干、暴干，采造时月，生熟，土地所出，真伪陈新，并各有法。

上本说如此。又有分剂秤两，轻重多少，皆须甄别。若用得其宜，与病相会，入口必愈，身安寿延；若冷热乖衷，真假非类，分两违舛，汤丸失度，当差反剧，以至殒命。医者意也，古之所谓良医者，盖善以意量得其节也。谚云：俗无良医，枉死者半；拙医疗病，不如不疗。喻如宰夫，以鳝音善鳖为莼羹，食之更足成病，岂充饥之可望乎？故仲景云：如此死者，愚医杀之也。

【点评】四气、五味、有毒无毒属于中药临床应用的基本理论。古代所称之"四气"现代多称为"四性"。中药性能之中的这一药性主要用以反映药物影响人体寒热病理变化及阴阳盛衰的作用性质和特征。《神农本草经》序例中虽称药有寒、热、温、凉四气，但其各论药物之中包含了寒、微寒、温、微温和平 5 种药性（尚有矾石大热、曾青小寒），并无凉性之品。马继兴先生辑《神农本草经辑注》时，称其为"五气说"。《神农本草经》平性之药达 123 种之多，超出总药数的三分之一。自《神农本草经》开始，四气一直是本草序例必论、各药项下必备的内容。《神农本草经》在传抄过程中出现了药性的"冷热舛错"，这成为陶弘景辑《本草经集注》的重要原因。

药性有宜丸者，宜散者，宜水煮者，宜酒渍者，宜膏煎者，亦有一物兼宜者，亦有不可入汤酒者，并随药性，不得违越。

上本说如此。又按，病有宜服丸者，服散者，服汤者，服酒者，服膏煎者，亦兼参用，察病之源，以为其制也。

【点评】此节为药物剂型影响其疗效的最早论述，强调应当根据各药的特性而选择不同剂型和调剂手段。此观点在后世有所发挥，如陶弘景认为应该根据病情需要选择剂型；《苏沈良方》云"无毒者宜汤，小毒者宜散，大毒者宜丸"；李东垣曰"丸者缓也"；《圣济经》云"散者，取其渐渍而散解"。因此，临床用药应当根据药物特点、医疗需要来确定药物的剂型。

欲疗病，先察其源，先候病机。五脏未虚，六腑未竭，血脉未乱，精神未散，服药必活；若病已成，可得半愈；病势已过，命将难全。

上本说如此。按，今自非明医，听声察色，至乎诊脉，孰能知未病之病乎？且未病之人，亦无肯自疗。故桓侯怠于皮肤之微，以致骨髓之痼。今非但识悟之为难，亦乃信受之弗易。仓公有言曰：病不肯服药，一死也；信巫不信医，二死也；轻身薄命，不能将慎，三死也。夫病之所由来虽多端，而皆关于邪。邪者，不正之因，谓非人身之常理。风寒暑湿，饥饱劳逸，皆各是邪，非独鬼气疫疠者矣。人生气中，如鱼在水，水浊则鱼瘦，气昏则人病。邪气之伤人，最为深重，经络既受此气，传入脏腑，随其虚实冷热，结以成病，病又相生，故流变遂广。精神者，本宅身以为用。身既受邪，精神亦乱。神既乱矣，则鬼灵斯入，鬼力渐强，神守稍弱，岂得不致于死乎？古人譬之植杨，斯理当矣。但病亦别有先从鬼神来者，则宜以祈祷祛之，虽曰可祛，犹因药疗致愈，昔李子豫有赤丸之例是也。其药疗无益者，是则不可祛，晋景公膏肓之例是也。大都鬼神之害则多端，疾病之源惟一种，盖有轻重者尔。《真诰》中有言曰：常不能慎事上者，自致百疴之本，而怨咎于神灵乎？当风卧湿，反责他人于失覆，皆痴人也。夫慎事上者，谓举动之事，必皆慎思。若饮食恣情，阴阳不节，最为百疴之本，致使虚损内起，风湿外侵，所以共成其害。如此者，岂得关于神明乎？惟当勤于药术疗理尔。

【点评】此节讨论病源及预后。治疗之前，先根据疾病性质、病人虚实确定预后。陶弘景强调抓住治疗时机，候病势未成，及时治疗。这种治疗思路屡见于秦汉以来文献，如《史记·扁鹊仓公列传》云："使圣人预知微，能使良医得蚤从事，则疾可已，身可活也……阴阳并，脏气不定，四不治也。"《备急千金要方·诊候》云："生候尚存，形色未改，病未入腠理，针药及时，能将节调理，委以良医，病无不愈。"

若用毒药疗病，先起如黍粟，病去即止，不去倍之，不去十之，取去为度。

上本说如此。按今药中单行一两种有毒物，只如巴豆、甘遂之辈，不可便令至剂尔。如经所言：一物一毒，服一丸如细麻；二物一毒，服二丸如大麻；三物一毒，服三丸如胡豆；四物一毒，服四丸如小豆；五物一毒，服五丸如大豆；六物一毒，服六丸如梧子；从此至十，皆如梧子，以数为丸。而毒中又有轻重，且如狼毒、钩吻，岂同附子、芫花辈邪？凡此之类，皆须量宜。臣禹锡等谨按，唐本：旧云"三物一毒，服三丸如小豆；四物一毒，服四丸如大豆；五物一毒，服五丸如兔矢"。注云：谨按，兔矢大于梧子，等差不类，今以胡豆替小豆，小豆替大豆，大豆替兔矢，以为折衷。

【点评】此节阐述毒性药物的剂量问题，认为使用毒性药必须先从小剂量开始，如果疾病不愈再逐渐加量，直到病除，以避免中毒。此后，随着医疗实践的丰富，医者对药物毒性的认识更加深入，《吴普本草》开始在具体药物条下标注"有毒"或"无毒"，对有毒者，按其毒性大小分别标注为大毒、有毒、小毒或微毒。此外，从陶弘景注中可见古代对丸剂的计量往往采用较为粗略的方法。除细麻、大麻、胡豆、小豆、大豆、梧子之外，作为丸剂的拟量标准的还有菔子、麦粒、绿豆、豌豆、枣核、枣、桂圆核、龙眼、荔枝核等。

疗寒以热药，疗热以寒药，饮食不消以吐下药，鬼疰蛊毒以毒药，痈肿疮瘤以疮药，风湿以风湿药，各随其所宜。

上本说如此。又按药性，一物兼主十余病者，取其偏长为本；复应观人之虚实、补泻，男女老少，苦乐荣悴，乡壤风俗，并各不同。褚澄疗寡妇、尼僧，异乎妻妾，此是达其性怀之所致也。

【点评】此节讨论治病法则，强调辨清疾病的性质、病因、病情轻重、患者体质及发病部位，根据情况施以不同药物的原则。"疗寒以热药，疗热以寒药"体现正治法，即逆疾病的证候性质而治的一种治疗方法。疾病有寒热之别，药物有疗疾之偏，故亦有寒热之分。《素问·至真要大论》亦提到"治寒以热，治热以寒""寒者热之，热者寒之"，与《本草经》一脉相承。至于经文中"饮食不消以吐下药"数句，则是用概括的手法，以"饮食不消""鬼疰蛊毒""痈肿疮瘤""风湿"四病为代表，说明治病应随证（症）用药。陶弘景进一步补充，药物往往一药多效，应取其所长，并因人因地制宜。

病在胸膈以上者，先食后服药；病在心腹以下者，先服药而后食；病在四肢、血脉者，宜空腹而在旦；病在骨髓者，宜饱满而在夜。

上本说如此。按其非但药性之多方，其节适早晚，复须条理。今方家所云"先食""后食"，盖此义也。又有须酒服者、饮服者、冷服者、暖服者。服汤则有疏、有数，煮汤则有生、有熟，各有法用，并宜审详尔。

【点评】先秦医家已初步认识到适时服药对疗效的影响。《素问》中四乌鲗骨一藘茹丸及泽泻饮皆要求"后饭"。王冰注："饭后药先，谓之后饭。"《五十二病方》及《武威医简》部分方剂条下亦有"药先食后""先食饮之""以朝未食时傅""宿毋食，旦吞三丸"等记载。《神农本草经》对此做了更加详细的规定，陶弘景有所发挥。服药时间的先后，应根据药物性质、疾病特点、患者状态灵活掌握。

夫大病之主，有中风，伤寒，寒热，温疟，中恶，霍乱，大腹水肿，肠澼下痢，大小便不通，奔豚上气，咳逆呕吐，黄疸，消渴，留饮，癖食，坚积，癥瘕，惊邪，癫痫，鬼疰；喉痹，齿痛，耳聋，目盲；金疮，踠_{乌卧切}折，痈肿，恶疮，痔瘘，瘿瘤；男子五劳七伤，虚乏羸瘦；女子带下崩中，血闭阴蚀；虫蛇蛊毒所伤。此大略宗兆，其间变动枝叶，各宜依端绪以取之。

上本说如此。按今药之所主，止说病之一名，假令中风，乃有数十种，伤寒证候，亦有二十余条，更复就中求其类例，大体归其始终，以本性为根宗，然后配合诸证，以合药尔。病之变状，不可一概言之。所以医方千卷，犹未尽其理。春秋已前，及和、缓之书蔑闻，而道经略载扁鹊数法，其用药犹是本草家意。至汉淳于意及华佗等方，今时有存者，亦皆条理药性。惟张仲景一部，最为众方之祖，又悉依本草。但其善诊脉，明气候，以意消息之尔。至于刳肠剖臆，刮骨续筋之法，乃别术所得，非神农家事。自晋代以来，有张苗、宫泰、刘德、史脱、靳邵、赵泉、李子豫等，一代良医。其贵胜阮德如、张茂先、裴①逸民、皇甫士安，及江左葛洪、蔡谟、商仲堪诸名人等，并研精药术。宋有羊欣、元徽、胡洽、秦承祖，齐有尚书褚澄、徐文伯、嗣伯群从兄弟，疗病亦十愈其八九。凡此诸人，各有所撰用方，观其指趣，莫非本草者乎？或时用别药，亦循其性度，非相逾越。《范汪方》百余卷，及葛洪《肘后》，其中有细碎单行径用者，或田舍试验之法，或殊域异识之术。如藕皮散血，起自庖人；牵牛逐水，近出野老。饼店蒜齑，乃是下蛇之药；路边地菘，而为金疮所秘。此盖天地间物，莫不为天地间用，触遇则会，非其主对矣。

【点评】《神农本草经》以"大病之主"罗列当时的常见病证，大致可归为内科、五官科、外科、男科、妇科及虫蛇咬伤类疾病。所谓"大病之主"，陶弘景认为其代表了一类病证及其变证的根本，如中风、恶风、风寒湿痹、风瘰身痒等均属同一类，都以中风为本性，中风为此类病证的代表。在《本草经集注》中，陶弘景将"大病之主"推广为"诸病通用药"，以病证名为纲，将药物按主治病证分类，共有83个病证名，除继承了《本草经》"大病之主"所列病证外，还增加了大热、腹胀满、肠鸣等。

颜光禄亦云：诠三品药性，以本草为主。道经仙方、服食断谷、延年却老，乃至飞丹炼石之奇，云腾羽化之妙，莫不以药道为先。用药之理，一同本草，但制御之途，小异世法。犹如粱肉，主于济命，华夷禽兽，皆共仰资。其为主理即同，其为性灵则异尔。大略所用不多，远至二十余物，或单行数种，便致大益，是其服食岁月深积。即本草所云久服之效，不如俗人微觉便止，故能臻其所极，以致遐龄，岂但充体愈疾而已哉。今庸医处疗，皆耻看本草，或倚约旧方，或闻

---

① 裴：底本作"辈"，据敦煌本《本草经集注·序录》改。裴逸民即裴頠，字逸民，西晋名臣，亦通医术。

人传说，或遇其所忆，便揽笔疏之，俄然戴面，以此表奇。其畏恶相反，故自寡昧，而药类违僻，分两参差，亦不以为疑。脱或偶尔值差，则自信方验；若旬月未瘳，则言病源深结。了不反求诸已，详思得失，虚构声称，多纳金帛，非惟在显宜责，固将居幽贻谴矣。其五经四部，军国礼服，若详用乖越者，犹可矣，止于事迹非宜尔；至于汤药，一物有谬，便性命及之。千乘之君，百金之长，何不深思戒慎邪？

昔许太子侍药不尝，招弑君之恶；季孙馈药，仲尼有未达之辞，知其药性之不可轻信也。晋时有一才人，欲刊正《周易》及诸药方，先与祖讷共论，祖云：辨释经典，纵有异同，不足以伤风教；至于汤药，小小不达，便致寿夭所由，则后人受弊不少，何可轻以裁断。祖之此言，可为仁识，足为龟镜矣。按《论语》云：人而无恒，不可以作巫医。明此二法，不可以权饰妄造。所以医不三世，不服其药；九折臂者，乃成良医。盖谓学功须深故也。复患今之承借者，多恃炫名价，亦不能精心研习，实为可惜。虚传声美，闻风竞往；自有新学该明，而名称未播，贵胜以为始习，多不信用，委命虚名，谅可惜也。京邑诸人，皆尚声誉，不取实事。

余祖世已来，务敦方药，本有《范汪方》一部，斟酌详用，多获其效，内护家门，傍及亲族。其有虚心告请者，不限贵贱，皆摩踵救之。凡所救活，数百千人。自余投缨宅岭，犹不忘此，日夜玩味，常觉欣欣。今亦撰方三卷，并《效验方》五卷，又补葛氏《肘后方》三卷。盖欲承嗣善业，令诸子侄，不敢失坠，可以辅身济物者也。

【点评】陶弘景祖上十分重视医术，以《范汪方》"内护家门，傍及新族"。感慨于当时习医者不重视本草，陶弘景对本草进行了全面的整理总结。

今按诸药采造之法，既并用见成，非能自采，不复具论其事，惟合药须解节度，例之下。

按诸药所生，皆的有境界。秦汉已前，当言列国，今郡县之名，后人所改尔。江东已来，小小杂药，多出近道，气力性理，不及本邦。假令荆、益不通，则全用历阳当归、钱塘三建，岂得相似。所以疗病不及往人，亦当缘此故也。蜀药及北药，虽有去来，亦非复精者。且市人不解药性，惟尚形饰。上党人参，世不复售；华阴细辛，弃之如芥。且各随俗相竞，不能多备，诸族故往往遗漏，今之所存，二百许种尔。众医都不识药，惟听市人；市人又不辨究，皆委采送之家；采送之家，传习造作，真伪好恶，并皆莫测。所以钟乳醋煮令白，细辛水渍使直，黄耆蜜蒸为甜，当归酒洒取润，螵蛸胶著桑枝，蜈蚣朱足令赤。诸有此等，皆非事实，俗用既久，转以成法，非复可改，未如之何。又依方分药，不量剥除。只如远志、牡丹，才不收半；地黄、门冬，三分耗一。凡去皮除心之属，分两皆不复相应，病家惟依此用，不知更秤取足。又王公贵胜，合药之日，悉付群下。其中好药贵石，无不窃换。乃有紫石英、丹砂吞出洗取，一片动经十数过卖。诸有此例，巧伪百端，虽复监检，终不能觉。以此疗病，固难即效，如斯并是药家之盈虚，不得咎医人之浅拙也。

【点评】此节指出药物作伪由来已久，花样百出；还指出了作伪形成及难以被察之原因，强调了明辨真伪的重要性。

凡采药时月，皆是建寅岁首，则从汉太初后所记也。其根物多以二月、八月采者，谓春初津润始萌，未冲枝叶，势力淳浓故也；至秋枝叶干枯，津润归流于下。今即事验之，春宁宜早，秋宁宜晚，华、实、茎、叶，乃各随其成熟尔。岁月亦有早晏，不必都依本文也。经说阴干者，谓就六甲阴中干之。又依遁甲法，甲子旬阴中在癸酉，以药著酉地也。实谓不必然，正是不露日暴，于阴影处干之尔。所以亦有云暴干故也。若幸可两用，益当为善。今按：本草采药阴干，皆多恶。至如鹿茸，经称阴干，皆悉烂令坏。今火干易得且良。草木根苗，阴之皆恶。九月已前采者，悉宜日干；十月已后采者，阴干乃好。

【点评】此节谈论药物的采收时间及干燥方法。延续《神农本草经》所言"阴干暴干，采造时月生熟"，陶弘景进一步阐述了注重采药时节的重要性。

古秤惟有铢两，而无分名；今则以十黍为一铢，六铢为一分，四分成一两，十六两为一斤。虽有子谷秬黍之制，从来均之已久，正尔依此用之。**臣禹锡等谨按**，唐本又云：但古秤皆复，今南秤是也。晋秤始后汉末已来，分一斤为二斤，一两为二两耳。金银丝绵，并与药同，无轻重矣。古方唯有仲景而已，涉今秤若用古秤，作汤则水为殊少。故知非复秤，悉用今者耳。

今方家所云等分者，非分两之分，谓诸药斤两多少皆同尔。先视病之大小轻重所须，乃以意裁之。凡此之类，皆是丸散，丸散竟依节度用之，汤酒之中无等分也。

凡散药有云刀圭者，十分方寸匕之一，准如梧桐子大也。方寸匕者，作匕正方一寸，抄散取不落为度。钱五匕者，今五铢钱边五字者以抄之，亦令不落为度。一撮者，四刀圭也。十撮为一勺，十勺为一合。以药升分之者，谓药有虚实轻重，不得用斤两，则以升平之。药升方作，上径一寸，下径六分，深八分，内散药，勿按抑之，正尔微动令平调尔。今人分药，不复用此。

凡丸药有云如细麻者，即胡麻也，不必扁扁，但令较略大小相称尔。如黍粟亦然，以十六黍为一大豆也。如大麻子者，准三细麻也。如胡豆者，即今青斑豆是也，以二大麻子准之。如小豆者，今赤小豆也，粒有大小，以三大麻子准之。如大豆者，以二小豆准之。如梧子者，以二大豆准之。一方寸匕散，蜜和得如梧子，准十丸为度。如弹丸及鸡子黄者，以十梧子准之。**唐本注云**：方寸匕散为丸如梧子，得十六丸如弹丸一枚，若鸡子黄者，准四十丸。今弹丸同鸡子黄，此甚不等。

凡汤酒膏药，旧方皆云㕮咀者，谓秤毕捣之如大豆，又使吹去细末，此于事殊不允当。药有易碎、难碎、多末、少末，秤两则不复均平，今皆细切之，较略令如㕮咀者，乃得无末，而又粒片调和也。**唐本注云**：㕮咀，正谓商量斟酌之，余解皆理外生情尔。**臣禹锡等**看详：㕮咀，即上文细切之义，非商量斟酌也。

凡丸散药，亦先切细暴燥乃捣之。有各捣者，有合捣者，并随方所言。其润湿药，如天门冬、干地黄辈，皆先切暴，独捣令偏碎，更出细擘，暴干。若逢阴雨，亦以微火烘_{火工切}之，既燥，小停冷乃捣之。

凡湿药，燥皆大耗，当先增分两，须得屑乃秤之为正。其汤酒中不须如此也。

凡筛丸药，用重密绢令细，于蜜丸易熟。若筛散草药，用轻疏绢，于酒中服即不泥。其石药，亦用细绢筛令如丸者。凡筛丸散药毕，皆更合于臼中，以杵捣之数百过，视其色理和同为佳也。

凡汤酒膏中用诸石，皆细捣之如粟米，亦可以葛布筛令调，并以新绵别裹内中。其雄黄、朱砂辈，细末如粉。

凡煮汤，欲微火令小沸。其水数依方多少，大略二十两药，用水一斗，煮取四升，以此为准。然则利汤欲生，少水而多取；补汤欲熟，多水而少取。好详视之，不得令水多少。用新布，两人以尺木绞之，澄去垽_{鱼靳切}浊，纸覆令密。温汤勿令枪器中有水气，于熟汤上煮令暖亦好。服汤宁令小沸，热易下，冷则呕涌。

凡云分再服、三服者，要令势力相及，并视人之强羸，病之轻重，以为进退增减之，不必悉依方说也。

凡渍药酒，皆须细切，生绢袋盛之，乃入酒密封，随寒暑日数，视其浓烈，便可漉出，不必待至酒尽也。滓可暴燥微捣，更渍饮之；亦可散服。

凡建中、肾沥诸补汤，滓合两剂，加水煮竭饮之，亦敌一剂新药，贫人可当依此用，皆应先暴令燥。

凡合膏，初以苦酒渍令淹浃，不用多汁，密覆勿泄。云晬_{祖对切}时者，周时也，从今旦至明旦。亦有止一宿者。煮膏，当三上三下，以泄其热势，令药味得出。上之，使匝匝沸，乃下之，使沸静良久乃止，宁欲小小生。其中有薤白者，以两头微焦黄为候；有白芷、附子者，亦令小黄色为度。猪肪皆勿令经水，腊月者弥佳。绞膏亦以新布绞之。若是可服之膏，膏滓亦可酒煮饮之。可摩之膏，膏滓则宜以傅病上，此盖欲兼尽其药力故也。

凡膏中有雄黄、朱砂辈，皆别捣细研如面，须绞膏毕乃投中，以物疾搅，至于凝强，勿使沉聚在下不调也。有水银者，于凝膏中研令消散；胡粉亦尔。

凡汤酒中用大黄，不须细判。作汤者，先以水浸令淹浃，密覆一宿，明旦煮汤，临熟乃内汤中，又煮两三沸便绞出，则势力猛，易得快利。丸散中用大黄，旧皆蒸之，今不须尔。

凡汤中用麻黄，皆先别煮两三沸，掠去其沫，更益水如本数，乃内余药，不尔，令人烦。麻黄皆折去节，令理通，寸判之；小草、瞿麦五分判之；细辛、白前三分判之；丸散膏中，则细判也。

凡汤中用完物，皆擘破，干枣、栀子、栝楼之类是也。用细核物，亦打破，山茱萸、五味子、蕤核、决明子之类是也。细花子物，正尔完用之，旋覆花、菊花、地肤子、葵子之类是也。米麦豆辈，亦完用之。诸虫，先微炙之，惟螵蛸当中破炙之。生姜、射干皆薄切之。芒消、饴糖、阿胶皆须绞汤毕，内汁中，更上火两三沸，烊尽乃服之。

凡用麦门冬，皆微润抽去心；杏人、桃人，汤柔挞去皮；巴豆打破，剥其皮，刮去心，不尔，令人闷；石韦刮去毛；辛夷去毛及心；鬼箭削取羽皮；藜芦剔取根，微炙；枳实去其瓤，亦炙之；椒去实，于枪中微熬令汗出，则有势力；矾石于瓦上若铁物中熬令沸，汁尽即止；礜石皆以黄土泥苞使燥，烧之半日，令熟而解散；犀角、羚羊角皆镑刮作屑；诸齿骨并炙捣碎之；皂荚去皮、子炙之。

凡汤并丸散用天雄、附子、乌头、乌喙、侧子，皆熰灰中炮令微坼，削去黑皮，乃秤之。惟姜附汤及膏酒中生用，亦削皮乃秤之，直理破作七八片，随其大小，但削除外黑尖处令尽。

凡汤酒丸散膏中用半夏皆且完，用热汤洗去上滑，以手捼之，皮释随剥去，更复易汤洗令滑尽。不尔，戟人咽喉。旧方云二十许过，今六七过便足。亦可煮之，一两沸一易水，如此三四过，仍挼洗毕，便暴干。随其大小破为细片，乃秤之以入汤。若膏酒丸散，皆须暴燥乃秤之。

凡丸散用阿胶，皆先炙，使通体沸起，燥，乃可捣。有不沸处，更炙之。

凡丸中用蜡，皆烊投少蜜中，搅调以和药。若用熟艾，先细擘，合诸药捣令散。不可筛者，别捣内散中和之。

凡用蜜，皆先火煎，掠去其沫，令色微黄，则丸经久不坏。掠之多少，随蜜精粗。

凡丸散用巴豆、杏人、桃人、葶苈、胡麻，诸有膏腻药，皆先熬黄黑，别捣令如膏，指撮^{莫结切}视泯泯尔；乃以向成散稍稍下臼中，合研捣，令消散；仍复都以轻疏绢筛度之，须尽，又内臼中，依法捣数百杵也。汤膏中用，亦有熬之者，虽生并捣破之。

凡用桂心、厚朴、杜仲、秦皮、木兰之辈，皆削去上虚软甲错处，取里有味者秤之。茯苓、猪苓削除黑皮，牡丹、巴戟天、远志、野葛等皆槌破去心，紫菀洗去土，皆毕，乃秤之。薤白、葱白，除青令尽；莽草、石南、茵芋、泽兰，皆剔取叶及嫩茎，去大枝；鬼臼、黄连，皆除根毛；蜀椒去闭口者及目，熬之。

凡狼毒、枳实、橘皮、半夏、麻黄、吴茱萸，皆欲得陈久者良。其余须精新也。

凡方云巴豆若干枚者，粒有大小，当先去心皮，乃秤之，以一分准十六枚。附子、乌头若干枚者，去皮毕以半两准一枚。枳实若干枚者，去穰毕，以一分准二枚。橘皮一分准三枚。枣有大小，三枚准一两。云干姜一累者，以重一两为正。

凡方云半夏一升者，洗毕秤五两为正。蜀椒一升者，三两为正。吴茱萸一升者，五两为正。菟丝子一升，九两为正。庵䕡子一升，四两为正。蛇床子一升，三两半为正。地肤子一升，四两为正。此其不同也。云某子一升者，其子各有虚实、轻重，不可通以秤准，皆取平升为正。

凡方云用桂一尺者，削去皮毕，重半两为正；甘草一尺者，重二两为正；云某草一束者，以重三两为正；云一把者，重二两为正；云蜜一斤者，有七合；猪膏一斤者，有一升二合也。

上合药分剂料理法则。

【点评】以上内容涉及中药调剂过程中的度量折算，丸散剂制备中药物的粉碎、过筛及合药的方法，汤剂、酒剂和膏药的制备方法，特殊药材的处理方法，制剂辅料的制作等，是调剂学、制剂学的基本内容。此节内容对今人了解古代方剂中药物的计量方法和古人调剂方法具有重要意义。

臣禹锡等谨按徐之才《药对》、孙思邈《千金方》、陈藏器《本草拾遗》序例如后

夫众病积聚，皆起于虚也，虚生百病。积者，五脏之所积；聚者，六腑之所聚。如斯等疾，多从旧方，不假增损。虚而劳者，其弊万端，宜应随病增减。古之善为医者，皆自采药，审其体性所主，取其时节早晚。早则药势未成，晚则盛势已歇。今之为医，不自采药，且不委节气早晚，又不知冷热消息，分两多少，徒有疗病之名，永无必愈之效，此实浮惑。聊复审其冷热，记增损之主尔。虚劳而头痛复热，加枸杞、萎蕤；虚而欲吐，加人参；虚而不安，亦加人参；虚而多梦纷纭，加龙骨；虚而多热，加地黄、牡蛎、地肤子、甘草；虚而冷，加当归、芎䓖、干姜；虚而损，加钟乳、棘刺、苁蓉、巴戟天；虚而大热，加黄芩、天门冬；虚而多忘，加茯神、远志。虚而惊悸不安，加龙齿、沙参、紫石英、小草；若冷，则用紫石英、小草，若客热，即用沙参，龙齿不冷不热皆用之。虚而口干，加麦门冬、知

母；虚而吸吸，加胡麻、覆盆子、柏子人；虚而多气兼微咳，加五味子、大枣；虚而身强腰中不利，加磁石、杜仲；虚而多冷，加桂心、吴茱萸、附子、乌头；虚而劳，小便赤，加黄芩；虚而客热，加地骨皮、白水黄耆_{白水，地名}；虚而冷，用陇西黄耆；虚而痰，复有气，用生姜、半夏、枳实；虚而小肠利，加桑螵蛸、龙骨、鸡膍胵；虚而小肠不利，加茯苓、泽泻；虚而损，溺白，加厚朴。诸药无有一一历而用之，但据体性冷热，的相主对，聊叙增损之一隅，夫处方者宜准此。

凡诸药子人，皆去皮尖及双人者，仍切之。

凡乌梅皆去核，入丸散，熬之。大枣擘去核。

凡用麦蘖、曲、大豆黄卷、泽兰、芜荑、僵蚕、干漆、蜂房，皆微炒。

凡汤中用麝香、犀角、鹿角、羚羊角、牛黄、蒲黄、丹砂，须熟末如粉，临服内汤中，搅令调和服之。

凡茯苓、芍药，补药须白者，泻药惟赤者。

凡石蟹，皆以槌极打令碎，乃入臼；不尔，捣，不可熟。牛膝、石斛等入汤酒，拍碎用之。

凡菟丝子，暖汤淘汰去沙土，干，漉，暖酒渍，经一宿漉出，暴微白，皆捣之；不尽者，更以酒渍，经三五日乃出，更晒微干，捣之，须臾悉尽，极易碎。

凡斑猫等诸虫，皆去足翅微熬，用牡蛎熬令黄。

凡诸汤用酒者，皆临熟下之。

凡用银屑，以水银和成泥。

凡用钟乳等诸石，以玉槌水研三日三夜，漂炼，务令极细。

诸药有宣、通、补、泄、轻、重、涩、滑、燥、湿，此十种者，是药之大体，而本经都不言之，后人亦所未述，遂令调合汤丸，有昧于此者。至如宣可去壅，即姜、橘之属是也；通可去滞，即通草、防己之属是也；补可去弱，即人参、羊肉之属是也；泄可去闭，即葶苈、大黄之属是也；轻可去实，即麻黄、葛根之属是也；重可去怯，即磁石、铁粉之属是也；涩可去脱，即牡蛎、龙骨之属是也；滑可去著，即冬葵、榆皮之属是也；燥可去湿，即桑白皮、赤小豆之属是也；湿可去枯，即紫石英、白石英之属是也。只如此体，皆有所属。凡用药者，审而详之，则靡所遗失矣。

凡五方之气俱能损人，人生其中，即随气受疾，虽习成其性，亦各有所资，乃天生万物以与人，亦人穷急以致物。今岭南多毒，足解毒药之物，即金蛇、白药之属是也；江①湖多气，足破气之物，即姜、橘、吴茱萸之属是也。寒温不节，足疗温之药，即柴胡、麻黄之属是也；凉气多风，足理风之物，即防风、独活之属是也；湿气多痹，足主痹之物，即鱼、鳖、螺、蚬之属是也；阴气多血，足主血之物，即地锦、石血之属是也；岭气多瘴，足主瘴之物，即常山、盐麸、涪醋之属是也；石气多毒，足主毒之物，即犀角、麝香、羚羊角之属是也；水气多痢，足主痢之物，即黄连、黄檗之属是也；野气多蛊，足主蛊之物，蘘荷、茜根之属是也；沙气多狐，足主短狐之物，即鸀鳿、鸂鶒之属是也。大略如此，各随所生。中央气交，兼有诸病，故医人之疗，亦随方之能，若易地而居，即致乖舛矣。故古方或多补养，或多导泄，或众味，或单行。补养即去风，导泄即去气，众味则贵要，单行乃贫下。岂前贤之偏有所好，或复用不遂其宜耳。

【点评】此为《嘉祐本草》的一部分序文，标题已言明该序文参考徐之才、孙思邈、陈藏器三家写成。第1段以虚为主要病因，介绍虚病而兼夹他证的配伍情况。根据《备急千金要方》文，此段出于《药对》。"宣、通、补、泄、轻、重、涩、滑、燥、湿"即"十剂"，一般认为这段文字为陈藏器归纳，出自《本草拾遗》。上文"此十种者，是药之大体"说明其产生之初是为反映中药的药性和功能，并未涉及方剂的分类。至

---

① 江：底本脱，据文理补。

北宋赵佶始称为剂，且逐条增加了与病机及相关疾病的联系。《圣济经》中指出："故郁而不散为壅，必宣剂以散之，如痞满不通之类是也。留而不行为滞，必通剂以行之，如水病、痰癖之类是也"。将10类病症对应十剂。作为方剂分类方法的"十剂"理论自此开始萌芽。

补注所引书传

补注本草所引书传，内医书十六家援据最多，今取撰人名氏，及略述义例，附于末卷，庶使览之者知所从来。余非医家所切，不复存此。具列如下。

《开宝新详定本草》 开宝六年，诏尚药奉御刘翰、道士马志、翰林医官翟煦、张素、王从蕴、吴复圭、王光祐、陈昭遇、安自良等九人，详校诸本。仍取陈藏器《拾遗》，诸书相参，颇有刊正别名及增益品目，马志为之注解。仍命左司员外郎知制诰扈蒙、翰林学士卢多逊等刊定，凡二十卷，御制序，镂板于国子监。

《开宝重定本草》 开宝七年，诏以新定本草所释药类或有未允，又命刘翰、马志等重详定，颇有增损，仍命翰林学士李昉、知制诰王祐、扈蒙等重看详。凡《神农》所说，以白字别之；《名医》所传，即以墨字。并目录，共二十一卷。

《唐新修本草》 唐司空英国公李勣等奉敕修。初，陶隐居因《神农本经》三卷增修为七卷，显庆中，监门府长史苏恭表请修定，因命太尉赵国公长孙无忌、尚药奉御许孝宗与恭等二十二人重广定为二十卷，今谓之《唐本草》。

《蜀重广英公本草》伪蜀翰林学士韩保昇等与诸医工取《唐本草》并图经相参校，更加删定，稍增注释，孟昶自为序。凡二十卷，今谓之《蜀本草》。

《吴氏本草》 魏广陵人吴普撰。普，华佗弟子，修《神农本草》成四百四十一种。唐《经籍志》尚存六卷，今广内不复有，惟诸子书多见引据。其说药性寒温、五味，最为详悉。

《药总诀》 梁陶隐居撰。论次药品五味、寒热之性，主疗疾病，及采畜时月之法，凡二卷。一本题云《药像敦诀》，不著撰人名氏，文字并相类。

《药性论》 不著撰人名氏，集众药品类，分其性味、君臣、主病之效，凡四卷。一本题曰陶隐居撰，然所记药性、功状，与本草有相戾者，疑非隐居所为。

《药对》　北齐尚书令西阳王徐之才撰。以众药名品、君臣佐使、性毒、相反，及所主疾病，分类而记之，凡二卷。旧本草多引以为据，其言治病用药最详。

《食疗本草》唐同州刺史孟诜撰，张鼎又补其不足者八十九种，并旧为二百二十七条，皆说食药治病之效①，凡三卷。

《本草拾遗》　唐开元中京兆府三原县尉陈藏器撰。以《神农本经》虽有陶、苏补集之说，然遗逸尚多，故别为序例一卷，拾遗六卷，解纷三卷，总曰《本草拾遗》，共十卷。

《四声本草》　唐兰陵处士萧炳撰。取本草药名每上一字，以四声相从，以便讨阅，凡五卷。前进士王收撰序。

《删繁本草》　唐润州医博士兼节度随军杨损之撰。以本草诸书所载药类颇繁，难于看检，删去其不急，并有名未用之类，为五卷。不著年代，疑开元后人。

《本草性事类》　京兆医工杜善方撰。不详何代人，以本草药名随类解释，删去重复，又附以诸药制使、畏恶、解毒、相反、相宜者为一类，共一卷。

《南海药谱》　不著撰人名氏，杂记南方药所产郡县，及疗疾之验，颇无伦次。似唐末人所作，凡二卷。

《食性本草》　伪唐陪戎副尉剑州医学助教陈士良撰。以古有食医之官，因食养以治百病，故取《神农本经》洎陶隐居、苏恭、孟诜、陈藏器，诸药关于饮食者类之，附以己说；又载食医诸方，及五时调养脏腑之术。集贤殿学士徐锴为之序。

《日华子诸家本草》　国初开宝中四明人撰。不著姓氏，但云日华子大明。序集诸家本草，近世所用药，各以寒温性味、华实虫兽为类，其言近用，功状甚悉，凡二十卷。

【点评】此篇扼要地介绍了《嘉祐本草》所引用的16部前代本草的名称、卷数、成书年代、作者、内容特色、流传情况等。这些本草大多数在宋代已很鲜见，是研究本草的珍贵史料。《嘉祐本草》引用文献虽有所删节，但基本忠实保留原意，为后世研究古本草发展及辑佚古本草提供了宝贵的资料。

林枢密重广本草图经序

良医之不能以无药愈疾，犹良将不能以无兵胜敌也。兵之形易

---

① 皆说食药治病之效：底本脱，据刘甲本补。

见，善用者，能以其所以杀者生人；药之性难穷，不善用者，返以其所以生者杀人。吁，可畏哉。寒热温凉，辛甘缓急，品类万殊，非一日而七十毒者，孰能辨之。彼《玉函》《金匮》《肘后》《囊中》，《千金》之所传，《外台》之所秘，其为方，不知其几何。由是言之，则非独察脉、用方之为难，而辨药最其难者。金石之珍，草木之怪，飞潜动植之广且众也。风气不同，南北不通，或非中国之所有，或人力之所不可到，乃欲真伪无逃于指掌之间，则本草、图经二者，何可须臾离也。世所传曰《神农氏本草》三卷，梁陶隐居离以为七，唐苏恭、李勣之徒，又附益为二十卷，别图药形以为经，其书略备矣。开宝中，太祖皇帝命卢多逊等考验得失，增药尤多，号为《开宝本草》。仁宗皇帝嘉祐初，又使掌禹锡、林亿、苏颂、张洞为之补注，因唐图经别为绘画，复增药至千有余种。于是收拾遗逸，订正讹缪，刊在有司，布之天下，其为寿养生人之术，无一不具。然世之医者，习故守陋，妄意穿凿，操数汤剂，幸而数中，自谓足以应无穷之病，诘其论说，则漠然不知。顾本草与图经，殆虚文耳。况偏州下邑，虽有愿见者，何所售之。阆中陈氏子承，少好学，尤喜于医，该通诸家之说，尝患二书传者不博，而学者不兼有也，乃合为一，又附以古今论说，与己所见闻，列为二十三卷，名曰《重广补注神农本草并图经》。书著其说，图见其形，一启帙而两得之。不待至乎殊方绝域、山巅水涯，而品类万殊者，森在目前；譬夫谈舆地者观于职方，阅战具者之入武库也。承之先世为将相，欧阳子所谓四世六公者。承其曾孙，少孤，奉其母江淮间闭门，蔬食以为养，君称其孝。间有奇疾，众医愕眙，不知所出，承徐察其脉，曰当投某剂，某刻良愈，无不然者。然则承之学，虽出于图书，而精识超绝兹二者，又安能域之哉？鬼臾区、岐伯远矣，吾不得而知也；其视秦越人、淳于仓公、华佗辈为何如？识者当能知之。

元祐七年四月朔。左朝请大夫、充天章阁待制、知杭州军州事、兼管内劝农事、充两浙西路兵马钤辖、兼提举本路兵马巡检公事、上轻车都尉、赐紫金鱼袋，长乐林希序。

【点评】此是林希为陈承《重广补注神农本草并图经》所撰序言。陈承鉴于当时《嘉祐补注神农本草》与《本草图经》分别成书，"患二书传者不博，而学者不兼有"，故将两书合而为一，附加古今论说及自己的见闻，拾遗补正，编为《重广补注神农本草并图经》。此书撰成于元祐七年（1092），同年初刊。大观二年（1108），艾晟校订《证类本草》，将陈承的内容附录其中。

雷公炮炙论序

若夫世人使药，岂知自有君臣，既辨君臣，宁分相制。只如枢毛今盐草也沾溺，立销班肿之毒；象胆挥黏，乃知药有情异。鲑鱼插树立便干枯，用狗涂之以犬胆灌之，插鱼处，立如故也却当荣盛。无名无名异，形似玉柳石，又如石灰味别止楚，截指而似去甲毛；圣石开盲，明目而如云离日。当归止血破血，头尾效各不同头止血，尾破血；薤子熟生，足睡不眠立据。弊箅淡卤常使者甑中箅，能淡盐味，如酒沾交今蜜枳缴枝，又云交加枝；铁遇神砂，如泥似粉。石经鹤粪，化作尘飞；桦见橘花，似髓①。断弦折剑，遇鸾血而如初以鸾血炼作胶，粘折处，铁物永不断；海竭江枯，投游波燕子是也而立泛。令铅拒火，须仗修天今呼为补天石；如要形坚，岂忘紫背有紫背天葵，如常食葵菜，只是背紫面青，能坚铅形。留砒住鼎，全赖宗心别有宗心草，今呼石竹，不是食者棕，恐误。其草出欸州，生处多虫兽。雌得芹花其草名为立起，其形如芍药，花色青，可长三尺已来，叶上黄斑色，味苦涩，堪用，煮雌黄立住火，立便成庚；碙遇赤须其草名赤须，今呼为虎须草是，用煮碙砂，即生火验，水留金鼎。水中生火，非猼髓而莫能海中有兽名曰猼，以髓入在油中，其油沾水，

---

① 石经鹤粪，化作尘飞；桦见橘花，似髓：此为对文，故疑"似髓"原应为四字，脱两字，遂致文句不通。

水中火生，不可救之，用酒喷之即烬，勿于屋下收；长齿生牙，赖雄鼠之骨末其齿若折，年多不生者，取雄鼠脊骨作末，揩折处，齿立生如故。发眉堕落，涂半夏而立生眉发堕落者，以生半夏茎炼之，取涎涂发落处，立生；目辟眼瞒，有五花而自正五加皮是也，其叶有雄雌，三叶为雄，五叶为雌，须使五药者，作末酒浸饮之，其目瞒者正。脚生肉枕，裈系菪根脚有肉枕者，取莨菪根，于裈带上系之，感应永不痛；囊皱旋多，夜煎竹木多小便者，夜煎草薢一件服之，永不夜起也。体寒腹大，全赖鸬鹚若患腹大如鼓，米饮调鸬鹚末服，立枯如故也；血泛经过，饮调瓜子甜瓜子内仁捣作末，去油，饮调服之，立绝。咳逆数数，酒服熟雄天雄炮过，以酒调一钱匕服，立定也；遍体疹风，冷调生侧附子傍生者曰侧子，作末，冷酒服，立差也。肠虚泻痢，须假草零捣五倍子作末，以熟水下之，立止也；久渴心烦，宜投竹沥。除癥去块，全仗消硇消、硇即硇砂、消石二味，于乳钵中研作粉，同煅了，酒服，神效也；益食加筋，须煎芦朴不食者，并饮酒少者，煎逆水芦根并厚朴二味，汤服。强筋健骨，须是苁鳝苁蓉并鳝鱼二味，作末，以黄精汁丸服之，可力倍常十也，出《乾宁记》宰^①；驻色延年，精蒸神锦出颜色，服黄精自然汁拌细研神锦，于柳木甑中蒸七日了，以木蜜丸服，颜貌可如幼女之容色也。知疮所在，口点阴胶阴胶即是甑中气垢，少许于口中，即知脏腑所起，直彻至住处知痛，足可医也。产后肌浮，甘皮酒服产后肌浮，酒服甘皮，立愈；口疮舌坼，立愈黄苏口疮舌坼，以根黄涂苏炙作末，含之立差。脑痛欲亡，鼻投硝末头痛者，以硝石作末内鼻中，立止；心痛欲死，速觅延胡以延胡索作散，酒服之，立愈也。如斯百种，是药之功。

某忝遇明时，谬看医理，虽寻圣法，难可穷微。略陈药饵之功能，岂溺仙人之要术。其制药炮、熬、煮、炙，不能记年月哉。欲审元由，须看海集。某不量短见，直录炮、熬、煮、炙，列药制方，分为上、中、下三卷，有三百件，名具陈于后。

凡方云丸如细麻子许者，取重四两鲤鱼目比之。

云如大麻子许者，取重六两鲤鱼目比之。

---

① 宰：疑为衍文。《乾宁记》应该是书名，"宰"则不知何意，姑仍之。

云如小豆许者，取重八两鲤鱼目比之。

云如大豆许者，取重十两鲤鱼目比之。

云如兔蕈俗云兔屎许者，取重十二两鲤鱼目比之。

云如梧桐子许者，取重十四两鲤鱼目比之。

云如弹子许者，取重十六两鲤鱼目比之。

一十五个白珠为准，是一弹丸也。

凡云水一溢、二溢至十溢者，每溢秤之，重十二两为度。

凡云一两、一分、一铢者，正用今丝绵秤也。勿得将四铢为一分，有误，必所损，兼伤药力。

凡云散，只作散；丸，只作丸。或酒煮，或用醋，或乳煎，一如法则。

凡方炼蜜，每一斤只炼得十二两半，或一分。是数若火少，若火过，并用不得也。

凡膏煎中用脂，先须炼去革膜了，方可用也。

凡修事诸药物等，一一并须专心，勿令交杂，或先熬后煮，或先煮后熬，不得改移，一依法则。

凡修合丸药。用蜜，只用蜜；用饧，只用饧；用糖，只用糖。勿交杂用，必宣泻人也。

【点评】此为《雷公炮炙论》序言。一般认为《雷公炮炙论》是刘宋时期的作品，原书已佚，大量的条文散见于《证类本草》，后世多种本草引《雷公炮炙论》都是转引自《证类本草》。此序并未论及具体炮炙方法，而是先用骈赋体叙述单方疗效，再简单说明著书宗旨，后附实物拟量的统一换算方法，撰写方式独具一格。尚志钧《雷公炮炙论序辨》一文罗列数种证据，认为本序为后人参考陈藏器《本草拾遗·序》写成。如《证类本草》卷3滑石条引苏颂云："又按雷敩《炮炙方》……雷敩虽名隋人，观其书乃有言唐以后药名者，或是后人增损之欤。"另一种观点则认为《雷公炮炙论》是中晚唐时期的著作。若此说成立，则此序言为《雷公炮炙论》原序，乃雷氏根据《本草拾遗》之序改写而成。

新添本草衍义序

通直郎添差充收买药材所辨验药材　　寇宗奭　编撰

序例上

衍义总序

天地以生成为德，有生所甚重者身也。身以安乐为本，安乐所可致者，以保养为本。世之人必本其本，则本必固。本既固，疾病何由而生，夭横何由而至，此摄生之道无逮于此。夫草木无知，犹假灌溉，矧人为万物之灵，岂不资以保养？然保养之义，其理万计，约而言之，其术有三：一养神，二惜气，三堤疾。忘情去智，恬憺虚无，离事全真，内外无寄；如是则神不内耗，境不外惑，真一不杂，则神自宁矣。此养神也。抱一元之本根，固归精之真气，三焦定位，六贼忘形，识界既空，大同斯契，则气自定矣。此惜气也。饮食适时，温凉合度，出处无犯于八邪，瘵寐不可以勉强，则身自安矣。此堤疾也。三者甚易行，然人自以谓难行而不肯行；如此虽有长生之法，人罕专尚，遂至永谢。是以疾病交攻，天和顿失，圣人悯之；故假以保救之术，辅以蠲疴之药，俾有识无识，咸臻寿域。所以国家编撰《圣惠》，校正《素问》，重定本草，别为《图经》。至于张仲景《伤寒论》及《千金》《金匮》《外台》之类，粲然列于书府。今复考拾天下医生，补以名职，分隶曹属，普救世人之疾苦。兹盖全圣至德之君，合天地之至仁，接物厚生，大赉天下。故野无遗逸之药，世无不识之病。然本草二部，其间撰著之人，或执用己私，失于商较，致使学者捡据之间，不得无惑。今则并考诸家之说，参之实事，有未尽厥理者衍之，以臻其理如东壁土、倒流水、冬灰之类；隐避不断者伸之，以见其情如水自菊下过而水香，鼹鼠溺精坠地而生子；文简误脱者证之，以明其义如玉泉、石蜜之类；讳避而易名者原之，以存其名如山药避本朝讳，及唐避代宗讳。使是非归一，治疗有源，捡用之际，晓然无惑。是以搜求访缉者十有余年，采拾众善，胗疗疾苦，和合收蓄之功，率皆周尽。矧疾为圣人所谨，无常不可以为医，岂容易言哉。宗奭常谓：疾病所可凭者医也，医可据者方也，方可恃者药也。苟知病之虚实，方之可否，若不能达药性之良毒，辨方宜之早晚，真伪相乱，新陈相错，则曷由去道人陈宿之蛊，唐甄立言仕为太常丞，善医术。有道人心腹瀉烦，弥二岁。诊曰：腹有蛊，误食发而然。令饵雄黄一剂，少选，吐一蛇如拇指无目，烧之有发气，乃愈。生张果骈洁之齿。唐张果召见，元宗①谓高力士曰：吾闻饮堇无苦者，奇士也。时天寒，取以饮，果三进，颓然曰：非佳酒，乃寝。顷，视齿燋缩，顾左右取铁如意，击堕之，藏带中，更出药傅其龈。良久，齿已生，粲然骈洁，帝益神之。此书之意，于是乎作。今则编次成书，谨依二经类例，分门条析，仍衍序例为三卷。内有名未用及意义已尽者，更不编入。其《神农本经》《名医别录》、唐本先附、今附、新补、新定之目，缘本经已著目录内，更不声说，依旧作二十卷乃②目录一卷，目之曰《本草衍义》。若博爱卫生之士，志意或同，则更为诠修，以称圣朝好生之德。时政和六年丙申岁记。

本草之名自黄帝、岐伯始。其《补注·总叙》言：旧说《本草经》者，神农之所作，而不经见；《平帝纪》元始五年，举天下通知方术本草者，所在轺传，遣诣京师，此但见本草之名，终不能断自何代而作；又《楼护传》称护少诵医经、本草、方术，数十万言，本草之名，盖见于此。是尤不然也。《世本》曰神农尝百草以和药济人，然亦不著本草之名，皆未臻厥理。尝读《帝王世纪》曰：黄帝使岐伯尝味草木，定《本草经》，造医方以疗众疾。则知本草之名，

自黄帝、岐伯始。其《淮南子》之言，神农尝百草之滋味，一日七十毒，亦无本草之说。是知此书，乃上古圣贤具生知之智，故能辨天下品物之性味，合世人疾病之所宜，后之贤智之士，从而和之者。又增广其品，至一千八十二名《补注本草》称一千八十二种，然一种有分两用者，有三用者，其"种"字为"名"字，于义方允，可谓大备。然其间注说不尽，或舍理别趣者，往往多矣。是以衍撷余义，期于必当，非足以发明圣贤之意，冀有补于阙疑。

夫天地既判，生万物者，惟五气尔。五气定位，则五味生。五味生，则千变万化，至于不可穷已。故曰生物者气也，成之者味也。以奇生，则成而耦；以耦生，则成而奇。寒气坚，故其味可用以爇①；热气爇，故其味可用以坚；风气散，故其味可用以收；燥气收，故其味可用以散。土者，冲气之所生，冲气则无所不和，故其味可用以缓。气坚则壮，故苦可以养气。脉爇则和，故咸可以养脉。骨收则强，故酸可以养骨。筋散则不挛，故辛可以养筋。肉缓则不壅，故甘可以养肉。坚之而后可以爇，收之而后可以散，欲缓则用甘，不欲则弗用，用之不可太过，太过亦病矣。古之养生治疾者，必先通乎此；不通乎此，而能已人之疾者，盖寡矣。

夫安乐之道，在能保养者得之。况招来和气之药少，攻决之药多，不可不察也。是知人之生须假保养，无犯和气，以资生命。才失将护，便致病生，苟或处治乖方，旋见颠越。防患须在闲日，故曰安不忘危，存不忘亡，此圣人之预戒也。

摄养之道，莫若守中，守中则无过与不及之害。经曰：春秋冬夏，四时阴阳，生病起于过用。盖不适其性，而强云为逐，强处即病生。五脏受气，盖有常分，用之过耗，是以病生。善养生者，既无过耗之弊，又能保守真元，何患乎外邪所中也。故善服药，不若善保养；不善保养，不若善服药。世有不善保养，又不善服药，仓卒病

---

① 爇：同"爇"，软弱之意。

生，而归咎于神天。噫，是亦未尝思也，可不慎欤。

夫未闻道者，放逸其心，逆于生乐。以精神徇智巧，以忧畏徇得失，以劳苦徇礼节，以身世徇财利，四徇不置，心为之疾矣。极力劳形，躁暴气逆，当风纵酒，食嗜辛咸，肝为之病矣。饮食生冷，温凉失度，久坐久卧，大饱大饥，脾为之病矣。呼叫过常，辨争陪答，冒犯寒暄，恣食咸苦，肺为之病矣。久坐湿地，强力入水，纵欲劳形，三田漏溢，肾为之病矣。五病既作，故未老而羸，未羸而病，病至则重，重则必毙。呜呼，是皆弗思而自取之也。卫生之士，须谨此五者，可致终身无苦。经曰，不治已病治未病，正为此矣。

夫善养生者养内，不善养生者养外，养外者实外，以充快悦泽，贪欲恣情为务，殊不知外实则内虚也。善养内者实内，使脏腑安和，三焦各守其位，饮食常适其宜。故庄周曰：人之可畏者，衽席饮食之间，而不知为之戒者，过也。若能常如是畏谨，疾病何缘而起，寿考焉得不长？贤者造形而悟，愚者临病不知，诚可畏也。

夫柔情难绾而不断，不可不以智慧决也。故帏箔不可不远。斯言至近易，其事至难行，盖人之智慧浅陋，不能胜其贪欲也。故佛书曰：诸苦所因，贪欲为本，若灭贪欲，何所依止。是知贪欲不灭，苦亦不灭；贪欲灭，苦亦灭。圣人言近而指远，不可不思，不可不惧。善摄生者，不劳神，不苦形，神形既安，祸患何由而致也。

夫人之生，以气血为本，人之病，未有不先伤其气血者。世有童男室女，积想在心，思虑过当，多致劳损。男则神色先散，女则月水先闭。何以致然？盖愁忧思虑则伤心，心伤则血逆竭。血逆竭，故神色先散，而月水先闭也。火既受病，不能荣养其子，故不嗜食。脾既虚，则金气亏，故发嗽。嗽既作，水气绝，故四肢干。木气不充，故多怒，鬓发焦，筋痿。俟五脏传遍，故卒不能死，然终死矣。此一种于诸劳中最为难治，盖病起于五脏之中，无有已期，药力不可及也。若或自能改易心志，用药扶接，如此则可得九死一生。举此为例，其余诸劳，可按脉与证而治之。

夫治病有八要，八要不审，病不能去。非病不去，无可去之术也。故须审辨八要，庶不违误。其一曰虚，五虚是也_{脉细、皮寒、气少、泄利前后、饮食不入，此为五虚}。二曰实，五实是也_{脉盛、皮热、腹胀、前后不通、闷瞀，此五实也}。三曰冷，脏腑受其积冷是也。四曰热，脏腑受其积热是也。五曰邪，非脏腑正病也。六曰正，非外邪所中也。七曰内，病不在外也。八曰外，病不在内也。既先审此八要，参之六脉，审度所起之源，继以望闻问切加诸病者，岂有不可治之疾也。夫不可治者有六失：失于不审，失于不信，失于过时，失于不择医，失于不识病，失于不知药。六失之中，有一于此，即为难治。非止医家之罪，亦病家之罪也。矧又医不慈仁，病者猜鄙，二理交驰，于病何益。由是言之，医者不可不慈仁，不慈仁则招祸；病者不可猜鄙，猜鄙则招祸。惟贤者洞达物情，各就安乐，亦治病之一说耳。

合药分剂料理法则中言"凡方云用桂一尺者，削去皮毕，重半两为正"。既言广而不言狭，如何便以半两为正。且桂即皮也，若言削去皮毕，即是全无桂也。今定长一尺，阔一寸，削去皮上粗虚无味者，约为半两，然终不见当日用桂一尺之本意，亦前人之失也。

序例"药有酸、咸、甘、苦、辛五味，寒、热、温、凉四气"，今详之：凡称气者，即是香臭之气，其寒热温凉则是药之性。且如鹅条中云"白鹅脂性冷"，不可言其气冷也，况自有药性。论其四气，则是香、臭、臊、腥，故不可以寒、热、温、凉配之。如蒜、阿魏、鲍鱼、汗袜，则其气臭；鸡、鱼、鸭、蛇，则其气腥；肾、狐狸、白马茎、裈近隐处、人中白，则其气臊；沉、檀、龙、麝，则其气香。如此则方可以气言之。其序例中气字，恐后世误书，当改为性字，则于义方允。

今人用巴豆，皆去油讫生用。兹必为本经言"生温熟寒"，故欲避寒而即温也。不知寒不足避，当避其大毒。矧本经全无去油之说，故陶隐居云"熬令黄黑"，然亦太过矣。日华子云"炒不如去心膜，煮五度，换水，各煮一沸"为佳。其杏人、桃人、葶苈、胡麻，亦不须熬至黑，但慢火炒令赤黄色，斯可矣。

凡服药多少，虽有所说"一物一毒，服一丸如细麻"之例，今更合别论。缘人气有虚实，年有老少，病有新久，药有多毒少毒，更在逐事斟量，不可举此为例。但古人凡设例者，皆是假令，岂可执以为定法。

本草第一序例言，犀角、羚羊角、鹿角，一概末如粉，临服内汤中。然今昔药法中，有生磨者，煎取汁者。且如丸药中用蜡，取其能固护药之气味，势力全备，以过关鬲而作效也。今若投之蜜相和，虽易为丸剂，然下咽亦易散化，如何得到脏中？若其间更有毒药，则便与人作病，岂徒无益而又害之，全非用蜡之本意。至如桂心，于①得更有上虚软甲错可削之也？凡此之类，亦更加详究。

今人用麻黄，皆合捣诸药中。张仲景方中，皆言去上沫。序例中言"先别煮三两沸，掠去其沫，更益水如本数，乃内余药，不尔，令人发烦"，甚得用麻黄之意，医家可持此说。然云"折去节，令通理，寸剉之"，寸剉之，不若碎剉如豆大为佳，药味易出，而无遗力也。

陶隐居云："药有宣、通、补、泄、轻、重、涩、滑、燥、湿，此十种。"今详之，惟寒热二种何独见遗？如寒可去热，大黄、朴消之属是也；如热可去寒，附子、桂之属是也。今特补此二种，以尽厥旨。

序例中

人之生，实阴阳之气所聚耳，若不能调和阴阳之气，则害其生。故《宝命全形》篇论曰："人以天地之气生。"又曰："天地合气，命之曰人，是以阳化气、阴成形也。"夫游魂为变者，阳化气也；精气

---

① 于：通"乌"，表反问。后文"乌能尽其术也"，《本草衍义》单行本即作"于能尽其术也"。

为物者，阴成形也。阴阳气合，神在其中矣。故《阴阳应象大论》曰"天地之动静，神明为之纲纪"，即知神明不可以阴阳摄也。《易》所以言"阴阳不测之谓神"，盖为此矣。故曰：神不可大用，大用即竭；形不可大劳，大劳则毙。是知精、气、神，人之大本，不可不谨养。智者养其神，惜其气，以固其本。世有不谨卫生之经者，动皆触犯。既以犯养生之禁，须假以外术保救，不可坐以待毙。本草之经，于是兴焉。既知保救之理，不可不穷保救之事，衍义①于是存焉。二者其名虽异，其理仅同。欲使有知无知尽臻寿域，率至安乐之乡，适是意者，求其意而可矣。

养心之道，未可忽也。六欲七情千变万化，出没不定，其言至简，其义无穷，而以一心对无穷之事，不亦劳乎？心苟不明，不为物所病者，未之有也；故明达之士遂至忘心；心既忘矣，则六欲七情无能为也；六欲七情无能为，故内事不生；内事不生，故外患不能入；外患不能入，则本草之用，实世之刍狗耳。若未能达是意而至是地，则未有不缘六欲七情而起忧患者；忧患既作，则此书一日不可阙也。愚何人哉，必欲斯文绝人之忧患乎。

上隐居以谓"凡筛丸散药毕，皆更合于臼中，以杵捣数百过"，如此恐干末漰荡不可捣，不若令力士合研为佳。又曰："凡汤酒膏中用诸石，皆细捣之如粟，亦可以葛布筛令调匀，并以绵裹内中，其雄黄、朱砂辈，细末如粉"。今详之，凡诸石虽是汤酒中，亦须稍细，药力方尽出，效亦速。但临服须澄滤后再上火，不尔，恐遗药力不见效。汤酒中尚庶几，若在服食膏中，岂得更如粟也。不合如此立例，当在临时应用详酌尔。又说"㕮咀"两字，唐本注谓为商量斟酌，非也。《嘉祐》复符陶隐居说为细切，亦非也。儒家以谓有含味之意，如人以口齿咀啮，虽破而不尘，但使含味耳。张仲景方多言㕮咀，其义如此。

---

① 衍义：此处是推衍经义之意，并非指《本草衍义》。

病人有既不洞晓医药，复自行臆度，如此则九死一生。或医人未识其病，或以财势所迫，占夺强治，如此之辈，医家病家不可不察也。要在聪明贤达之士掌之，则病无不济，医无不功。世间如此之事甚多，故须一一该举，以堤或然。

夫人有贵贱少长，病当别论；病有新久虚实，理当别药。盖人心如面，各各不同，惟其心不同，脏腑亦异。脏腑既异，乃以一药治众人之病，其可得乎？故张仲景曰：又有土地高下不同，物性刚柔，餐居亦异。是故黄帝兴四方之问，岐伯举四治之能，临病之功，宜须两审。如是则依方合药，一概而用，亦以疏矣。且如贵豪之家，形乐志苦者也。衣食足则形乐，心虑多则志苦。岐伯曰：病生于脉。形乐则外实，志苦则内虚，故病生于脉。所养既与贫下异，忧乐思虑不同，当各逐其人而治之。后世医者，直委此一节，闭绝不行，所失甚矣。尝有一医官，暑月与贵人饮。贵人曰：我昨日饮食所伤，今日食减。医曰：可饵消化药，他人当服十丸，公当减其半。下咽未久，疏逐不已，几致毙。以此较之，虚实相辽，不可不察，故曰病当别论。又一男子，暑月患血痢，医妄以凉药逆制，专用黄连、阿胶、木香药治之。此药始感便治则可，今病久肠虚，理不可服，逾旬不已，几致委顿。故曰理当别药。如是论之，诚在医之通变。又须经历，则万无一失。引此为例，余可效此。

凡用药，必须择州土所宜者，则药力具，用之有据。如上党人参、川蜀当归、齐州半夏、华州细辛；又如东壁土、冬月灰、半天河水、热汤、浆水之类，其物至微，其用至广，盖亦有理。若不推究厥理，治病徒费其功，终亦不能活人。圣贤之意不易尽知，然舍理何求哉？

凡人少、长、老，其气血有盛、壮、衰三等。故岐伯曰：少火之气壮，壮火之气衰。盖少火生气，壮火散气，况复衰火，不可不知也。故治法亦当分三等。其少日服饵之药，于壮老之时，皆须别处之，决不可忽也。世有不留心于此者，往往不信，遂致困危，哀哉。

今人使理中汤、丸，仓卒之间多不效者，何也？是不知仲景之意，为必效药，盖用药之人有差殊耳。如治胸痹，心中痞坚，气结胸满，胁下逆气抢心，治中汤主之。人参、术、干姜、甘草四物等，共一十二两，水八升，煮取三升，每服一升，日三服，以知为度。或作丸，须鸡子黄大，皆奇效。今人以一丸如杨梅许，服之病既不去，乃曰药不神；非药之罪，用药者之罪也。今引以为例，他可效此。然年高及素虚寒人，当逐宜减甘草。

夫高医以蓄药为能，仓卒之间，防不可售者所须也。若桑寄生、桑螵蛸、鹿角胶、天灵盖、虎胆、蟾酥、野驼、萤、蓬蘽、空青、婆娑石、石蟹、冬灰、腊雪水、松黄之类，如此者甚多，不能一一遍举。唐元澹字行冲，尝谓狄仁杰曰："下之事上，譬富家储积以自资也。脯腊胰胰，以供滋膳；参术芝桂，以防疾疢。门下充旨味者多矣，愿以小人备一药，可乎？"仁杰笑曰："公正吾药笼中物，不可一日无也。"然梁公因事而言，独譬之以药，则有以见天下万物之中，尤不可阙者也。知斯道者，知斯意而已。

凡为医者，须略通古今，粗守仁义，绝驰骛能所之心，专博施救拔之意。如此则心识自明，神物来相，又何必戚戚沽名，踯踯求利也。如或不然，则曷以致姜抚沽誉之惭，逌华佗之矜能受戮乎。

尝读唐《方技传》有云：医要在视脉，唯用一物攻之，气纯而愈速。一药偶得，他药相制，弗能专力，此难愈之验也。今详之，病有大小、新久、虚实，岂可止以一药攻之？若初受病，小则庶几；若病大多日，或虚或实，岂得不以他药佐使？如人用硫黄，皆知此物大热，然石性缓，仓卒之间，下咽不易便作效。故智者又以附子、干姜、桂之类相佐使以发之，将并力攻疾，庶几速效。若单用硫黄，其可得乎？故知许嗣宗之言未可全信，贤者当审度之。

夫用药如用刑，刑不可误，误即干人命。用药亦然，一误即便隔生死。然刑有鞫司，鞫成然后议定，议定然后书罪，盖人命一死，不可复生，故须如此详谨。今医人才到病家，便以所见用药。若高医识病知脉，药又相当，如此，即应手作效。或庸下之流，孟浪乱投汤剂，逡巡便致困危。如此杀人，何太容易。世间此事甚多，良由病家不择医，平日未尝留心于医术也，可不惧哉。

序例下

治妇人虽有别科，然亦有不能尽圣人之法者。今豪足之家，居奥室之中，处帷幔之内，复以帛幪手臂，既不能行望色之神，又不能殚切脉之巧，四者有二阙焉。黄帝有言曰：凡治病，察其形气色泽，形气相得，谓之可治；色泽以浮，谓之易已；形气相失，谓之难治；色夭不泽，谓之难已。又曰：诊病之道，观人勇怯，骨肉皮肤，能知其情，以为诊法。患人脉病不相应，既不得见其形，医人止据脉供药，其可得乎？如此言之，乌能尽其术也。此医家之公患，世不能革。医者不免尽理质问，病家见所问繁，还为医业不精，往往得药不肯服，似此甚多。扁鹊见齐侯之色，尚不肯信，况其不得见者乎？呜呼，可谓难也已。

又妇人病温已十二日，诊之，其脉六七至而涩，寸稍大，尺稍小，发寒热，颊赤、口干，不了了，耳聋。问之，病后数日，经水乃行，此属少阳热入血室也。若治不对病，则必死。乃按其证，与小柴胡汤服之；二日，又与小柴胡汤加桂枝干姜汤；一日，寒热遂已。又云"我脐下急痛"，又与抵党丸，微利，脐下痛痊，身渐凉和，脉渐匀，尚不了了，乃复与小柴胡汤。次日云"我但胸中热燥，口鼻干"，又少与调胃承气汤，不得利。次日又云"心下痛"，又与大陷胸丸半服，利三行。而次日虚烦不宁，时妄有所见，时复狂言。虽知其尚有燥屎，以其极虚，不敢攻之。遂与竹叶汤，去其烦热。其夜大便自通，至晓两次，中有燥屎数枚，而狂言虚烦尽解。但咳嗽唾沫，此肺虚也，若不治，恐乘虚而成肺痿，遂与小柴胡去人参、大枣、生姜，加干姜、五味子汤。一日咳减，二日而病悉愈。已上皆用张仲景方。

有妇人病吐逆，大小便不通，烦乱、四肢冷，渐无脉，凡一日半。与大承气汤两剂，至夜半渐得大便通，脉渐生，翼日乃安。此关格之病，极难治，医者当审谨也。经曰：关则吐逆，格则不得小便。如此亦有不得大便者。

有小儿病虚滑，食略化，大便日十余次，四肢柴瘦、腹大，食讫又饥。此疾正是大肠移热于胃，善食而瘦，又谓之食侎者。时五六月间，脉洪大，按之则绝。今六脉既单洪，则夏之气独然，按之绝，则无胃气也。经曰：夏脉洪，洪多胃气少，曰病，但洪无胃气曰死。夏以胃气为本，治疗失于过时，后不逾旬果卒。

有人病久嗽，肺虚生寒热，以款冬花焚三两芽，俟烟出，以笔管吸其烟，满口则咽之，至倦则已。凡数日之间五七作，差。

有人病疟月余，日又以药吐下之，气遂弱，疾未愈。观其病与脉，乃夏伤暑，秋又伤风，乃与柴胡汤一剂。安后，又饮食不节，寒热复作。此盖前以伤暑，今以饮食不慎，遂致吐逆不食，胁下牵急而痛，寒热无时，病名痰疟。以十枣汤一服，下痰水数升，明日又与理中散二钱，遂愈。

有人苦风痰、头痛、颤掉、吐逆，饮食减，医以为伤冷物，遂以药温之，不愈。又以丸药下之，遂厥。复与金液丹后，谵言、吐逆、颤掉、不省人，狂若见鬼，循衣摸床，手足冷，脉伏。此胃中有结热，故昏瞀不省人；以阳气不能布于外，阴气不持于内，即颤掉而厥。遂与大承气汤，至一剂，乃愈。方见仲景。后服金铂丸，方见《删繁》。

有男子年六十一，脚肿生疮，忽食猪肉不安。医以药利之，稍愈。时出外中风，汗出后，头面暴肿起，紫黑色，多睡，耳轮上有浮泡小疮，黄汁出。乃与小续命汤中加羌活一倍，服之遂愈。

有人年五十四，素羸，多中寒，近服菟丝有效。小年常服生硫黄数斤，脉左上二部、右下二部弦紧有力。五七年来，病右手足筋急拘挛，言语稍迟。遂与仲景小续命汤，加薏苡人一两，以治筋急；减黄芩、人参、芍药各半，以避中寒；杏人只用一百五枚。后云尚觉大冷，因令尽去人参、芍药、黄芩三物，却加当归一两半，遂安。今人用小续命汤者比比皆是，既不能逐证加减，遂至危殆，人亦不知。今小续命汤，世所须也。故举以为例，可不谨哉。

夫八节之正气，生活人者也；八节之虚邪，杀人者也。非正气则为邪，非真实则为虚。所谓正气者，春温、夏热、秋凉、冬寒，此天之气也。若春在经络，夏在肌肉，秋在皮肤，冬在骨髓，此人之气也。在处为实，不在处为虚。故曰，若以身之虚，逢时之虚邪不正之气，两虚相感，始以皮肤、经络，次传至脏腑，逮于骨髓，则药力难及矣。如此则医家治病，正宜用药抵截散补，防其深固而不可救也。又尝须保护胃气。举斯为例，余可效此。

【点评】此为寇宗奭《本草衍义》之序。寇氏为北宋末人，里籍不详，从宦南北十余年，留意于医药。鉴于当时掌禹锡等所撰《嘉祐本草》和苏颂《本草图经》两书的排列及释义有误，他在自己参与医疗实践的基础上，对药物的生产和辨别进行了大量的调查研究，历十余年编成《本草衍义》。

原书序例分上、中、下3卷，论述本草起源、五味五气、摄养之道、药物剂量、炮炙诸法、州土所宜、蓄药用药之法，以及单味药运用的若干典型医案等，提出治病八要（虚、实、冷、热、邪、正、内、外），并改传统的寒、热、温、凉"四气"为"四性"，于中医诊治及摄养、制剂等方面均多新见。此书正文论药采用类似笔记的形式，主要补充过去本草未备之言。讨论范围甚广，涉及药物产地、形态、采收、鉴别、炮制、制剂、性味、功效、主治、禁忌等，尤以药物鉴别及药理探讨引人注目，多纠前人之非。张存惠将此书内容逐条散入《政和本草》中，使此书随《政和本草》的流传而流传于世。

重修政和经史证类备用本草卷第二

己酉新增衍义

成　都　唐　慎　微　续　证　类

中卫大夫康州防御使句当龙德宫总辖修建明堂所医药

提举入内医官编类圣济经提举太医学臣曹孝忠**奉敕校勘**

序例下

谨按诸药，一种虽主数病，而性理亦有偏著，立方之日，或致疑混；复恐单行经用，赴急抄撮，不必皆得研究；今宜指抄病源所主药名，便可于此处疗，若欲的寻，亦兼易解。其甘苦之味可略，有毒无毒易知，惟冷热须明。今依本经、别录，注于本条之下。其有不宜入汤酒，宜入汤酒者，今亦条于后矣。**今详**：唐本以朱点为热、墨点为冷、无点为平，多有差互；今于逐药之下，依《本经》《别录》而注焉[1]。

凡墨盖子下并唐慎微续添

【**点评**】本卷为序例的第 2 部分，包括诸病通用药、诸药畏恶、解百药及金石毒、服药食忌等内容，为临床用药提供参考。

---

① 依《本经》《别录》而注焉：即分别标注源自《本草经》或《名医别录》的药物。《证类本草》原本以阴刻白字代表《本草经》，阳刻黑字代表《名医别录》，评注本以黑体和宋体为区别。具体条文中遇到的情况，在第一次出现时加以注释。

疗风通用

防风温　　　　　　　**防己**平，温①　　　　　　**秦艽**平，微温

独活平，微温　　　　　**芎劳**温　　　　　　　**羌活**平，微温

麻黄温，微温

　　臣禹锡等谨按，蜀本②

鹿药温　　　　　　　　天麻平　　　　　　　　海桐皮平

蚱蜢平　　　　　　　　威灵仙温

　　药对③

枫香平。治疹痒毒。臣　　薏苡人微寒。主风筋挛急，　萎蕤平。治中风，暴热，
　　　　　　　　　　　　　　屈伸不得。君　　　　　　不能转动者。君

巴戟天微温。治风邪　　侧子大热。治湿风，大　　鳖头血治口僻。臣
　　气。君　　　　　　　　风，拘急。使

山茱萸平。治风气。　　淡竹沥及叶大寒。主风　牛膝平。主风挛急。君
　　臣　　　　　　　　　　癔疾。臣

细辛温。主风挛急。君　昌蒲温。君并桂心 大热。吹鼻中，主风喑。君

梁上尘微寒。以小豆大吹　葛根平。主暴中风。臣　白鲜皮寒。治风，不得屈
　　鼻中，治中风。使　　　　　　　　　　　　　伸，风热。臣

白薇大寒。治暴风身热，四肢急满，不知人。臣　　　【菊花④平

【天门冬平，大寒　　　【附子温，大热　　　　【杜若微温

【麦门冬平，微寒　　　【羚羊角温，微寒　　　【犀角寒，微寒

【藁本温，微寒　　　　【天雄温，大温　　　　【黄耆微温

【蒺藜子温，微寒　　　【菓私以反**耳实**温叶微寒

---

① 防己平，温：防己黑体大字，表示疗风出自《本草经》；黑体"平"，表示防己之平
性出自《本草经》；宋体"温"，表示防己之温性出自《名医别录》。以下皆同。
② 蜀本：谓此以下数药载入"疗风通用"，乃据《蜀本草》增补。以下皆同。
③ 药对：此前省略"臣禹锡等谨按"，亦是掌禹锡《嘉祐本草》据《药对》增补者。
《药对》除标注寒热，还有简单功效描述，并标明在处方中的君臣地位。以下皆同。
④ 【菊花：菊花以下，药名前有"【"标记者，表示为唐慎微《证类本草》续添。以
下皆同。

【狗脊平，微温　　　【莽草温　　　　　【柏子人平

【蔓荆实微寒，微温　　【当归温，大温　　　【乌喙微温

【萆薢平　　　　　　【羊踯躅温　　　　　【栾荆温

【辛夷温　　　　　　【小天蓼温　　　　　【干蝎温

【乌蛇温　　　　　　【天南星温　　　　　【乌头温，大热

【白花蛇温　　　　　【酸枣人平　　　　　【鼠黏子平

【牛黄平　　　　　　【枳壳微寒　　　　　【牡荆微寒，平

风眩

菊花平　　　　　　飞廉平　　　　　　　羊踯躅温

虎掌温，微寒　　　　杜若微温　　　　　　茯神平

茯苓平　　　　　　白芷温　　　　　　　鸱头平

臣禹锡等谨按，蜀本

伏牛花平

药对

芎劳温。臣

防风微温。主头眩颠倒，　人参微温。主头眩转。　兔头骨平。臣
　　大风湿痹。臣　　　　　君

【蔓荆实微寒　　　　【署预温，平　　　　【术温

【蘼芜温

头面风

芎劳温　　　　　　署预温，平　　　　　天雄温，大温

山茱萸平，微温　　　莽草温　　　　　　辛夷温

牡荆实温　　　　　蔓荆实微寒，平，温　　藁本温，微温，微寒

蘼芜温　　　　　　葈耳温

臣禹锡等谨按，蜀本

何首乌微温

药对

皂荚温。主风眩。使

巴戟天微温。主头面风。君　　白芷温。主头面风。臣　　防风温。治头面来去风气。臣

【蜂子微寒，微温　　【杜若微温　　【葈耳实温叶微寒

中风脚弱

石斛平　　　　　　　　石钟乳温　　　　　　　殷孽温

孔公孽温　　　　　　　石硫黄温，大热　　　　附子温，大热

豉寒　　　　　　　　　丹参微寒　　　　　　　五加皮温，微寒

竹沥大寒　　　　　　　大豆平　　　　　　　　天雄温，大温

侧子大热

臣禹锡等谨按，药对

木防己平。治挛急。臣　　独活微温。主脚弱。君　　松节温。治脚膝弱。君

牛膝平。治痛痹。君　　　【胡麻平

久风湿痹

昌蒲温，平　　　　　　茵芋温，微温　　　　　天雄温，大温

附子温，大热　　　　　乌头温，大热　　　　　蜀椒温，大热

牛膝平　　　　　　　　天门冬平，大寒　　　　术温

丹参微寒　　　　　　　石龙芮平　　　　　　　茵陈蒿平，微寒

细辛温　　　　　　　　松节温　　　　　　　　侧子大热

松叶温

臣禹锡等谨按，药对

薏苡人微寒。治中风，湿痹，筋挛。君　　羊踯躅温。治风。使　　柏子仁平。治风湿痹。君

独活微温。治风，四肢无力，拘急。君　　【天门冬平，大寒　　【葈耳实温叶微寒

【蔓荆实微寒，微温

贼风挛痛

茵芋温，微温　　　　　附子温，大热　　　　　侧子大热

麻黄温，微温　　　　　芎䓖温　　　　　　　　杜仲平，温

萆薢平　　　　　　　　狗脊平，微温　　　　　白鲜皮寒

白及_{平，微寒}　　　　　　菓耳_温　　　　　　　猪椒_温

【石斛_平　　　　　　　　【汉防己_{平，温}

暴风瘙痒

蛇床子_平　　　　　　　蒴藋_温　　　　　　　乌喙_{微温}

蒺藜子_{温，微寒}　　　　　景天_平　　　　　　　茺蔚子_{微温，微寒}

青葙子_{微寒}　　　　　　　枫香脂_平　　　　　　藜芦_{寒，微寒}

　　臣禹锡等谨按，蜀本

乌蛇_平

　　药对

葶苈子_{寒。主中暴风。使}

枳实_{微寒。主大风，在}　　谷茎_{主身瘾疹，煮水洗。}　　【枳壳_{微寒}
_{皮肤中痒。君}　　　　　　_臣

伤寒

麻黄_{温，微温}　　　　　　葛根_平　　　　　　　杏人_温

前胡_{微寒}　　　　　　　　柴胡_{平，微寒}　　　　　大青_{大寒}

龙胆_{寒，大寒}　　　　　　芍药_{平，微寒}　　　　　薰草_平

升麻_{平，微寒}　　　　　　牡丹_{寒，微寒}　　　　　虎掌_{温，微寒}

术_温　　　　　　　　　　防己_{平，温}　　　　　　石膏_{微寒，大寒}

牡蛎_{平，微寒}　　　　　　贝母_{平，微寒}　　　　　鳖甲_平

犀角_{寒，微寒}　　　　　　羚羊角_{寒，微寒}　　　　葱白_平

生姜_{微温}　　　　　　　　豉_寒　　　　　　　　　人溺_寒

芒消_{大寒}

　　臣禹锡等谨按，药对

栝楼_{寒。主烦热渴，发}　　葱根_{寒。主头痛，发}　　大黄_{大寒。使}
_{黄。臣}　　　　　　　　　_{表。臣}

雄黄_{平。君}　　　　　　　白鲜皮_{寒。主时病，出}　　射干_{微温。治时气病，鼻}
　　　　　　　　　　　　　　_{汗。臣}　　　　　　　　　_{塞，喉痹，阴毒。使}

茵蔯蒿_{平，微寒。主发}　　栀子_{大寒。臣}　　　　　青竹茹_{微寒，主头痛。臣}
_{黄。臣}

寒水石大寒。主五内大热。臣

莫耳微寒。臣

【半夏平，生微寒，熟温

水牛角平。主温病。使

虎骨平。主伤寒

紫草寒。主骨肉中痛。臣

【知母寒

大热

凝水石寒，大寒

黄芩平，大寒

玄参微寒

苦参寒

竹沥大寒

人粪汁寒

石膏微寒，大寒

知母寒

大黄寒，大寒

茵陈蒿平，微寒

栀子寒，大寒

白颈蚯蚓寒，大寒

滑石寒，大寒

白鲜皮寒

沙参微寒

鼠李根皮微寒

蛇莓大寒。壬改切

芒消大寒

臣禹锡等谨按，药对

梓白皮寒。除热。使

木兰皮寒。主身大热，暴热，面疱。臣

石胆寒。主肝脏中热。臣

垣衣大寒。主发疮。

升麻微寒。主热毒。君

蓝叶实寒。主五心烦闷。君

荆沥大寒。主胸中痰热。臣

地肤子寒。主去皮肤中热气。

水中萍寒。主暴热身痒。臣①

牛黄平。主小儿热痫，口不开。君

白薇大寒。臣

龙齿角平。主小儿身热。臣

蜣螂寒。主狂语，头发热。使

小麦微寒。主胃中热。使

理石寒。君

羚羊角微寒。主热在肌肤，臣

景天平。主身热，小儿发热惊气。君

葶苈寒。主身暴热，利小便。使

楝实寒。作汤浴，通身热，主温病。使

劳复

鼠屎微寒

豉寒

竹沥大寒

---

① 臣：原脱，据刘甲本补。

人粪汁_寒

臣禹锡等谨按，蜀本

大黄_{大寒}	葱白_平	犀角_寒
防己_平	虎掌_温	牡蛎_{微寒}
生姜_{微温}	芒消_{大寒}	
【鳖甲_平	【①柴胡_{平，微寒}	【②麦门冬_{平，微寒}

温疟

常山_{寒，微寒}	**蜀漆_{平，微温}**	**牡蛎_{平，微寒}**
鳖甲_平	**麝香_温**	**麻黄_{温，微温}**
大青_{大寒}	**防葵_寒**	猪苓_平
防己_{平，温}	**茵芋_{温，微温}**	巴豆_{温，生温熟寒}
白头翁_温	**女青_平**	芫花_{温，微温}
白薇_{平，大寒}	**松萝_平**	

臣禹锡等谨按，蜀本

天灵盖_平	莞花_寒	茵陈蒿_平

药对

龟甲_{平。臣}	小麦_{微寒}	
羊踯躅_{温。使}	白敛_{微寒。主温疟寒热。使}	蒴藋根_{温。使}
当归_{温。主疟寒热。君}	竹叶_{平。合常山煮，主孩子久疟极良。鸡子黄和常山为丸，用竹叶汤下，主久疟。}	
【桃人_平	【乌梅_平	【雄黄_{平，大温}
【昌蒲_温	【莽草_温	

中恶

麝香_温	**雄黄_{平，寒，大温}**	**丹砂_{微寒}**
升麻_{平，微寒}	**干姜_{温，大热}**	巴豆_{温，生温熟寒}
当归_{温，大温}	**芍药_{平，微寒}**	**吴茱萸_{温，大热}**

---

①② 【：原脱据刘甲本补。

鬼箭_寒　　　　　桃枭_{微温}　　　　　桃皮_平

桃胶_{微温}　　　　　乌头_{温，大温}　　　　乌雌鸡血_平

臣禹锡等谨按，蜀本

海桐皮_平　　　　　肉豆蔻_温　　　　　蓬莪茂_温

药对

牛黄_{平。君}　　　　　芎䓖_{温。臣}

苦参_{寒。君}　　　　　栀子_{大寒。臣}　　　　葈耳叶_{微寒。臣}

桔梗_{微温。臣}　　　　桃花_{平。使}

霍乱

人参_{微寒，微温}　　　**术_温**　　　　　　**附子_{温，大热}**

桂心_{大热}　　　　　**干姜_{温，大热}**　　　　**橘皮_温**

厚朴_{温，大温}　　　香薷_{微温}　　　　　麋舌_{微温}

高良姜_{大温}　　　　木瓜_温

臣禹锡等谨按，蜀本

小蒜_温　　　　　　鸡屎白_{微寒}　　　　扁豆叶

鸡舌香_{微温}　　　　豆蔻_温　　　　　　楠材_{微温}

蓬莪茂_温　　　　　肉豆蔻_温　　　　　海桐皮_平

药对

吴茱萸_{大热。臣}　　　【丁香_温

转筋

小蒜_温　　　　　　木瓜_温　　　　　　**橘皮_温**

鸡舌香_温　　　　　楠材_{微温}　　　　　豆蔻_温

香薷_{微温}　　　　　杉木_{微温}　　　　　扁豆_{微温}

生姜_{微温}。臣禹锡等谨按，本经朱字"干姜温"；墨字"生姜微温"。若从朱字，则是干姜，即不当言微温；若从微温，则是生姜，即当作墨字。然二姜俱不主转筋，难以改正。

呕啘

厚朴_{温，大温}　　　香薷_{微温}　　　　　麋舌_{微温}

附子温，大热　　**小蒜**温　　　　**楠材**微温

高良姜大温　　　**木瓜**温　　　　**桂**大热

橘皮温　　　　　**鸡舌香**微温

臣禹锡等谨按，蜀本

枇杷叶平　　　　　**麝香**温　　　　　**肉豆蔻**温

药对

青竹茹微寒。主哕呕。臣　　芦根寒。生主死

通草平。主哕。臣　　　　生葽薁藤汁寒

【人参微寒，微温　　　【丁香温　　　　　　【术温

大腹水肿

大戟寒，大寒　　　**甘遂**寒，大寒　　　**泽漆**微寒

葶苈寒，大寒　　　**芫花**温，微温　　　**巴豆**温，生温熟寒

猪苓平　　　　　　**防己**平，温　　　　**泽兰**微温

桑根白皮寒　　　　**商陆**平　　　　　　**泽泻**寒

郁李人平　　　　　**海藻**寒　　　　　　**昆布**寒

苦瓠寒　　　　　　**小豆**平　　　　　　**瓜蒂**寒

蠡鱼寒　　　　　　**鲤鱼**寒　　　　　　**大豆**平

荛花寒，微寒　　　**黄牛溺**寒

臣禹锡等谨按，蜀本

海松子小温

药对

香薷微温。主水肿。臣

谷米微寒。主逐水肿，　　通草平。主利水肿及小　　麦门冬微寒。臣
　　利小便。臣　　　　　　便。臣

椒目寒。主除风水满。使　　柳花寒。主腹肿。使

雄黄平。君　　　　　　白术温。逐风水结肿。君　　秦艽微温。主下大水。臣

肠澼下痢

赤石脂大温　　　　**龙骨**平，微寒　　　**牡蛎**平，微寒

干姜温，大热　　黄连寒，微寒　　黄芩平，大寒

当归温，大温　　附子温，大热　　禹余粮寒，平

藜芦寒，微寒　　檗木寒　　云实温

矾石寒　　阿胶平，微温　　熟艾微温

陟厘大温　　石硫黄温，大热　　蜡微温

乌梅平　　石榴皮平　　枳实寒，微寒

臣禹锡等谨按，蜀本

使君子温　　金樱子平，温

药对

白石脂平。主水痢。臣　　牛角䚡温。治痢。臣　　滑石寒。主澼下。君

地榆微寒。止血痢。　　桂心大热。主下痢。君　　吴茱萸温，大热。主冷下泄。臣

鲫鱼头温。主下痢。　　厚朴温，大温。主下泄腹痛。臣　　白术温。主胃虚冷痢。君

蜜平。主赤白痢。君　　龟甲平。主下泄。臣　　久蚬壳寒。主下痢。使

薤白温。主下赤白痢。臣　　白头翁温。主毒痢止痛。使　　猬皮平。主赤白痢。臣

蚺蛇胆寒。主下痢、蟹虫。使　　柏叶微温。主血痢。君　　蒲黄平。主下血。臣

小豆花平。主下痢。使　　曲温。主腹胀冷积下痢。臣　　猪悬蹄微寒。主下漏泄。使

鸡子平。主下痢。　　贝子平。主下血。　　白蘘荷微温。主赤白痢。臣

葛谷平。主十年赤白痢。臣　　青羊脂温。主下血。臣　　苁蓉微温。主赤白下痢。臣

赤白花鼠尾草微寒。主赤白下痢。使　　【赤地利平

【桃花石温

大便不通

大黄寒，大寒　　巴豆温，生温熟寒　　石蜜平，微温

麻子_平　　牛胆_{大寒}　　猪胆_{微寒}

【朴消_{寒，大寒}　【芒消_{大寒}　【大戟_{寒，大寒}

【槟榔_温　　【牵牛子_寒　【郁李人_平

小便淋

滑石_{寒，大寒}　冬葵子及根_寒　白茅根_寒

瞿麦_寒　　　榆皮_平　　　石韦_平

葶苈_{寒，大寒}　蒲黄_平　　　麻子_平

琥珀_平　　　石蚕_寒　　　蜥蜴_寒

胡燕屎_平　　衣鱼_温　　　乱发_{微温}

臣禹锡等谨按，蜀本

淋石_暖

药对

车前子_{寒，主淋。}

茯苓_{平。主淋，利小便。}　黄芩_{大寒。主利小便。}　泽泻_{寒。主淋，利三焦停}
_君　　　　　　　　　　　_臣　　　　　　　　　_{水。君}

败鼓皮_{平。主利小}　冬瓜_{微寒。主淋，小便}　桑螵蛸_{平。主五淋，利小}
_{便。臣}　　　　　　　　_{不通。君}　　　　　　_{便。臣}

【猪苓_平　　　【石燕_寒　　　【海蛤_平

【木通_平　　　【贝齿_平

小便利

牡蛎_{平，微寒}　　龙骨_{平，微寒}　　鹿茸_{温，微温}

桑螵蛸_平　　　漏芦_{寒，大寒}　　土瓜根_寒

鸡肶胵_{微寒}　　鸡肠草_{微寒}

臣禹锡等谨按，药对

昌蒲_{温。止小便利。君}　蒟酱_{温。主尿不节。臣}　【山茱萸_平

溺血

戎盐_寒　　　　蒲黄_平　　　　龙骨_{平，微寒}

鹿茸_{温，微温}　　干地黄_寒

　　臣禹锡等谨按，蜀本

葱涕平　　　　　　　　【牛膝平　　　　　　　　【车前子寒

【柏子并叶平，温

消渴

白石英微温　　　　　　石膏微寒，大寒　　　　　茯神平

麦门冬平，大寒　　　　黄连寒，微寒　　　　　知母寒

栝楼根寒　　　　　　　茅根寒　　　　　　　　枸杞根大寒

小麦微寒　　　　　　　䈽竹叶大寒　　　　　　土瓜根寒

葛根平　　　　　　　　李根大寒　　　　　　　芦根寒

菰根大寒　　　　　　　冬瓜微寒　　　　　　　马乳冷

牛乳微寒　　　　　　　羊乳温　　　　　　　　桑根白皮寒

　　臣禹锡等谨按，药对

茯苓平。主口干。君　　理石寒。主口干，消热　　菟丝子平。主口干，
　　　　　　　　　　　　　　毒。君　　　　　　　　　消渴。

牛胆大寒。主渴利，中　　苎汁寒。止渴。使　　　古屋瓦苔寒。主消渴。
　　焦热。君

兔骨平。治热中，消　　猪苓平。主渴，痢。使
　　渴。臣

黄疸

茵陈蒿平，微寒　　　　栀子寒，大寒　　　　　紫草寒

白鲜皮寒　　　　　　　生鼠微温　　　　　　　大黄寒，大寒

猪屎寒　　　　　　　　瓜蒂寒　　　　　　　　栝楼寒

秦艽平

　　臣禹锡等谨按，唐本

黄芩大寒　　　　　　　【牡鼠微寒

上气咳嗽

麻黄温，微温　　　　　杏人温　　　　　　　　白前微温

橘皮温　　　　　　　　紫菀温　　　　　　　　桂心大热

款冬花温　　　　　　　五味子温　　　　　　　细辛温

蜀椒温，大热　　半夏平，生微寒熟温　　生姜微温

桃人平　　紫苏子温　　射干平，微温

芫花温，微温　　百部根微温　　干姜温，大热

贝母平，微寒　　皂荚温

　　臣禹锡等谨按，蜀本

蛤蚧平　　缩沙蜜温

　　药对

钟乳温。主上气。臣　　獭肝平。主气嗽。使　　乌头大热。主嗽逆上气。使

藜芦微寒。主嗽逆。使　　鲤鱼平。烧末主咳嗽。臣　　淡竹叶大寒。主嗽逆气上。臣

海蛤平。主上气。臣　　石硫黄大热。主气嗽。臣

呕吐

厚朴温，大温　　橘皮温　　人参微寒，微温

半夏平，生微寒熟温　　麦门冬平，微寒　　白芷温

生姜微温　　铅丹微寒　　鸡子微寒

薤白温　　甘竹叶大寒

　　臣禹锡等谨按，蜀本

旋覆花温　　白豆蔻大温

　　药对

附子大热。主呕逆。使　　竹茹微寒。主干呕。臣

痰饮

大黄寒，大寒　　甘遂寒，大寒　　芒消大寒

茯苓平　　柴胡平，微寒　　芫花温，微温

前胡微寒　　术温　　细辛温

旋覆花温　　厚朴温，大温　　人参微寒，微温

枳实寒，微寒　　橘皮温　　半夏平，生微寒熟温

生姜微温　　甘竹叶大寒　　莞花寒，微寒

臣禹锡等谨按，蜀本

威灵仙_温

药对

射干_{微温。主胸中结气。使}

乌头_{大热。主心中痰冷，不下食。使}　　吴茱萸_{大热。主痰冷，腹内诸冷。臣}

朴消_{大寒。主痰满停结。}　巴豆_{温。主痰饮留结，}　【高良姜_{大温}
　　君　　　　　　　　利水谷，破肠中冷

宿食

大黄_{寒，大寒}	**巴豆**_{温，生温熟寒}	**朴消**_{寒，大寒}
柴胡_{平，微寒}	**术**_温	**桔梗**_{微温}
厚朴_{温，大温}	**皂荚**_温	曲_温
蘗_温	槟榔_温	

腹胀满

麝香_温	**甘草**_平	**人参**_{微寒，微温}
术_温	**干姜**_{温，大热}	**百合**_平
厚朴_{温，大温}	**庵䕡子**_{微寒，微温}	**枳实**_{寒，微寒}
桑根白皮_寒	**皂荚**_温	**大豆黄卷**_平

臣禹锡等谨按，唐本

卷柏_温

蜀本

荜澄茄_温

药对

忍冬_{温。主腹满。君}　　射干_{微温。主胁下满急。使}

香菜_{微温。主腹满水肿。}　旋覆花_{温。主胁下寒}　【诃藜勒
　　　臣　　　　　　热，下水。臣

【草豆蔻

心腹冷痛

当归_{温，大温}	**人参**_{微寒，微温}	**芍药**_{平，微寒}

桔梗微温　　**干姜**温，大热　　**桂心**大热

蜀椒温，大热　　**附子**温，大热　　**吴茱萸**温，大热

乌头温，大热　　**术**温　　**甘草**平

礜石大热，生温熟热

　　臣禹锡等谨按，蜀本

腽肭脐大热　　肉豆蔻温　　零陵香平

胡椒大温　　红豆蔻温

　　药对

黄芩大寒。臣　　戎盐寒。臣　　厚朴温。臣

萆薢平。臣　　芎䓖温。臣　　【高良姜大温

【蜂子平，微寒　　【蓬莪茂温　　【蒜温

肠鸣

丹参微寒　　**桔梗**微温　　**海藻**寒

昆布寒　　【半夏生微寒熟温

心下满急

茯苓平　　**枳实**寒，微寒　　**半夏**平，生微寒熟温

术温　　生姜微温　　**百合**平

橘皮温

　　臣禹锡等谨按，药对

庵茴子微寒。主心下坚。臣　　杏人温。主心下急满。臣　　石膏大寒。主心下急。臣

心烦

石膏微寒，大寒　　**滑石**寒，大寒　　**杏人**温

栀子寒，大寒　　**茯苓**平　　**贝母**平，微寒

通草平　　李根大寒　　竹沥大寒

乌梅平　　鸡子微寒　　豉寒

甘草平　　**知母**寒　　尿寒

　　臣禹锡等谨按，蜀本

芦会寒　　天竺黄寒　　胡黄连平

药对

王不留行平。主心烦。君　　石龙芮平。主心烦。君

玉屑平。主胃中热，心烦。君　　鸡肶胵微寒。除热，主烦热。臣　　寒水石大寒。主烦热。臣

蓝汁寒。主烦热。君　　楝实寒。主大热狂。使　　禀米温。止烦热。臣

败酱微寒。主烦热。臣　　梅核人平。除烦热。臣　　蕠梨子微寒。主心烦。臣

龙齿角平。主小儿身热。臣　　牛黄平。主小儿痫热，口不开，心烦。君　　酸枣平。主心烦

积聚癥瘕

空青寒，大寒　　朴消寒，大寒　　芒消大寒

石硫黄温，大热　　粉锡寒　　大黄寒，大寒

狼毒平　　巴豆温，生温熟寒　　附子温，大热

乌头温，大热　　苦参寒　　柴胡平，微寒

鳖甲平　　蜈蚣温　　赭魁平

白马溺微寒　　鮀甲微温

礜石大热，生温、熟热。一本作矾石。臣禹锡等谨按，矾石条并无主疗积聚癥瘕之文，"一本作矾石"者为非。

芫花温，微温。臣禹锡等谨按，唐、蜀本作莞花。今据本经莞花破积聚癥瘕，而芫花非的主，当作莞花。

鰡鱼微温。臣禹锡等谨按，唐本、蜀本云"鮀鱼甲微温"，无此鰡鱼一味，遍寻本草，并无鰡鱼。上已有鮀甲，此鰡鱼为文误，不当重出。

臣禹锡等谨按，蜀本

续随子温　　京三棱平　　太阴玄精温

威灵仙温

药对

牡蒙平

蜀漆平。主癥结痞气。使　　贯众微寒。主肠中邪气积聚。使　　甘遂寒。主散癥结积聚。使

天雄_{大热。主破癥结积聚。使}　　理石_{寒。主除热结，破积聚}　　消石_{寒。主破积聚、坚结。君}

【猪肚_{微温}

鬼疰尸疰

雄黄_{平，寒，大温}　　丹砂_{微寒}　　金牙_平

野葛_温　　马目毒公_{温，微温}　　女青_平

徐长卿_温　　虎骨_平　　狸骨_温

鹳骨_{大寒}　　獭肝_平　　芫青_{微温}

白僵蚕_平

鬼臼_{温，微温。}臣禹锡等谨按，《神农本草》"鬼臼一名马目毒公"，今此疗鬼疰尸疰药，双出二名，据本草说为重，当删去一条。然详陶隐居注鬼臼条下，以鬼臼与马目毒公为二物，及古方多有两用处，今且并存之。

白盐_{寒。}臣禹锡等谨按，本经言盐，有食盐、光明盐、绿盐、卤盐、大盐、戎盐六条，并无白盐之名。遍检诸盐，皆不主鬼疰尸疰，惟食盐主杀鬼蛊邪疰。又陶隐居注戎盐条下，述房中盐有九种，云白盐、食盐常食者，则白盐乃食盐之类。而食盐主杀鬼蛊邪疰，疑此白盐乃食盐耳。即当为温，又不当为寒也。

臣禹锡等谨按，蜀本

天灵盖_平　　腽肭脐_{大热}

药对

麝香_{温，君}　　卷柏_{温，臣}　　败天公_{平，臣}

【蚱蝉_寒　　【白鲜皮_寒　　【牛黄_平

【龙齿_{平，微寒。}　　【雷丸_{寒，微寒。}　　【安息香_平

【代赭_寒

惊邪

雄黄_{平，寒，大温}　　丹砂_{微寒}　　紫石英_温

茯神_平　　龙齿_平　　龙胆_{寒，大寒}

防葵_寒　　马目毒公_{温，微温}　　升麻_{平，微寒}

麝香_温　　人参_{微寒，微温}　　沙参_{微寒}

桔梗_{微温}　　白薇_{平，大寒}　　远志_温

柏实平　　　　　　　　鬼箭寒　　　　　　　　鬼督邮平

小草温　　　　　　　　卷柏温，平，微寒　　　　紫苑温

羚羊角寒，微寒　　　　蛇甲微温　　　　　　　丹雄鸡微温，微寒

犀角寒，微寒　　　　　羖羊角温，微寒　　　　茯苓平

蚱蝉寒

　　臣禹锡等谨按，蜀本

缩砂蜜温　　　　　　　【鬼臼

癫痫

龙齿角平　　　　　　　牛黄平　　　　　　　　防葵寒

牡丹寒，微寒　　　　　白敛平，微寒　　　　　茛菪子寒

雷丸寒，微寒　　　　　钓藤微寒　　　　　　　白僵蚕平

蛇床子平　　　　　　　蛇蜕平　　　　　　　　蜣螂寒

白马目平　　　　　　　铅丹微寒　　　　　　　蚱蝉寒

白狗血温　　　　　　　豚卵温　　　　　　　　猪牛犬等齿平

熊胆寒

　　臣禹锡等谨按，蜀本

芦会寒　　　　　　　　玳瑁寒

　　药对

白马悬蹄平。臣　　　　淡竹沥大寒。臣　　　　蛇衔微寒。主寒热。臣

秦皮微寒，大寒　　　　头发温　　　　　　　　鸡子平。主发热

狗粪中骨平。臣　　　　露蜂房平。使　　　　　白鲜皮寒。臣

雀瓮平。使　　　　　　甘遂寒。使　　　　　　升麻微寒。君

大黄大寒。使　　　　　【银屑平

喉痹痛

升麻平，微寒　　　　　射干平，微温　　　　　杏人温

蒺藜子温，微寒　　　　棘针寒。臣禹锡等谨按，本经"白棘一名棘针"，不主
　　　　　　　　　　　喉痹痛。棘刺花条末云，"又有枣针，疗喉痹不
　　　　　　　　　　　通"，此棘针字当作枣针

络石温，微寒　　　　　百合平

箽竹叶大寒　　　　　莽草温　　　　　　苦竹叶大寒

臣禹锡等谨按，唐本

细辛温

药对

豉寒。治喉闭不通。使　　当归温。切，醋熬，傅肿上；亦主喉闭不通。君

噎病

羚羊角寒，微寒　　　　通草平　　　　　　青竹茹微寒

头垢微寒　　　　　芦根寒　　　　　　牛齝平

春杵头细糠平

臣禹锡等谨按，药对

鸬鹚头微寒。主噎不通

鲠

狸头骨温　　　　　獭骨平　　　　　　鸬鹚骨微寒

齿痛

当归温，大温　　　　独活平　　　　　　细辛温

蜀椒温，大热　　　　芎䓖温　　　　　　附子温，大热

莽草温　　　　　矾石寒　　　　　　蛇床子平

生地黄大寒　　　　莨菪子寒　　　　　　鸡舌香微温

车下李根寒。**臣禹锡等谨按，本经**"车下李根，　　　**马悬蹄平**
　　　　　郁李根也"①。

雄雀屎温

臣禹锡等谨按，蜀本

枫香脂平

药对

金钗火烧针齿痛即止。

---

① 按，《本草经》郁李人条，《别录》文"一名车下李"，《嘉祐》意引。

乌头_{大热。使}　　白头翁_{温。使}　　酒渍枳根_{微寒}

口疮

黄连_{寒，微寒}　　**檗木**_寒　　　**龙胆**_{寒，大寒}

升麻_{平，微寒}　　大青_{大寒}　　　苦竹叶_{大寒}

石蜜_{平，微温}　　　酪_寒　　　　　酥_{微寒}

豉_寒

　　臣禹锡等谨按，药对

干地黄_平

吐唾血

羚羊角_{寒，微寒}　白胶_{平，温}　　　**戎盐**_寒

柏叶_{微温}　　　　艾叶_{微温}　　　**水苏**_{微温}

生地黄_{大寒}　　　大小蓟_温　　　**蛴螬**_{微温，微寒}

饴糖_{微温}　　　　伏龙肝_{微温}　　黄土_平

　　臣禹锡等谨按，蜀本

铛墨

　　药对

马通_{微温。使}

小麦_{微寒。使}　　　麦句姜_{寒。君。天名精也}　【牛膝_{平。治痛痹。君}

【桑根白皮_寒

鼻衄血

矾石_寒　　　　　蒲黄_平　　　　**虾蟆蓝**_{寒。臣禹锡等谨按，本经"天名精，一名虾蟆蓝"}

鸡苏_{微温。**臣禹锡等谨按，本经**"水苏，一名鸡苏"}

大蓟_温　　　　　艾叶_{微温}　　　**桑耳**_平

竹茹_{微寒}　　　　**猬皮**_平　　　溺堑_平

蓝_寒　　　　　**狗胆**_平　　　烧乱发_{微温}

　　臣禹锡等谨按，药对

热马通_{微温。傅顶止衄。使}　　　　　　　　【生地黄_{大寒}

鼻齆

| 通草平 | 细辛温 | 桂心大热 |
| 蓂核温，微寒 | 薰草平 | 瓜蒂寒 |

耳聋

磁石寒	昌蒲温，平	葱涕平
雀脑平	白鹅膏微寒	鲤鱼脑温
络石温，微寒	白颈蚯蚓寒，大寒	

臣禹锡等谨按，药对

| 生麻油微寒。君 | 乌贼鱼骨微温。臣 | 土瓜寒 |
| 乌鸡膏寒 | 【龙脑微寒 | |

鼻息肉

| 藜芦寒，微寒 | 矾石寒 | 地胆寒 |
| 通草平 | 白狗胆平 | |

臣禹锡等谨按，药对

| 细辛温。君 | 桂心大热 | 瓜蒂寒。臣 |
| 【雄黄平，大温 | | |

目赤热痛

黄连寒，微寒	蓂核温，微寒	石胆寒
空青寒，大寒	曾青小寒	决明子平，微寒
檗木寒	栀子寒，大寒	荠子温
苦竹叶大寒	鸡子白微寒	鲤鱼胆寒
田中螺大寒	车前子寒	蒺藜子微温

臣禹锡等谨按，药对

| 细辛温。明目。君 | 铜青寒。主风烂泪出 | 秦皮微寒。主目赤热泪出。 |
| 石榴皮温。主目赤痛，泪下。使 | 白薇大寒。主目赤热。臣 | |

目肤翳

| 秦皮微寒，大寒 | 细辛温 | 真珠寒 |

贝子平　　　　　石决明平　　　　　麝香温

马目毒公温，微温　　**伏翼**平　　　　　青羊胆平

蛪蟝汁微温，微寒　　**菟丝子**平

　　臣禹锡等谨按，蜀本

石蟹寒

　　药对

丹砂微寒

声音哑

昌蒲温，平　　　　**石钟乳**温　　　　**孔公蘖**温

皂角温　　　　　苦竹叶大寒　　　　麻油微寒

　　臣禹锡等谨按，药对

通草平。利九窍，出声。臣

面皯疱

菟丝子平　　　　　麝香温　　　　　熊脂微寒，微温

女萎平　　　　　**藁本**温，微寒　　　木兰寒

栀子寒，大寒　　　**紫草**寒　　　　　白瓜子平，寒

　　臣禹锡等谨按，药对

蜂子微寒。君　　　　白敛平。主光泽　　　白术温。君

山茱萸平。臣　　　　【冬瓜子平，寒　　　【白僵蚕平

【蜀葵花平　　　　　【白附子平

发秃落

桑上寄生平　　　　秦椒温，生温熟寒　　**桑根白皮**寒

麻子平　　　　　桐叶寒　　　　　猪膏微寒

雁肪平　　　　　马鬐膏平　　　　　松叶温

枣根　　　　　　　鸡肪臣禹锡等谨按，药对云"鸡肪，寒"

荆子微寒，温。臣禹锡等谨按，本经有蔓荆、牡荆，此只言荆子，据朱字合是蔓荆
　　子；及据唐本云"味苦、辛"，故定知非牡荆子矣。

灭瘢

鹰屎白平　　　　　**白僵蚕**平　　　　　衣鱼温

【白附子平　　　　　【蜜陀僧平

金疮

石胆寒　　　　　**蔷薇**温，微寒　　　　**地榆**微寒

艾叶微温　　　　　**王不留行**平　　　　**白头翁**温

钓樟根温　　　　　**石灰**温　　　　　　狗头骨平

　　臣禹锡等谨按，药对

薤白温。主金疮，止痛疮，　　车前子寒。止血　　　当归温。君
　　中风，水肿。臣

芦竹箨寒。主金疮，生　　桑灰汤平。臣　　　蛇衔微寒。臣
　　肉。使

葛根平。臣　　　　　【水杨花寒　　　　　【突厥白寒

踒折

生鼠微温　　　　　生龟平　　　　　　生地黄大寒

乌雄鸡血平　　　　乌鸡骨平　　　　　李核人平

　　臣禹锡等谨按，蜀本

自然铜平　　　　　木鳖子温　　　　　骨碎补温

无名异平

　　药对

续断微温。臣

瘀血

蒲黄平　　　　　琥珀平　　　　　　**羚羊角**寒，微寒

牛膝平　　　　　**大黄**寒，大寒　　　干地黄寒

朴消寒，大寒　　　**紫参**寒，微寒　　　桃人平

虎杖微温　　　　　**茅根**寒　　　　　　**䗪虫**寒

虻虫微寒　　　　　**水蛭**平，微寒　　　**蜚蠊**寒

　　臣禹锡等谨按，蜀本

天南星

　　药对

鲍鱼温。主踒跌

饴糖 微温。去血病。臣　　　神屋 平。主血　　　庵菌子 微寒。主藏血，身中有毒。臣

芍药 微寒。主逐贼血　　　鹿茸 温。主血流在腹。臣　　　车前子 寒。主瘀血痛

牡丹 微寒。主除留血。使　　　射干 微温。主除留血、老血。使　　　藕汁 寒。主消血

天名精 地菘是也。寒

火灼

柏白皮 微寒　　　生胡麻 平　　　盐 寒。臣禹锡等谨按，食盐，温；光明盐，平；绿盐，平；大盐，寒；戎盐，寒。并无主火灼之文，不知此果何盐也。

豆酱 寒

井底泥 寒　　　醋 温　　　黄芩 平，大寒

牛膝 平　　　栀子 寒，大寒

痈疽

络石 温，微寒　　　黄耆 微温　　　白敛 平，微寒

乌喙 微温　　　通草 平　　　败酱 平，微寒

白及 平，微寒　　　大黄 寒，大寒　　　半夏 平，生微寒熟温

玄参 微寒　　　蔷蘼 微寒　　　鹿角 温，微温

虾蟆 寒　　　土蜂子 平　　　伏龙肝 微温

甘蕉根 大寒

臣禹锡等谨按，药对

砺石 火烧，于苦酒中焠，杵破，醋和贴之，即消。　　　乌贼鱼骨 微温。臣　　　鹿茸 温。臣

升麻 微寒。贴诸毒。君　　　赤小豆 平。主贴肿易消。臣　　　侧子 大热。主痈肿

恶疮

雄黄平，寒，大温	雌黄平，大寒	粉锡寒
石硫黄温，大热	矾石寒	松脂温
蛇床子平	地榆微寒	水银寒
蛇衔微寒	白敛平，微寒	漏芦寒，大寒
檗木寒	占斯温	雚菌平，微温
莽草温	青葙子微寒	白及平、微寒
楝实寒	及己平	狼跋寒
桐叶寒	虎骨平	猪肚微温
蔄茹寒，微寒	藜芦寒，微寒	石灰温
狸骨温	铁浆平	

臣禹锡等谨按，蜀本

野驼脂

药对

苦参寒。主诸恶疮软疖。君

白石脂平。主疽痔恶疮。臣	蘩蒌平。主积年恶疮。臣	藁本温。臣
昌蒲温。主风瘙。君	艾叶微温。苦酒煎，主除癣及下部疮。臣	槲皮平。臣
葵根寒。君	柳华寒。主马疥恶疮，煮洗立差。使	五加皮微寒。主疽疮。使
梓叶微寒。使	苎根寒。主小儿赤丹。使	谷叶平。洗之令生肉。臣
萹竹平。主浸淫疥恶疮。使	天麻平。臣	孔公蘖温。主男女阴蚀疮。臣
紫草寒。主小儿面上疮。使	马鞭草平。主下部疮。臣	

漆疮

蟹寒	茱萸皮温，大热	苦芙微寒

鸡子白微寒 　　　鼠查见杉材注 　　　井中苔萍大寒

秫米微寒 　　　　杉材微温

臣禹锡等谨按，蜀本

石蟹寒 　　　　　漆姑叶微寒

药对

芒消大寒。傅漆疮。君 　　　【黄栌木寒

瘿瘤

小麦微寒 　　　　海藻寒 　　　　　昆布寒

文蛤平 　　　　　半夏平，生微寒熟温 　　贝母平，微寒

通草平 　　　　　松萝平 　　　　　连翘平

白头翁温 　　　　海蛤平 　　　　　生姜微温

臣禹锡等谨按，药对

玄参微寒。主散颈下肿核。臣 　　　　　杜蘅温。臣

瘘疮

雄黄平，寒，大温 　　礜石大热，生温熟热 　　常山寒，微寒

狼毒平 　　　　　侧子大热 　　　　连翘平

昆布寒 　　　　　狸骨温 　　　　　王不留行平

斑猫寒 　　　　　地胆寒 　　　　　鳖甲平

臣禹锡等谨按，药对

蟾蜍寒。臣 　　　　附子大热。使 　　　漏芦寒。主诸瘘

白矾寒。主瘘恶疮瘰疬。　雌黄平。主瘘疽恶疮。　车前子寒
　　使 　　　　　　　臣

蛇衔微寒。主鼠瘘。臣 　　【虾蟆寒

五痔

白桐叶寒 　　　　萹蓄平 　　　　　猬皮平

猪悬蹄平 　　　　黄耆微温

臣禹锡等谨按，蜀本

五灵脂温 　　　　五倍子平

药对

龟甲平。主五痔。臣	赤石脂大温。君	檗木寒。主肠痔。
榧子平。臣	槐子寒。君	蛇蜕平
腊月鸲鹆平。作屑， 　　主五痔	鳖甲平。主五痔。臣	腐木檽寒。臣
竹茹微寒。臣	菜耳微寒。臣	槲脉平。烧作散，主痔
【槐鹅微温	【柏叶平	【艾叶微温

脱肛

鳖头平	**卷柏**温，平，微寒	**铁精**微温
东壁土平	蜗牛寒	生铁微寒

蜃

青葙子微寒	**苦参**寒	蚺音髯蛇胆寒
蝮蛇胆微寒	大蒜温	**戎盐**寒

　　臣禹锡等谨按，药对

艾叶煎微温。臣	【马鞭草平

蛔虫

薏苡根微寒	**藋菌**平，微温	**干漆**温
楝根微寒	**茱萸根**温，大热	艾叶微温

　　臣禹锡等谨按，药对

石榴根平。使	槟榔温。君	【鹤虱平
【龙胆寒，大寒		

寸白

槟榔温	芜荑平	**贯众**微寒
狼牙寒	**雷丸**寒，微寒	**青葙子**微寒
橘皮温	**茱萸根**温，大热	石榴根平
榧子平		

　　臣禹锡等谨按，药对

桑根白皮寒。臣

虚劳

丹砂_{微寒} 空青_{寒，大寒} 石钟乳_温

紫石英_温 白石英_{微温} 磁石_寒

龙骨_{平，微寒} 茯苓_平 黄耆_{微温}

干地黄_寒 茯神_平 天门冬_{平，大寒}

署预_{温，平} 石斛_平 沙参_{微寒}

人参_{微寒，微温} 玄参_{微寒} 五味子_温

肉苁蓉_{微温} 续断_{微温} 泽泻_寒

牡丹_{寒，微寒} 芍药_{平，微寒} 牡桂_温

远志_温 当归_{温，大温} 牡蛎_{平，微寒}

五加皮_{温，微寒} 白棘_寒 覆盆子_平

巴戟天_{微温} 牛膝_平 杜仲_{平，温}

柏实_平 桑螵蛸_平 石龙芮_平

石南_平 桑根白皮_寒 地肤子_寒

车前子_寒 麦门冬_{平，微寒} 干漆_温

菟丝子_平 蛇床子_平 枸杞子_{微寒}

大枣_平 枸杞根_{大寒} 麻子_平

胡麻_平

臣禹锡等谨按，唐本

葛根_平

蜀本

补骨脂_{大温}

药对

甘草_平。补益五脏，下气，长肌肉，制诸药。君

黄雌鸡_平。主续绝。臣　　萎蕤_平。补不足，除虚劳客热，头痛。君

甘菊_平。补中，益五脏。　紫苑_温。主劳气。臣　　狗脊_平。补益丈夫。臣
君

藕实_{平，寒}。补中养气。　蜂子_{微寒}。补虚冷。君　芜菁芦菔_温。益五脏，
君　　　　　　　　　　　　　　　　　　　　　　　　　　　轻身。君

赤石脂 大温。主养心气。君　　蔷薇 微寒。主五脏寒热。君

云母 平。主气益精。君　　枳实 微寒。主虚羸少气。君　　防葵 寒。君

阴痿

白石英 微温　　**阳起石** 微温　　**巴戟天** 微温

肉苁蓉 微温　　**五味子** 温　　**蛇床子** 平

地肤子 寒　　**铁精** 微温　　**白马茎** 平

菟丝子 平　　**原蚕蛾** 热　　**狗阴茎** 平

雀卵 温

臣禹锡等谨按，药对

樗鸡 平。使　　五加皮 微寒。主阴痿下湿。使　　覆盆子 平。能长阴。臣

牛膝 平。主阴湿。君　　石南 平。使　　白及 微寒。主阴痿。使

小豆花 平。主阴痿不起。使　　【山茱萸 平，微温　　【天雄 温，大温

阴癀

海藻 寒　　**铁精** 微温　　狸阴茎 温　　狐阴茎 微寒

蜘蛛 微寒　　**蒺藜** 温、微寒　　鼠阴 平

臣禹锡等谨按，药对

虾蟆衣 寒。主阴肿　　地肤子 寒　　槐皮 煮汁，主阴肿

囊湿

五加皮 温，微寒　　槐枝 作槐皮　　**檗木** 寒

虎掌 温，微寒　　**庵䕡子** 微寒，微温　　**蛇床子** 平

牡砺 平，微寒

泄精

韭子 温　　**白龙骨** 平，微寒　　**鹿茸** 温，微温

牡蛎 平，微寒　　**桑螵蛸** 平　　**车前子叶** 寒

泽泻 寒　　石榴皮 平　　獐骨 微温

臣禹锡等谨按，药对

五味子温。主泄精。臣　　棘刺寒。使　　菟丝子平。主精自出。君

薰草平。臣　　　　　　石斛平。君　　　　钟乳温。臣

麦门冬微寒。臣

好眠

通草平　　　　　**孔公孽**温　　　　马头骨微寒

牡鼠目平　　　　　荼茗微寒　　　　【沙参微寒

不得眠

酸枣人平　　　　榆叶平　　　　　**细辛**温

臣禹锡等谨按，药对

沙参微寒。臣　　　　【乳香温

腰痛

杜仲平，温　　　　**萆薢**平　　　　**狗脊**平，微温

梅实平　　　　　**鳖甲**平　　　　**五加皮**温，微寒

菝葜平，温　　　　爵床寒

臣禹锡等谨按，蜀本

木鳖子温

药对

牡丹寒，微寒。使

石斛平。君　　　　附子温，大热。使　　【鹿角胶平，温

【牛膝平　　　　　【鹿茸温，微温　　　【乌喙微温

【续断微温

妇人崩中

石胆寒　　　　　**禹余粮**寒，平　　赤石脂大温

牡蛎平，微寒　　**龙骨**平，微寒　　蒲黄平

白僵蚕平　　　　**牛角鰓**温　　　　**乌贼鱼骨**微温

紫葳微寒　　　　**桑耳**平　　　　生地黄大寒

檗木寒　　　　　**白茅根**寒　　　　艾叶微温

鮀甲微温　　　　鳖甲平　　　　　马蹄平

白胶平，温　　　丹雄鸡微温，微寒　阿胶平，微温

鬼箭寒　　　　　鹿茸温，微温　　　大小蓟根温

马通微温　　　　伏龙肝微温　　　　干地黄寒

代赭寒

　　臣禹锡等谨按，药对

柏叶微温。酒渍，主吐　续断温。臣　　　淡竹茹微寒。臣
　血及崩中赤白。君

白芷温。主漏下赤白。　猬皮平。臣　　　饴糖微温。臣
　臣

地榆微寒。主漏下赤血

月闭

鼠妇微温，微寒　　䗪虫寒　　　　　虻虫微寒

水蛭平，微寒　　　蛴螬微温，微寒　桃人平

狸阴茎温　　　　　土瓜根寒　　　　牡丹寒，微寒

牛膝平　　　　　　占斯温　　　　　虎杖微温

阳起石微温　　　　桃毛平　　　　　白垩温

铜镜鼻平

　　臣禹锡等谨按，药对

白茅根寒。主血闭。臣　大黄大寒，寒。治月候　射干微温。使。
　　　　　　　　　　　不通。使

卷柏温。臣　　　　　生地黄大寒。君　　干漆温。治血闭。臣

鬼箭寒。破陈血。使　　庵䕡子微寒。臣　　朴消寒，大寒。君

无子

紫石英温　　　　　石钟乳温　　　　阳起石微温

紫葳微寒　　　　　桑螵蛸平　　　　艾叶微温

秦皮微寒，大寒　　　卷柏温，平，微寒

　　臣禹锡等谨按，蜀本

列当温

药对

覆盆子平。臣

白胶温。君　　　　　白薇大寒。臣

安胎

紫葳微寒　　　　　**白胶**平，温　　　　　**桑上寄生**平

鲤鱼寒　　　　　　　**乌雌鸡**温　　　　　葱白平

阿胶平，微温

臣禹锡等谨按，唐本

生地黄大寒

蜀本

猪苓平

药对

艾叶微温

堕胎

雄黄平，寒，大温　　**雌黄**平，大寒　　　**水银**寒

粉锡寒　　　　　　　**朴消**寒，大寒　　　**飞生虫**平

溲疏寒，微寒　　　　**大戟**寒，大寒　　　**巴豆**温，生温熟寒

野葛温　　　　　　　**牛黄**平　　　　　　**藜芦**寒，微寒

牡丹寒，微寒　　　　**牛膝**平　　　　　　**桂心**大热

皂荚温　　　　　　　**蔄茹**寒，微寒　　　**踯躅**温

鬼箭寒　　　　　　　**槐子**寒　　　　　　**薏苡**微寒

瞿麦寒　　　　　　　**附子**温，大热　　　**天雄**温，大温

乌头温，大热　　　　**乌喙**微温　　　　　**侧子**大热

蜈蚣温　　　　　　　**地胆**寒　　　　　　**斑猫**寒

芫青微温　　　　　　　亭长微温　　　　　　**水蛭**平，微寒

虻虫微寒　　　　　　**䗪虫**寒　　　　　　**蝼蛄**寒

蛴螬微温，微寒　　　**猬皮**平　　　　　　**蜥蜴**寒

蛇蜕平　　　　　　　**蟹爪**寒　　　　　　**芒消**大寒

臣禹锡等谨按，药对

檴根_{大热。使}　　　　苪草_{温。使}　　　　牵牛子_{寒。使}

【半夏_{平，生微寒熟温}　【虎掌_{温，微寒}　　【鬼臼

【代赭_寒　　　　　　【蚱蝉_寒　　　　　【麝香_温

【桃人_平　　　　　　【莞花_{寒，微寒}　　　【狼牙_寒

【生鼠_{微温}

难产

槐子_寒　　　　　桂心_{大热}　　　　**滑石**_{寒，大寒}

贝母_{平，微寒}　　　　**蒺藜**_{温，微寒}　　　皂荚_温

酸浆_{平，寒}　　　　　**蚱蝉**_寒　　　　　蝼蛄_寒

鼹_{力水力，佳二切}鼠　生鼠肝_平　　　　乌雄鸡冠血_温
　　　　_{微温}

弓弩弦_平　　　　　马衔_平　　　　　**败酱**_{平，微寒}

榆皮_平　　　　　　**蛇蜕**_平

臣禹锡等谨按，药对

麻油_{微寒。治产难，胞}　泽泻_{寒。治胞不出}　　牛膝_平
　　_{不出。君}

陈姜_{大热}　　　　　　猪脂酒_{各随多少服，主产难，衣不出}

【飞生虫_平　　　　【兔头_平　　　　　【海马_寒

【伏龙肝_温　　　　　【冬葵子_寒

产后病

干地黄_寒　　　　　秦椒_{温，生温熟寒}　　**败酱**_{平，微寒}

泽兰_{微温}　　　　　　**地榆**_{微寒}　　　　**大豆**_平

臣禹锡等谨按，药对

大豆紫汤_{温。治产后中风，恶血不尽痛}　　羖羊角_{微寒。烧灰酒服，主产后烦闷。臣}

羚羊角_{微寒。主产后血闷。臣}　　　　　鹿角散_{温。主堕娠，血不尽。臣}

小豆散_{平。主产后血不尽，烦闷。臣}　　　三岁陈枣核_{平。烧灰治产后腹痛。使}

【芍药_{平，微寒}　　　【当归_{温，大温}　　　【红蓝花_温

【豉寒

下乳汁

石钟乳温	**漏芦**寒，大寒	**蛴螬**微温，微寒
栝楼寒	**土瓜根**寒	狗四足平
猪四足小寒		

臣禹锡等谨按，药对

葵子寒	猪胰平。臣	【木通平

中蛊

桔梗微温	**鬼臼**温，微温	**马目毒公**温，微温
犀角寒，微寒	**斑猫**寒	芫青微温
葛上亭长微温	射罔大热	鬼督邮平
白襄荷微温	败鼓皮平	**蓝实**寒

臣禹锡等谨按，药对

赭魁平。使	徐长卿温。使	羖羊角微寒。臣
野葛温。使	羖羊皮平。使	獭肝平。使
露蜂房平。使	雄黄平。君	槲树皮平

臣禹锡等谨按，序例所载外，《药对》主疗如后①。

出汗

麻黄温。臣	杏人温。臣	枣叶平。君
葱白平。臣	石膏大寒。臣	贝母微寒。臣
山茱萸平。臣	葛根平。臣	【干姜温，大热
【桂心大热	【附子温，大热	【生姜微温
【薄荷温	【蜀椒温，大热	【豉寒

止汗

干姜温，大热。臣	柏实平。君	麻黄根并故竹扇末臣
白术温。君	粱粉杂豆豉熬末	半夏平，生微寒熟温。使

---

① 序例所载外，《药对》主疗如后：意指此后疾病条目非《本草经集注》所载，乃根据《药对》增补。

牡蛎<small>微寒</small>杂杜仲<small>平</small> 　【枳实<small>寒，微寒</small> 　【松萝<small>平</small>
水服①

惊悸心气

络石<small>温，微寒。主大惊</small> 　人参<small>微寒，微温。君</small> 　茯苓<small>平。君</small>
<small>入腹。君</small>

柏实<small>平。君</small> 　沙参<small>微寒。臣</small> 　龙胆<small>大寒。主惊伤五内。君</small>

羖羊角<small>微寒。臣</small> 　桔梗<small>微温。臣</small> 　小草<small>温。君</small>

远志<small>温。君</small> 　银屑<small>平。君</small> 　紫石英<small>温。君</small>

肺痿

人参<small>微寒，微温。治肺</small> 　天门冬<small>大寒。治肺气。</small> 　蒺藜子<small>微寒。治肺痿。臣</small>
<small>痿。君</small> 　　　　　<small>君</small>

茯苓<small>平，君</small> 　白石英<small>微温。君</small> 　薏苡人<small>微寒。主肺</small>

麦门冬<small>微寒。治肺痿。臣</small>

下气

麻黄<small>温，微温。臣</small> 　杏人<small>温。冷利。臣</small> 　厚朴<small>温，大温。臣</small>

橘皮<small>温。臣</small> 　半夏<small>平，生微寒熟温。</small> 　白前<small>微温。臣</small>
　　　　　<small>使</small>

生姜<small>微温。臣</small> 　前胡<small>微寒。臣</small> 　李树根白皮<small>大寒。使</small>

苏子<small>温。臣</small> 　石硫黄<small>温，大热。臣</small> 　白茅根<small>寒。臣</small>

蒺藜子<small>微寒。臣</small>

蚀脓

茼茹<small>寒</small> 　雄黄<small>平，寒，大温</small>

桔梗<small>微温</small> 　龙骨<small>微寒</small> 　麝香<small>温</small>

白芷<small>温</small> 　大黄<small>大寒</small> 　芍药<small>平，微寒</small>

当归<small>温，大温</small> 　藜芦<small>寒</small> 　巴豆<small>生温熟寒</small>

地榆<small>微寒</small>

---

① 牡蛎微寒杂杜仲平水服：意指牡蛎与杜仲一起水煎服。

女人血闭腹痛

黄耆_{微温}　　　　芍药_{平，微寒}　　　　紫参_寒

桃人_平　　　　　　细辛_温　　　　　　紫石英_温

干姜_{温，大热}　　　　桂心_{大热}　　　　　茯苓_平

女人血气历腰痛

泽兰_{微温}　　　　　当归_{温，大温}　　　甘草_平

细辛_温　　　　　　柏实_平　　　　　　牡丹_{寒，微寒}

牡蛎_{微寒}

女人腹坚胀

芍药_{平，微寒}　　　　黄芩_{大寒}　　　　　茯苓_平

【点评】"诸病通用药"首见于陶弘景《本草经集注》。以病名立条，下列诸多疾病的治疗药物。原书朱书《神农本草经》所载药物，墨书《名医别录》所载药物，并以"朱点为热，墨点为冷，无点是平"的形式标明药性，是本草中较为贴近临床应用的内容。原篇无标题，列在"合药分剂料治法"篇后，日本学者渡边幸三研究《本草经集注》残卷时给此篇加上标题"诸病通用药"。《新修本草》不再采用朱墨分书分别《本草经》《名医别录》的形式，但依然采用朱墨点注药性。《开宝本草》认为朱墨点注"多有差互"，故改为文字标注。掌禹锡等编撰《嘉祐本草》时，全文收录《开宝本草》此篇内容。篇中《本草经》所出药物为阴刻白字，《名医别录》所出药物为阴刻黑字；药下以小字标注《本草经》和《名医别录》对药性的论述，《本草经》文为阴刻白字，《名医别录》文为阳刻黑字。《证类本草》"诸病通用药"之内容，是在《本草经集注》基础上据《新修本草》《蜀本草》《药对》《太平圣惠方》等书增补而成的。

解百药及金石等毒例

蛇虺百虫毒

    雄黄　　　　　　巴豆　　　　　　麝香

    丹砂　　　　　　干姜

蜈蚣毒

    桑汁及煮桑根汁

蜘蛛毒

    蓝青　　　　　　麝香

蜂毒

    蜂房　　　　　　蓝青汁

狗毒

    杏人　　　　　　矾石　　　　　　韭根

    人屎汁

恶气瘴毒

    犀角　　　　　　羚羊角　　　　　雄黄

    麝香

喉痹肿邪气恶毒入腹

    升麻　　　　　　犀角　　　　　　射干

风肿毒肿

    沉香　　　　　　木香　　　　　　薰陆香

    鸡舌香　　　　　麝香　　　　　　紫檀香

百药毒

    甘草　　　　　　荠苨　　　　　　大小豆汁

    蓝汁　　　　　　蓝实

射罔毒

    蓝汁　　　　　　大小豆汁

竹沥	大麻子汁	六畜血
贝齿屑	菖根屑	蚯蚓屎
藕荄汁		

野葛毒

| 鸡子清 | 葛根汁 | 甘草汁 |
| 鸭头热血 | 猪膏若已死口噤者，以大竹筒盛冷水，注两胁及脐上，暖辄易之；口须臾开，开则内药，药入口便活矣。用荠苨汁解之。 | |

斑猫、芫青毒

| 猪膏 | 大豆汁 | 戎盐 |
| 蓝汁 | 盐汤煮猪膏 | 巴豆 |

狼毒毒

| 杏人 | 蓝汁 | 白敛 |
| 盐汁 | 木占斯 | |

踯躅毒

| 栀子汁 | | |

巴豆毒

| 煮黄连汁 | 大豆汁 | 生藿汁 |
| 昌蒲屑汁 | 煮寒水石汁 | |

藜芦毒

| 雄黄 | 煮葱汁 | 温汤 |

雄黄毒

| 防己 | | |

甘遂毒

| 大豆汁 | | |

蜀椒毒

| 葵子汁 | 桂汁 | 豉汁 |
| 人溺 | 冷水 | 土浆 |

食蒜   鸡毛烧吸烟及水调服。

半夏毒

    生姜汁   煮干姜汁

礜石毒

    大豆汁   白鹅膏

芫花毒

    防己   防风   甘草

    桂汁

乌头、天雄、附子毒

    大豆汁   远志   防风

    枣肌   饴糖

莨菪毒

    荠苨   甘草汁   犀角

    蟹汁

马刀毒

    清水

大戟毒

    昌蒲汁

桔梗毒

    白粥

杏人毒

    蓝子汁

诸菌毒

掘地作坑，以水沃中，搅令浊，俄顷饮之_{名曰地浆。}

防葵毒

    葵根汁_{按，防葵本经无毒，试用亦无毒，今用葵根汁，应是解狼毒浮者尔。**臣禹锡**}
        _{**等谨按**，蜀本云"防葵，伤火者不可服，令人恍惚"，故以解之。}

野芋毒

    土浆   人粪汁

鸡子毒

淳醋

铁毒

磁石

食诸肉、马肝、漏脯中毒

生韭汁　　　　　　韭根烧末　　　　　烧猪骨末

头垢　　　　　　烧犬屎酒服，豉汁亦佳。

食金银毒

服水银数两即出　　鸭血　　鸡子汁　　水淋鸡屎汁

食诸鱼中毒

煮橘皮　　　　　　生芦苇根汁　　　　大豆汁

马鞭草汁　　　烧末鲛鱼皮　　大黄汁　　煮朴消汁

食蟹中毒

生藕汁　　　　　　煮干蒜汁

冬瓜汁_{一云生紫苏汁、藕屑及干苏汁}

食诸菜毒

甘草、贝齿、胡粉三种末，水和服之①　　小儿溺、乳汁服二升，佳

饮食中毒心烦满

煮苦参汁饮之，令吐出即止

服石药中毒

白鸭屎汁　　　　　人参汁

服药过剂闷乱者

吞鸡子黄　　　　　蓝汁　　　　　　水和胡粉

地浆　　　　　　襄荷汁　　　　　粳米粉汁

豉汁　　　　　　干姜　　　　　　黄连屑

饴糖　　　　　　水和葛粉饮

---

① 甘草、贝齿、胡粉三种末，水和服之：底本甘草、贝齿、胡粉并列为各自独立的三药，根据后文"三种末水和服之"，应该是同一治疗方案，故合并成一条，并标点如上。

【点评】"解百药及金石等毒例"的主要内容出于《本草经集注》。在《本草经集注·序录》残卷中，"蛇虺百虫毒"等与前篇连续，应该是"诸病通用药"的一部分。可能在《新修本草》或宋代本草中被割裂出来而加上"解百药及金石等毒例"的标题。

服药食忌例

有术，勿食桃、李，及雀肉、胡荽、大蒜、青鱼鲊等物。

有藜芦，勿食狸肉。

有巴豆，勿食芦笋羹及野猪肉。

有黄连、桔梗，勿食猪肉。

有地黄，勿食芜荑。

有半夏、昌蒲，勿食饴糖及羊肉。

有细辛，勿食生菜。

有甘草，勿食菘菜。**臣禹锡谨按，唐本并《伤寒论》《药对》又云**：勿食海藻。

有牡丹，勿食生胡荽。

有商陆，勿食犬肉。

有常山，勿食生葱、生菜。

有空青、朱砂，勿食生血物。

有茯苓，勿食醋物。

有鳖甲，勿食苋菜。

有天门冬，勿食鲤鱼。

服药不可多食生胡荽，及蒜杂、生菜；又不可食诸滑物、果实等；又不可多食肥猪、犬肉、油腻肥羹、鱼脍腥臊等物。

服药通忌见死尸及产妇淹秽事。

【点评】陶弘景首次明确阐释服药食忌理论，将十多条服药食忌的示例整理列于序中。关于服药食忌的理论可追溯到更早时期。汉代《五十二病方》中就有相关记载，如"治病时，毋食鱼、彘肉、马肉、龟、虫、荤、麻"。《武威医简》云："服药，卅日止，禁猪肉、鱼、荤菜。"《伤寒杂病论》对服药食忌亦有记载，如《金匮要略》云"所食之味，有与病相宜，有与身为害，若得宜则益体，害则成疾，以此致危，例皆难疗"，并进一步提出"肝病禁辛，心病禁咸，脾病禁酸，肺病禁苦，肾病禁甘"。葛洪在《肘后备急方》卷七中列杂果菜诸忌项，云"甘草忌菘菜，牡丹忌胡荽，常山忌葱，黄连、桔梗忌猪肉，茯苓忌大醋，天门冬忌鲤鱼"。历代医药学家皆强调药物与食物之间的服用禁忌，其主要目的是避免降低药效和防止毒副反应发生，以保证临床用药安全有效。

凡药不宜入汤酒者

朱砂_{熟入汤}	雄黄	云母
阳起石_{入酒}	钟乳_{入酒}	银屑
孔公孽_{入酒}	礜石_{入酒}	矾石_{入酒}
石硫黄_{入酒}	铜镜鼻	白垩
胡粉	铅丹	卤盐_{入酒}
石灰_{入酒}	藜灰	

上一十七种石类

野葛	狼毒	毒公
鬼臼	莽草	巴豆
踯躅	蒴藋_{入酒}	皂荚_{入酒}
藋菌	藜芦	茵茹
贯众_{入酒}	狼牙	芫荑
雷丸	鸢尾	蒺藜_{入酒}
女苑	菓耳	紫葳_{入酒}

薇衔 入酒	白及	牡蒙
飞廉	蛇衔	占斯
辛夷	石南 入酒	虎掌
枳实	虎杖 入酒，单浸	芦根
羊桃 入酒	麻勃	苦瓠
瓜蒂	陟厘	云实
狼跋 入酒	槐子 入酒	地肤子
青葙子	蛇床子 入酒	茺蔚子
蒴藋子	王不留行	菟丝子 入酒

上四十八种草木类

蜂子	蜜蜡	白马茎
狗阴茎	雀卵	鸡子
雄鹊	伏翼	鼠妇
樗鸡	萤火	蠮螉
僵蚕	蜈蚣	蜥蜴
斑猫	芫菁	亭长
地胆	虻虫	蜚蠊
蝼蛄	马刀	赭魁
虾蟆	蜗牛	生鼠
生龟 入酒	诸鸟兽 入酒	

虫鱼膏、骨、髓、胆、血、屎、溺

上二十九种虫兽类

【点评】《神农本草经·序例》云："药性有宜丸者，宜散者，宜水煮者，宜酒渍者，宜膏煎者，亦有一物兼宜者，亦有不可入汤酒者，并随药性，不得违越。"此节列出不宜入汤酒的植物、动物及矿物类药物共计90余种。

寻万物之性，皆有离合。虎啸风生，龙吟云起，磁石引针，琥珀拾芥。漆得蟹而散，麻得漆而涌。桂得葱而软，树得桂而枯。戎盐累卵，獭胆分杯。其气爽有相关感，多如此类，其理不可得而思之。至于诸药，尤能递为利害，先圣既明有所说，何可不详而避之。时人为方，皆多漏略。若旧方已有，此病亦应改除；假如两种相当，就其轻重，择而除之。伤寒赤散，吾常不用藜芦；断下黄连丸，亦去其干姜；而施之无不效，何忽强以相憎，苟令共事乎。相反为害，深于相恶。相恶者，谓彼虽恶我，我尤忿心，犹如牛黄恶龙骨，而龙骨得牛黄更良，此有以制伏故也。相反者，则彼我交仇，必不宜合。今画家用雌黄、胡粉相近，使自黯妒。粉得黄即黑，黄得粉亦变，此盖相反之证也。药理既昧，所以不效，人多轻之。今按方处治，必恐卒难，寻究本草，更复抄出其事，在此览略看之，易可知验。而本经有直云茱萸、门冬者，无以辨山、吴、天、麦之异，咸宜各题其条。人有乱误处，譬如海蛤之与鲛甲，畏恶正同；又有诸芝使署预，署预复使紫芝。计无应如此，不知何者是非？亦且并记，当更广验正之。又《神农本经》相使正各一种，兼以《药对》参之乃有两三，于事亦无嫌。其有云相得共疗某病者，既非妨避之禁，不复疏出。

玉石上部

玉泉畏款冬花　　　　　玉屑恶鹿角　　　　　丹砂恶磁石，畏咸水

空青臣禹锡等谨按，药性论云：畏菟丝子　　曾青畏菟丝子

石胆水英为使，畏牡桂、菌桂、芫花、辛夷、白薇。臣禹锡等谨按，药性论云：陆英为使

钟乳蛇床子为使，恶牡丹、玄石、牡蒙，畏紫石英、蘘草。臣禹锡等谨按，药性论云：忌羊血

云母泽泻为使，畏鲛甲及流水。臣禹锡等谨按，药性论云：恶徐长卿，忌羊血

消石火为使，恶苦参、苦菜，畏女苑。臣禹锡等谨按，蜀本云：大黄为使。药性论云：恶曾青，畏粥。日华子云：畏杏人、竹叶

朴消畏麦句姜　　　　　芒消石韦为使，恶麦句姜　生消臣禹锡等谨按，详定

本云：恶麦句姜

矾石甘草为使，畏牡蛎。臣禹锡等谨按，　　滑石石韦为使，恶曾青

药性论云：畏麻黄

紫石英长石为使，畏扁青、附子，不欲　　白石英恶马目毒公

鲮甲、黄连、麦句姜

五色石脂臣禹等谨按，日华子云：畏黄芩、大黄

赤石脂恶大黄，畏芫花。臣禹　　黄石脂曾青为使，恶细辛，畏蜚蠊

锡等谨按，药性论云：恶松脂

白石脂燕粪为使，恶松脂，畏黄芩。臣禹锡等谨按，蜀本云：畏黄连、甘草、飞廉。

药性论云：恶马目毒公

太一余粮杜仲为使，畏铁落、昌蒲、贝母　　禹余粮臣禹锡等谨按，萧炳云：牡丹为使

玉石中部

金臣禹锡等谨按，日华子云：畏水银　　　水银畏磁石

水银粉臣禹锡等谨按，陈藏器云：畏磁石、石黄，忌一切血

生银臣禹锡等谨按，蜀本云：畏黄连、甘草、飞廉。药性论云：恶马目毒公。日华子

云：畏石亭脂，忌羊血

殷孽恶防己，畏术　　　　　　　孔公孽木兰为使，恶细辛。臣禹锡

等谨按，药性论云：忌羊血

石硫黄臣禹锡等谨按，日华子云：石亭脂、曾青为使，畏细辛、蜚蠊、铁

阳起石桑螵蛸为使，恶泽泻、菌桂、雷丸、蛇蜕皮，畏菟丝子。臣禹锡等谨按，药

性论云：恶石葵，忌羊血

石膏鸡子为使，恶莽草、毒公。臣禹锡等谨按，药性论云：恶巴豆，畏铁

凝水石畏地榆，解巴豆毒　　　　磁石柴胡为使，畏黄石脂，恶牡丹、莽草

玄石恶松脂、柏子人、菌桂　　　　理石滑石为使，畏麻黄

铁臣禹锡等谨按，日华子云：畏磁石、灰炭

玉石下部

礜石得火良，棘针为使，恶虎掌、毒公、鹜屎、细辛，畏水。**臣禹锡等谨按，药性**论云：铅丹为使，忌羊血

青琅玕得水银良，畏鸡骨，杀锡毒　　　特生礜石得火良，畏水

代赭畏天雄。**臣禹锡等谨按，药性**论云：雁门城土、干姜为使。日华子云：畏附子

方解石恶巴豆　　　　大盐漏芦为使　　　　硇砂**臣禹锡等谨按，药性**论云：畏浆水，忌羊血

草药上部

六芝署预为使，得发良，恶常山，畏扁青、茵蔯蒿　　术防风、地榆为使

天门冬垣衣、地黄为使，畏曾青。**臣禹锡等谨按，**日华子云：贝母为使

麦门冬地黄、车前为使，恶款冬、苦瓠，畏苦参、青蘘。**臣禹锡等谨按，药性**论云：恶苦芺，畏木耳

女萎萎蕤畏卤鹹　　　干地黄得麦门冬、清酒良，恶贝母，畏芜荑

昌蒲秦艽、秦皮为使，恶地胆、麻黄　　泽泻畏海蛤、文蛤

远志得茯苓、冬葵子、龙骨良，杀天雄、附子毒，畏真珠、蜚蠊、藜芦、齐蛤

署预紫芝为使，恶甘遂　　　石斛陆英为使，恶凝水石、巴豆，畏白僵蚕、雷丸

菊花术、枸杞根、桑根白皮为使。**臣禹锡等谨按，**蜀本云：青葙叶为使

甘草术、干漆、苦参为使，恶远志，反甘遂、大戟、芫花、海藻

人参茯苓为使，恶溲疏，反藜芦。**臣禹锡等谨按，药性**论云：马蔺为使，恶卤鹹

牛膝恶荧火、龟甲、陆英，畏白前　　独活蠡实为使

细辛曾青、枣根为使，恶狼毒、山茱萸、黄耆，畏滑石、消石，反藜芦

柴胡半夏为使，恶皂荚，畏女苑、藜芦　　庵蕳子荆子、薏苡人为使

车前子**臣禹锡等谨按，**日华子云：常山为使

葀蓂子得荆子、细辛良，恶干姜、苦参。**臣禹锡等谨按**，药性论云：苦参为使

龙胆贯众为使，恶防葵、地黄。**臣禹锡等谨按**，日华子云：小豆为使

菟丝子得酒良，署预、松脂为使，恶藋菌

巴戟天覆盆子为使，恶朝生、雷丸、丹参

蒺藜子乌头为使

沙参恶防己，反藜芦

防风恶干姜、藜芦、白敛、芫花，杀附子毒。**臣禹锡等谨按**，唐本云：畏草薢

络石杜仲、牡丹为使，恶铁落，畏昌蒲、贝母。**臣禹锡等谨按**，药性论云：恶铁精

黄连黄芩、龙骨、理石为使，恶菊花、芫花、玄参、白鲜皮，畏款冬，胜乌头，解巴豆毒。**臣禹锡等谨按**，蜀本云：畏牛膝

丹参畏咸水，反藜芦

天名精垣衣为使。**臣禹锡等谨按**，蜀本云：地黄为使

决明子蓍实为使，恶大麻子

续断地黄为使，恶雷丸

芎䓖白芷为使。**臣禹锡等谨按**，唐本云：恶黄连。**日华子**云：畏黄连

黄耆恶龟甲。**臣禹锡等谨按**，**日华子**云：恶白鲜

杜若得辛夷、细辛良，恶柴胡、前胡

蛇床子恶牡丹、巴豆、贝母

漏芦**臣禹锡等谨按**，日华子云：连翘为使

茜根畏鼠姑

飞廉得乌头良，恶麻黄

薇衔得秦皮良

五味子苁蓉为使，恶萎蕤，胜乌头

草药中部

当归恶蕳茹，畏昌蒲、海藻、牡蒙

秦艽昌蒲为使。**臣禹锡等谨按**，药性论云：畏牛乳

黄芩山茱萸、龙骨为使，恶葱实，畏丹砂、牡丹、藜芦

芍药须丸为使，恶石斛、芒消，畏消石、鳖甲、小蓟，反藜芦

干姜秦椒为使，恶黄连、黄芩、天鼠屎，杀半夏、莨菪毒。**臣禹锡等谨按**，药性论云：秦艽为使

藁本恶蕳茹。**臣禹锡等谨按**，药性论云：畏青葙子

麻黄厚朴为使，恶辛夷、石韦。**臣禹锡等谨按**，蜀本云：白薇为使

葛根杀野葛、巴豆、百药毒　　前胡半夏为使，恶皂荚，畏藜芦

贝母厚朴、白薇为使，恶桃花，畏秦艽、礜石、莽草，反乌头

栝楼枸杞为使，恶干姜，畏牛膝、干漆，反乌头

玄参恶黄耆、干姜、大枣、山茱萸，反藜芦

苦参玄参为使，恶贝母、漏芦、菟丝子，反藜芦

石龙芮大戟为使，畏蛇蜕、吴茱萸

萆薢薏苡为使，畏葵根、大黄、柴胡、牡蛎、前胡

石韦滑石、杏人为使，得昌蒲良。**臣禹锡等谨按**，唐本云：射干为使

狗脊萆薢为使，恶败酱。**臣禹锡等谨按**，蜀本云：恶莎草

瞿麦蘘草、牡丹为使，恶螵蛸　　白芷当归为使，恶旋覆花

紫菀款冬为使，恶天雄、瞿麦、雷丸、远志，畏茵陈。**臣禹锡等谨按**，唐本云：恶藁本

白鲜皮恶螵蛸、桔梗、茯苓、萆薢　　白薇恶黄耆、大黄、大戟、干姜、干漆、大枣、山茱萸

紫参畏辛夷　　淫羊藿薯预为使

款冬花杏人为使，得紫菀良，恶皂荚、消石、玄参，畏贝母、辛夷、麻黄、黄芩、黄连、黄耆、青葙

牡丹畏菟丝子。**臣禹锡等谨按**，唐本云：畏贝母、大黄

防己殷蘖为使，恶细辛，畏萆薢，杀雄黄毒　　木防己**臣禹锡等谨按**，**药性论**云：畏女苑、卤鹹

女苑畏卤鹹　　泽兰防己为使　　地榆得发良，恶麦门冬

海藻反甘草　　蘹香子**臣禹锡等谨按**，日华子云：得酒良

草药下部

大黄黄芩为使　　桔梗节皮为使，畏白及、龙胆、龙眼

甘遂瓜蒂为使，恶远志，反甘草　　葶苈榆皮为使，得酒良，恶僵蚕、石龙芮

芫花决明为使，反甘草　　泽漆小豆为使，恶薯预

大戟反甘草。**臣禹锡等谨按**，唐本云：畏昌蒲、芦草、鼠屎。**药性论**云：反芫花、海藻。**日华子**云：小豆为使，恶薯预

钩吻半夏为使，恶黄芩　　　　　　　藜芦黄连为使，反细辛、芍药、

　　　　　　　　　　　　　　　　　　　　五参，恶大黄

乌头、乌喙莽草为使，反半夏、栝楼、贝母、白敛、白及，恶藜芦。臣禹锡等谨

　　按，药性论云：远志为使，忌豉汁

天雄远志为使，恶腐婢　　　　　　　附子地胆为使，恶蜈蚣，畏防风、甘草、

　　　　　　　　　　　　　　　　　　　　黄耆、人参、乌韭、大豆

羊踯躅臣禹锡等谨按，药性论云：　　贯众蘿菌为使。臣禹锡等谨按，药性论

　　恶诸石及面　　　　　　　　　　　云：赤小豆为使

半夏射干为使，恶皂荚，畏雄黄、生姜、干姜、秦皮、龟甲，反乌头。臣禹锡等谨

　　按，药性论云：忌羊血、海藻，柴胡为使

蜀漆栝楼为使，恶贯众。臣禹锡等谨按，药性论云：畏橐吾。萧炳云：桔梗为使

虎掌蜀漆为使，畏莽草　　　　　　　狼牙芜荑为使，恶枣肌、地榆

常山畏玉扎。臣禹锡等谨按，药性论云：忌葱。日华子云：忌菘菜

白及紫石英为使，恶理石、李核人、杏人。臣禹锡等谨按，蜀本云：反乌头

白敛代赭为使，反乌头　　　　　　　蘿菌得酒良，畏鸡子

白头翁臣禹锡等谨按，药性论云：豚实为使。日华子云：得酒良

萹茹甘草为使，恶麦门冬　荩草畏鼠妇　　　　　　夏枯草土瓜为使

乌韭臣禹锡等谨按，日华子云：　　　牵牛子臣禹锡等谨按，日华子云：

　　垣衣为使　　　　　　　　　　　　　得青木香、干姜良

狼毒大豆为使，　　　　鬼臼畏垣衣　　　　　萹蓄臣禹锡等谨按，药性

　　恶麦句姜　　　　　　　　　　　　　　　论云：恶丹石

商陆臣禹锡等谨按，日华子云：得大蒜良　女青臣禹锡等谨按，药性论云：蛇衔为使

天南星臣禹锡等谨按，日华子云：畏附子、干姜、生姜

木药上部

茯苓、茯神马间为使，恶白敛，畏牡蒙、地榆、雄黄、秦艽、龟甲。臣禹锡等谨

　　按，蜀本作：马蔺为使

杜仲恶蛇蜕、玄参　　　　　　　　　柏实牡蛎、桂心、瓜子为使，畏菊花、

　　　　　　　　　　　　　　　　　　　　羊蹄、诸石、面、曲

干漆半夏为使，畏鸡子　　蔓荆子恶乌头、石膏　　五加皮远志为使，
畏蛇皮、玄参

檗木恶干漆　　　　　　　　辛夷芎䓖为使，恶五石脂，畏昌蒲、
蒲黄、黄连、石膏、黄环

酸枣人恶防己　　　　槐子景天为使　　　　牡荆实防风为使，恶石膏

木药中部

厚朴干姜为使，恶泽泻、寒水石、消石　　山茱萸蓼实为使，恶桔梗、防风、防己
吴茱萸蓼实为使，恶丹参、消石、白垩，畏紫石英
秦皮大戟为使，恶茱萸。臣禹锡等谨　　占斯解狼毒毒
按，药性论云：恶苦瓠、防葵

栀子解踯躅毒　　　　秦椒恶栝楼、防葵，　　桑根白皮续断、桂心、
畏雌黄　　　　　　　　麻子为使

紫葳臣禹锡等谨按，药性论云：　　　　食茱萸臣禹锡等谨按，药性论云：
畏卤碱　　　　　　　　　　　　　畏紫石英

骐驎竭臣禹锡等谨按，日华子云：得蜜陀僧良

木药下部

黄环鸢尾为使，恶茯苓、防己　　　　石南五加皮为使。臣禹锡等谨按，
药性论云：恶小蓟

巴豆芫花为使，恶蘘草，畏大黄、　　栾华决明为使
黄连、藜芦，杀斑猫毒

蜀椒杏人为使，畏款冬。臣禹锡等谨按，唐本云：畏橐吾、附子、防风。药性论云：
畏雄黄

栾荆子臣禹锡等谨按，药性论云：　　溲疏漏芦为使
恶石膏，决明为使

皂荚柏实为使，恶麦门冬，畏空青、　　雷丸荔实、厚朴为使，恶葛根。臣禹锡等
人参、苦参　　　　　　　　　　谨按，药性论云：蓄根、芫花为使

兽上部

龙骨_{得人参、牛黄良，畏石膏}　　龙角_{畏干漆、蜀椒、理石}

牛黄_{人参为使，恶龙骨、地黄、龙胆、蜚蠊，畏牛膝。}**臣禹锡等谨按，药性论**_{云：恶常山，畏干漆}

白胶_{得火良，畏大黄。}**臣禹锡等谨按，蜀本**_{云：恶大黄}

阿胶_{得火良，畏大黄。}**臣禹锡等谨按，药性论**_{云：署预为使}

熊胆**臣禹锡等谨按，药性论**_{云：恶防己、地黄}

兽中部

犀角_{松脂为使，恶藋菌、雷丸}　　羖羊角_{菟丝子为使}

鹿茸_{麻勃为使}　　　　　　　　鹿角_{杜仲为使}

兽下部

麋脂_{畏大黄}　　伏翼_{苋实、云实为使}　　天鼠屎_{恶白敛、白薇}

虫鱼上部

蜜蜡_{恶芫花、齐蛤}　　蜂子_{畏黄芩、芍药、牡蛎。}**臣禹锡等谨按，蜀本**_{云：畏白前}

牡蛎_{贝母为使，得甘草、牛膝、远志、蛇床良，恶麻黄、吴茱萸、辛夷}　　桑螵蛸_{畏旋覆花}

海蛤_{蜀漆为使，畏狗胆、甘遂、芫花}　　龟甲_{恶沙参、蜚蠊。}**臣禹锡等谨按，药性论**_{云：畏狗胆}

鲤鱼胆**臣禹锡等谨按，药性论**_{云：蜀漆为使}

虫鱼中部

猬皮_{得酒良，畏桔梗、麦门冬}　　蛎蝎_{恶硫黄、斑猫、芫菁}　　露蜂房_{恶干姜、丹参、黄芩、芍药、牡蛎}

白僵蚕_{臣禹锡等谨按，药性论云：恶桑螵蛸、桔梗、茯苓、茯神、草薢}

䗪虫_{畏皂荚、昌蒲}　　蛴虻_{臣禹锡等谨按，药性论云：恶麻黄}

蛴螬_{蜚蠊为使，恶附子}　　水蛭_{臣禹锡等谨按，日华子云：畏石灰}

鳖甲_{恶矾石。**臣禹锡等谨按，药性论**云：恶理石}　　蟹_{杀莨菪毒、漆毒}

鮀鱼甲_{蜀漆为使，畏狗胆、甘遂、芫花}　　乌贼鱼骨_{恶白敛、白及。**臣禹锡等谨按，蜀本**云：恶附子}

虫鱼下部

蜣螂_{畏羊角、石膏}　　蛇蜕_{畏磁石及酒。**臣禹锡等谨按，蜀本**云：酒熬之良}

斑猫_{马刀为使，畏巴豆、丹参、空青，恶肤青。**臣禹锡等谨按，日华子**云：恶豆花}

地胆_{恶甘草}　　马刀_{得水良。**臣禹锡等谨按，唐本**云：得火良}

果上部

大枣_{杀乌头毒}　　莲花_{**臣禹锡等谨按，日华子**云：忌地黄、蒜}

果下部

杏人_{得火良，恶黄耆、黄芩、葛根、解锡、胡粉毒，畏蘘草}　　杨梅_{**臣禹锡等谨按，日华子**云：忌生葱}

菜上部

冬葵子_{黄芩为使}

菜中部

葱实_{解藜芦毒。}**臣禹锡等谨按，药对**云：杀百草毒，能消桂，化为水

米上部

麻蕡、麻子_{畏牡蛎、白薇，恶茯苓}　麻花**臣禹锡等谨按，药性**论云：蟅虫为使

米中部

大豆及黄卷_{恶五参、龙胆，得前胡、乌喙、杏人、牡蛎良，杀乌头毒}

大麦_{蜜为使}　　豉**臣禹锡等谨按，蜀本并《药对》云：**

_{杀六畜胎子毒}

上二百三十一种相制使，其余皆无_{三十四种续添}

[点评] 陶弘景将药物相畏、相恶、相反的配伍关系集中在一起，共计列201条药例，录于《本草经集注·序录》中。后世历代本草相继沿用，并有所发展。其中，列出相反药物22条，著名的配伍禁忌"十八反"便出自此。《嘉祐本草》又据《新修本草》《药性论》《本草拾遗》《日华子诸家本草》《蜀本草》等有所添附。此部分通常称作"畏恶七情表"，其内容与此后各卷药物后的小字基本相合。

立冬之日，菊、卷柏先生时，为阳起石、桑螵蛸凡十物使，主二

百草为之长。

立春之日，木兰、射干先生，为柴胡、半夏使，主头痛四十五节。

立夏之日，蜚蠊先生，为人参、茯苓使，主腹中七节，保神守中。

夏至之日，豕首、茱萸先生，为牡蛎、乌喙使，主四肢三十二节。

立秋之日，白芷、防风先生，为细辛、蜀漆使，主胸背二十四节。

上此五条出《药对》中，义旨渊深，非俗所究，虽莫可遵用，而是主统之本，故亦载之。

【点评】以上出自陶弘景《本草经集注·序录》，乃引《药对》之内容。

重修政和经史证类备用本草卷第三

己酉新增衍义

成 都 唐 慎 微 续 证 类

中卫大夫康州防御使句当龙德宫总辖修建明堂所医药

提举入内医官编类圣济经提举太医学臣曹孝忠奉敕校勘

玉石部上品总七十三种

一十八种神农本经白字

三种名医别录墨字

一种唐本先附注云"唐附"

三种今附皆医家尝用有效，云"今附"

五种新补

五种新分条

三种海药余

三十五种陈藏器余

凡墨盖子已下并唐慎微续证类

丹砂	云母	玉屑
玉泉	石钟乳	矾石
消石	芒消	朴消甜消附
玄明粉新补	马牙消新补	生消今附
滑石	石胆	空青
曾青	禹余粮	太一余粮
白石英	紫石英	五色石脂
青石脂	赤石脂	黄石脂
白石脂	黑石脂已上五种元附五色石脂，今新分条	

白青	绿青	石中黄子唐附
无名异今附	菩萨石新补	婆娑石今附
绿矾新补	柳絮矾新补	扁青

三种海药余

| 车渠 | 金线矾 | 波斯矾 |

三十五种陈藏器余

金浆	古镜	劳铁
神丹	铁锈	布针
铜盆	钉棺下斧声	枷上铁钉
黄银	石黄	石脾
诸金	水中石子	石漆
烧石	石药	研朱石槌
晕石	流黄香	白师子
玄黄石	石栏干	玻璃
石髓	霹雳针	大石镇宅
金石	玉膏	温石
印纸	烟药	特蓬杀
阿婆赵荣二药	六月河中诸热砂	

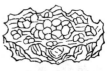

丹砂　味甘，微寒，无毒。**主身体五脏百病，养精神，安魂魄，益气明目**，通血脉，止烦满，消渴，益精神，悦泽人面，**杀精魅邪恶鬼**，除中恶、腹痛、毒气、疥瘘、诸疮。**久服通神明，不老**，轻身神仙，**能化为汞**。作末名真朱，光色如云母，可析者良。生符陵山谷。采无时。恶磁石，畏咸水。

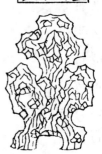

陶隐居云：按此化为汞及名真朱者，即是今朱砂也。俗医皆别取武都、仇池雄黄夹雌黄者，名为丹砂，方家亦往往俱用，此为谬矣。符陵是涪州，接巴郡南，今无复采者，乃出武陵、西川诸蛮夷中，皆通属巴地，故谓之巴砂。仙经亦用越砂，即出广州、临漳者。

此二处并好，惟须光明莹澈为佳。如云母片者，谓云母砂；如樗蒲子、紫石英形者，谓马齿砂，亦好。如大小豆及大块圆滑者，谓豆砂；细末碎者，谓末砂。此二种粗，不入药用，但可画用尔。采砂，皆凿坎入数丈许。虽同出一郡县，亦有好恶，地有水井胜火井也。炼饵之法备载仙方，最为长生之宝。**唐本注**云：丹砂，大略二种，有土砂、石砂。其土砂，复有块砂、末砂，体并重而色黄黑，不任画用，疗疮疥亦好，但不入心腹之药尔；然可烧之，出水银乃多。其石砂便有十数种，最上者光明砂，云一颗别生一石龛内，大者如鸡卵，小者如枣栗，形似芙蓉，破之如云母，光明照澈，在龛中石台上生，得此者带之辟恶为上。其次或出石中或出水内，形块大者如拇指，小者如杏人，光明无杂，名马牙砂，一名无重砂，入药及画俱善，俗间亦少有之。其有磨嵯、新井、别井、水井、火井、芙蓉、石末、石堆、豆末等砂，形类颇相似，入药及画，当择去其杂土石，便可用矣。别有越砂，大者如拳，小者如鸡鹅卵，形虽大，其杂土石，不如细明净者。经言"末之名真朱"，谬矣，岂有一物而以全末为殊名者也。**今注**：今出辰州、锦州者，药用最良，余皆次焉。陶云出西川，非也。蛮夷中或当有之。**臣禹锡等谨按，药性论**云：丹砂，君，有大毒。镇心，主尸疰，抽风。**日华子**云：凉，微毒。润心肺，治疮疥，息肉。服并涂用。

图经曰　丹砂生符陵山谷，今出辰州、宜州、阶州，而辰州者最胜，谓之辰砂。生深山石崖间，土人采之，穴地数十尺始见，其苗乃白石耳，谓之朱砂床。砂生石上，其块大者如鸡子，小者如石榴子，状若芙蓉头、箭镞，连床者紫黯若铁色，而光明莹澈，碎之崭岩作墙壁，又似云母片可析者，真辰砂也。无石者弥佳。过此，皆淘土石中得之，非生于石床者。陶隐居注谓"出武陵西川诸蛮中"。今辰州乃武陵故地，虽号辰砂，而本州境所出殊少，往往在蛮界中溪涧、锦州得之，此地盖陶所谓武陵西川者是也。而后注谓出西川为非，是不晓武陵之西川耳。宜砂绝有大块者，碎之亦作墙壁，但罕有类物状，而色亦深赤，为不及辰砂，盖出土石间，非白石床所生也。然宜州近地春州、融州，皆有砂，故其水尽赤，每烟雾郁蒸之气，亦赤黄色，土人谓之朱砂气，尤能作瘴疠，深为人患也。阶砂又次，都不堪入药，惟可画色耳。凡砂之绝好者，为光明砂，其次谓之颗块，其次谓之鹿蕨，其下谓之末砂，而医方家惟用光明砂，余并不用。采无时。谨按，郑康成注《周礼》，以丹砂、石胆、雄黄、礜石、磁石为五毒，古人惟以攻创疡；而本经以丹砂为无毒，故人多炼治服食，鲜有不为药患者。岂五毒之说胜乎。服饵者，当以为戒。

【雷公云　凡使，宜须细认，取诸般尚有百等，不可一一论之。有妙硫砂，如拳许大，或重一镒，有十四面，面如镜，若遇阴沉天雨，即镜面上有红浆汁出。有梅柏砂，如梅子许大，夜有光生，照见一室。有白庭砂，如帝珠子许大，面上有小星现。有神座砂，又有金座砂、玉坐砂，不经丹灶，服之而自延寿命。次有白金砂、澄水砂、阴成砂、辰锦砂、芙蓉砂、镜面砂、箭镞砂、曹末砂、土砂、金星砂、平面砂、神末砂，已上不可一一细述也。夫修事朱砂，先于一静室内，焚香斋沐，然后取砂，以香水浴过了，拭干，即碎捣之，后向钵中更研三伏时，竟，取一瓷锅子着研了砂于内，用甘草、紫背天葵、五方草各剉之，著砂上下，以东流水煮亦三伏时，勿令水火阙失，时候满，去三件草，又以东流水淘令净，干晒，又研如粉，用小瓷瓶子盛，又入青芝草、山须草半两盖之，下十斤火煅，从巳至子时方歇，候冷，再研似粉。如要服，则入熬蜜，丸如细麻子许大，空腹服一丸。如要入药中用，则依此法。凡煅，自然住火，五两朱砂，用甘草二两，紫背天葵一镒，五方草自然汁一镒，若东流水取足。

外台秘要　伤寒、时气、温疫、头痛，壮热脉盛，始得一二日者：取真砂一两，以水一斗，煮取一升，顿服，覆衣被取汗。**又方**辟瘟疫：取上等朱砂一两细研，以白蜜和丸如麻子大，常以太岁日平旦，一家大小勿食诸物，面向东立，各吞三七丸，永无疫疾。**又方**疗心腹宿瘕及卒得瘕：取朱砂细研，搜饭令朱匀；以雄鸡一只，先饿二日，后以朱饭饲之；著鸡于板上，收取粪，曝燥为末，温清酒服方寸匕至五钱，日三服。若病困者，昼夜可六服。一鸡少，更饲一鸡，取足服之，俟愈即止。

斗门方　治小儿未满月惊着，似中风欲死者：用朱砂以新汲水浓磨汁，涂五心上，立差。最有神验。

十全博救　疗子死腹中不出：用朱砂一两，以水煮数沸，末之，然后取酒服之，立出。

姚和众　小儿初生六日，温肠胃，壮血气方：炼成朱砂如大豆许，细研，以蜜一枣大熟调，以绵搵取，令小儿吮之。一日令尽。

太上八帝玄变经　三皇真人炼丹方：丹砂一斤，色发明者，研末，重绢筛之，令靡靡；以醇酒不见水者沃丹，搅之令如酘泥状，盛以铜盘中，置高阁上，勿令妇人见；曝之，身自起居数搅燥，复沃之，当令如泥；若阴雨疾风，复藏之无人处，天晏，出曝之，尽酒三斗而成；能长曝之三百日，当紫色，握之不污手，如著手未干，可丸。欲服时，沐浴兰香，斋戒七日，勿令妇人近药过傍，丸如麻子大，常以平旦向日吞三丸，服之一月，三虫出。服之五六月，腹内诸病皆差。服之一年，眉发更黑。岁加一丸，服之三年，神人至。

张潞云　乌髭鬓大效方。以小雌鸡一对，别处各养喂，不得令食虫并杂物，只与乌油麻一件，并与水吃。使鸡长大放卵时，专觑取出先放者卵，收取及别处更放。卵绝，却收先放者卵，细研好朱砂一两，击破卵巅，些些作窍，入砂于卵内安置，用纸粘损处数重，候干。用后放者卵，一齐令鸡抱，候鸡子出为度。其药在卵内，自然结实，打破取出，烂研如粉，用蒸饼丸如绿豆大，不计时候，酒下五七丸，不惟变白，亦愈疾矣。

青霞子　丹砂，自然不死。若以气衰血散，体竭骨枯，八①石之功，稍能添益；若

---

①　八：各本皆作"人"，据文义改。

欲长生久视，保命安神，须饵丹砂。且八石见火悉成灰烬，丹砂伏火化为黄银。能重能轻，能神能灵，能黑能白，能暗能明，一斛人擎，力难升举，万斤遇火，轻速上腾，鬼神寻求，莫知所在。

太清服炼灵砂法

丹砂，外包八石，内含金精，先禀气于甲，受气于丙，出胎见壬，结魄成庚，增光归戊，阴阳升降，各本其原。且如矿石五金，俱受五阴神之气，结亦分为五类之形，形质顽嚚，志性沉滞。

宝藏论

朱砂若草伏住火，胎包在鞴，成汁可点银为金，次点铜为银。

别说云

谨按，今商州亦见出一种，作土气，色微黄。陕西、河东、河北、京东、京西等路并入药，及画家亦用；长安、蜀中研以代水银朱作漆器。又信州近年出一种极有大者，光芒墙壁略类。宜州所产，然皆有砒气，破之多作生砒色，入药用，见火恐杀人。今浙中市肆所货往往多是，用者宜审谛之。

晟近得武林陈承编次《本草图经》本参对，陈于图经外，又以"别说"附著于后，其言皆可稽据不妄，因增入之。

衍义曰

丹砂今人谓之朱砂。辰州朱砂多出蛮峒。锦州界狪獠峒老鸦井，其井深广数十丈，先聚薪于井，满则纵火焚之，其青石壁迸裂处即有小龛，龛中自有白石床，其石如玉，床上乃生丹砂，小者如箭镞，大者如芙蓉，其光明可鉴，研之鲜红。砂泊床，大者重七八两至十两者。晃州亦有形如箭镞带石者，得自土中，非此之比也。此物镇养心神，但宜生使；炼服少有不作疾者，亦不减硫黄辈。又一医流，服伏者数粒，一旦大热，数夕而毙。李善胜尝炼朱砂为丹，经岁余，沐浴再入鼎，误遗下一块，其徒丸服之，遂发懵冒，一夕而毙。生朱砂，初生儿便可服，因火力所变，遂能杀人，可不谨也。

【点评】"丹"的本意就是丹砂。《尚书·禹贡》云"砥砺砮丹"。孔颖达疏："丹者，丹砂。"《说文》云："丹，巴越之赤石也。象采丹井，丶象丹形。"《新修本草》说光明砂"一颗别生一石龛内"。按照许慎的观点，文字"丹"即象此形。所以丹砂的原矿物是辰砂，古今一致，应该没有变化。因为丹砂色赤，所以"丹"也转意为赤色。《广雅·释器》云："丹，赤也。"

据《说文》，"朱"是赤心木，也借来表示赤色。在赤色意上，"丹"与"朱"可以互换，所以"丹砂"渐渐被称为"朱砂"，甚至又添形符，写成"硃砂"。尽管今天以"朱砂"为正名，但其实"丹砂"比"朱砂"更能反映此矿物的本质。此外，赤色义上"丹"与"朱"互训，丹朱连在一起也是丹的别名，如《博物志》说："烧铅锡成胡粉，犹类也。烧丹朱成水银，则不类。"

《本草经》说丹砂"能化为汞"，又说水银"熔化还复为丹"，这是指红色固体丹砂与银色液态水银之间的转化。古人觉得不可思议，于是想通过更繁复的操作获得长生不死的仙药。制作仙药的主要原料是丹砂，所以制成品也被称为"仙丹""还丹"。一些炼丹的处方虽然没有丹砂，但制成品仍然保留"丹"字，因此"丹"字的另一个义项是"有神奇功效的药物"。受炼丹术的影响，某些治病药物，为了形容其疗效独特，名称中也用到"丹"字，比如天王补心丹、至宝丹、紫雪丹等。更有意思的是，这些名称中有"丹"字的中成药，处方组成未必一定有丹砂，但为了与"丹"发生联系，往往又用丹砂为衣，即在药丸的表面裹上薄薄的一层丹砂。

丹砂的主要成分是HgS，理应符合汞化合物的毒理特性。一般而言，重金属的硫化物溶解度极低，口服几乎不能吸收，《本草衍义》说"生朱砂，初生儿便可服"，即是这个道理；而一旦受热，丹砂可能有游离汞的析出，即所谓"因火力所变，遂能杀人"。但是，作为药物，如果胃肠道不能吸收，经口给药除了消化道的局部作用以外没有全身作用，那么，生用之"镇养心神"作用如何发挥？如果认为有微量游离汞离子吸收，即使认可其"镇养心神"作用，吸收的汞又如何排出体外？类似丹砂这种作用可疑而毒性明确的药物，不用为佳。

《证类本草》黑盖子下引《太上八帝玄变经》云云，正统《道藏》洞神部威仪类《太上洞神三皇仪》提到《洞神经》14种篇名，其中第7至第9为《八帝玄变经》之上、中、下，疑即本经。

《道藏》洞玄部玉诀类之《神仙服饵丹石行药法》，其中"真人炼饵丹砂"一条，内容与《证类本草》引文大同小异，应该是同一来源，节录其文以备参考："丹砂一斤治末，重绢蓬之，令靡靡。以醇酒不见水者沃丹砂，搅之令如封泥状，盛以铜盘中，置高上处，勿令妇人见之。曝之。身自起居数耗，燥，复沃之，常当令如泥。若阴雨疾风，覆藏之无人处，天晏出曝之。如是尽酒三斗而成。长曝之三十日，当紫色，握之不污手，引之如饴。若令着手，未可丸也。法常炼三斤，可支三年。若用三斤丹者，用酒九斗，曝之大盘中。欲炼时，当先沐兰芷，斋戒七日，无妇女过近药旁也。将欲服时，复斋戒五日，沐浴，乃服之。药丸大如麻子，常以平旦吞三丸。服之一日，三虫出。服之五日六日，心腹诸病皆有征出。一年，皓眉更黑。岁加一丸，至九九止。服之三年，神人至焉。"

正统《道藏》正一部另有《洞神八帝元变经》1卷，内容不与《证类本草》引用《太上八帝玄变经》相合。《洞神八帝元变经》的编撰者在序言中说："世传斯文者，是沙门惠宗之所撰录。神图、药物，不过三纸，悉改换药名，令人不识，又与本草殊为乖背。"此经末篇叙述北魏永平元年（508）幽州刘助等三人遇仙人呼延道僧传授，然后次第流传。一般认为，北魏永平元年或稍后便是此经的撰著年代，今据《本草经集注》补充一条证据。本经"饵药通神第六"亦提到服食丹砂，经用"真丹砂五铢"，有注释说："此药出雄黄中，然与雄黄少异。其形色黄明润泽，胜于雄黄，不甚有熏黄之气，然犹是雄黄之类。"丹砂（HgS）与雄黄（As$_4$S$_4$）本是两物，但经常在矿藏中共生，因为二者形色近似，极易混淆。《本草经集注》丹砂条陶弘景说："俗医皆别取武都、仇池雄黄夹雌黄者，名为丹砂，方家亦往往俱用，此为谬矣。"显然，本经说丹砂"犹是雄黄之类"，正是陶弘景所批评的对象。由此证明，这卷《太上八帝玄变经》的成书年代当与陶弘景（456—536）活动年代接近，因为南北睽隔，此经的编者尚未见过《本草经集注》。

云母　味甘，平，无毒。主身皮死肌，中风寒热，如在车船上，除邪气，安五脏，益子精，明目，下气，坚肌，续绝，补中，疗五劳七伤，虚损少气，止痢。久服轻身延年，悦泽不老，耐寒暑，志高神仙。一名云珠，色多赤；一名云华，五色具；一名云英，色多青；一名云液，色多白；一名云砂，色青黄；一名磷石，色正白。生太山山谷，齐、庐山及琅邪北定山石间，二月采。泽泻为之使，畏鲵甲及流水。

陶隐居云：按仙经云母乃有八种：向日视之，色青白多黑者，名云母；色黄白多青，名云英；色青黄多赤，名云珠；如冰露，乍黄乍白，名云砂；黄白晶晶（形切）料，名云液；皎然纯白明澈，名磷石。此六种并好服，而各有时月。其黯黯纯黑、有文斑斑如铁者，名云胆；色杂黑而强肥者，名地涿。此二种并不可服。炼之有法，惟宜精细，不尔，入腹大害人。今虚劳家丸散用之，而只捣筛，殊为未允。琅邪在彭城东北，青州亦有。今江东惟用庐山者为胜，以砂土养之，岁月生长。今炼之用矾石则柔烂，亦便是相畏之效。百草上露，乃胜东流水，亦用五月茅屋溜水。**臣禹锡等谨按**，药性论云：云母粉，君，恶徐长卿，忌羊血。粉有六等，白色者上，有小毒，主下痢肠癖，补肾冷。**杨损之云**：青、赤、白、黄、紫者，并堪服饵，惟黑者不任用，害人。**日华子云**：凡有数种，通透轻薄者为上也。

图经曰　云母生泰山山谷、齐庐山及琅邪北定山石间，今兖州云梦山及江州、濠州、杭越间亦有之。生土石间，作片成层可折，明滑光白者为上；江南生者多青黑色，不堪入药。二月采其片，绝有大而莹洁者，今人或以饰灯笼，亦古屏扇之遗事也。谨按，方书用云母，皆以白泽者为贵，惟中山卫叔卿单服法，云母五色具者，盖本经所谓一名云华是，一物中而种类有别耳。葛洪《抱朴子内篇》云："云母有五种，而人不能别也，当举以向日看其色，详占视之，乃可知。正尔于阴地视之，不见其杂色也。五色并具而多青者，名云英，宜以春服之；五色并具而多赤者，名云珠，宜以夏服之；五色并具而多白者，名云液，宜以秋服之；五色并具而多黑者，名云母，宜以冬服之；但有青黄二色者，名云砂，宜以季夏服之；晶晶纯白者，名磷石，四时可服也。"然则医方所用正白者，乃磷石一种耳。古之服五云之法甚多，陶隐居所撰《太清诸石药变化方》言之备矣。今道书中有之，然修炼节度，恐非文字可详，诚不可轻饵也。又西南天竺等国出一种石，谓之火齐，亦云母之类也，色如紫金，离析之如蝉翼，积之乃如纱縠重沓，又云琉璃类也，亦堪入药。

【雷公云　凡使，色黄黑者厚而顽，赤色者，经妇人手把者，并不中用。须要光莹如冰色者为上。凡修事一斤，先用小地胆草、紫背天葵、生甘草、地黄汁各一镒，干者细剉，湿者取汁了，于瓷锅中安云母并诸药了，下天池水三镒，著火煮七日夜，水火勿令失度，其云母自然成碧玉浆在锅底，却以天池水猛投其中，将物搅之，浮如蜗涎者即去之。如此三度淘净了，取沉香一两，捣作末，以天池水煎沉香汤三升已来，分为三度，再淘云母浆了，日中晒任用之。

圣惠方 治火疮败坏：用云母粉同生羊髓，和如泥涂之。

千金方 治风疹遍身，百计治不差者：煅云母粉以清水调服之，看人大小，以意酌量，与之多少服。

千金翼 治热风汗出，心闷：水和云母服之，不过再服，立差。**又方** 治带下：温水和服三方寸匕，立见神效，差。**又方** 治赤白痢积年不差：饮调服方寸匕，两服立见神效。**又方** 治金疮并一切恶疮：用云母粉傅之，绝妙。**又方** 治淋疾，温水和服三钱匕。

经效方 青城山丈人观主康道丰传，治百病，煅制云母粉法：云母一斤，折开揉碎，入一大瓶内筑实，上浇水银一两封固，以十斤顶火煅通赤，取出，却拌香葱、紫引翘草二件，合捣如泥，后以夹绢袋盛，于大水盆内摇取粉，余滓未尽，再添草药重捣如前法。取粉沉水，干。以小木盘一面，于灰上印一浅坑，铺纸倾粉在内，直候干，移入火焙焙之，取出细研，以面糊丸如梧桐子大。遇有病者，服之无不效。知成都府辛谏议曾患大风，众医不效，遇此道士进得此方，服之有神验。

食医心镜 治小儿赤白痢及水痢：云母粉半大两，研作粉，煮白粥调，空腹食之。

抱朴子 服五云之法：或以桂、葱、水玉化之以为水，或以露于铁器中，以元水熬之为水，或以消石合于筒中埋之为水，或以蜜搜为酪，或以秋露渍之百日，韦囊挺以为粉，或以无巅草、捋血合饵之，服之一年，百病除。三年久服反老成童，五年不阙服，可役使鬼神。入火不烧，入水不濡，践棘而不伤肤，与仙人相见。他物埋地物朽，著火即焦，而五云内猛火中，经时终不焦，埋之永不腐，故能令人长生也。服经十年，云气常覆其上，夫服其母，以致其子，其理之自然。

明皇杂录 开元中，有名医纪朋者，观人颜色谈笑，知病深浅，不待诊脉。帝闻之，召于掖庭中。看一宫人，每日昃则笑歌啼号若狂疾，而足不能履地。朋视之，曰："此必因食饱而大用力，顿仆于地而然。"乃饮以云母汤，令熟寐，觉而失所苦。问之，乃言因太华公主载诞，宫中大陈歌吹，某乃主讴，惧其声不能清且长，吃豚蹄羹饱而当筵歌大曲。曲罢，觉胸中甚热，戏于砌台上，高而坠下，久而方苏，病狂，足不能及地。

丹房镜源 云母粉制汞伏丹砂，亦可食之。

神仙传 官嵩服云母，数百岁有童子颜色。

青霞子 云母久服，寒暑难侵。

衍义曰 云母古虽有服炼法，今人服者至少，谨之至也。市廛多折作花朵以售之，今惟合云母膏，治一切痈毒疮等，惠民局别有法。

【点评】《本草纲目》解释云母之得名说:"按《荆南志》云:华容方台山出云母,土人候云所出之处,于下掘取,无不大获,有长五六尺可为屏风者,但掘时忌作声也。据此,则此石乃云之根,故得云母之名。而云母之根,则阳起石也。《抱朴子》有云:服云母十年,云气常覆其上,服其母以致其子,理自然也。"这其实是根据"云母"的名字而附会,云母矿石是透明或半透明的薄片,能制作成屏风。李商隐诗"云母屏风烛影深"即此,透看光晕如云雾,或许因此得名云母。

检《广东新语》卷5有云:"增城云母粉,东宫紫石英。仙人所服饵,往往得长生。云母亦火之精华也。有云核者,多产罗浮山中,其黄者出黄云,白者出白云,各以其色,盖亦云之母也。屑之调为浆,久饮之,口能吞吐五色云""服其母,以致其子"之说因之而来。服食云母方见于医方、道书,不备录。

除了轻身延年、志高神仙,云母的另一种功用是保存尸体。《本草纲目》说:"昔人言云母壅尸,亡人不朽。盗发冯贵人冢,形貌如生,因共奸之;发晋幽公冢,百尸纵横及衣服皆如生人,中并有云母壅之故也。"此说古已有之,《西京杂记》和《东园秘记》皆见。但检索考古报告,墓葬中时见有作为装饰物的云母,尚未见以云母填充棺椁者。用云母做防腐剂,恐怕也是传言。

玉屑　味甘,平,无毒。主除胃中热、喘息、烦满,止渴。屑如麻豆服之,久服轻身长年。生蓝田。采无时。恶鹿角。

陶隐居云:此云玉屑,亦是以玉为屑,非应别一种物也。仙经服毂玉,有捣如米粒,乃以苦酒辈消令如泥,亦有合为浆者。凡服玉,皆不得用已成器物,及冢中玉璞也。好玉出蓝田及南阳徐善亭部界中,日南、卢容水中,外国于阗、疏勒诸处皆善。仙方名玉为玄真,洁白如猪膏,叩之鸣者,是真也。其比类甚多相似,宜精别之。所以燕石入笥,卞氏长号也。**唐本注云:**饵玉,当以消作水者为佳。屑如麻豆服之,取其精润脏腑滓秽,当完出也。

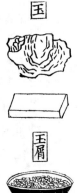

又为粉服之者，即使人淋壅。屑如麻豆，其义殊深。**臣禹锡等谨按，抱朴子**云：玉屑服之，与水饵之，俱令人不死。所以不及金者，令人数数发热，似寒食散状也。若服玉屑者，宜十日辄一服雄黄、丹砂各一刀圭，散发、洗沐寒水，迎风而行，则不发热也。**日华子云：**玉，润心肺、明目，滋毛发，助声喉。

图经曰　玉，按本经玉泉生蓝田山谷，玉屑生蓝田。陶隐居注云："好玉出蓝田及南阳徐善亭部界中，日南、卢容水中，外国于阗、疏勒诸处皆善。"今蓝田、南阳、日南不闻有玉，礼器及乘舆服御多是于阗国玉。晋金州防御判官平居诲，天福中为鸿胪卿张邺（本二名，上一字犯太祖庙讳上字）使于阗，判官回，作《行程记》，载其国采玉之地云：玉河在于阗城外，其源出昆山，西流一千三百里，至于阗界牛头山，乃疏为三河。一曰白玉河，在城东三十里；二曰绿玉河，在城西二十里；三曰乌玉河，在绿玉河西七里。其源虽一，而其玉随地而变，故其色不同。每岁五、六月大水暴涨，则玉随流而至。玉之多寡，由水之大小。七、八月水退乃可取，彼人谓之捞玉。其国之法，官未采玉，禁人辄至河滨者，故其国中器用服饰，往往用玉。今中国所有，多自彼来耳。陶隐居云："玉泉是玉之精华，白者质色明澈，可消之为水，故名玉泉。世人无复的识者，惟通呼为玉尔。"玉屑是以玉为屑，非应别是一物。仙经服毂玉，有捣如米粒，乃以苦酒辈消令如泥，亦有合为浆者。苏恭云："玉泉者，玉之泉液也。以仙室池中者为上，其以法化为玉浆者，功劣于自然泉液也。饵玉当以消作水者为佳。又屑如麻豆服之，取其精润脏腑滓秽，当完出。若为粉服之，即使人淋壅。"《周礼·玉府》"王齐则供食玉"，郑康成注云："玉是阳精之纯者，食之以御水气，王齐当食玉屑。"正义云"玉屑研之乃可食"。然则玉泉今固无有，玉屑医方亦稀用。祥符中先帝尝令工人碎玉如米豆粒，制作皆如陶、苏之说，然亦不闻以供膳饵。其云研之乃食，如此恐非益人，诚不可轻服也。方书中面膏有用玉屑者，此恐是研粉之乃可用，既非服饵用之，亦不害也。书传载玉之色，曰赤如鸡冠，黄如蒸栗，白如截肪，黑如纯漆，谓之玉符，而青玉独无说焉。又其质温润而泽，其声清越以长，所以为贵也。今五色玉，清白者常有，黑者时有，黄、赤者绝无，虽礼之六器，亦不能得其真。今仪州出一种石，如蒸栗色，彼人谓之栗玉，或云亦黄玉之类，但少润泽，又声不清越，为不及耳。然服玉、食玉，惟贵纯白，它色亦不取焉。

【**海药云**　按，《异物志》云：出昆仑。又《淮南子》云：出钟山。又云：蓝田出美玉，燕口出璧玉，味咸，寒，无毒。主消渴，滋养五脏，止烦躁。宜共金、银、麦门冬等同煎服之，甚有所益。仙经云服玉如玉，化水法在《淮南三十六水法》中载。又《别宝经》云：凡石韫玉，但夜将石映灯看之，内有红光，明如初出日，便知有玉。《楚记》卞和三献玉不鉴，所以遭刖足，后有辨者，映灯验之，方知玉在石内，乃有玉玺，价可重连城也。

李预　每羡古人餐玉之法，乃采访蓝田，躬往掘得若环璧杂器形者，大小百余枚，稍粗黑，皆光润可玩。预乃捶七十枚成屑，日食之，经年云有效验。而世事寝息，并不禁节，又加之以好酒损志，及疾笃，谓妻子曰：服玉当屏居山林，排弃嗜欲，或当有大神力，而吾酒色不绝，自致于死，非药之过也；尸体必当有异于人，勿使速殡，令后人知餐服之验。时七月中旬，长安毒热，预停尸四宿，而体色不变。其妻常氏以玉珠二枚含之，口闭，因嘱其口，都无秽气。

宝藏论 玉玄真者，饵之，其命无极，令人举身轻飞，不但地仙而已。然其道迟成，服一二百斤乃可知也。玉可以乌米酒及地榆酒化之为水，亦可以葱浆水消之为粘，亦可饵以为丸，可烧为粉，服一已上，入水中不濡。

王莽 遗孔休玉，休不受。莽曰：君面有疵，美玉可以灭瘢。休犹不受。莽曰：君嫌其价。逐捶碎进休，休方受之。

青霞子 玉屑一升、地榆草一升、稻米一升，三物，取白露二升，置铜器中煮米熟，绞取汁。玉屑化为水，名曰玉液，以药内杯中美醴，所谓神仙玉浆也。

天宝遗事 唐贵妃含玉咽津，以解肺渴。

叶天师枕中记 玉屑，味甘和，无毒。屑如麻豆，久服轻身长寿。恶鹿角。

马鸣先生金丹诀 玉屑常服，令人精神不乱。

丹房镜源 玉末养丹砂。

【**点评**】《本草经》说玉泉"生蓝田山谷"，此言玉屑"生蓝田"。蓝田在秦岭北麓，离西安不远，是古代玉的重要产地。《汉书·地理志》说："蓝田，山出美玉。"《汉乐府·羽林郎》有"头上蓝田玉，耳后大秦珠"，乃是用蓝田美玉作饰物。直到唐代蓝田玉仍有大量产出。李商隐有"蓝田日暖玉生烟"之句，李贺《老夫采玉歌》更是写实之作。

《说文》云"玉，石之美者"，应该是泛称美石，并不一定特指今天矿物学概念的玉石。蓝田玉属于蛇纹石玉，与《本草图经》引平居诲《行程记》所说于阗玉不同，后者是透闪石玉。

神仙家相信"服玉如玉"。与儒家象征性地服用玉屑不同，神仙家要将之化为水浆以后饮用。如本条引《青霞子》，以玉屑、地榆草、稻米三物共蒸煮，便可使玉屑化为水。其中稻米起计时的作用，便于掌握时间、火候，即以米成饭为度。地榆具酸性，神仙家用来煮石。但不管是蛇纹石玉还是透闪石玉，都不是普通的酸所能腐蚀的，用这种方法制备"玉液"恐怕只是传说。

玉泉　味甘，平，无毒。主五脏百病，柔筋强骨，安魂魄，长肌肉，益气，利血脉，疗妇人带下十二病，除气癃音隆，明耳目。久服耐寒暑，不饥渴，不老神仙，轻身长年。人临死服五斤，死三年色不变。一名玉札。生蓝田山谷。采无时。畏款冬花。

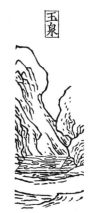

陶隐居云：蓝田在长安东南，旧出美玉。此当是玉之精华，白者质色明澈，可消之为水，故名玉泉。今人无复的识者，惟通呼为玉尔。张华又云："服玉用蓝田谷玉白色者。"此物平常服之，则应神仙。有人临死服五斤，死经三年，其色不变。古来发冢见尸如生者，其身腹内外，无不大有金玉。汉制，王公葬，皆用珠襦玉匣，是使不朽故也。炼服之法，亦应依仙经服玉法，水屑随宜。虽曰性平，而服玉者亦多乃发热，如寒食散状。金玉既天地重宝，不比余石，若未深解节度，勿轻用之。**今按**，别本注云：玉泉者，玉之泉液也。以仙室玉池中者为上。今仙经《三十六水法》中，化玉为玉浆，称为玉泉，服之长年不老，然功劣于自然泉液也。一名玉液，一名琼浆。**臣禹锡等谨按，日华子云**：玉泉治血块。

　　图经　文具玉屑条下。

　　【别说云　谨按，《图经》说仪州栗玉，乃黄石之光莹者。凡玉之所以异于石者，以其坚而有理，火刃不可伤别尔。今仪州黄石，虽彼人强名栗玉，乃轻小，刀刃便可雕刻，与阶州白石同体而异色，恐不足继诸玉类。

　　衍义曰　玉泉，经云"生蓝田山谷，采无时"，今蓝田山谷无玉泉。泉水，古今不言采。又曰"服五斤"，古今方水不言斤。又曰"一名玉札"，如此则不知定是何物。诸家所解，更不言泉，但为玉立文。陶隐居虽曰"可消之为水故名玉泉"，诚如是则当言玉水，亦不当言玉泉也。盖泉具流布之义，别之则无所不通。《易》又曰"山下出泉蒙"，如此则诚非止水，终未臻厥理。今详"泉"字，乃是"浆"字，于义方允。浆中既有玉，故曰"服五斤"。去古既远，亦文字脱误也。采玉为浆，断无疑焉。且如书篇尚多亡逸，况本草又在唐尧之上，理亦无怪。谓如蛇含，本草误为蛇全，唐本注云"全字乃是合字，陶见误本改为含"，尚如此不定。后有铁浆，其义同此。又《道藏经》有金饭玉浆之文，唐李商隐有"琼浆未饮结成冰"之诗，是知玉诚可以为浆。又荆门军界有玉泉寺，中有泉，与寻常泉水无异，亦不能治病。寺中日用此水。又西洛有万安山，山腹间有寺曰玉泉。尝两登是山，质玉泉之疑，寺僧皆懵不能答。寺前有泉一泓，供寺中用。泉窦皆青石，与诸井水无异。若按别本注"玉泉，玉之泉液也，以仙室玉池中者为上"，如此则举世不能得，亦漫立此名，故知别本所注为不可取。又有燕玉出燕北，体柔脆，如油和粉色，不入药，当附于此。

【点评】从《本草经》到《新修本草》，玉泉皆冠全书之首，《证类本草》玉泉则被列在丹砂、云母及玉屑之后。因为《新修本草》之后，经历了《蜀本草》《开宝本草》《嘉祐本草》的修订，而这些著作全部亡佚，所以玉泉位置的调整是否为唐慎微所为，没有确切的证据。不过，玉泉在本草中地位的下降，确与历代本草家对其名实认识不清有关。从名称来看，"玉泉"应该就是产玉之处的泉水，因为赋予了"不老神仙""轻身延年"的神奇功效，后世不敢相信，于是提出各种奇怪的解释。但终究不能找到实物，于是废置不用。

陶弘景说："汉制，王公葬，皆用珠襦玉匣，是使不朽故也。"其中"襦"当写作"褥"，短袄。玉匣即汉侯王墓中常见之金镂玉衣。《西京杂记》说："汉帝送死皆珠襦玉匣，匣形如铠甲，连以金镂，匣上皆镂为蛟龙、鸾凤、龟龙之象，世谓为蛟龙玉匣。"

本条言玉泉"主带下十二病"，《证类本草》卷9榆条引孔志约《本草音义》云"一曰多赤，二曰多白，三曰月水不通，四曰阴蚀，五曰子脏坚，六曰子门僻，七曰合阴阳患痛，八曰小腹寒痛，九曰子门闭，十曰子宫冷，十一曰梦与鬼交，十二曰五脏不定"。

石钟乳 味甘，温，无毒。**主咳逆上气，明目，益精，安五脏，通百节，利九窍，下乳汁**，益气，补虚损，疗脚弱疼冷，下焦伤竭，强阴。久服延年益寿，好颜色，不老，令人有子。不炼服之令人淋。一名公乳，一名芦石，一名夏石。生少室山谷及太山。采无时。蛇床为之使，恶牡丹、玄石、牡蒙，畏紫石英、襄草。

陶隐居云：第一出始兴，而江陵及东境名山石洞亦皆有，惟通中轻薄如鹅翎管，碎之如爪甲，中无雁齿，光明者为善。长挺乃有一二尺者。色黄，以苦酒洗刷则白。仙经用之少，而俗方所重，亦甚贵。**唐本注云**：钟乳第一始兴，其次广、连、澧、朗、郴等州者，虽厚而光润可爱，饵之并佳。今峡州、青溪、房州三洞出者，亚于始兴。自余非其土地，不可轻服，多发淋渴；止可捣筛，白练裹之，合诸药草浸酒服之。陶云钟乳一二尺者，谬说。**今按**，别本注云：凡乳生于深洞幽穴，皆龙蛇潜伏，或龙蛇毒气，或洞口阴阳不匀，或通风气，雁齿涩，或黄或赤，乳无润泽，或其煎炼火色不调，一煎已后不易水，则生火毒，即令服人发淋。又乳有三种：有石乳、竹乳、茅山之乳。石乳者，以其山洞纯石，以石津相滋，阴阳交备，蝉翼文成，谓为石乳；竹乳者，以其山洞遍生小竹，以竹津相滋，乳如竹状，谓为竹乳；茅山之乳者，山有土石相杂，遍生茅草，以茅津相滋为乳，乳色稍黑而滑润。石乳性温，竹乳性平，茅山之乳微寒。一种之中，有上、中、下色，余处亦有，不可轻信。凡乳光泽为好也。**臣禹锡等谨按**，吴氏云：钟乳，一名虚中。神农：辛。桐君、黄帝、医和：甘；扁鹊：甘，无毒。生山谷阴处岸下，溜汁成，如乳汁，黄白色，空中相通，二月、三月采，阴干。**药性论云**：钟乳亦名黄石砂，有大毒。主泄精，寒嗽，壮元气，建益阳事，能通声。忌羊血。**萧炳云**：如蝉翅者上，爪甲者次，鹅管者下；明白薄者可服。**日华子云**：补五劳七伤，通亮者为上；更有蝉翼乳，功亦同前。凡将合镇驻药，须是一气研七周时，点末臂上，便入肉，不见为度。虑人歇，即将铃系于捶柄上，研常鸣为验。

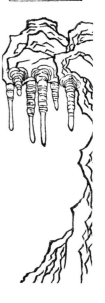

乳锺石州道

图经曰 石钟乳生少室山谷及泰山，今道州江华县及连、英、韶、阶、峡州山中皆有之。生岩穴阴处，溜山液而成，空中相通，长者六七寸，如鹅翎管状，碎之如爪甲，中无雁齿，光明者善，色白微红。采无时。旧说乳有三种：有石钟乳者，其山纯石，以石津相滋，状如蝉翼为石乳，石乳性温；有竹乳者，其山多生篁竹，以竹津相滋，乳如竹状，谓之竹乳，竹乳性平；有茅山之乳者，其山土石相杂，遍生茅草，以茅津相滋，乳色稍黑而滑润，谓之茅山之乳，茅山之乳性微寒。凡此三种，尤难识别。而唐李补阙炼钟乳法云：取韶州钟乳，无问厚薄，但令颜色明净光泽者，即堪入炼。惟黄、赤二色不任用。柳宗元与崔连州论钟乳，书云：取其色之美而已，不必惟土之信。是此药所重，惟明白者，不必尽如上所说数种也。今医家但以鹅管中空者为最。又本经中品载殷孽云："钟乳根也，生赵国山谷，又生梁山及南海。"又云："孔公孽，殷孽根也。生梁山山谷。"又云："石花、石床，并与殷孽同。"陶隐居云："凡钟乳之类，有三种，同一体。从石室上汁溜积久盘结者为钟乳床，即此孔公孽也。其以次小轺挺者，为殷孽，今人呼为孔公孽。殷孽复溜轻好者为钟乳，虽同一类，而疗体为异。"苏恭云："二蘖在上，床、花在下。陶谓孔公蘖为乳床，非也。"又有石脑，云亦钟乳之类。凡此五种，今医家稀复用之，但用钟乳耳。又观二蘖所出州郡不同，陶云三种同根，而所出各处，当是随其土地为胜。既云是钟乳同生，则有蘖处，皆当有乳，今并不闻有之，岂用之既寡，则采者亦稀乎？抑时人不知蘖中有乳，故不尽采乎？不能尽究也。下品又有土阴蘖，经云："生高山崖上之阴，色白如脂。"陶隐居以为钟乳、孔公蘖之类。苏恭云："即土乳也。出渭州，生平地土窟中。土人云：服之亦同钟乳，而不发热。"又云："是土之脂液，状如殷蘖，故名之。"今亦不见用者。

【雷公云】 凡使，勿用头粗厚并尾大者，为孔公石；不用色黑及经大火惊过，并久在地上收者；曾经药物制者，并不得用。须要鲜明，薄而有光润者，似鹅翎筒子为上，有长五六寸者。凡修事法，以五香水煮过一伏时，然后漉出，又别用甘草、紫背天葵汁渍，再煮一伏时；凡八两钟乳，用沉香、零陵、藿香、甘松、白茅等各一两，以水先煮过一度了，第二度方用甘草等二味各二两再煮了，漉出拭干，缓火焙之；然后入白杵如粉，筛过，却入钵中，令有力少壮者三两人，不住研三日夜勿歇；然后用水飞澄了，以绢笼之，于日中晒令干，又入钵中，研二万遍后，以瓷合子收贮用之。

伤寒类要 治舌痹，渴而数饮，用钟乳石主之。

柳宗元 与崔连州书论石钟乳。直产于石，石之精粗疏密，寻尺特异，而穴之上下，土之薄厚不可知，则其依而产者，固不一性。然由其精密而出者，则油然而清，炯然而辉，其窍滑以夷，其肌廉以微；食之使人荣华温柔，其气宣流，生胃通肠，寿考康宁。其粗疏而下者，则奔突结涩，乍大乍小，色如枯骨，或类死灰，淹顇不发，丛齿积颣，重浊顽璞；食之使偃塞壅郁，泄火生风，戟喉痒肺，幽关不聪，心烦喜怒，肝举气刚，不能平和。故君子慎取其色之美，而不必唯土之信，以求其至精，凡为此也。

太清石壁记 炼钟乳法，《太清经》云：取好细末，置金银瓯器中，瓦一片密盖瓯上，勿令泄气，蒸之自然化作水。

丹房镜源 乳石可为外匮。

青霞子 补髓添精。

衍义曰 石钟乳，萧炳云："如蝉翼爪甲者为上，如鹅管者下。"经既言乳，今复不取乳，此何义也？盖乳取性下，不用如雁齿者，谓如乌头、附子不用尖角之义同。但明白光润轻松，色如炼消石者佳。服炼别有法。

【点评】"钟"，古作"鍾"。按照孙星衍的观点，石钟乳的"鍾"，应该写作"湩"，其所辑《本草经》石钟乳条说："鍾，当为湩。《说文》云'乳汁也'。鍾，假音字。"森立之同意此说，并在其所著《本草经考注》中援《医心方》卷 25 所引《产经》"夫五情善恶，七神所禀，无非乳渲而生化者也"为据。因此，李时珍释其名云"石之津气，钟聚成乳，滴溜成石，故名石钟乳"，虽然所释"钟（渲）"字之义不确切，但亦得此物命名之精义。

石钟乳是在特定地质条件下碳酸盐岩地区洞穴中形成的沉积物。矿物学上的钟乳石（stalactite）是这类碳酸钙沉淀物的总称，传统本草则根据钟乳石的生长位置、形态，将之分为石钟乳、殷孽、孔公孽、石床、石花、石盘等品类，而以钟乳为上等；更讲究的，则根据山的植被状态将石钟乳细分为石乳、竹乳、茅乳。这样的分类可能实在太过繁琐，所以柳宗元说："君子慎取其色之美，而不必唯土之信。"石钟乳通常以洁净明细为佳，《本草纲目·石部·石钟乳》"集解"项引《桂海虞衡志》说："桂林接宜、融山洞穴中，钟乳甚多。仰视石脉涌起处，即有乳床，白如玉雪，石液融结成者。乳床下垂，如倒数峰小山，峰端渐锐且长如冰柱，柱端轻薄中空如鹅翎。乳水滴沥不已，且滴且凝，此乳之最精者，以竹管仰承取之。炼治家又以鹅管之端，尤轻明如云母爪甲者为胜。"

唐宋服食家皆以石钟乳为上品，其特别珍贵，操作至为烦琐。《日华子诸家本草》说："一气研七周时，点末臂上，便入肉，不见为度。虑人歇，即将铃系于捶柄上，研常鸣为验。"《外台秘要》卷 37 引李补阙研炼钟乳法还有补充：研炼好以后，应该"封系炼袋，自作字记，勿使人开"。其慎重如此，"一即免纤尘入中，二即免研人窃吃"。这两条材料揭示主仆之间不信任关系，也是有意思的事情。至于服食钟乳的效果，同卷崔尚书乳煎钟乳饵法说："服一斤百病自除；二斤流及三世；三斤临死之时颜色不变，在土下满五百年后，乃成强壮人。"此模仿《本草经》玉泉"人临死服五斤，死三年色不变"而来。五百年还魂，则又更胜一筹了。

矾石　味酸，寒，无毒。主寒热，泄痢，白沃，阴蚀，恶疮，目痛，坚骨齿，除固热在骨髓，去鼻中息肉。炼饵服之，轻身，不老增年。岐伯云：久服伤人骨。能使铁为铜。一名羽涅泥结切，一名羽泽。生河西山谷及陇西武都、石门。采无时。甘草为之使，恶牡蛎。

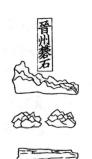

陶隐居云：今出益州北部西川，从河西来。色青白，生者名马齿矾。已炼成绝白，蜀人又以当消石，名白矾。其黄黑者名鸡屎矾，不入药，惟堪镀作以合熟铜，投苦酒中，涂铁皆作铜色；外虽铜色，内质不变。仙经单饵之，丹方亦用。俗中合药，皆先火熬令沸燥。以疗齿痛，多即坏齿，是伤骨之证，而云坚骨齿，诚为疑也。唐本注云：矾石有五种，青矾、白矾、黄矾、黑矾、绛矾。然白矾多入药用；青、黑二矾，疗疳及诸疮；黄矾亦疗疮生肉，兼染皮用之；其绛矾本来绿色，新出窟未见风者，正如琉璃，陶及今人谓之石胆，烧之赤色，故名绛矾矣。出瓜州。今注：陶云"蜀人用白矾当消石"，误也。臣禹锡等谨按，药性论云：矾石，使。一名理石。畏麻黄，有小毒。能治鼠漏、瘰疬，疗鼻衄，治齆鼻；生含咽津，治急喉痹。日华子云：白矾，性凉。除风去劳，消痰止渴，暖水脏，治中风失音，疥癣。和桃仁、葱汤浴，可出汗也。

图经曰　矾石生河西山谷及陇西武都、石门，今白矾则晋州、慈州、无为军，绿矾则隰州温泉县、池州铜陵县，并煎矾处出焉。初生皆石也，采得碎之，煎炼乃成矾。凡有五种，其色各异，谓白矾、绿矾、黄矾、黑矾、绛矾也。白矾则入药，及染人所用者。绿矾方入咽喉、口齿药及染色。黄矾丹灶家所须，时亦入药。黑矾惟出西戎，亦谓之皂矾，染须鬓药或用之。绛矾本来绿色，亦谓之石胆，烧之赤色，故有绛名，今亦稀见。又有矾精、矾蝴蝶，皆炼白矾时，候其极沸，盘心有溅溢者，如物飞出，以铁匕接之。作虫形者，矾蝴蝶也；但成块光莹如水晶者，矾精也。此二种入药，力紧于常矾也。又有一种柳絮矾，亦出矾处有之，煎炼而成，轻虚如绵絮，故以名之，今医家用治痰壅及心肺烦热甚佳。刘禹锡《传信方》治气痢巴石丸，取白矾一大斤，以炭火净地烧令汁尽，则其色如雪，谓之巴石；取一大两细研，治以熟猪肝作丸，空腹饮下，丸数随气力加减，水牛肝更佳；如素食人，蒸饼丸之亦通。或云白矾中青黑者，名巴石。又治蛇咬蝎螫，烧刀子头令赤，以白矾置刀上，看成汁，便热滴咬处，立差。此极神验，得力者数十人。正元十三年，有两僧流，向南到邓州，俱为蛇啮，令用此法救之，傅药了便瘥，更无他苦。又崔氏方治甲疽，或因割甲伤肌，或因甲长侵肉，遂成疮肿痛，复缘窄靴研损，四边肿疡，黄水出，浸淫相染，五指俱烂，渐渐引上脚跌，泡浆四边起，如火烧疮，日夜倍增，医方所不能疗者。绿矾石五两，形色似朴消而绿色，取此一物置于铁板上，聚炭封之，囊袋吹令火炽，其矾即沸，流出色赤如融金汁者，是真也。看沸定汁尽，去火待冷，取出捩为末，色似黄丹，收之。先以盐汤洗疮，拭干，用散傅疮上，惟多为佳，著药讫，以软帛缓裹，当日即汁断疮干。若患痛急，即涂少酥，令润，每日一遍，盐汤洗濯有脓处，常洗使净，其痂干处不须近，每洗讫，傅药如初。但急痛即涂酥，五日即觉上痂，渐剥起，亦依前洗傅药，十日即疮渐渐剥尽痂落，软处或更生白脓泡，即擦破傅药，自然总差。刑部张侍郎亲婴此病，卧经六十日，困顿不复可言。京众医并经造问，皆随意处方，无效验。惟此法得效如神，故录之以贻好事者。又有皂荚矾，亦入药，或云即绿矾也，《传信方》治喉痹用之。取皂荚矾入好米醋，或常用酽醋亦通，二物同研，咽之立差。如苦喉中偏一傍痛，即侧卧，就痛处含之，勿咽，云此法出于李谟，甚奇。黄矾入药，见崔元亮《海上方》灭瘢膏，以黄矾石烧令汁出，胡粉炒令黄，各八分，惟须细研，以腊月猪脂和，更研如泥，先取生布揩令痛，即用药涂五度。又取鹰粪、白燕窠中草，烧作灰等分，和人乳涂之，其瘢自灭，肉平如故。

【雷公云　凡使，须以瓷瓶盛，于火中煅，令内外通赤，用钳揭起盖，旋安石蜂窠于赤瓶子中，烧蜂窠尽为度。将钳夹出放冷，敲碎，入钵中研如粉后，于屋下掘一坑，可深五寸，却以纸裹留坑中一宿，取出再研。每修事十两，用石蜂窠六两，尽为度。又云：凡使，要光明如水精，酸咸涩味全者，研如粉。于瓷瓶中盛，其瓶盛得三升已来，以六一泥，泥于火畔，炙之令干，置研了白矾于瓶内，用五方草、紫背天葵二味自然汁各一镒，旋旋添白矾于中，下火逼令药汁干，用盖子并瓶口，更以泥泥上下，用火一百斤煅，从巳至未，去火，取白矾瓶出，放冷敲破，取白矾。若经大火一煅，色如银，自然伏火，铢累不失，捣细研如轻粉，方用之。

圣惠方　治小儿脐中汁出不止并赤肿：用矾烧灰，细研傅之。

外台秘要　疗胸中多痰瘀癖：矾石一两，以水二升，煮取一升，内蜜半合，顿服，须臾未吐，当饮少热汤。又方主目翳及胬肉。用矾石最白者，内一黍米大于翳上及胬肉上，即令泪出，绵拭之，令恶汁尽，其疾日日减，翳自消薄便差。矾石须真白好者方可使用。

千金方　治小儿舌上疮，饮乳不得：以白矾和鸡子置醋中，涂儿足底，二七即愈。又方治鼻中息肉：以矾石末，面脂和，绵裹塞鼻中，数日息肉自随其药出。又方治齿龈间津液血出不止：以矾石一两，烧水三升，煮取一升，先拭齿，乃含之。

千金翼　治阴痒脱方：烧矾石一味，研为末，每日空心酒调方寸匕服，日三。又方治脚气冲心。白矾二两，以水一斗五升，煎三五沸，浸洗脚良。

肘后方　救卒死而壮热者：矾石半斤，水一斗半煮消，以浸脚及踝，即得苏也。又方目中风肿，赤眼方：矾石二钱熬，和枣丸如弹丸，以摩上下，食顷止，日三度。又

方足大指角忽为甲所入肉，便刺作疮不可着履靴：用矾石一物，烧汁尽，取末著疮中，食恶肉，生好肉。细细割去甲角，旬日即差。此方神效。**又方**疗猘犬咬人：掺矾石末内疮中，裹之止痛，其疮速愈。**又方**疗耳卒肿，出脓水方：矾石烧末，以笔管吹耳内，日三四度，或以绵裹塞耳中，立差。**又方**疗人阴生疮，脓出作白：取高昌白矾一两，研作末，用猪脂相和成膏，槐白皮作汤，洗疮，拭令干即涂膏，然后以楸叶贴其上，不过三度差。**又方**患历齿，积久碎坏欲尽：常以绵裹矾石含嚼之，吐汁也。

经验方　治大小便不通：用白矾细研末，令患人仰卧，置矾末于脐中满，以新汲水滴之，候患人觉冷透，腹内即自然通。如为曾灸无脐孔，即于元灸盘上，用纸作环子笼灸盘，高一指半已来，著矾末在内，仍依前法用水滴之。

孙真人食忌　主蝎螫：以矾石一两，醋半升煎之，投矾末于醋中，浸螫处。

王氏博济　治驴涎、马汗毒所伤，神效：白矾飞过，黄丹炒令紫色，各等分，相衮合，调贴患处。

灵苑　治折伤，先用止痛汤法。捣白矾为末，每用一匙匕，沸汤一碗冲了，以手帕蘸，乘热熨伤处，少时痛止，然后排整筋骨，贴药。

孙用和　治悬痈垂长，咽中妨闷：白矾一两，烧灰，盐花一两，上二味，细研为散，以箸头点药在上，差。

子母秘录　治小儿风疹不止：白矾十二分，暖热酒投化，用马尾搵酒涂之。

姚和众　治小儿目睛上白膜：白矾一分，以水四合，熟铜器中煎取半合，下少白蜜调之，以绵滤过，每日三度，点一芥子大。**又方**初生小儿产下，有皮膜如榴，中膜裹舌，或遍舌根：可以指甲刺破，令血出，烧矾灰细研傅之半绿豆许。若不摘去，儿必哑。

御药院　治脚膝风湿，虚汗，少力，多疼痛及阴汗：烧矾作灰细研末，一匙头，沸汤投之，淋洗痛处。

丹房镜源　紫矾石可制汞。

异苑　魏武北征逾顿升岭，眺瞩见山岗不生百草。王粲曰：是古冢，此人在世服矾石，而石生热蒸出外，故卉木焦灭。即令发看，果得大墓，内有矾石满莹。

太平广记　壁镜毒人必死，用白矾治之。

简要济众　治牙齿肿痛：白矾一两烧灰，大露蜂房一两微炙，为散。每用二钱，水一中盏，煎十余沸，热炸牙令吐之。

衍义曰　矾石，今坊州矾务，以其火烧过石取以煎矾，色惟白，不逮晋州者。皆不可多服，损心肺，却水故也。水化书纸上，才干，水不能濡，故知其性却水。治涎药多须者，用此意尔。火枯为粉，贴嵌甲；牙缝中血出如蚰者，贴之亦愈。

【点评】"矾石"，古作"礜石"。在古代"礜石"是一个复合概念，根据外观形状和色泽的不同分为不同的种类，如陶弘景所说的马齿矾、鸡屎矾，《新修本草》所说的青矾、白矾、黄矾、黑矾、绛矾等。

《名医别录》提到"能使铁为铜"，陶注云："其黄黑者名鸡屎矾，不入药，惟堪镀作以合熟铜，投苦酒中，涂铁皆作铜色；外虽铜色，内质不变。"此所描述的是"水法炼铜"，即利用置换反应提取单质铜。因此，这种所谓的"鸡屎矾"应该是硫酸铜矿。此外，《金匮要略》有硝石矾石散，有云："硝石、矾石等分，上二味为散，以大麦粥汁和服方寸匕，日三服。病随大小便去，小便正黄，大便正黑，是候也。"处方用了较大剂量的矾石，服后出现"大便正黑"的效果，排除消化道出血而导致"大便正黑"的可能性，方中矾石更像是主要成分为硫酸亚铁的皂矾。

矾石条功效论述很能反映古代医药家的思维习惯。《名医别录》引岐伯语，说矾石"久服伤人骨"，这与《本草经》"坚骨齿"矛盾，也不符合《本草经》上药"多服久服不伤人"之说。陶弘景尚能以客观疗效为据，云："以疗齿痛，多即坏齿，是伤骨之证；而云坚骨齿，诚为疑也。"后人则往往以比附来立论，如陈士铎《本草新编》说："久服矾石，必伤人骨。有之乎？曰：矾性最急而且燥，能劫水，故不利骨与齿耳，盖齿亦骨之余也。肾水虚者，断不可轻用，恐已耗而又耗也。"所谓"劫水"，即《本草衍义》所言之"却水"，寇宗奭解释说："水化书纸上，才干，水不能濡，故知其性却水。"此即古代书写密信的方法，明矾溶于水后形成的氢氧化铝具有胶体性质，书写在纸上，干了以后看不到任何痕迹。但氢氧化铝具有疏水性，所以将信纸浸在水里，其他部分都浸湿了，书写的字迹便隐约显现出来。但因之推论其"治涎药多须者，用此意尔"，实在是无稽之谈。

消石 味苦、辛，寒、大寒，无毒。**主五脏积热，胃胀闭，涤去蓄结饮食，推陈致新，除邪气，**疗五脏十二经脉中百二十疾，暴伤寒、腹中大热，止烦满、消渴，利小便及瘘蚀疮。**炼之如膏，久服轻身。**天地至神之物，能化成十二种石。一名芒消。生益州山谷及武都、陇西、西羌。采无时。火为之使，恶苦参、苦菜，畏女菀。

陶隐居云：疗病亦与朴消相似，仙经多用此消化诸石，今无正识别此者。顷来寻访，犹云与朴消同山，所以朴消名消石朴也，如此则非一物。先时有人得一种物，其色理与朴消大同小异，肫肫如握盐雪不冰，强烧之，紫青烟起，仍成灰，不停沸如朴消，云是真消石也。此又云一名芒消，今芒消乃是炼朴消作之。与后皇甫说同，并未得核研其验，须试效，当更证记尔。化消石法，在《三十六水方》中。陇西属秦州，在长安西羌中。今宕昌以北诸山有咸土处皆有之。**唐本注云：**此即芒消是也。朴消一名消石朴，今炼粗恶朴消，淋取汁煎，炼作芒消，即是消石。本经一名芒消，后人更出芒消条，谬矣。**今注：**此即地霜也。所在山泽冬月地上有霜，扫取以水淋汁后乃煎炼而成，盖以能消化诸石，故名消石。非与朴消、芒消同类，而有消名也。一名芒消者，以其初煎炼时有细芒，而状若消，故有芒消之号，与后条芒消全别。旧经陶注引证多端，盖不的识之故也。今不取焉。**臣禹锡等谨按，**蜀本云：大黄为使。按，今消石是炼朴消或地霜为之，状如钗脚，好者长五分已来，能化七十二种石为水，故名消石。**吴氏云：**消石，神农：苦；扁鹊：甘。**药性论云：**消石，君，恶曾青，畏粥。味咸，有小毒。主项下瘰疬，泻得根出破血。一名芒消，烧之即成消石矣。主破积，散坚结。一作芒消。甚治腹胀。其消石、芒消，多川原人制作，问之详其理。**日华子云：**消石畏杏人、竹叶。含之治喉闭。真者火上伏法，用柳枝汤煎三周时，如汤减少即入热者，伏火即止也。

图经 文具朴消条下。

【雷公云】 凡使，先研如粉，以磁瓶子于五斤火中煅令通赤，用鸡肠菜、柏子仁和作一处，分丸如小帝珠子许，待瓶子赤时，投硝石于瓶子内，其硝石自然伏火。每四两消石，用鸡肠菜、柏子人共十五个帝珠子，尽为度。

圣惠方 治眼赤痛：用消石研令极细，每夜临卧，以铜箸取如黍米大，点目眦头，至明旦，以盐浆水洗之。

外台秘要 疗恶寒啬啬，似欲发背，或已生疮肿，瘾疹起方：消石三两，以暖水一升和令消，待冷，取故青布，揲三重，可似赤处方圆，湿布拓之，热即换，频易，立差。

灵苑方 治五种淋疾，劳淋、血淋、热淋、气淋、石淋，及小便不通至甚者，透格散：用消石一两，不夹泥土雪白者，生研为细末。每服二钱，诸淋各依汤使如后。劳淋，劳倦虚损，小便不出，小腹急痛，葵子末煎汤下，通后，便须服补虚丸散。血淋，小便不出时，下血、疼痛、满急；热淋，小便热，赤色，淋沥不快，脐下急痛，并用冷水调下。气淋，小腹满急，尿后常有余沥，木通煎汤下。石淋，茎内痛，尿不能出，内引小腹膨胀急痛，尿下砂石，令人闷绝，将药末先入铫子内，隔纸炒至纸焦为度，再研令细，用温水调下。小便不通，小麦汤下。卒患诸淋，并只以冷水调下，并空心，先调使药消散如水，即服之，更以汤送下，服诸药未效者，服此立愈。

陈藏器拾遗序 头疼欲死，鼻内吹消末愈。

兵部手集 服丹石人有热疮，疼不可忍方：用纸环围肿处，中心填消石令满，匙抄水淋之。觉甚不热疼，即止。

宝藏论 消石，若草伏而斤两不折，软切金、银、铜、铁硬物，立软。

史记淳于意 甾川王美人怀子而不乳，来召意，意往，饮以莨菪药一撮，以酒饮之，旋乳。意复诊其脉而脉躁，躁者有余病，即饮以消石一剂，出血如豆比五六枚。

衍义曰 消石是再煎炼时已取讫芒消，凝结在下如石者。精英既去，但余滓而已。故功力亦缓，惟能发烟火。唐本注盖以能消化诸石，故曰消石。煎柳枝汤煮三周时即伏火，汤耗，即又添柳枝汤。

【点评】将消石、朴消条的大字经文对观，两条的内容大同小异。但如果仔细对比《本草经》文与《名医别录》文便能发现：消石条的《名医别录》文其实是化裁朴消条的《本草经》文而成；朴消条的《名医别录》文则出自消石条的《本草经》文。我们因此能判断，消石条"能化成十二种石"其实是"能化七十二种石"的讹写，《本草品汇精要》《本草纲目》消石条皆作"能化七十二种石"，是正确的。

张璐《本经逢原》认为这两条的《本草经》文药名与具体内容错简。他说："（朴消）向错简在消石条内，今正之。详治五脏等证，皆热邪固积，决非消石所能。"又说："（消石）诸家本草皆错简在朴消条内，详化七十二种石，岂朴消能之。"张璐因此将《本草经》朴消条修订为："主五脏积热，胃胀闭。涤蓄结饮食，推陈致新。除邪气。"而将消石条修改为："主百病，除寒热邪气，逐六腑积聚，结固留癖。能化七十二种石。"

　　本草错简如此，医方中的消石、朴消、芒消又有没有混乱呢？《史记·扁鹊仓公列传》用消石治疗产后病，引文已见本书，武威医简数首处方用到消石，大致以治痈为主，如"治伏梁裹脓在胃肠之外方""治金创内漏血不出方""治鼻中当腐血出方"等。处方所含原矿物信息很少，无法判断具体种类，不过从"消石"的名称来看，应该是能够消化七十二种石的缘故。正统道藏有一篇《三十六水法》，与陶弘景说"化消石法在《三十六水方》中"相合。此经包括制作四十余种"水"的五十余首处方，大约三分之二的处方都使用了消石。此"消石"更像是硝酸盐，陶弘景说有一种消石，"强烧之，紫青烟起"，亦证明其为硝酸钾 KNO_3。《本草纲目》说"神农所列消石即火消也"，这一判断应该不错。

芒消　味辛、苦，大寒。主五脏积聚，久热、胃闭，除邪气，破留血，腹中痰实结搏，通经脉，利大小便及月水，破五淋，推陈致新。生于朴消。石韦为之使，恶麦句姜。

陶隐居云：按《神农本经》无芒消，只有消石名芒消尔；后《名医》别载此说，其疗与消石正同，疑此即是消石。旧出宁州，黄白粒大，味极辛、苦，顷来宁州道断都绝。今医家多用煮炼作者，色全白，粒细，而味不甚烈。此云生于朴消，则作者亦好。又皇甫士安解散消石大凡说云：无朴消可用消石，生山之阴，盐之胆也。取石脾与消石①以水煮之，一斛得三斗，正白如雪，以水投中即消，故名消石。其味苦无毒。主消渴热中，止烦满。三月采于赤山。朴消者，亦生山之阴；有盐咸苦之水，则朴消生于其阳。其味苦无毒，其色黄白，主疗热，腹中饱胀，养胃消谷，去邪气，亦得水而消，其疗与消石小异。按如此说，是取芒消合煮，更成为真消石，但不知石脾复是何物？本草方有石脾、石肺，人无识者，皇甫既是安定人，又明医药，或当详。炼之以朴消作芒消者，但以暖汤淋朴消，取汁清澄，煮之减半，出著木盆中，经宿即成，状如白石英，皆六道也。作之忌杂人临视。今益州人复炼矾石作消石，绝柔白，而味犹是矾石尔。孔氏解散方又云：熬炼消石，令沸定汁尽。如此，消石犹是有汁也。今仙家须之，能化他石，乃用于理第一。**唐本注**云：晋宋古方多用消石，少用芒消，近代诸医但用芒消，鲜言消石，岂古人昧于芒消也。本经云"生于朴消"，朴消一名消石朴，消石一名芒消，理既明白，不合重出之。**今注**：此即出于朴消，以暖水淋朴消，取汁炼之，令减半，投于盆中，经宿乃有细芒生，故谓之芒消也。又有英消者，其状若白石英，作四五棱，白色，莹澈可爱。主疗与芒消颇同，亦出于朴消，其煎炼自别有法，亦呼为马牙消。唐注以此为消石同类，深为谬矣。**臣禹锡等谨按**，蜀本又一说：人若常炼石而服者，至殁，冢中生悬石名芒消，冷如雪，能杀火毒，与此不同。旧注说朴消、消石、芒消等，互有得失，乃云"不合重有芒消条"也。夫朴消一名消石朴，即炼朴消成消石明矣，故有消石条焉。又消石一名芒消，即明芒消，亦是炼朴消而成也。凡药虽为一体，盖同出而异名，修炼之法既殊。主治之功遂别矣。**药性论**云：芒消，使。味咸，有小毒。能通女子月闭，癥瘕，下瘰疬，黄疸病。主堕胎，患漆疮，汁傅之。主时疾壅热，能散恶血。**陈藏器**云：石脾、芒消、消石并出于西戎卤地，咸水结成，所主亦以类相次。

图经云 文具朴消条下。

【雷公云　凡使，先以水飞过，用五重纸滴过，去脚，于铛中干之，方入乳钵研如粉任用。芒消是朴消中炼出形似麦芒者，号曰芒消。

圣惠方　治伐指，用芒消煎汤淋渍之。

千金方　疗漆疮方：用汤渍芒消令浓，涂之，干即易之。

梅师方　治火丹毒，水调芒消涂之。**又方**治一切疹，以水煮芒消涂之。**又方**治伤寒发豌豆疮，未成脓：研芒消，用猪胆相和，涂疮上，立效。

子母秘录　小儿赤游，行于体上，下至心即死：以芒消内汤中，取浓汁以拭丹上。

---

① 消石：从文义看应该是"芒消"，故后文说"按如此说，是取芒消合煮，更成为真消石"。《本草图经》云："故陶隐居引皇甫士安炼消石法云：乃是取芒消与石脾合煮，成为真消石，然石脾无复识者。"

百一方　疗关隔大小便不通，胀满欲死，两三日则杀人：芒消三两，纸裹三四重，炭火烧之，令内一升汤中，尽服。当先饮汤一升，已吐出，乃服之。

孙真人食忌　主眼有翳：取芒消一大两，置铜器中急火上炼之，放冷后，以生绢细罗，点眼角中。每夜欲卧时一度点，妙。

丹房镜源　芒消伏雌黄。

衍义曰　芒消，经云"生于朴消"，乃是朴消以水淋汁，澄清，再经熬炼减半，倾木盆中经宿，遂结芒有廉棱者。故其性和缓，古今多用以治伤寒。

【点评】如前所论，《本草经》消石、朴消条错简。据晦明轩本《政和本草》，消石"一名芒消"，为阳刻黑字《名医别录》文，而刘甲本《大观本草》此四字却是阴刻白字《本草经》文。又考本条陶弘景注释："《神农本经》无芒消，只有消石名芒消尔。"《新修本草》也说："消石，本经一名芒消，后人更出芒消条，谬矣"。因此判定消石"一名芒消"确实应为《本草经》文。

既然是错简，则经文的原貌其实是朴消"一名芒消"，所以医方中出现的芒消，著名者如《伤寒论》之大承气汤，所用芒消应该就是具有容积性泻下作用的硫酸钠 Na_2SO_4 或硫酸镁 $MgSO_4$。

陶弘景云"皇甫士安解散消石大凡说"，其中"消石大凡"杨金萍等所著"《神农本草经》与宋本《伤寒论》《金匮要略》'消'类药名实差异考辨"（《中华医史杂志》2012 年 1 期）认为应该是"消石大丸"之讹。其说甚是。按，《诸病源候论》卷6《解散病诸候》引皇甫士安云："病人有宿癖者，不可便服也，当先服消石大丸下去，乃可服之。"《医心方》卷10引《僧深方》云"消石大丸，治十二癥瘕，及妇人带下，绝产无子，及癥服寒食药而腹中有癥瘕僻实者"，方用河西大黄、朴消、上党人参、甘草。《备急千金要方》卷11亦有此，云："消石大丸，治十二癥瘕，及妇人带下，绝产无子，并欲服寒食散而腹中有癥瘕实者，当先服大丸下之，乃服寒食散。大丸不下水谷，但下病耳，不令人困。"处方组成为消石、大黄、人参、甘草，消石下有小字注释"朴消亦得"。但消石大丸原方究竟用的是消石还是朴消，两书记载显然不同。《备急千金要方》以消石为正而"朴消亦得"；陶弘景则是以朴消为正，"无朴消可用消石"。其间的关系暂不能明。

朴消 味苦、辛，寒、大寒，无毒。**主百病，除寒热邪气，逐六腑积聚，结固留癖**，胃中食饮热结，破留血、闭绝，停痰痞满，推陈致新，**能化七十二种石。炼饵服之，轻身、神仙。**炼之白如银，能寒能热，能滑能涩，能辛能苦，能咸能酸，入地千岁不变。色青白者佳，黄者伤人，赤者杀人。一名消石朴。生益州山谷有咸水之阳。采无时。畏麦句姜。

陶隐居云：今出益州北部故汶山郡西川、蚕陵二县界。生山崖上，色多青白，亦杂黑斑。俗人择取白软者，以当消石用之，当烧令汁沸出，状如矾石也。仙经惟云"消石能化他石"，今此亦云能化石，疑必相似，可试之。**唐本注云**：此物有二种，有纵理、缦理，用之无别。白软者，朴消苗也，虚软少力，炼为消石，所得不多，以当消石，功力大劣也。**今注**：今出益州，彼人采之，以水淋取汁，煎炼而成朴消也。一名消石朴者，"消"即是本体之名，"石"者乃坚白之号，"朴"者即未化之义也，以其芒消、英消皆从此出，故为消石朴也。其英消，即今俗间谓之马牙消者是也。**臣禹锡等谨按，药性论**云：朴消，君，味苦、咸，有小毒。能治腹胀，大小便不通，女子月候不通。**日华子云**：主通泄五脏百病及癥结，治天行热疾，消肿毒及头痛，排脓，润毛发。凡入饮药，先安于盏内，挠热药浇服。

图经曰 朴消，生益州山谷有咸水之阳；消石，生益州山谷及武都陇西西羌；芒消，生于朴消，今南北皆有之，而以西川者为佳。旧说三物同种。初采得其苗，以水淋取汁，煎炼而成，乃朴消也，一名消石朴，以消石出于其中；又炼朴消或地霜而成，坚白如石者，乃消石也，一名芒消；又取朴消，以暖水淋汁，炼之减半，投于盆中，经宿而有细芒生，乃芒消也。虽一体异名，而修炼之法既殊，则主治之功别矣。然本经各载所出，疑是二种。而今医方家所用，亦不复能究其所来，但以未炼成块，微青色者为朴消；炼成，盆中上有芒者为芒消，亦谓之盆消；其芒消底澄凝者为消石。朴消力紧，芒消次之，消石更缓，未

峡州朴消

知孰为真者。又按，苏恭谓"晋宋古方多用消石，少用芒消；近代诸医但用芒消，鲜言消石"，是不然也。张仲景伤寒方承气汤、陷胸丸之类，皆用芒消。葛洪《肘后方》伤寒、时气、温病亦多用芒消，惟治食鲙胸膈中不化，方用朴消。云无朴消者，以芒消代皆可用也。是晋宋以前通用朴消、芒消矣。又《胡洽方》十枣汤用芒消，大五饮丸用消石。亦云无消石用芒消。是梁、隋间通用芒消、消石矣。以此言之，朴消、消石为精，芒消为粗。故陶隐居引皇甫士安炼消石法云："乃是取芒消与石脾合煮，成为真消石，然石脾无复识者。"又注矾石云"生者名马齿矾，青白色，已炼成绝白，蜀人以当消石"，是消石当时已为难得其真矣，故方书罕用，通以相代。若然，今所用者，虽非真识，而其功效既相近，亦可通用无疑矣。其本经所以各载所出州土者，乃方俗治炼之法有精粗，故须分别耳。至如芎䓖之与蘼芜，大戟之与泽漆，俱是一物，本经亦各著州土者，盖根与苗，土地各有所宜，非别是一物。则朴消、消石别著所出，亦其义也。他同此比。又有英消者，亦出于朴消，其状若白石英，作四五棱，白色莹澈可爱，功用与芒消颇同，但不能下利，力差小耳，亦谓之马牙消，盖以类得名，近世用之最多。又金石凌，法用马牙消、芒消、朴消、消石四种相参次第下之。详此法出于唐世，不知当时如何分别也。又下有生消条云"生茂州西山岩石间，其形块大小不常，色青白"，鲜见用者。而今医家又用一种甜消，弥更精好，或疑是此，乃云出于英消，炼治之法未闻。又南方医人论消或小异。有著说云："本草有朴消、消石、芒消，而无马牙消，诸家所注本草，三种竟无坚决。或言芒消、消石本是一物，不合重出。又言煎炼朴消，投于盆中经宿乃有细芒，既如是，自当为马牙消。又云马牙消亦名英消，自是一物，既以芒消为朴消，所出不应更有英消。今诸消之体各异，理亦易明，而至若此之惑也。朴消味苦而微咸，本经言苦，《名医别录》以为辛，盖误谓消石也。出蜀部者，莹白如冰雪，内地者小黑，皆苏脆易碎，风吹之则结霜，泯泯如粉，熬之烊沸，亦可熔铸。以水合甘草、猪胆煮之减半，投大盆中，又下凝水石屑同渍一宿，则凝结如白石英者，芒消也。扫地霜煎炼而成如解盐，而味辛苦，烧之成焰都尽，则消石也。能化金石，又性畏火而能制诸石使拒火，亦天地之神物也。牙消则芒消是也。又有生消不因煮炼而成，亦出蜀道，类朴消而小坚也。"其论虽辩，然与古人所说殊别，亦未可全信也。张仲景《伤寒论》疗膀胱急，小腹满，身尽黄，额上黑及足下热，因作黑瘅，大便必黑，腹胪胀满如水状，大便溏者，女劳得之，非水也。腹满者难疗，消石矾石散主之。消石熬黄，矾石烧令汁尽，二物等之，合夹绢筛，大麦粥汁和服方寸匕，日三，重衣覆取微汗，病随大小便去，小便正黄，大便正黑也。大麦用无皮者。《千金方》消石用二分，矾石用一分。刘禹锡《传信方》著石曼山人甘露饭，疗热壅、凉膈、上呕、积滞。蜀朴消成末，每一大斤用蜜，冬用十三两，春夏秋用十二两，先捣筛朴消成末，后以白蜜和令匀，便入新青竹筒，随小大者一节，著药得半筒已上即止，不得令满。却入炊甑中，令有药处在饭内，其虚处出其上，不妨甑箪即得，候饭熟取出，承热绵滤入一瓷钵中，竹篦搅，勿停手，令至凝即药成，收入合中。如热月即于冷水中浸钵，然后搅。每食后或欲卧时，含一匙半匙，渐渐咽之。如要通转亦得。

圣惠方 治时气头痛不止：用朴消二两，捣罗为散，用生油调，涂于顶上。**又方**
治乳石发动烦闷及诸风热：用朴消炼成者半两，细研如粉，每服以蜜水调下一钱匕。日三
四服。

外台秘要 疗喉痹神验：朴消一两，细细含咽汁，顷刻立差。

孙真人食忌 主口疮，取朴消含之。

简要济众 治小便不通，膀胱热，白花散：朴消不以多少，研为末，每服二钱匕，
温茴香酒调下，无时服。

衍义曰 朴消是初采扫得，一煎而成者，未经再炼治，故曰朴消。其味酷涩，所以
力坚急而不和，可以熟生牛、马皮，及治金银有伪。葛洪治食鲙不化，取此以荡逐之。腊月
中以新瓦罐满注热水，用朴消二升投汤中，搅散，挂北檐下，俟消渗出罐外，羽收之。以人
乳汁调半钱，扫一切风热毒气攻注目睑外，及发于头面、四肢肿痛，应手神验。

【**点评**】从名称来看，"朴消"确实应该是消石之朴的意思，
所以有别名"消石朴"。《说文》云"朴，木皮也"，引申为粗
糙、未精制，故诸家注释朴消皆以此立说。但朴消的本义究竟是
指消石的粗制品，还是指性状类似未精制的消石，不得而知。目
前所见汉代医方没有使用朴消的实例，不过既然肯定《本草经》
错简的说法，消石条经文之"涤去蓄结饮食，推陈致新"其实
属于朴消，那么这种朴消应该就是容积性泻药硫酸钠之类。同样
的，"一名芒消"是消石条的《本草经》文，因为属于错简，所
以真实的情况则是"朴消一名芒消"，如此芒消即是朴消的精
制品。

《本草图经》提到金石凌，这是初唐间医家为克制金石发动
发明的处方，《千金翼方》卷18有此，其略云："金石凌，主服
金石热发，医所不制，服之立愈方。上朴消一斤、上芒消一斤、
石膏四两、凝水石二两。上四味，熟沸水五升渍朴消、芒消令
消，澄一宿，旦取澄消，安铜器中粗捣，寒水石、石膏纳其中，
仍纳金五两，微火煎之，频以箸头柱看，着箸成凌云泻置铜器
中，留着水盆中，凝一宿，皆成凌，停三日以上，皆干也，若热

病及石发，皆以蜜水和服半鸡子大。"《千金翼方》只用到朴消与芒消，此为唐代金石凌作法。《太平圣惠方》卷95金石凌法较繁，先以银锅煎金、石膏、滑石、寒水石诸药，以所得药汁煎子芩、栀子、升麻、犀角、黄连、甘草、郁金，所得药汁于银锅内缓火煎，"然后下马牙消，良久，次下芒消，次下朴消，次下消石"，然后溶解重结晶，罗为散，即得。后者为宋代金石凌制法，即苏颂所说者。事实上，从《开宝本草》的论述可知，宋代之朴消、芒消、马牙消皆是含结晶水的硫酸钠，只是精粗不同，消石则是硝酸钾一类，并不存在区分困难。

玄明粉　味辛、甘，性冷，无毒。治心热烦躁，并五脏宿滞、癥结。明目，退膈上虚热，消肿毒。此即朴消炼成者。新补。见药性论并日华子。

【仙经　以朴消制伏为玄明粉。朴消是太阴之精华，水之子也。阴中有阳之药。

太阴号曰　玄明粉，内搜众疾，功莫大焉。治一切热毒风，搜冷，痃癖气胀满，五劳七伤，骨蒸传尸，头痛烦热，搜除恶疾，五脏秘涩，大小肠不通，三焦热淋，痊忤疾，咳嗽呕逆，口苦干涩，咽喉闭塞，心、肝、脾、肺脏胃积热，惊悸，健忘，荣卫不调，中酒中脍，饮食过度，腰膝冷痛，手脚酸，久冷久热，四肢壅塞，背膊拘急，眼昏目眩，久视无力，肠风痔病，血癖不调，妇人产后，小儿疳气，阴毒伤寒，表里疫疠等疾，并悉治之。此药久服令人身轻耳明，驻颜延寿。急解毒药，补益，妙。

唐明皇帝　闻说终南山有道士刘玄真服食此药，遂诏而问曰：朕闻卿寿约三百岁，服食何药得住世间，充悦如此？玄真答曰：臣按仙经修炼朴消，号玄明粉，止服此药，遂无病长生。其药无滓，性温，能除众疾。生饵尚能救急难性命，何况修炼长服。益精壮气，助阳证阴。不拘丈夫妇人，幼稚褞褓，不问四时冷热，即食后冷热俱治。一两分为十二服，但临时酌量加减。似觉壅热，伤寒，头痛鼻塞，四肢不举，饮食不下，烦闷气胀，不论昼夜急疾，要宣泻求安，即看年纪高下，用药一分或至半两，酌量加减。用桃花汤下为使最上，次用葱汤下。如未通宣，更以汤一碗或两碗，投之即验，自然调补如常。要微畅不秘涩，但长服之，稍稍得力，朝服暮服，应不搜刮人五脏，怡怡自泰。其药初服之时，每日空腹，酒饮茶汤任下三钱匕，食后良久，更下三钱匕。七日内常微泻利黄黑水涎沫等，此是搜淘诸疾根本出去，勿用畏之。七日后渐觉腹脏暖，消食下气。唯忌食苦参或食诸鱼、藕菜。饮食诸毒药解法，用葱白煎汤一茶碗，调玄明粉两钱顿服之，其诸毒药立泻下。若女人身怀六甲，长服安胎，诞孩子生日，无疮肿疾病。长服除故养新，气血日安。如有偶中毒物，取地胆一分，荠苨、犀角各半两，服之立解。如长服，用大麻汤下为使。此药偏暖水脏，女人服，补血脉，及治骨蒸五劳，惊悸健忘，热毒风等，服之立愈。令人悦泽，开关健脾，轻身延寿，驻精神，明目。诸余功效不可具载，有传在《太阴经》中。朴消二斤，须是白净者，以瓷炉一个叠实，却以瓦一片盖炉，用十斤炭火一煅，炉口不盖，著炭一条，候沸定了，方盖之，复以十五斤炭煅之。放冷一伏时，提炉出药，以纸摊在地上，盆盖之一伏时，日晒取干。入甘草二两，生熟用，细捣罗为末。

【点评】玄明粉就是失去结晶水的芒消，主要成分为硫酸钠，具有容积性泻下作用。

却谷食气是神仙家的主张。《抱朴子内篇·杂应》引道书云："欲得长生，肠中当清；欲得不死，肠中无滓。"《三洞珠囊》卷3《服食品》引《大有经》说："五谷是刳命之凿，腐臭五脏，致命促缩。此根入口，无希久寿，汝欲不死，肠中无滓也。"肠中之滓指糟粕污秽，《广弘明集》卷9《笑道论》引《大有经》作"汝欲不死，肠中无屎"，虽然语含讥讽，意思则没有大的出入；甚至后来《云笈七签》卷58《茅山贤者服内气诀》也说"凡欲得道不死，肠中无屎，欲得长生，五脏精明"。这可能就是唐代开始用泻药清肠的理论基础。晚近有胡姓"神医"滥用芒消治百病，号称得自终南山之秘传，应该也是刘玄真玄明粉神仙方术之流亚。

《本草原始》卷8载玄明粉制法云："用朴消十斤，水一桶，同入锅内溶化，掠去面上油腻，其水将细布或缣子滤去滓，用萝卜十斤，冬瓜五斤，豆腐三斤，俱切厚片，同消水入锅内煮六七沸，捞去萝卜等物，又掠去油腻，再滤过，令滓去净，放瓦盆内，置星月之下，自然生出消牙。取出放于桌上，任其风干，将原水又煎一沸，入瓦盆，令其再生消牙，如此数次，以水中无消牙为度。如前风干，用罐子装盛，按实泥裹，碎炭周围，不走火气，煎炼一昼夜。待冷取出，着净地上，以新瓦盆覆之，以去火毒。后研为末。每斤加生、熟甘草面各一两，和匀，为玄明粉。"

此则在朴消净制流程中用萝卜、冬瓜、豆腐为辅料，后续流程加热脱水，添加甘草粉义同。

马牙消 味甘，大寒，无毒。能除五脏积热伏气。末筛点眼及点眼药中用，甚去赤肿障翳涩泪痛。新补。见药性论并日华子。

图经 文已具朴消条中。

【经验方】 治食物过饱不消遂成痞鬲：马牙消一两，碎之，吴茱萸半升陈者，煎取茱萸浓汁投消，乘热服，良久未转，更进一服，立愈。窦群在常州，此方得效。又方退翳明目白龙散。马牙消光净者，用厚纸裹令按实，安在怀内著肉处，养一百二十日取出，研如粉，入少龙脑同研细。不计年岁深远，眼内生翳膜，渐渐昏暗，远视不明，但瞳人不破散并医得。每点用药末两米许，点目中。

简要济众 治小儿鹅口：细研马牙消，于舌上掺之，日三五度。

姚和众 治小儿重舌：马牙消涂舌下，日三度。

太清伏炼灵砂法 马牙消，阴极之精，能制伏阳精，消化火石之气。

丹房镜源 养丹砂，制硇砂。

【点评】马牙消也是芒消同类，形似马牙得名，故《本草纲目》将芒消、马牙消皆并入朴消条。《本草蒙筌》说："七硝气味相同，俱善消化驱逐。但朴硝力紧；芒硝、英硝、马牙硝力缓；硝石、风化硝、玄明粉，缓而又缓也。以之治病致用，病退即已。本经载能炼服补益，岂理也耶？"

生消 味苦，大寒，无毒。主风热癫痫，小儿惊邪瘛疭，风眩头痛，肺壅，耳聋，口疮，喉痹咽塞，牙颔肿痛，目赤热痛，多眵泪。生茂州西山岩石间。其形块大小不定，色青白。采无时。恶麦句姜。今附。

图经 文附朴消条下。

【点评】《本草纲目》将生消并在消石条，"集解"项李时珍说："消石，诸卤地皆产之，而河北庆阳诸县及蜀中尤多。秋冬间遍地生白，扫取煎炼而成。贷者苟且，多不洁净，须再以水煎化，倾盆中，一夜结成，澄在下者，状如朴消，又名生消，谓炼过生出之消也。结在上者，或有锋芒如芒消，如有圭棱或马牙消，故消石亦有芒消、牙消之名，与朴消之芒、牙同称，而水火之性则异也。"如此生消亦是硝酸钾一类。

滑石 味甘，寒、大寒，无毒。**主身热、泄澼，女子乳难，癃**音隆**闭，利小便，荡胃中积聚寒热，益精气，通九窍六腑津液，去留结，止渴，令人利中。久服轻身，耐饥，长年。**一名液石、一名共石、一名脱石、一名番石。生赭阳山谷及太山之阴，或掖北白山，或卷羌权切山。采无时。石韦为之使，恶曾青。

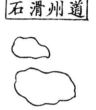

陶隐居云：滑石，色正白，仙经用之以为泥。又有冷石，小青黄，性并冷利，亦能熨油污衣物。今出湘州始安郡诸处。初取软如泥，久渐坚强，人多以作冢中明器物，并散热人用之，不正入方药。赭阳县先属南阳，汉哀帝置，明本经所注郡县，必是后汉时也。掖县属青州东莱，卷县属司州荣①阳。**唐本注**云：此石所在皆有，岭南始安出者，白如凝脂，极软滑。其出掖县者，理粗质青白黑点，惟可为器，不堪入药。齐州南山神通寺南谷亦大有，色青白不佳，至于滑腻，犹胜掖县者。**臣禹锡等谨按，药性论**云：滑石，臣。一名夕冷。能疗五淋。主难产，服其末。又末与丹参、蜜、猪脂为膏，入其月即空心酒下弹丸大；临产倍服，令滑胎易生。除烦热心躁，偏主石淋。**陈藏器**云：按始安及掖县所出二石，形质既异，所用又殊。陶云"不知今北方有之否"，当陶之时北方阻绝，不知之者，曷足怪焉。苏恭引为一物，深可嗟讶。其始安者，软滑而白，是滑石；东莱者，硬涩而青，乃作器石也。**南越志**云：菁（音僚）城县②出菁石，菁石即滑石也。土人以为烧器以烹鱼。**日华子**云：滑石治乳痈，利津液。

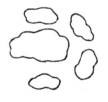

图经曰 滑石，生赭阳山谷及泰山之阴，或掖北白山，或卷山，今道、永、莱、濠

---

① 荣：底本作"荥"，据文义改。

② 菁城县：原作"菁石城县"，据后文《本草图经》引《南越志》作"菁城县"改。

州皆有之。此有二种，道、永州出者，白滑如凝脂。《南越志》云"菁城县出菁石，菁石即滑石也，土人以为烧器，用以烹鱼"是也。莱、濠州出者，理粗质青，有白黑点，亦谓之斑石。二种皆可作器用，甚精好。初出软烂如泥，久渐坚强，彼人皆就穴中乘其软时制作，用力殊少，不然坚强费功。本经所载土地皆是北方，而今医家所用，多是色白者，乃自南方来。又按雷敩《炮炙方》滑石有五色，当用白色如方解石者；其绿色者性寒有毒，不入药。又云"凡滑石似冰，白青色，画石上有白腻文者为真"，如此说，则与今南中来者又皆相类，用之无疑矣。然雷敩虽名隋人，观其书乃有言唐以后药名者，或是后人增损之欤。或云沂州出一种白滑石甚佳，与本经所云"泰山之阴"相合，然彼土不取为药，故医人亦鲜知用之。今濠州医人所供青滑石，云性微寒，无毒，主心气涩滞，与本经大同小异。又《吴录地理志》及《太康地记》云：郁林州布山县多毗，其毒杀人，有冷石可以解之。石色赤黑，味苦，屑之著疮中，并以切齿立苏，一名切齿石。今人多用冷石作粉治痱疮，或云即滑石也，但味之甘苦不同耳。按古方利小便，治淋涩，多单使滑石；又与石韦同捣末，饮服刀圭更验。又主石淋发烦闷，取滑石十二分，研粉，分两服，以水和搅令散，顿服之；烦热定，即停后服；未已，尽服必差。

【雷公云　凡使有多般，勿误使之。有白滑石、绿滑石、乌滑石、冷滑石、黄滑石。其白滑石如方解石，色白，于石上画有白腻文，方使得。滑石绿者性寒，有毒，不入药中用。乌滑石似鼊色，画石上有青白腻文，入用妙也。黄滑石色似金，颗颗圆。画石上有青黑色者，勿用，杀人。冷滑石青苍色，画石上作白腻文，亦勿用。若滑石色似冰，白青色，画石上有白腻文者，真也。凡使，先以刀刮，研如粉，以牡丹皮同煮一伏时，出，去牡丹皮取滑石，却用东流水淘过，于日中晒干方用。

圣惠方　治乳石发动，躁热烦渴不止：滑石半两，细研如粉，以水一中盏，绞如白饮，顿服之，未差再服。**又方**治妇人过忍小便致胞转：滑石末，葱汤调下二钱匕。**又方**治膈上烦热多渴，通利九窍：滑石二两捣碎，以水三大盏，煎取二盏，去滓，下粳米二合煮粥，温温食之效。

外台秘要　疗妊娠不得小便：滑石末，水和，泥脐下二寸。

广利方　治气壅，关格不通，小便淋结，脐下妨闷兼痛：以滑石八分研如面，以水五大合，和搅顿服。

杨氏产乳　疗小便不通：滑石末一升，以车前汁和，涂脐四畔，方四寸，热即易之，冬月水和亦得。

丹房镜源　滑石能制雄、雌黄为外匮。

周礼　以滑养窍。注云：滑石也。凡诸物通利，往来似窍。

衍义曰　滑石，今谓之画石，以其软滑可写画。淋家多用。若暴得吐逆不下食，以生细末贰钱匕，温水服，仍急以热面半盏，押定。

【点评】《范子计然》谓滑石"白滑者善"，则滑石以质地滑腻得名。《本草纲目》释名说："滑石性滑利窍，其质又滑腻，故以名之。表画家用刷纸代粉，最白腻。膋乃脂膏也，因以名县。脱乃肉无骨也。此物最滑腻，无硬者为良，故有诸名。"

滑石有软硬两种，硬滑石即矿物学之滑石（talc），为单斜晶系或斜方晶系的硅酸盐矿物，分子式为 $Mg_3(Si_4O_{10})(OH)_2$。滑石硬度虽低，但并不呈泥状。被陶弘景形容为"初取软如泥，久渐坚强"的滑石，其实是黏土质滑石，或称为"软滑石"，化学组成大致是 $Al_2O_3 \cdot 2SiO_2 \cdot 2H_2O$。日本正仓院藏有唐代滑石标本，化学分析证实也是软滑石。

医方用滑石者，以六一散最有名，此方出自刘完素《黄帝素问宣明论方》卷10，名益元散，用桂府腻白滑石六两、炙甘草一两，主病甚多，"治身热吐痢，泄泻肠澼，下痢赤白，癃闭淋痛，利小便，偏主石淋。荡胃中积聚寒热，宣积气，通九窍六腑，生津液，去留结，消蓄水，止渴宽中，除烦热心躁，腹胀痛闷。补益五脏，大养脾肾之气。理内伤阴痿，安魂定魄，补五劳七伤，一切虚损，主痫痉惊悸。健忘，止烦满短气，脏伤咳嗽，饮食不下，肌肉疼痛，并口疮，牙齿疳蚀。明耳目，壮筋骨，通经脉，和血气，消水谷，保元真。解百药酒食邪毒，耐劳役饥渴，宣热，僻中外诸邪所伤。久服强志轻身，驻颜延寿，及解中暑伤寒疫疠，饥饱劳损，忧愁思虑恚怒，瘟疫传染，并汗后遗热劳复诸疾。并解两感伤寒，能令遍身结滞宣通，气和而愈，及妇人下乳催生，产后损气血衰，阴虚热甚，一切热证，兼吹奶乳痛"，号称"此神验之仙药也"。《伤寒直格》记本方别名天水散、太白散，《伤寒标本心法类萃》谓"或名六一散"，后一名称乃是因6份滑石、1份甘草配伍比例而来，简易上口，遂最为流行。

六一散为医家常用，《物理小识》卷4瘴气条云："六一散夏月可服，多服则损元。滑石须用牡丹皮汤飞过为佳。"又载甘草研磨法，不见于他书，录出备参："六一散甘草难碎，可浓煎甘草汁，入飞过滑石。或以米粉浆草，碾之而澄出之。"

石胆 味酸、辛，寒，有毒。主明目、目痛，金疮，诸痫痉巨邽切，女子阴蚀痛，石淋寒热，崩中下血，诸邪毒气，令人有子，散癥积，咳逆上气，及鼠瘘恶疮。炼饵服之，不老，久服增寿神仙。能化铁为铜成金银。一名毕石、一名黑石、一名棋石、一名铜勒。生羌道山谷羌里句青山。二月庚子、辛丑日采。水英为之使，畏牡桂、菌桂、芫花、辛夷、白薇。

陶隐居云：仙经有用此处，俗方甚少，此药殆绝。今人时有采者，其色青绿，状如琉璃而有白文，易破折。梁州、信都无复有，俗用乃以青色矾石当（去声）之，殊无仿佛。仙经一名立制石。**唐本注**云：此物出铜处有，形似曾青，兼绿相间，味极酸苦，磨铁作铜色，此是真者。陶云"色似琉璃"，此乃绛矾，比来亦用绛矾为石胆，又以醋揉青矾为之，并伪矣。真者出蒲州虞乡县东亭谷窟及薛集窟中，有块如鸡卵者为真。**臣禹锡等谨按**，吴氏云：石胆，神农：酸，小寒；季氏：大寒；桐君：辛，有毒；扁鹊：苦，无毒。**药性论**云：石胆，君，有大毒。破热毒，陆英为使。**日华子**云：味酸、涩，无毒。治蚘牙，鼻内息肉。通透清亮，蒲州者为上也。

图经曰 石胆，生羌道山谷羌里句青山，今惟信州铅山县有之。生于铜坑中，采得煎炼而成。又有自然生者，尤为珍贵。并深碧色。入吐风痰药用最快。二月庚子、辛丑日采。苏恭云：真者出蒲州虞乡县东亭谷窟及薛集窟中，有块如鸡卵者为真。今南方医人多使之，又著其说云：石胆最上出蒲州，大者如拳，小者如桃、栗，击之纵横解皆成叠文，色青，见风久则绿，击破其中亦青也。其次出上饶曲江铜坑间者，粒细有廉棱，如钗股米粒。本草注言"伪者以醋揉青矾为之"，今不然，但取粗恶石胆合消石销溜而成。今块大色浅，浑浑无脉理，击之则碎无廉棱者是也。亦有挟石者，乃削取石胆床，溜造时投消汁中，及凝则相著也。

【**唐本余**】 下血赤白，面黄，女子脏寒。

外台秘要 疗齿痛及落尽：细研石胆，以人乳汁和如膏，搽所痛齿上或孔中，日三四度。止痛，复生齿，百日后复故齿。每日以新汲水漱令净。

梅师方 治甲疽：以石胆一两，于火上烧，令烟尽，碎研末，傅疮上。不过四五度立差。

胜金方 治一切毒：以胆子矾为末，用糯米糊丸如鸡头实大，以朱砂衣，常以朱砂养之，冷水化一丸，立差。**又方**治口疮众疗不效：胆矾半两，入银埚子内，火煅通赤，置于地上，出火毒一夜，细研。每取少许傅疮上，吐酸水清涎甚者，一两上便差。

谭氏小儿方 治初中风瘫缓：一日内，细研胆矾如面，每使一字许，用温醋汤下，立吐出涎，渐轻。

太清伏炼灵砂法石胆所出，嵩岳、蒲州，禀灵石异气，形如瑟瑟。

沈存中笔谈 信州铅山有苦泉，流以为涧，挹其水煮之，则成胆矾，烹胆矾即成铜，熬胆矾铁釜久之亦化为铜。

【**点评**】石胆是铜盐，从诸家描述来看，石胆为硫酸盐类胆矾族矿物胆矾（chalcanthite）的晶体或人工制备的含水硫酸铜结晶，因为颜色深蓝，滋味酸苦，得名"胆矾"。

本条黑盖子下引《梦溪笔谈》云云是湿法炼铜用于生产的确切记载。与沈括时代相先后则有《浸铜要略》为湿法炼铜之专著。该书1卷，据《直斋书录解题》云："张甲撰，称德兴草泽绍圣元年序。盖胆水浸铁成铜之始。甲，参政子公之祖。"

《浸铜要略》久佚，近年从《星源甲道张氏宗谱》中找出张甲原序以及其侄孙张焘后序，可以补文献之缺（孙承平《浸铜要略序》的发现与剖析，中国科技史料，2003年第3期）。两篇序言都提到炼铜术与本草的关系。张甲序说："万物之理，非圣人莫穷，万物之用，非圣人莫制，穷而制之，曲尽其性。故《神农本草》载石胆能化铁为铜，妙极神通，有至于此。信哉，百工之事皆圣人作，然其说具存，其所以化之之术，绵历数千百年，未有能知之者。往往炉修鼎炼之事，皆为虚语。"张甲自述在绍圣年间偶然出游，"因瞰铜窦，忽见清流，挹而尝之，气味俱厚。辄阅所秘，聊试其可浸凝，未几大成厥效"。调查发现，饶州德兴县、信州铅山县"悉有可浸，就其多者，已条叙本末，上献公府"，于是"两邑之人，争趋从事"，但是时浸铜乃显相大业只能官造，张氏乃撰成《浸铜要略》，"以备采问取索"。

张焘的后序说："谨按本草著石胆，谓神仙能以化铁为铜，成金银。故方术之士竞尽力于此，然不探其理，类皆求之炉火之间，以为丹药之用。考历代以来，绵历数百年，未有能化之者。曾祖心术高明，思虑精审，以本草为据，以所得于方技之书，参同而历试之，洞见厥理；遂知所谓石胆者，其变化之功特在于水，其制化之妙特在于浸，而不在于炉火之间尔；能阐造化之机，发天地之秘，成至简至易之法，为无极无尽之利，以上佐国，下以惠民，岂若方士区区为一己之私，而其效又岂特成金银之比哉。"

空青 味甘、酸，寒、大寒，无毒。**主青盲，耳聋，明目，利九窍，通血脉，养精神**，益肝气，疗目赤痛，去肤翳，止泪出，利水道，下乳汁，通关节，破坚积。**久服轻身，延年不老**，令人不忘，志高、神仙。**能化铜、铁、铅、锡作金。**生益州山谷及越巂山有铜处。铜精熏则生空青，其腹中空。三月中旬采，亦无时。

陶隐居云：越巂属益州。今出铜官者色最鲜深，出始兴者弗如，益州诸郡无复有，恐久不采之故也。凉州西平郡有空青山，亦甚多。今空青但圆实如铁珠，无空腹者，皆凿土石中取之。又以合丹，成则化铅为金矣。诸石药中，惟此最贵，医方乃稀用之，而多充画色，殊为可惜。**唐本注云：**此物出铜处有，乃兼诸青，但空青为难得。今出蔚州、兰州、宣州、梓州，宣州者最好，块段细，时有腹中空者。蔚州、兰州者，片块大，色极深，无空腹者。**今注：**今出饶、信等州者亦好。**臣禹锡等谨按，**范子计然云：空青出巴郡，白青、曾青出新淦，青色者善。**药性论云：**空青，君，畏菟丝子。能治头风，镇肝，瞳人破者，再得见物。**萧炳云：**腹中空，如杨梅者胜。**日华子云：**空青大者如鸡子，小者如相思子，其青厚如荔枝壳，内有浆酸甜，能点多年青盲内障翳膜，养精气，其壳又可摩翳也。

图经曰 空青生益州山谷及越巂山有铜处，铜精熏则生空青，今信州亦时有之。状若杨梅，故别名杨梅青。其腹中空，破之有浆者绝难得。亦有大者如鸡子，小者如豆子，三月中旬采，亦无时。古方虽稀用，而今治眼翳障为最要之物。又曾青所出，与此同山，疗体颇相似，而色理亦无异，但其形累累如连珠相缀，今极难得。又有白青，出豫章山谷，亦似空青，圆如铁珠，色白而腹不空；亦谓之碧青，以其研之色碧也；亦谓之鱼目青，以其形似鱼目也。无空青时亦可用，今不复见之。

【千金方】 治眼睈睈不明：以空青少许，渍露一宿，以水点之。又方 治口㖞不正。取空青一豆许，含之即效。

肘后方 治卒中风，手臂不仁，口㖞僻：取空青末一豆许，著口中渐入咽即愈。

衍义曰 空青功长于治眼。仁庙朝，尝诏御药院，须中空有水者，将赐近戚，久而方得。其杨梅青治翳极有功，中亦或有水者，其用与空青同，弟有优劣耳。今信州穴山而取，世谓之杨梅青，极难得。

【点评】《证类本草》中以"青"为名的玉石部药物有始见于《本草经》的空青、曾青、白青、扁青、肤青，见于《名医别录》的绿青，以及《嘉祐本草》新补的铜青。以上诸青都是铜盐，除铜青以外，绝大多数都是呈青色或蓝色的铜矿石。章鸿钊《石雅》将之分为石青与石绿两类：石绿，即孔雀石（malachite），为碱式碳酸铜，空青、曾青、绿青皆属此类；石青系蓝铜矿（aurite），常与孔雀石共生于铜矿中，成分亦是碱式碳酸铜，扁青、白青即属此类。此外，肤青虽是《本草经》药，但陶弘景已不识此物，陶说："俗方及仙经并无用此者，亦相与不复识。"故章鸿钊没有讨论。《本草纲目》将肤青附在白青条，称为"绿肤青"，或许可以据此认为肤青是蓝铜矿。铜青则是铜在空气中受潮被氧化后表面所生的碱式碳酸铜，俗称铜绿、铜锈。铜青的成分与孔雀石同，也可以在铜器表面涂以醋酸人工制得。

丹经中"青"的分类与本草大致相同，《龙虎还丹诀》云："凡青有数十种，曾青最为上，其状如黄连，又似贯小真珠，长一寸半寸，或三两枚相缀，或直或曲，或深或翠色，时有金线还绕其间，光缕璨璨。句容山谷中有，近甚难得，价重于金。其空青出于梓州，大小中心皆空，色甚鲜翠，其间有含水者。昆仑头青似杨梅，峰头飒飒然，大者如弹丸，中心实。句容、梓州青作片子，如碎钵盂，色青无彩翠，拣择并可用。又有白甘青，生甘土中，鲜翠美颜色，如豆许大，稍软，以指甲捐之得破，破处转鲜翠。此一味彼土人呼为白甘青，古来仙方及本草并不见载。又长偏青、白青、鱼目及善青，散出饶、信等州，并杂青也，亦相类。今煮结砂子，乃是画人淘研出者，彩色家多用结水银，甚有力。又一说，老铜化为绿，老绿化为青，其晕最浅少。"

诸青都疗目疾，其中以空青最为常用。眼科疾病甚多，如果真如《药性论》所说——"瞳人破者，再得见物"，简直神奇得令人不可思议。沙眼是由沙眼衣原体引起的一种慢性传染性结膜角膜炎，结膜表面粗糙不平，形似沙粒，故名沙眼。沙眼除了抗感染治疗外，结膜上的滤泡和乳头状增生可以使用硫酸铜棒来腐蚀。我认为，诸青所含之碱式碳酸铜所起的也是类似硫酸铜的作用，其治疗范围应该只限于沙眼。《名医别录》说"疗目赤痛，去肤翳，止泪出"，所描述的可能就是治疗沙眼。至于宋代将空青之类奉为治疗翳障的神药，或许是由《本草经》"主青盲"的功效附会而来。"青盲"，《本草经》孙星衍辑本作"睭盲"，二者其实不是一种疾病，"青盲"或指青光眼，"睭盲"则是白内障之类。

曾青　味酸，小寒，无毒。主目痛，止泪出，风痹，利关节，通九窍，破癥坚积聚，养肝胆，除寒热，杀白虫，疗头风、脑中寒，止烦渴，补不足，盛阴气，久服轻身不老。能化金铜。生蜀中山谷及越嶲。采无时。畏菟丝子。

陶隐居云：此说与空青同山，疗体亦相似。今铜官更无曾青，惟出始兴。形累累如黄连相缀，色理小类空青，甚难得而贵。仙经少用之。化金之法，事同空青。唐本注云：曾青出蔚州、鄂州，蔚州者好，其次鄂州，余州并不任用。

图经　文附空青条下。

【雷公云　凡使，勿用夹石及铜青。若修事一两，要紫背天葵、甘草、青芝草三件，干湿各一镒，并细剉，放于一瓷埚内，将曾青于中，以东流水二镒并诸药等缓缓煮之五昼夜，勿令水火失时，足取出，以东流水浴过，却入乳钵中，研如粉用。

丹房镜源 曾青结汞制丹砂，金气之所生。

宝藏论 曾青若住火成膏者，可立制汞成银，转得八石。

青霞子 爽神气。

【点评】曾青条"曾青，味酸，小寒。主目痛，止泪出，风痹，利关节，通九窍，破癥坚积聚"及"久服轻身不老。能化金铜"刘甲本《大观本草》著录为白字《本草经》文。据《本草纲目》释名："曾音层。其青层层而生，故名。或云其生从实至空，从空至层，故曰曾青也。"如此曾青应该读作"céng"青，而非"zēng"青。

陶弘景已经不识曾青其物，故医方用之甚少。《外台秘要》卷12疗久癖方引《古今录验》之曾青丸，谓"浩仲堪云：扁鹊曾青丸，疗久癖积聚，留饮宿食，天行伤寒，咳逆消渴，随病所在，久病羸瘦"，用曾青、寒水石、朴消、茯苓、大黄、附子、巴豆七物。方以曾青为主药，当是利用其"破癥坚积聚"之功。

禹余粮 味甘，寒、平，无毒。主咳逆，寒热，烦满，下赤白，血闭，癥瘕，大热，疗小腹痛结烦疼。炼饵服之，不饥、轻身、延年。一名白余粮。生东海池泽及山岛中，或池泽中。

陶隐居云：今多出东阳，形如鹅鸭卵，外有壳重叠，中有黄细末如蒲黄，无砂者为佳。近年茅山凿地大得之，极精好，乃有紫华靡靡。仙经服食用之。南人又呼平泽中有一种藤，叶如菝葜，根作块有节，似菝葜而色赤，根形似薯蓣，谓为禹余粮。言昔禹行山乏食，采此以充粮，而弃其余，此云白余粮也，生池泽，复有仿佛。或疑今石者，即是太一也。张华云：地多蓼

者，必有余粮，今庐江间便是也。适有人于铜官采空青于石坎，大得黄赤色石，极似今之余粮，而色过赤好，疑此是太一也。彼人呼为雌黄，试涂物，正如雄黄色尔。**唐本注**云：陶云"黄赤色石，疑是太一"，既无壳裹，未是余粮，疑谓太一，殊非之称。**臣禹锡等谨按，药性论**云：禹余粮，君，味咸。主治崩中。**萧炳**云：牡丹为使。**日华子**云：治邪气及骨节疼，四

肢不仁，痔瘘等疾。久服耐寒暑。又名太一余粮。

图经曰　禹余粮生东海池泽及山岛中，或池泽中，今惟泽、潞州有之。旧说形如鹅鸭卵，外有壳重叠，中有黄，细末如蒲黄。今图上者，全是山石之形，都不作卵状，与旧说小异。采无时。本经又有太一余粮，谨按，陶隐居《登真隐诀》载长生四镇丸云：太一禹余粮，定六腑，镇五脏。注云：按本草有太一余粮、禹余粮两种，治体犹同，而今世惟有禹余粮，不复识太一。此方所用，遂合其二名，莫辨何者的是。而后小镇直云禹余粮，便当用之耳。余粮多出东阳山岸间，茅山甚有，好者状如牛黄，重重甲错，其佳处乃紫色，泯泯如面，啮之无复碜。虽然用之宜细研，以水洮取汁澄之，勿令有沙土也。而苏恭亦云太一余粮与禹余粮本一物，而以精粗为别，故一名太一禹余粮。其壳若瓷，初在壳中未凝结者，犹是黄水，久凝乃有数色，或青或白或赤或黄，年多渐变紫色，自赤及紫，俱名太一，其诸色通谓之余粮也。今医家但用余粮，亦不能如此细分别耳。张仲景治伤寒下痢不止，心下痞鞕，利在下焦者，赤石脂禹余粮汤主之。赤石脂、禹余粮各一斤，并碎之，以水六升，煮取二升，去滓，分再服。又按张华《博物志》曰：扶海洲上有草焉，名曰筛草，其实食之如大麦，从七月稔熟，民敛，至冬乃讫，名自然谷，亦曰禹余粮。今药中有禹余粮者，世传昔禹治水，弃其所余食于江中，而为药也。然则，筛草与此异物而同名也。其云弃之江中而为药，乃与生海池泽者同种乎？

【经验方】　治产后烦躁：禹余粮一枚，状如酸馅者，入地埋一半，四面紧筑，用炭一秤，发顶火一斤煅，去火三分耗二为度，用湿砂土罨一宿方取，打去外面一重，只使里内，细研，水淘澄五七度，将纸淋干，再研数千遍。患者用甘草煎汤调二钱匕，只一服立效。

胜金方　治妇人带下：白下，即禹余粮一两，干姜等分。赤下，禹余粮一两，干姜半两。上件禹余粮用醋淬，捣研细为末，空心温酒调下二钱匕。

别说云　谨案，越州会稽山中见出一种甚良。彼人云，昔大禹会稽于此地余粮者，本为此尔。

【点评】《本草经》有禹余粮，又有太一余粮，陶弘景亦觉得费解，他根据"禹余粮一名白余粮。生东海池泽及山岛中"推测禹余粮是一种植物。陶弘景说："南人又呼平泽中有一种藤，叶如菝葜，根作块有节，似菝葜而色赤，根形似薯蓣，谓为禹余粮。言昔禹行山乏食，采此以充粮，而弃其余，此云白余粮也，生池泽，复有仿佛。"太一余粮，一名石脑，生太山山谷，陶弘景说："或疑今石者，即是太一也。"

这种草本禹余粮应该是百合科菝葜属（*Smilax*）植物。尽管陶弘景对禹余粮、太一余粮有这样的看法，但他并没有改动《本草经》经文。直到唐代，陈藏器始遵陶的观点，在《本草拾遗》草部增列草禹余粮一条（见《证类本草》卷11）。陈藏器说："（禹余粮）注陶公云：南人又呼平泽中一藤如菝葜为余粮，言禹采此当粮。根如盏连缀，半在土上，皮如茯苓，肉赤味涩，人取以当谷，不饥，调中止泻，健行不睡。云昔禹会诸侯，弃粮于地，化为此草，故名余粮。今多生海畔山谷。"

李时珍认为，陶弘景所说草本禹余粮、陈藏器所说草禹余粮，以及《本草图经》在猪苓条提到的刺猪苓（苏颂说："今施州有一种刺猪苓，蔓生，春夏采根，削皮焙干。彼土人用傅疮毒，殊效。"）同是一物，故合并在土茯苓条，载入《本草纲目》卷18。李时珍云："土茯苓，楚、蜀山箐中甚多。蔓生如莼，茎有细点。其叶不对，状颇类大竹叶而质厚滑，如瑞香叶而长五六寸。其根状如菝葜而圆，其大若鸡鸭子，连缀而生，远者离尺许，近或数寸，其肉软，可生啖。有赤白二种，入药用白者良。"按照李时珍的描述，这种土茯苓与今用者差别不大，应该就是百合科植物光叶菝葜 *Smilax glabra*。此外，麦门冬一名禹余粮，见《名医别录》；筛草亦名禹余粮，见《博物志》。这两种都与菝葜属的禹余粮同名异物。

太一余粮 味甘，平，无毒。主咳逆上气，癥瘕，血闭，漏下，除邪气，肢节不利，大饱绝力身重。久服耐寒暑，不饥，轻身，飞行千里，神仙。一名石脑。生太山山谷。九月采。杜仲为之使，畏贝母、菖蒲、铁落。

陶隐居云：今人惟总呼为太一禹余粮，自专是禹余粮尔，无复识太一者，然疗体亦相似，仙经多用之，四镇丸亦总名太一禹余粮。**唐本注**云：太一余粮及禹余粮，一物而以精粗为名尔。其壳若瓷，方圆不定，初在壳中未凝结者，犹是黄水，名石中黄子。久凝乃有数色，或青或白或赤或黄，年多变赤，因赤渐紫；自赤及紫俱名太一，其诸色通谓余粮。今太山不见采得者，会稽、王屋、泽、潞州诸山皆有之。**臣禹锡等谨按，吴氏：**太一禹余粮，一名禹哀。神农、岐伯、雷公：甘，平；季氏：小寒；扁鹊：甘，无毒。生太山上，有甲，甲中有白，白中有黄，如鸡子黄色。九月采，或无时。

图经 文已具禹余粮条下。

【陈藏器云】 苏云"禹余粮及太一禹余粮，皆以精粗为名。余粮中黄子，年多变赤，从赤入紫，俱名太一余粮，杂色者即禹余粮"。案苏恭此谈，直以紫色为名，都无按据。且太一者，道之宗源。太者大也，一者道也，大道之师，即禹之理化神君，禹之师也。师常服之，故有太一之名。兼服混然。张司空云：还魂石中黄子，鬼物禽兽守之，不可妄得，即其神物也。会稽有地名蓼，出余粮，土人掘之，以物请买，所请有数，依数必得，不可妄求，此犹有神，岂非太一也。

雷公云 凡使，勿误用石中黄并卵石黄，此二名石，真似禹余粮也。其石中黄，向里赤、黑、黄，味淡微珇。卵石黄，味酸，个个如卵，内有子一块，不堪用也。若误饵之，令人肠干。太一禹余粮看即如石，轻敲便碎，可如粉也。兼重重如叶子雌黄，此能益脾，安脏气。凡修事四两，先用黑豆五合，黄精五合，水二斗，煮取五升，置于瓷埚中，下禹余粮，著火煮，旋添，汁尽为度。其药气自然香如新米，捣了又研一万杵方用。

【点评】 禹余粮有植物、矿物两类，但以矿物为正，植物类的禹余粮其实是附会而来的。禹余粮之外又有太一余粮，从名称看，禹余粮为大禹所遗，太一余粮则是太一所遗。因为传说太一是大禹之师，所以太一余粮的品级、功用都高于禹余粮。但道书乃至方书往往又写作"太一禹余粮"，于是引起争论，此究竟是禹余粮与太一余粮的合称，还是特别好的禹余粮之专名，甚或是太一余粮的讹写，诸家各执一端，没有定论。

陶弘景在本条注释中说"四镇丸亦总名太一禹余粮"。《云笈七签》卷77载《九真中经》四镇丸，所谓"太一神仙生五脏，填六腑，养七窍，和九关，炼三魂，曜二童，保一身，长生万岁"者。方名"四镇"，乃取《周礼》五岳四镇之意，郑玄注："四镇，山之重大者。"乃用20味药物分为4组，每组5味药，分别以太一禹余粮、丹砂、茯苓、麦门冬为首，率领其他4味药物，合成一方，"镇神守中，与天地相毕"。每味药物之下皆有小字记其功用，太一禹余粮之功在于"定六腑，填五脏"，最为重要，故列为第一。四镇丸乃道教处方，故要求"修合之时，当烧香，设一神席于东面，为太一帝君、太一君、太一上元君坐位，心常存呼咒之。服药时，当亦心存之，以向月王"。

白石英 味甘、辛，微温，无毒。**主消渴，阴痿不足，咳逆，胸膈间久寒，益气，除风湿痹，疗肺痿，下气，利小便，补五脏，通日月光。久服轻身长年，**耐寒热。生华阴山谷及太山。大如指，长二三寸，六面如削，白澈有光。其黄端白棱名黄石英，赤端名赤石英，青端名青石英，黑端名黑石英。二月采，亦无时。恶马目毒公。

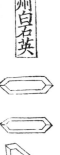

陶隐居云：今医家用新安所出极细长白澈者，寿阳八公山多大者，不正用之。仙经大小并有用，惟须精白无瑕杂者。如此说，则大者为佳。其四色英，今不复用。**唐本注云：**白石英所在皆有，今泽州、虢州、洛州山中俱出，虢州者大，径三四寸，长五六寸。今通以泽州者为胜也。**臣禹锡等谨按，**吴氏云：白石英，神农：甘；岐伯、黄帝、雷公、扁鹊：无毒。生太山，形如紫石英，白泽，长者二三寸，采无时。**又云：**青石英如白石英，青端赤后者是。赤石英，赤端白后者是，赤泽有光，味苦，补心气。黄石英，黄色如金在端者是。黑石英，黑泽有光。**药性论云：**白石英，君。能治肺痈吐脓，治嗽逆上气，疸黄。**日华子云：**五色石英，平。治心腹邪气，女人心腹痛，镇心，疗胃冷气，益毛发，悦颜色，治惊悸，安魂定魄，壮阳道，下乳。通亮者为上。其补益随脏色而治，青者治肝，赤者治心，黄者治皮肤①；白者治肺；黑者治肾。

图经曰 白石英生华阴山谷及泰山，陶隐居以新安出者佳，苏恭以泽州者为胜，今亦泽州出焉。大抵长而白泽，明澈有光，六面如削者可用，长五六寸者弥佳。其黄色如金在端者，名黄石英；赤端白后者，名赤石英；青端赤后者，名青石英；黑泽而有光者，名黑石英。二月采，亦云无时。古人服食惟白石英为重，紫石英但入五石散。其黄、赤、青、黑四种，本经虽有名，而方家都不见用者。故《乳石论》以钟乳为乳，以白石英为石，是六英之贵者，惟白石也。又曰：乳者，阳中之阴；石者，阴中之阳。故阳生十一月后甲子服乳，阴生五月后甲子服石。然而相反、畏、恶，动则为害不浅，故乳石之发，方治虽多，而罕有能

---

① 治皮肤：前文说"补益随脏色而治"，按五色五脏对应，本句似当为"黄者治脾"。

济者，诚不可轻饵也。

圣惠方　治腹坚胀满号石水方：用白石英十两，捶如大豆大，以瓷瓶盛，用好酒二斗浸，以泥重封瓶口，将马粪及糠火烧之，长令酒小沸，从卯至午即住火。候次日暖一中盏饮，日可三度。如吃酒少，随性饮之。其白石英，可更一度烧之。

简要济众方　治心脏不安，惊悸善忘，上膈风热化痰：白石英一两，朱砂一两，同研为散。每服半钱，食后、夜卧，金银汤调下。

衍义曰　白石英状如紫石英，但差大而六棱，白色如水精。紫、白二石英，当攻疾，可暂煮汁用，未闻久服之益。张仲景之意，只令㕮咀，不为细末者，岂无意焉。其久服，更宜详审。

【点评】五行是秦汉以来认识论的基本工具，五色与五行的联系最为直观。《本草经》虽然只有白石英（紫石英另说详后），但《名医别录》条文中仍隐含有五行的影子，故云白石英味辛而疗肺痿，并提及黄石英、赤石英、青石英、黑石英的基本性状，如此则五行具足。本条引《吴普本草》言赤石英"味苦，补心气"，其他三色石英与五味、五脏关系也昭然若揭。所以，晚出的《日华子诸家本草》说："其补益随脏色而治，青者治肝，赤者治心，黄者治皮肤（疑是脾），白者治肺，黑者治肾。"此未必本于《吴普本草》，而是这种认识论思路的一脉相承。

白石英色白，故言补肺。《备急千金要方》卷17有白石英丸，为"补养肺气方"。同卷又有白石英散，"治气及补五劳七伤，无所不治，明目，利小便"，方中白石英之检择处理，可以补本草之未备："白石英无多少，以锤子砧上细碎，向明选去屬翳色暗黑黄赤者，惟取白净者为佳。捣，绢下之，瓷器中研令极细熟，以生绢袋于铜器中水飞之，如作粉法，如此三度，研讫澄之，渐渐去水，水尽至石英曝得干，看上有粗恶不净者去之，取中央好者，在下有恶者亦去之，更研堪用者。使熟白绢袋子盛，著瓷碗中，以瓷碗盖之，于三斗米下蒸之，饭熟讫出取，悬之使干，更以瓷器中研之为成。"从成分来看，白石英与玻璃相似，

都是二氧化硅 SiO_2，难以溶解，更无所谓吸收之说，既谈不上攻疾，也不致为患。

紫石英 味甘、辛，温，无毒。主心腹咳逆邪气，补不足，女子风寒在子宫，绝孕十年无子，疗上气心腹痛，寒热邪气结气，补心气不足，定惊悸，安魂魄，填下焦，止消渴，除胃中久寒，散痈肿，令人悦泽。久服温中，轻身延年。生太山山谷。采无时。长石为之使。得茯苓、人参、芍药共疗心中结气；得天雄、菖蒲共疗霍乱。畏扁青、附子，不欲鮀甲、黄连、麦句姜。

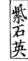

陶隐居云：今第一用太山石，色重澈，下有根；次出雹零山，亦好；又有南城石，无根；又有青绵石，色亦重黑，不明澈；又有林邑石，腹里必有一物如眼；吴兴石四面才有紫色，无光泽；会稽诸暨石，形色如石榴子。先时并杂用，今丸散家采择，惟太山最胜，余处者，可作丸、酒饵。仙经不正用，而为俗方所重也。**臣禹锡等谨按**，吴氏云：紫石英，神农、扁鹊：味甘，平；季氏：大寒；雷公：大温；岐伯：甘，无毒。生太山或会稽，采无时。欲令如削，紫色达头如樗蒲者。**药性论**云：紫石英，君。女人服之有子，生养肺气，治惊痫，蚀脓，虚而惊悸不安，加而用之。**岭南录异**云：陇州山中多紫石英，其色淡紫，其实莹澈，随其大小皆五棱，两头如箭镞，煮水饮之，暖而无毒。比北中白石英，其力倍矣。**日华子**云：紫石英，治痈肿毒等，醋淬捣为末，生姜、米醋煎，傅之，摩亦得。

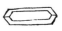

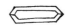

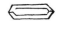

图经曰 紫石英生泰山山谷，今岭南及会稽山中亦有之。谨按《吴普本草》云："紫石英，生泰山及会稽，欲令如削，紫色达头如樗蒲者。"陶隐居云："泰山石色重澈，下有根，最佳。会稽石，形色如石榴子，最下。先时并杂用，今惟用泰山石，余处者可作丸、酒饵。"又按《岭表录异》云："今陇州山中多紫石英，其色淡紫。其实莹澈，随其大小皆五棱，两头如箭镞。煮水饮之，暖而无毒，比北中白石英，其力倍矣。"然则泰山、会稽、岭南紫石英用之亦久。《乳石论》无单服紫石者，惟五石散则通用之。张文仲有镇心单服紫石煮水法，胡洽及《千金方》则多杂诸药同用。今方家用者，惟治疗妇人及治心病药时有使者。

【圣惠方 补虚劳，止惊悸，令人能食：紫石英五两，打碎如米豆大，水淘一遍，以水一斗，煮取二升，去滓澄清，细细服，或煮粥羹食亦得，服尽更煎之。

青霞子 紫石英，轻身充肌。

衍义曰 紫石英明澈如水精，其色紫而不匀。张仲景治风热瘾疹及惊痫瘾疹风引汤，紫石英、白石英、寒水石、石膏、干姜、大黄、龙齿、牡蛎、甘草、滑石等分，混合咬咀，以水一升，煎去三分，食后量多少温呷，不用滓，服之无不效者。

【点评】紫石英应该就是紫色的石英，即三方晶系的紫水晶（amethyst），晶体呈六方双锥或六方柱聚形。紫水晶硬度极大，完全不能溶解吸收，所以陶弘景在《本草经集注·序录》中说："王公贵胜，合药之日，悉付群下。其中好药贵石，无不窃换。乃有紫石英、丹砂吞出洗取，一片动经十数过卖。"

除了紫水晶以外，陶弘景说"会稽诸暨石，形色如石榴子"，这就有些像后世所用的萤石（fluorite）等轴晶系矿物，主要成分是氟化钙CaF_2。萤石因为含有氟，受热可有气态氟析出，有较强刺激性，所以《本经逢原》说："紫石英经火则毒，要生研极细，水飞三次用。"而在此之前，《本草纲目》主张"凡入丸散，用火煅醋淬七次，研末水飞过，晒干入药"。炮制方法不同，其实暗示药物品种差异。需要注意的问题是，与紫水晶不同，萤石是卤化物矿物，硬度较低，性质也不太稳定，使用时，除了高剂量的氟引起毒性反应外，本身的杂质也可能有害。因为萤石作为紫石英入药年代较晚，此前文献有关紫石英的使用经验、安全性和有效性是否能够被萤石所继承，必须提供相关证据，而不能用"古已有之"含混过去。

陶弘景说紫石英"仙经不正用，而为俗方所重"，《本草图经》亦云"古人服食惟白石英为重，紫石英但入五石散"。检唐代道书《神仙服饵丹石行药法》有"神仙服食紫石英"，内容可参："紫石英，味辛温，无毒。服食紫石英，寿三百岁，含之不饥渴。"

青石、赤石、黄石、白石、黑石脂等 味甘，平。主黄疸，泄痢，肠澼，脓血，阴蚀，下血，赤白，邪气，痈肿，疽痔，恶疮，头疡，疥瘙。久服补髓，益气，肥健，不饥，轻身，延年。五石脂各随

五色补五脏。生南山之阳山谷中。

臣禹锡等谨按，蜀本云：今义阳山甚有之。一本"南阳山谷中"也。

青石脂 味酸，平，无毒。主养肝胆气，明目，疗黄疸，泄痢肠澼，女子带下百病，及疽痔，恶疮。久服补髓，益气，不饥，延年。生齐区山及海崖。采无时。

别说云 谨按，唐注云"出苏州余杭山，今不采"，而苏州今乃见贡赤、白二种，然入药不甚佳，唯延州山中所出最良，揭两石中取之。延州每以蕃寇围城，苦无水，乃撅地深广三五丈，以石脂密固贮水，得经时久不渗漏，宜以此为良。

赤石脂 味甘、酸、辛，大温，无毒。主养心气，明目益精，疗腹痛，泄澼，下痢赤白，小便利，及痈疽疮痔，女子崩中漏下，产难胞衣不出。久服补髓，好颜色，益智，不饥，轻身延年。生济南、射阳及太山之阴。采无时。恶大黄，畏芫花。

唐本注云：此石济南、太山不闻出者，今虢州卢氏县、泽州陵川县及慈州吕乡县并有，色理鲜腻，宜州诸山亦有。此五石脂中，又有石骨①，似骨，如玉坚润，服之力胜钟乳。臣禹锡等谨按，药性论云：赤石脂，君，恶松脂，补五脏虚乏。

图经曰 赤石脂生济南、射阳及泰山之阴。苏恭云"济南、泰山不闻出者，惟虢州卢氏县、泽州陵川县、慈州吕乡县并有，及宜州诸山亦出"。今出潞州，以色理鲜腻者为胜，采无时。古人亦有单服食者，《乳石论》载服赤石脂发则心痛，饮热酒不解，治之用葱豉绵裹，水煮饮之。《千金翼》论曰：治痰饮吐水无时节者，其源以冷饮过度，遂令脾胃气羸，不能消于饮食，饮食入胃，则皆变成冷水，反吐不停，皆赤石脂散主之。赤石脂一斤，捣筛，服方寸匕，酒饮自任，稍稍加至三匕。服尽一斤，则终身不吐淡水，又不下痢。补五脏，令人肥健。有人淡饮，服诸药不效，用此方遂愈。其杂药用者，则张仲景治伤寒下痢不止，便脓血者，桃花汤主之。其方用赤石脂一斤，一半全用，一半末用，干姜一两，粳米半升，以水七升煮之，米熟为准，去滓，每饮七合，内赤石脂末方寸匕服，日三。愈止后服，不尔尽之。又有乌头赤石脂丸，主心痛彻背者。乌头一分，附子二分，并炮，赤石脂、干姜、蜀椒各四分，五物同杵末，以蜜和丸，大如梧子，先食服一丸，不

---

① 石骨：据石膏条《本草拾遗》引苏敬作"五石脂中又有石膏，似骨如玉坚润，服之胜钟乳"，似此处"石骨"当作"石膏"。

知，稍增之。

【斗门经　治小儿疳泻：用赤石脂杵罗为末如面，以粥饮调半钱服，立差。或以京芎等分同服，更妙。

衍义曰　赤石脂，今四方皆有，以舌试之，黏著者为佳。有人病大肠寒滑，小便精出，诸热药服及一斗二升，未甚效。后有人教服赤石脂、干姜各一两，胡椒半两，同为末，醋糊丸如梧桐子大，空心及饭前米饮下五七十九，终四剂，遂愈。

黄石脂　味苦，平，无毒。主养脾气，安五脏，调中，大人、小儿泄痢肠澼，下脓血，去白虫，除黄疸，痈疽虫。久服轻身延年。生嵩高山。色如莺雏。采无时。曾青为之使，恶细辛，畏蜚蠊。

【唐本余　畏黄连、甘草、蜚蠊。

雷公云　凡使，须研如粉，用新汲水投于器中，搅不住手，了，倾作一盆。如此飞过三度，澄者去之。取飞过者，任入药中使用，服之不问多少，不得食卵味。

白石脂　味甘、酸，平，无毒。主养肺气，厚肠，补骨髓，疗五脏惊悸不足，心下烦，止腹痛下水，小肠澼热溏，便脓血，女子崩中，漏下，赤白沃，排痈疽疮痔。久服安心，不饥，轻身，长年。生泰山之阴。采无时。得厚朴并米汁饮，止便脓。燕屎为之使，恶松脂，畏黄芩。

唐本注云：白石脂，今出慈州诸山，胜于余处者，太山左侧不闻有之。

臣禹锡等谨按，蜀本及萧炳云：畏黄连、甘草、飞廉。**药性论**云：白石脂，一名白符。恶马目毒公。味甘、辛。涩大肠。

图经曰　白石脂，生太山之阴。苏恭云"出慈州诸山，泰山左侧不闻有之"，今惟潞州有焉，潞与慈相近，此亦应可用。古断下方多用，而今医家亦稀使。采无时。五色石脂旧经同一条，并生南山之阳山谷中，主治并同，后人各分之。所出既殊，功用亦别，用之当依后条。然今惟用赤、白二种，余不复识者。唐韦宙《独行方》治小儿脐中汁出不止兼赤肿，以白石脂细末熬温，扑脐中，日三良。又《斗门方》治泻痢，用白石脂、干姜二物停捣，以百沸汤和面为稀糊，搜匀，并手丸如梧子，暴干，饮下三十丸；久痢不定，更加三十丸；霍乱煎浆水为使。

【子母秘录　治小儿水痢，形赢不胜大汤药：白石脂半大两，研如粉，和白粥空肚与食。

别说云　谨按，唐注云"出苏州余杭山，今不采"，而苏州今乃见贡赤、白二种，然入药不甚佳，唯延州山中所出最良，揭两石中取之。延州每以蕃寇围城，若无水，乃撅地深广三五丈，以石脂密固贮水，得经时久不渗漏，宜以此为良。

衍义曰　白石脂，有初生未满月小儿，多啼叫，致脐中血出，以白石脂细末贴之即愈。未愈，微微炒过，放冷再贴，仍不得剥揭。

黑石脂　味咸，平，无毒。主养肾气，强阴，主阴蚀疮，止肠澼泄痢，疗口疮咽痛。久服益气，不饥，延年。一名石涅、一名石墨。出颍川阳城。采无时。

陶隐居云：此五石脂如本经疗体亦相似，别录各条，所以具载。今俗用赤石、白石二脂尔。仙经亦用白石脂以涂丹釜，好者出吴郡，犹与赤石脂同源。赤石脂多赤而色好，惟可断下，不入五石散，好者亦出武陵、建平、义阳。今五石散皆用义阳者，出酃县界东八十里，状如豚脑，色鲜红可爱，随采复而生，不能断痢，而不用之。余三色脂有而无正用，黑石脂乃可画用尔。唐本注云：义阳即申州也，所出者名桃花石，非五色脂，色如桃花，久服肥人，土人亦以疗下痢。旧出苏州，余杭山大有，今不收采尔。臣禹锡等谨按，吴氏云：五色石脂，一名青、赤、黄、白、黑符。青符，神农：甘；雷公：酸，无毒；桐君：辛，无毒；季氏：小寒。生南山或海崖。采无时。赤符，神农、雷公：甘；黄帝、扁鹊：无毒；季氏：小寒。或生少室，或生太山，色绛，滑如脂。黄符，季氏：小寒；雷公：苦。或生嵩山，色如豚脑、雁雏，采无时。白符，一名随。岐伯、雷公：酸，无毒；季氏：小寒；桐君：甘，无毒；扁鹊：辛。或生少室、天娄山，或太山。黑符，一名石泥。桐君：甘，无毒。生洛西山空地。日华子云：五色石脂，并温，无毒。畏黄芩、大黄。治泻痢，血崩带下，吐血、衄血，并涩精、淋疬，安心，镇五脏，除烦，疗惊悸，排脓，治疮疖、痔瘘，养脾气，壮筋骨，补虚损。久服悦色，文理腻，缀唇者为上也。

【点评】《本草纲目》释名说："膏之凝者曰脂，此物性黏，固济炉鼎甚良，盖兼体用而言也。"石脂是高岭土类矿物，主要成分是水化硅酸铝，其基本作用类似于高岭土黏土矿物蒙脱石（montmorillonite）。其层纹状结构及非均匀性电荷分布对消化道内的病毒、细菌及其产生的毒素、气体有固定和抑制作用，能使病毒、细菌等失去致病性；并能在胃肠道黏膜表面形成保护层，保护胃肠黏膜，使其不受致病因素的损伤。较纯的高岭石（kaolinite）一般呈白色，即白石脂；若杂含有氧化亚铁 FeO，呈赤红色，为赤石脂；含有少量氢氧化铁 Fe(OH)$_3$，呈黄色，为黄石脂；含有锰、镁、钡等元素，则可出现其他颜色。黑石脂一名石涅，一名石墨，《山海经·西山经》谓"女床之山，其阳多赤铜，其阴多石涅"，或因此认为是石墨之类。但据李时珍说："此乃石脂之黑者，亦可为墨，其性黏舌，与石炭不同。南人谓之画眉石。许氏《说文》云：黛，画眉石也。"则其非石墨矿。

《名医别录》说青石脂主"泄痢肠澼"，赤石脂"疗腹痛，泄澼，下痢赤白"；黄石脂主"大人、小儿泄痢肠澼，下脓血"；白石脂主"小肠澼热溏，便脓血"；黑石脂"止肠澼泄痢"。与《本草经》说五色石脂"主泄痢，肠澼，脓血"并没有太大差别。《本草经》说"五石脂各随五色补五脏"，《名医别录》分化成"主养肝胆气""主养心气""主养脾气""主养肺气""主养肾气"，也是一脉相承。龙骨条《新修本草》注云："龙骨，今并出晋地，生硬者不好，五色具者良。其青、黄、赤、白、黑，亦应随色与腑脏相会，如五芝、五石英、五石脂等辈。"五色石脂亦属于"随色与腑脏相会"者。

白青 味甘、酸、咸，平，无毒。主明目，利九窍，耳聋，心下邪气，令人吐，杀诸毒三虫。久服通神明，轻身，延年不老。可消为铜剑，辟五兵。生豫章山谷。采无时。

陶隐居云：此医方不复用，市人亦无卖者，惟仙经《三十六水方》中时有须处。铜剑之法，具在《九元子术》中。唐本注云：陶所云"今空青圆如铁珠，色白而腹不空者"是也。研之色白如碧，亦谓之碧青，不入画用。无空青时亦用之，名鱼目青，以形似鱼目故也。今出简州、梓州者好。

【点评】《本草经》说白青"令人吐"，这是硫酸铜的催吐作用。一般认为，硫酸铜口服刺激胃黏膜感受器而引发呕吐反射，吸收后刺激脑极后区呕吐反射化学感受区（CTZ），从而兴奋呕吐中枢致呕。后文绿青条《本草图经》说"吐风痰"，应该也是此作用。

绿青　味酸，寒，无毒。主益气，疗鼽鼻，止泄痢。生山之阴穴中，色青白。

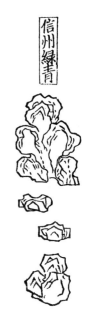

陶隐居云：此即用画绿色者，亦出空青中，相带挟。今画工呼为碧青，而呼空青作绿青，正反矣。唐本注云：绿青即扁青也，画工呼为石绿。其碧青即白青也，不入画用。

图经曰　绿青，今谓之石绿。旧不著所出州土，但云生山之阴穴中。本经次空青条上云"生益州山谷及越巂山有铜处"，此物当是生其山之阴耳。今出韶州、信州。其色青白，即画工用画绿色者，极有大块，其中青白花文可爱。信州人用琢为腰带环及妇人服饰。其入药者，当用颗块如乳香不挟石者佳。今医家多用吐风痰，其法，拣取上色精好者，先捣下筛，更用水飞过至细，乃再研治之。如风痰眩闷，取二三钱匕，同生龙脑三四豆许研匀，以生薄荷汁合酒温调服。使偃卧须臾，涎自口角流出，乃愈。不呕吐，其功速于它药，今人用之，比比皆效，故以其法附之云。又下条云"扁青生朱崖山谷及武都朱提"，苏恭云"即绿青是也，海南来者，形块大如拳，其色又青，腹中亦时有空者"，今未见此色。武昌、简州、梓州亦有，今亦不用。

衍义曰　绿青即石碌是也。其石黑绿色者佳，大者刻为物形，或作器用。又同硇砂作吐风涎药，验则验矣，亦损心肺。

【点评】绿青是孔雀石（malachite）之类，亦即中国画所用的石绿，成分主要是碱式碳酸铜 $Cu_2(OH)_2CO_3$。《本草纲目》"集解"项李时珍说："石绿，阴石也。生铜坑中，乃铜之祖气也。铜得紫阳之气而生绿，绿久则成石，谓之石绿，而铜生于中，与空青、曾青同一根源也，今人呼为大绿。范成大《桂海志》云：石绿，铜之苗也，出广西右江有铜处。生石中，质如石者，名石绿。一种脆烂如碎土者，名泥绿，品最下。《大明会典》云：青绿石矿一斤，淘净绿一十一两四钱。暗色绿石矿一斤，淘净绿一十两八钱。硇砂一斤，烧造硇砂绿一十五两五钱。"

绿青也是铜盐，同样有催吐作用，《本草图经》谈到的"吐风痰"法，即利用此作用。《本草纲目》"发明"项说："痰在上宜吐之，在下宜利之，亦须观人之虚实强弱而察其脉，乃可投之。初虞世有金虎、碧霞之戒，正此意也。金虎丹治风痰，用天雄、腻粉诸药者。"所谓"碧霞之戒"，乃是指涌吐风痰之碧霞丹，以石绿为主药。

石中黄子 味甘，平，无毒。久服轻身，延年，不老。此禹余粮壳中未成余粮黄浊水也，出余粮处有之。陶云"芝品中有石中黄子"，非也。唐本先附。

河中府石中黄子

臣禹锡等谨按，日华子云：功同上。去壳研用，即是壳内未干凝者。

图经曰 石中黄子，本经不载所生州土，云出禹余粮处有之，今惟出河中府中条山谷内。旧说是余粮壳中未成余粮黄浊水，今云其石形如面剂，紫黑色，石皮内黄色者，谓之中黄。两说小异。谨按，葛洪《抱朴子》云："石子中黄所在有之，近水之山尤多，在大石中，其石常润湿不燥，打石，石有数十重，见之赤黄溶溶，如鸡子之在壳，得者即当饮之，不尔，便坚凝成石，不中服也。破一石中，多者有一升，少者数合，法当正及未坚时饮之，即坚凝，亦可末服也。"若然，旧说是初破取者，今所用是久而坚凝者耳。采无时。

衍义曰 石中黄子，此又字误也，"子"当作"水"。况当条自言未成余粮黄浊水，焉得却名之"子"也？若言未干者，亦不得谓之子也。"子"字乃"水"字无疑。又曰太一余粮者，则是兼石言之者也。今医家用石中黄，只石中干者及细末者，即便是；若用禹余粮石，即用其壳。故本条言一名石脑，须火烧醋淬。如此即是石中黄水为一等，石中黄为一等，太一余粮为一等，断无疑焉。

【点评】 石中黄子为禹余粮（褐铁矿结核）团块中未凝固的部分，主要是黏土质的褐铁矿粉末，也可以是黏稠的流体。按照王嘉荫在《本草纲目的矿物史料》中的观点，石中黄子乃是褐铁矿结核空隙处的含水物，打破以后，水分挥发，逐渐变成坚硬的石头或石粉。所以《新修本草》说其为"禹余粮壳中未成余粮黄浊水"，《本草图经》说"其石形如面剂"，都是一义，没有差别。

《本草衍义》认为本条"石中黄子"是"石中黄水"之讹。检《真诰》卷5云："黄子阳者魏人也，少知长生之妙，学道在博落山中九十余年，但食桃皮，饮石中黄水，后逢司马季主，季主以导仙八方与之，遂以度世。"可见道书确有"石中黄水"之说，但未必就是指禹余粮中的液体；况且葛洪、陶弘景皆是道教人士，《抱朴子内篇》《本草经集注》都称"石中黄子"，而不言"石中黄水"，亦可见二者不是一物。

又从石中黄子的实际使用来看，《是斋百一选方》卷1资寿小金丹，补益真元，治诸虚不足，据称"温平不僭，常服镇养心气，滋补精神，轻身延年，活血驻颜"。方用代赭石、禹粮石、石中黄、赤石脂4种矿物，各研为细末，滴水丸如梧桐子大，用木炭火慢烧，至火与药通红，自冷取出而成。《圣济总录》之石中黄丸，治妇人血海久虚，脐腹疼痛，经脉不止等，石中黄为主药，需"烧赤醋淬七次"，亦证明石中黄为固体，而不是寇宗奭所言石中黄水。

无名异 味甘，平。主金疮折伤内损，止痛，生肌肉。出大食国。生于石上。状如黑石炭，蕃人以油炼如鬐石，嚼之如饧。今附。

臣禹锡等谨按，日华子云：无名异，无毒。

图经曰 无名异出大食国，生于石上，今广州山石中，及宜州南八里龙济山中亦有之。黑褐色，大者如弹丸，小者如墨石子，采无时。本经云"味甘平，主金疮折伤内损，生肌肉"，今云味咸，寒，消肿毒痈疣，与本经所说不同，疑别是一种。又岭南人云：有石无名异，绝难得；有草无名异，彼人不甚珍重。岂本经说者为石，而今所有者为草乎？用时以醋磨涂傅所苦处。又有婆娑石，生南海，解一切毒。其石绿色，无斑点，有金星，磨之成乳汁者为上。胡人尤珍贵之，以金装饰作指弽[1]带之。每欲食及食罢，辄含吮数四，以防毒。今人有得指面许块，则价值百金。人莫能辨，但水磨涓滴，点鸡冠热血，当化成水，乃真也。俗谓之摩娑石。

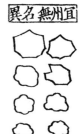

衍义曰 无名异，今《图经》曰："本经云味甘平，治金疮折伤，生肌肉；今云味

---

① 指弽：指环、戒指之类。

咸寒，消肿毒痈肿，与本经所说不同，疑别是一种。"今详上文三十六字，未审"今云"字下，即不知是何处云也。

【点评】《本草图经》绘有广州无名异与宜州无名异两图，前者为黑色块状。宋代有关无名异的记载甚多，《宋史·大食传》谓淳化四年（993）、大中祥符四年（1011）大食所献方物皆有"无名异一块"。《梦溪笔谈·补笔谈》卷下，熙宁中阇婆国使人入贡方物，其中有摩娑石与无名异，沈括说："无名异，色黑如漆，水磨之，色如乳者为真。"此外，《岭外代答》《诸蕃志》亦提到大食诸国出无名异。虽然不能断言无名异在宋代始传入中国，但其"进口"时间也不会太早。《雷公炮炙论·序》云："无名止楚，截指而似去甲毛。"原注："无名异形似玉柳石，又如石灰，味别。"故《雷公炮炙论》的成书年代应在无名异传入以后，所以苏颂在《本草图经》滑石条委婉指出："雷敩虽名隋人，观其书乃有言唐以后药名者，或是后人增损之欤？"无名异即属于"唐以后药名"。

无名异舶来以后，中国亦有冒称"无名异"的矿物出现，《本草图经》说："今广州山石中，及宜州南八里龙济山中亦有之。黑褐色，大者如弹丸，小者如墨石子，采无时。"章鸿钊根据苏颂的描述，并结合采购所得实物标本，断定无名异为软锰矿的矿石，主要组成为二氧化锰 MnO_2。今所用无名异确实如章说为二氧化锰矿石，但其性状与大食国舶来者差别甚大。宋岘研究认为，无名异乃是阿拉伯语木乃伊的译音。对照阿维森纳（980—1037）所著《医典》，药物木乃伊的性状、功效皆与无名异近似，故认为宋代进口的无名异实为软沥青（maltha）。宋岘的研究见《中华医史杂志》1994 年第 3 期，亦见其所撰《古代波斯医学与中国》。

菩萨石　平，无毒。解药毒、蛊毒，及金石药发动作痈疽渴疾，消扑损瘀血，止热狂惊痫，通月经，解风肿，除淋，并水磨服。蛇虫、蜂虿、狼犬、毒箭等所伤，并末傅之，良。新补。见日华子。

【杨文公谈苑】 嘉州峨眉山有菩萨石，人多采得之。色莹白，若太山狼牙石，上饶州水晶之类，日光射之，有五色如佛顶圆光。

衍义曰 菩萨石，出峨嵋山中，如水精明澈，日中照出五色光，如峨嵋普贤菩萨圆光，因以名之。今医家鲜用。

【点评】菩萨石也是水晶之类，《本草衍义》所谓"日中照出五色光"，乃是描述光的散射现象。晁公溯有《谢王元才见惠峨嵋山菩萨石》，诗赞菩萨石云："久闻光明山，下有太古雪。大冬剧严凝，厚地愈融结。峥嵘成层冰，千岁终不灭。野翁因劚荒，得此走城阙。初非人磨砻，真是天剞劂。形模如圭长，颜色逾玉洁。巨细皆晶荧，青里俱洞澈。或疑普贤化，谁得昆吾切。太阳一照曜，神光时发越。诚宜置宴坐，相伴修白业。可配寒露壶，清泠濯明月。"

婆娑石　主解一切药毒，瘴疫热闷头痛。生南海，胡人采得之。无斑点，有金星，磨成乳汁者为上。又有豆斑石，虽亦解毒，功力不及；复有鄂绿，有文理，磨铁成铜色，人多以此为之，非真也。凡欲验真者，以水磨点鸡冠热血，当化成水是也。此即俗谓之摩娑石也。今附。

图经　文具无名异条下。

衍义曰 婆娑石，今则转为磨娑石，如淡色石绿，间微有金星者佳。磨之如淡乳汁，其味淡。又有豆斑石，亦如此石，但于石上有黑斑点，无金星。

【点评】《本草图经》无名异条提到婆娑石，谓其"生南海，解一切毒"。这种一名"摩挲石"的药物亦是舶来品，《本草纲目》引《庚辛玉册》说："出三佛齐。海南有山，五色耸峙，其石有光焰。

其水下滚如箭，船过其下，人以刀斧击取。烧之作硫黄气。以形如黄龙齿而坚重者为佳。"王嘉荫《本草纲目的矿物史料》据此认为婆娑石是含黄铁矿的绿色板岩。其说不差，但婆娑石很可能与无名异一样，是舶来中国后的品种变异。其在原产地可能应如宋岘在《古代波斯医学与中国》中所说，为具有解毒作用的黑琥珀（煤玉）。

绿矾　凉，无毒。治喉痹，蚛牙，口疮及恶疮疥癣。酿鲫鱼烧灰和服，疗肠风泻血。_{新补。见日华子。}

图经　_{文具矾石条下。}

【**集验方**】_{治小儿疳气不可疗，神效丹：绿矾用火煅通赤，取出，用酽醋淬过，复煅，如此三度。细研，用枣肉和丸如绿豆大，温水下，日进两三服。}

【**点评**】绿矾即皂矾（ferrous sulfate），主要成分是含结晶水的硫酸亚铁 $FeSO_4 \cdot 7H_2O$。李时珍说："绿矾可以染皂色，故谓之皂矾。"《本草图经》矾石条称之为"皂荚矾"，当是由皂色（黑色之一种）之"皂"讹变为皂荚之"皂"。《本草纲目》"集解"项说："绿矾晋地、河内、西安、沙州皆出之，状如焰消。其中拣出深青莹净者，即为青矾；煅过变赤，则为绛矾。入坊墁及漆匠家多用之，然货者亦杂以沙土为块。昔人住住以青矾为石胆，误矣。"

柳絮矾　冷，无毒。消痰，治渴，润心肺。_{新补。见日华子。}

图经　_{文具矾石条下。}

【**点评**】《本草纲目》将柳絮矾合并入矾石条，谓"轻白者名柳絮矾"。

扁_{音褊}**青**　味甘，平，无毒。**主目痛、明目，折跌**_{音迭}**，痈肿，金疮不瘳**_{音抽}**，破积聚，解毒气，利精神**，去寒热风痹，及丈夫茎中百病，益精。**久服轻身，不老。**生朱崖山谷，武都、朱^{音殊}提^{音时}。采无时。

陶隐居云：仙经俗方都无用者。朱崖郡先属交州，在南海中，晋代省之。朱提郡今属宁州。**唐本注**云：此即前条陶谓绿青是也。朱崖、巴南及林邑、扶南舶上来者，形块大如拳，其色又青，腹中亦时有空者。武昌者，片块小而色更佳。简州、梓州者形扁作片，而色浅也。**臣禹锡等谨按**，吴氏云：扁青，神农、雷公：小寒，无毒。生蜀郡。治丈夫内绝，令人有子。

图经　文具绿青条下。

【点评】扁青与绿青都是碱式碳酸铜，《新修本草》认为二者同是一物，《本草纲目》不同意此看法，李时珍说："苏恭言即绿青者非也，今之石青是矣。绘画家用之，其色青翠不渝，俗呼为大青，楚、蜀诸处亦有之。而今货石青者，有天青、大青、西夷回回青、佛头青，种种不同，而回青尤贵。本草所载扁青、层青、碧青、白青，皆其类耳。"扁青为蓝铜矿，呈深蓝色，绿青为孔雀石，为碧绿色。当温度增高时，扁青（蓝铜矿）可能变为绿青（孔雀石）；而当干燥季节，并在有足够数量碳酸的条件下，绿青（孔雀石）可转变为扁青（蓝铜矿）。

三种海药余

车渠　《集韵》^①云：生西国。是玉石之类，形似蚌蛤，有文理。大寒，无毒。主安神镇宅。解诸毒药及虫螫，以玳瑁一片，车渠等同，以人乳磨服，极验也。又《西域记》云：重堂殿梁檐皆以七宝饰之，此其一也。

【点评】车渠亦写作砗磲，为砗磲科砗磲属 *Tridacna* 各类砗磲的壳。砗磲是双壳类海洋生物中形体最大者，直径可在 1 米以上，主要分布在印度洋和西太平洋水域，最初因中国少见，所以

---

① 《集韵》：当是《韵集》（晋代吕静撰）之讹。

被误认为矿物。《广雅·释地》砗磲与玛瑙并列，皆被归为石之次玉者一类。《艺文类聚》卷84引魏文帝《车渠碗赋》，其序云："车渠，玉属也。多纤理缛文，生于西国，其俗宝之。"其实，宋代人已知车渠为海洋生物。《梦溪笔谈》卷22云："海物有车渠，蛤属也，大者如箕，背有渠垄，如蚶壳，故以为器，致如白玉。生南海。"但不知何故，掌禹锡修订《嘉祐本草》，受李珣的影响，将车渠补入玉石部上品。其后唐慎微作《证类本草》，明代刘文泰编修《本草品汇精要》，皆袭误而不察，直到《本草纲目》才将之由玉石部移到卷48介部。

金线矾 《广州志》云：生波斯国。味咸、酸、涩，有毒。主野鸡瘘痔，恶疮疥癣等疾。打破内有金线文者为上。多入烧家用。

【点评】金线矾《本草纲目》谓即黄矾。主要成分为含结晶水的硫酸铁 $Fe_2O_3 \cdot 2SO_3 \cdot 10H_2O$。李时珍说："黄矾出陕西瓜州、沙州及舶上来者为上，黄色状如胡桐泪。人于绿矾中拣出黄色者充之，非真也。波斯出者，打破中有金丝文，谓之金线矾，磨刀剑显花文。《丹房镜源》云：五色山脂，吴黄矾也。"

波斯白矾 《广州记》云：出大秦国。其色白而莹净，内有棘针纹。味酸、涩，温，无毒。主赤白漏下，阴蚀泄痢，疮疥，解一切虫蛇等毒。去目赤暴肿，齿痛。火炼之良。恶牡砺。多入丹灶家，功力逾于河西石门者，近日文州诸番往往亦有，可用也。

三十五种陈藏器余

金浆 味辛，平，无毒。主长生神仙。久服肠中尽为金色。
古镜 味辛，无毒。主惊痫邪气，小儿诸恶。煮取汁和诸药煮服之。文字弥古者佳尔。

劳铁　主贼风。烧赤投酒中，热服之。劳铁经用辛苦者，铁是也。

【点评】《说文》云："劳，剧也"；《尔雅·释诂》云："劳，勤也"。故《本草拾遗》说劳铁是"经用辛苦者"，但意思欠分明。《天工开物·锤锻第十》云："凡出炉熟铁名曰毛铁。受锻之时，十耗其三为铁华、铁落。若已成废器未锈烂者名曰劳铁，改造他器与本器，再经锤锻，十止耗去其一也。"即以用废之铁器为劳铁。

神丹　味辛，温，有小毒。主万病。有寒温，飞金石及诸药随寒温共成之，长生神仙。

铁锈　主恶疮疥癣，和油涂之；蜘蛛虫等咬，和蒜磨傅之。此铁上衣也，锈生铁上者堪用。

布针　主妇人横产。烧令赤，内酒中，七遍，服之。可取二七布针，一时火烧。粗者用缝布大针是也。

铜盆　主熨霍乱。可盛灰厚二寸许，以炭火安其上，令微热，下以衣藉患者腹，渐渐熨之。腹中通热差。

钉棺下斧声之时，主人身弩肉。可候有时，专听其声，声发之时，便下手速捺二七遍，已后自得消平也。产妇勿用。

【点评】此条据目录以"钉棺下斧声"为标题，正文则"钉棺下斧声"与"之时"连续成文，故标点时不分开。后文类似情况不再注明。

此巫医法术，诸书引录甚多，大同小异，唯《疡医大全》卷18消瘤法云："俟人家入殓时钉棺，斧声敲一下，以手按瘤一下，斧声歇亦止，其瘤自消。"此则本法之变格。

枷上铁及钉　有犯罪者，忽遇恩得免枷了，取叶钉等，后遇有人官累，带之除得灾。

黄银　银注中苏云"作器辟恶，瑞物也"。按，瑞物黄银载于《图经》，银瓮丹甑，非人所为，既堪为器，明非瑞物。今乌银辟恶，煮之，工人以为器物，养生者为器以煮药。兼于庭中，高一丈，夜承得醴，投别器中，饮长年。今人作乌银以琉黄薰之再宿，写之出，即其银黑矣。此是假，非真也。

石黄　雄黄注中苏云"通名黄石"。按，石黄，今人敲取精明者为雄黄，外黑者为薰黄。主恶疮，杀虫，薰疮疥蚖虱，和诸药薰嗽。其武都雄黄烧不臭，薰黄中者烧则臭。以此分别之。苏云通名，未之是也。

【点评】《新修本草》雄黄条注："出石门名石黄者亦是雄黄，而通名黄食石。"《本草拾遗》此处乃是批评苏敬注释不准确，并非另外有一物名"石黄"。《本草纲目》即将《本草拾遗》此段合并入雄黄条中。

石脾　芒消注中陶云："取石脾为消石。以水煮之一斛，得三斗，正白如雪，以石投中则消，故名消石。"按，石脾、芒消、消石，并生西戎卤地。咸水结成，所生次类相似。

诸金有毒　生金有大毒，药人至死。生岭南夷獠洞穴山中，如赤黑碎石，金铁屎之类。南人云：毒蛇齿脱在石中。又云：蛇著石上，又鸩屎著石上，皆碎取毒处为生金，以此为雌黄，有毒，雄黄亦有毒。生金皆同此类。人中金药毒者，用蛇解之。其候法在金蛇条中。本经云黄金有毒，误甚也，生金与彼黄金全别也。

【点评】此条目录原以"诸金"为标题，但参考此后各卷引《本草拾遗》，有"诸土有毒""诸水有毒""诸草有毒""诸木有毒"等，此处亦当标点作"诸金有毒"。

水中石子　无毒。主食鱼鲙腹中胀满成瘕痛闷，饮食不下，日渐瘦。取水中石子数十枚，火烧赤，投五升水中，各七遍，即热饮之。

如此三五度，当利出瘕也。

石漆　堪燃烛膏，半缸如漆，不可食。此物水石之精，固应有所主疗，检诸方，见有说《博物志》酒泉南山石出水，其如肥肉汁，取著器中如凝脂，正黑，与膏无异，彼方人为之石漆。今检不见其方，深所恨也。

【点评】《嘉祐本草》新增石脑油，《本草纲目》将石漆并入该条，此即石油。《梦溪笔谈》卷24云："鄜、延境内有石油，旧说高奴县出脂水，即此也。生于水际，沙石与泉水相杂，惘惘而出，土人以雉尾甃之，用采入缶中。颇似淳漆，然之如麻，但烟甚浓，所沾幄幕皆黑。余疑其烟可用，试扫其煤以为墨，黑光如漆，松墨不及也，遂大为之，其识文为'延川石液'者是也。此物后必大行于世，自余始为之。盖石油至多，生于地中无穷，不若松木有时而竭。今齐、鲁间松林尽矣，渐至太行、京西、江南，松山大半皆童矣。造煤人盖知石烟之利也。石炭烟亦大，墨人衣。余戏为《延州诗》云：二郎山下雪纷纷，旋卓穹庐学塞人。化尽素衣冬未老，石烟多似洛阳尘。"

烧石令赤，投水中，内盐数合，主风瘙瘾疹，及洗之。又取石如鹅卵大，猛火烧令赤，内醋中十余度，至石碎尽，取屑暴干，和醋涂肿上。出《北齐书》。医人马嗣明，发背及诸恶肿皆愈。此并是寻常石也。

【点评】此条所述之"烧石疗法"见载《北齐书·马嗣明传》："杨令患背肿，嗣明以练石涂之便差。作练石法：以粗黄色石鹅鸭卵大，猛火烧令赤，内淳醋中，自屑，频烧至石尽，取石屑曝干，捣下箟，和醋以涂肿上，无不愈。"

石药　味苦，寒，无毒。主折伤内损，瘀血，止烦闷欲死者，酒消服之。南方僚人以傅毒箭镞及深山大蝮中人，速取病者当顶上十字劖①之，令皮断出血，以药末疮上，并傅所伤处，其毒必攻上，下泄之，当出黄汁数升，则闷解。俚人重之，带于腰，以防毒箭。亦主恶疮，热毒痈肿，赤白游，瘘蚀等疮。北人呼肿名之曰游。并水和傅之。出贺州石上山内，似碎石、硇砂之类，土人以竹筒盛之。

研朱石槌　主妬乳。煮令热，熨乳上，取二槌，更互用之，以巾覆乳上，令热彻内，数十遍，取差为度也。

晕石　无毒。主石淋。磨服之，亦烧令赤，投酒中服。生大海底。如姜石，紫褐色，极紧似石，是咸水结成之，自然有晕也。

流黄香　味辛，温，无毒。去恶气，除冷，杀虫。似流黄而香，《吴时外国传》云：流黄香出都昆国，在扶南南三千里。《南洲异物志》云：流黄香出南海边诸国，今中国用者从西戎来。

白师子　主白虎病。向东人呼为历节风，置白师子于病者前自愈，此压伏之义也。白虎鬼，古人言如猫，在粪堆中，亦云是粪神。今时人扫粪莫置门下，令人病。此疗之法，以鸡子揩病人痛，咒愿送著粪堆，头勿反顾。

【点评】《本草纲目》改"白师子"题为"白狮子石"，收录在卷11之末"附录诸石"中。

玄黄石　味甘，平，温，无毒。主惊恐身热邪气，镇心。久服令人眼明，令人悦泽。出淄川北海山谷土石中。如赤土、代赭之类。又有一名零陵，极细，研服之如代赭，土人用以当朱，呼为赤石，恐是代赭之类也。人未用之。

石栏干　味辛，平，无毒。主石淋，破血，产后恶血。磨服，亦煮汁服，亦火烧投酒中服。生大海底，高尺余，如树，有眼、茎。茎上有孔，如物点之，渔人以网罾得之，初从水出微红，后渐青。

玻璃　味辛，寒，无毒。主惊悸心热，能安心明目，去赤眼，熨

① 劖：以刀划开。

热肿。此西国之宝也。是水玉，或云千岁冰化为之，应玉石之类，生土石中，未必是冰。今水精珠精者极光明，置水中不见珠也。熨目除热泪。或云火燧珠，向日取得火。

石髓　味甘，温，无毒。主寒热中羸瘦无颜色，积聚，心腹胀满，食饮不消，皮肤枯槁，小便数疾，癖块，腹内肠鸣，下利，腰脚疼冷，男子绝阳，女子绝产，血气不调。令人肥健能食，合金疮，性拥，宜寒瘦人。生临海盖山石窟。土人采取，澄陶如泥，作丸如弹子，有白有黄，弥佳矣。

霹雳针　无毒。主大惊失心，恍惚不识人，并下淋，磨服，亦煮服。此物伺候震处，掘地三尺得之。其形非一，或言是人所造，纳与天曹，不知事实。今得之，亦有似斧刃者，亦有如到刃者，亦有安二孔者，一用人间石作也。注出雷州，并河东山泽间。因雷震后时，多似斧，色青黑，斑文，至硬如玉。作枕，除魔梦，辟不祥。名霹雳屑也。

大石镇宅　主灾异不起。《宅经》取大石镇宅四隅。《荆楚岁时记》：十二月暮日，掘宅四角，各埋一大石为镇宅。又《鸿宝万毕术》云：埋丸石于宅四隅，槌桃核七枚，则鬼无能殃也。

金石　味甘，无毒。主久羸瘦，不能食，无颜色。补腰脚冷，令人健壮，益阳，有暴热脱发，飞炼服之。生五台山清凉寺。石中金屑，作赤褐色。

玉膏　味甘，平，无毒玉石。主延年神仙，术家取蟾蜍膏软玉如泥，以苦酒消之成水，此则为膏之法。今玉石间水饮之长生，令人体润。以玉投朱草汁中化成醴，朱草瑞物，已出金水卷中。《十洲仙记》瀛洲有玉膏泉如酒，饮之数杯辄醉，令人长生。洲上多有仙家似吴儿，虽仙境之事，有可凭者，故以引为证也。

温石及烧砖主之。得热气彻腰腹，久患下部冷，久痢肠腹下白脓，烧砖并温石熨及坐之，并差。但取坚石烧暖用之，非别有温石也。

【点评】上条的情况与前"烧石"条近似，疑《本草拾遗》原文未必完全以药名为条目，《证类本草》以"陈藏器余"名目增加的内容中有一些是唐慎微随便拟定的标题，如"钉棺下斧声""烧石""温石"之类。

印纸　无毒。主令妇人断产无子。剪有印处烧灰，水服之一钱匕，神效。

【点评】印纸指旧时官府印发的各种表簿以及证件等，因为钤盖有官印，故谓之"印纸"。如《旧唐书·食货志下》云："市牙各给印纸，人有买卖，随自署记，翌日合算之。"印纸也专指官文中钤盖官印的部分，如《西湖游览志余》卷25云："宋时吏部有一胥好滑稽，有董公迈参选失去官诰，但存印纸，遂投状给据。一日侍郎问其胥曰：此事无碍否？胥曰：朝公大夫董公迈，失一官诰，印纸在，也不碍。"故本条特别指明须"剪有印处烧灰"。

烟药　味辛，温，有毒。主瘰疬，五痔瘘，瘿瘤疮根恶肿。石黄、空青、桂心并四两，干姜一两为末，取铁片阔五寸，烧赤，以药置铁上，用瓷碗以猪脂涂碗底，药飞上，待冷即开，如此五度，随疮孔大小，以药如鼠屎内孔中，面封之，三度根出也。无孔者针破内之。

【点评】从内容看，本条烟药并不是单独一种药物，而是雄黄、空青、桂心、干姜4味药做成的制剂。雄黄受热转化成三氧化二砷可能起到腐蚀和杀菌作用，这或许是较早的"枯痔疗法"。但砷中毒问题不可小视。

特蓬杀　味辛、苦，温，小毒。主飞金石用之，炼丹亦须用，生西国。似石脂、蛎粉之类，能透金石铁无碍下通出。

阿婆赵荣二药　有小毒。主丁肿恶疮出根，蚀瘜肉、肉刺。齐人以白姜石、犬屎、绯帛、棘针钩等合成如墨，硬土作丸。又有阿婆赵荣药。功状相同，云石灰和诸虫及绯帛、棘针合成之，并出临淄、齐州。

【点评】此条标题"阿婆赵荣二药"，叙述功效以后又说"又有阿婆赵荣药，功状相同"云云，则前面的功效显然不是"阿婆赵荣药"的功效。且二者配方也不一样。此也是唐慎微在剪裁数据时考虑不周。

六月河中诸热砂　主风湿顽痹不仁，筋骨挛缩，脚疼冷风掣，瘫缓，血脉断绝。取干沙日暴令极热，伏坐其中，冷则更易之，取热彻通汗。然后随病进药，及食忌风冷劳役。

【点评】《证类本草》将《本草拾遗》玉石部金类、水类、土类药物以"陈藏器余"的名目分别安排在玉石部卷3、卷4、卷5之末，并不考虑上品、中品、下品。

重修政和经史证类备用本草卷第四

己酉新增衍义

成 都 唐 慎 微 续 证 类

中卫大夫康州防御使句当龙德宫总辖修建明堂所医药

提举入内医官编类圣济经提举太医学臣曹孝忠奉敕校勘

玉石部中品总八十七种金、银、铁、盐、土等附

　　一十六种神农本经白字

　　七种名医别录墨字

　　七种唐本先附注云"唐附"

　　八种今附皆医家尝用有效，注云"今附"

　　三种新补

　　一种新分条

　　三种图经余

　　一种唐慎微续添墨盖子下是

　　一种唐本余

　　四十种陈藏器余

　　　凡墨盖子已下并唐慎微续证类

雄黄	石硫黄	雌黄
食盐自米部今移	水银	石膏玉火石附
金屑	银屑	生银今附 朱砂银续注
【灵砂	水银粉新补	磁石磁石毛续注
玄石	绿盐唐附	凝水石
阳起石	孔公孽	殷孽
蜜陀僧唐附	铁精铁熱、淬铁水、针砂、锻灶下铁屑、刀刃、犁镵尖续注	

铁浆 元附铁精下，新分条　秤锤 今附 铁杵、故锯、　铁华粉 今附
　　　　　　　　　　　钥匙续注

生铁　　　　　　　铁粉 今附　　　　　铁落

钢铁　　　　　　　铁　　　　　　　　石脑

理石　　　　　　　珊瑚 唐附　　　　　石蟹 今附 浮石续注

长石　　　　　　　马衔 今附　　　　　砺石 新补

石花 唐附　　　　　桃花石 唐附　　　　光明盐 唐附

石床 唐附　　　　　肤青　　　　　　　马脑 新补

太阴玄精 盐精附 今附　车辖 今附　　　　　石蛇 图经余

黑羊石 图经余　　　白羊石 图经余

　　一种唐本余

银膏

　　四十种陈藏器余

天子耕田三推犁下土　　　　　　　　社坛四角土

土地　　　　　　　市门土　　　　　　自然灰

铸钟黄土　　　　　户垠下土　　　　　铸铧钮孔中黄土

磁坩中里白灰　　　弹丸土　　　　　　执日取天星上土

大甑中蒸土　　　　蚡鼠壤堆上土　　　冢上土及砖石

桑根下土　　　　　春牛角上土　　　　土蜂窠上细土

载盐车牛角上土　　驴溺泥土　　　　　故鞋底下土

鼠壤土　　　　　　屋内墉下虫尘土　　鬼屎

寡妇床头尘土　　　床四脚下土　　　　瓦甑

甘土　　　　　　　二月上壬日取土　　柱下土

胡燕窠内土　　　　道中热尘土　　　　正月十五日灯盏

仰天皮　　　　　　蚁穴中出土　　　　古砖

富家中庭土　　　　百舌鸟窠中土　　　猪槽上垢及土

故茅屋上尘　　　　诸土有毒

雄黄　味苦、甘，平、寒、大温，有毒。主寒热，鼠瘘，恶疮，疽痔，死肌，疗疥虫，蜃疮，目痛，鼻中息肉及绝筋破骨，百节中大风，积聚，癖气中恶，腹痛，鬼疰，**杀精物恶鬼，邪气，百虫毒，胜五兵，**杀诸蛇虺毒，解藜芦毒，悦泽人面。**炼食之，轻身神仙；**饵服之，皆飞入人脑中，胜鬼神，延年益寿，保中不饥。得铜可作金。一名黄食石。生武都山谷、敦煌山之阳。采无时。

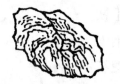

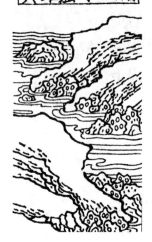

陶隐居云：炼服之法皆在仙经中，以铜为金，亦出黄白术中。晋末已来，氐羌中纷扰，此物绝不复通，人间时有三五两，其价如金，合丸皆用石门、始兴石黄之好者尔。始以齐初凉州互市，微有所得，将至都下，余最先见于使人陈典签处，捡获见十余片，伊辈不识此是何等，见有夹雌黄，或谓是丹砂，示吾，吾乃示语并又属觅，于是渐渐而来。好者作鸡冠色，不臭而坚实，若黯黑及虚软者，不好也。武都、氐羌是为仇池，宕昌亦有，与仇池正同而小劣。敦煌在凉州西数千里，所出者，未尝得来江东，不知当复云何？此药最要，无所不入。**唐本注**云：出石门名石黄者，亦是雄黄，而通名黄食石，而石门者最为劣尔。宕昌、武都者为佳，块方数寸，明澈如鸡冠，或以为枕，服之辟恶。其青黑坚者，不入药用，若火飞之而疗疮亦无嫌。又云：恶者名熏（音训）黄，用熏疮疥，故名之，无别熏（音训）黄也。贞观年中，以宕州新出有得方数尺者，但重脆不可全致之尔。**臣禹锡等谨按，吴氏**云：雄黄，神农：苦。山阴有丹，雄黄生山之阳，故曰雄，是丹之雄，所以名雄黄也。**水经**云：黄水出零阳县西，北连巫山，溪出雄黄，颇有神异。采常以冬月，祭祀，凿石深数丈方得，故溪水取名焉。**抱朴子**云：雄黄当得武都山所出者，纯而无杂，其赤如鸡冠，光明晔晔者，乃可用耳；其但纯黄似雌黄色无光者，不任作仙药，可以合理病药耳。**药性论**云：雄黄，金苗也，杀百毒，又名黄石。味辛，有大毒。能治尸疰，辟百邪鬼魅，杀蛊毒。人佩之，鬼神不能近；入山林，虎狼伏；涉川济，毒物不敢伤。**萧炳**云：雄黄，君。**陈藏器**云：按，石黄，今人敲取中精明者为雄黄，外黑者为熏黄。主恶疮，杀虫，熏疮疥虮虱，及和诸药熏嗽。其武都雄黄烧不臭，熏黄中者烧则臭，以此分别之。苏云通名，未之是也。**日华子**云：雄黄，微毒。治疥癣，风邪，癫痫，岚瘴，一切蛇虫犬兽伤咬。久服不饥。通赤亮者为上，验之，可以爝①虫死者为真；臭气少，细嚼口中含汤不激辣者，通用。

图经曰 雄黄生武都山谷敦煌山之阳，今阶州山中有之。形块如丹砂，明澈不夹石，其色如鸡冠者为真。有青黑色而坚者名熏（音训）黄，有形色似真而气臭者名臭黄，并不入服食药，只可疗疮疥耳。其臭以醋洗之便可断气，足以乱真，用之尤宜细辨。又阶州接西戎界，出一种水窟雄黄，生于山岩中有水泉流处。其石名青烟石、白鲜石，雄黄出其中，其块大者如胡桃，小者如粟豆，上有孔窍，其色深红而微紫，体极轻虚，而功用胜于常雄黄，丹灶家尤所贵重。或云雄黄金之苗也，故南方近金坑冶处时或有之，但不及西来者真好耳。谨案，雄黄治疮疥尚矣。《周礼·疡医》"凡疗疡以五毒攻之"，郑康成注云："今医方有五毒之药，作之合黄堥（音武），置石胆、丹砂、雄黄、礜石、磁石其中，烧之三日三夜，其烟上著，以鸡羽扫取之，以注创，恶肉破骨则尽出。"故翰林学士杨亿常笔记，直史馆杨嵎年少时有疡生于颊，连齿辅车外肿若覆瓯，内溃出脓血不辍，吐之痛楚难忍，疗之百方，弥年不差。人语之，依郑法合烧药成，注之创中，少顷，朽骨连两牙溃出，遂愈，后便安宁。信古方攻病之速也。黄堥若今市中所货有盖瓦合也，近世合丹药犹用黄瓦鬲，亦名黄堥，事出于古也。

【雷公云 凡使，勿用黑鸡黄、自死黄②、夹腻黄。其臭黄真似雄黄，只是臭不堪用，时人以醋洗之三两度，便无臭气，勿误用也。次夹腻黄亦似雄黄，其内一重黄一重石，不堪用。次有黑鸡黄，亦似雄黄，如乌鸡头上冠也。凡使，要似鹧鸪鸟肝色为上。凡修事，先以甘草、紫背天葵、地胆、碧棱花四件并细剉，每件各五两，雄黄三两，下东流水入坩埚中，煮三伏时，滤出，捣如粉，水飞，澄去黑者，晒干再研，方入药用。其内有劫铁石，是雄黄中有，又号赴矢黄，能劫于铁，并不入药用。

圣惠方 治伤寒、狐惑毒，蚀下部肛外如䘌，痛痒不止：以雄黄半两，先用瓶子一个口大者，内入灰上，如装香火，将雄黄烧之，候烟出，当病处熏之。

外台秘要 治骨蒸极热：以一两和小便一升，研如粉。乃取黄理石一枚，方圆可一尺，以炭火烧之三食顷，极热，灌雄黄汁于石上。恐大热不可近，宜著一片薄毯置石上，令患人脱衣坐石上。冷停，以衣被围绕身，勿令药气泄出，经三五度，差。**又方**治箭毒：捣为末傅之，沸汁出愈。亦疗蛇咬毒。

千金方 治妇人始觉有妊，养胎，转女为男：以一两囊盛带之。**又方**治耳聋：以雄黄、硫黄等分为末，绵裹塞耳中。**又方**卒中鬼击及刀兵所伤，血漏腹中不出，烦满欲绝：雄黄粉酒服一刀圭，日三服，化血为水。**又方**治癥瘕积聚，去三尸，益气延年却老：

---

① 爝：用火烤，此处作熏烤义。

② 自死黄：疑是"臰黄"之讹。"臰"即"臭"之别体。《本草图经》亦说"有形色似真而气臭者名臭黄"。

以雄黄二两，细研为末，九度水飞过，却入新净竹筒内盛，以蒸饼一块塞筒口，蒸七度，用好粉脂一两为丸如绿豆大。日三服，酒下七九十丸，三年后道成，益力不饥，玉女来侍。

肘后方 若血内漏者：以雄黄末如大豆，内疮中。又服五钱匕，血皆化为水，卒以小便服之。

经验方 治马汗入肉：雄黄、白矾等分，更用乌梅三个，槌碎，巴豆一个，合研为细末。以半钱匕油，调敷患处。

斗门方 辟魇，以一块带头上，妙。

博济方 治偏头疼至灵散：雄黄、细辛等分，研令细，每用一字已下，左边疼吹入右鼻，右边疼吹入左鼻，立效。

续十全方 治缠喉风：雄黄一块，新汲水磨，急灌，吐下，差。

集验方 治卒魇：雄黄捣为末细筛，以管吹入鼻孔中。

伤寒类要 治小腹痛满，不得小便，及疗天行病：雄黄细研，蜜丸如枣核，内溺孔中。**又方** 杀齿虫，以末如枣塞牙间。

抱朴子 饵之法，或以蒸煮，或以酒服，或以消石化为水乃凝之，或以猪脂裹蒸之于赤土下，或以松脂和之，或以三物炼之，引之如布，白如冰。服之皆令人长生，百病除，三尸下，瘢痕灭，白发黑，堕齿生，千日玉女来侍，可使鬼神。又云：玉女常以黄玉为志，大如黍米，在鼻上，是真玉女；无此志者，鬼试人也。带雄黄入山林，即不畏蛇。若蛇中人，以少许末傅之，登时愈。蛇虽多品，惟蝮蛇、青蝰金蛇中人为至急，不治，一日即死。人不晓治之方术者，为二蛇中人，即以刀急割疮肉投地，其肉沸如火炙，须臾尽焦，而人得活也。此蛇七月、八月毒盛之时，不得啮人其毒不泄，乃以牙刺大竹木，即亦焦枯。

太平广记 刘无名，成都人也。志希延生，谓古方草木之药，但愈疾得效，见火辄为灰烬，自不能固，岂有延生之力哉。乃入雾中山，尝遇人教服雄黄，凡三十余年。一旦，有二人赤巾朱服，径诣其室。刘问何人？对曰：我泰山直事，追摄子耳。不知子以何术，我已三日，冥期迫促而无计近子，将欲阴符谴责，以稽延获罪，故见形相问。刘曰：余无他术，但冥心至道，不视声利，静处幽山，志希度世而已。二使曰：子之黄光照灼于顶，迫高数尺，得非雄黄之功乎？今子三尸已去，而积功未著，大限既尽，将及死期，岂可苟免。刘闻其语，心魂忧迫，不知所为。二使谓之曰：岷峨青城，神仙之府，可以求真师，访寻要道。我闻铅汞朱髓，可致冲天，此非高真上仙，须得修炼之旨。复入青城北崖之下，见一洞，行数里忽觉平博，殆非人世，遇神仙居其间，云青城刘真人。刘祈叩再三，具述所值鬼使追摄之由，愿示要道，以拔沉沦，赐度生死之苦。真人指一岩室，使栖止其中。复令斋心七日，乃视其阳炉阴鼎，柔金炼化水玉之方，伏汞炼铅成朱髓之诀。狐刚子、阴长生皆得此道，亦名金液九丹之经。丹分三品，以铅为君，以汞为臣，八石为使，黄牙为田，君臣相得，运火功全。七日为轻水，二七日变紫锋，三七日五彩具，内赤上黄，状如窗尘。复运火二年，日周六百，再经四时，重履长至。初则十月离胞胎，已成初品，即能干汞成银，丸而服之，可以祛疫。二年之外，服者延年益算，白发反黑。三年之后，服之刀圭，散居名山，周游四海，为初品地仙。服之半剂，变化万端，坐在立亡，驾驭飞龙，白日升天。大都此药经十六节已为中品，便能使人长生。药成之日，五金、八石、黄牙诸物，与君臣二药，不相杂乱。千日功毕，名上品还丹，谨而藏之，勿示非人。世有其人，视形气功行合道，依而传之。刘受丹诀，还雾中山，筑室修炼，三年乃成。开成二年犹驻于蜀，自述无名传，以示后人。入青城山去，不知所终矣。

太上八帝玄变经

小丹法，用雄黄、柏子，拘魂制魄方。柏子细筛去滓，松脂十斤，以和柏子、雄黄各二斤，色如赤李，合药白中复捣，如蒸药一日。如饵，正坐北向，平旦顿服五丸，百日之后，与神人交见。

明皇杂录

有黄门奉使交广回，周顾谓曰：此人腹中有蛟龙。上惊问黄门曰：卿有疾否？曰：臣驰马大庾岭，时当大热，困且渴，遂饮水，觉腹中坚痞如石。周遂以消石及雄黄煮服之，立吐一物，长数寸，大如指，视之鳞甲具，投之水中，俄顷长数尺，复以苦酒沃之如故，以器覆之，明日已生一龙矣。上甚讶之。

唐书

甄立言究习方书，仕唐为太常丞，有道人心腹满烦，弥二岁，立言诊曰：腹有蛊，误食发而然。令饵雄黄一剂，少选，吐一蛇，如人小指，惟无目，烧之有发气，乃愈。

宝藏论

雄黄，若以草药伏住者，熟炼成汁，胎色不移。若将制诸药成汁并添得者，上可服食，中可点铜成金，下可变银成金。

丹房镜源

雄黄千年化为黄金。

衍义曰

雄黄非金苗，今有金窟处无雄黄。金条中言"金之所生处处皆有"，雄黄岂处处皆得也。别法，治蛇咬，焚之熏蛇远去。又武都者，镌磨成物形，终不免其臭。唐甄立言仕为太常丞，有道人病心腹满烦，弥二岁。诊曰：腹有蛊，误食发而然。令饵雄黄一剂，少选，吐一蛇如拇指，无目，烧之有发气，乃愈。此杀毒虫之验也。

【点评】 道教炼丹术所炼之丹可以分为金丹与银丹两类，《抱朴子内篇·黄白》谓"黄者金也，白者银也"。贱金属通过炉鼎冶炼变化，转为金、银等贵金属，亦能"与金丹神仙药无异也"。制成的金、银被称为药金、药银，"饵服之致神仙，不以致富也"。雄黄是制作药金、药银的重要原料，因此《名医别录》说雄黄"得铜可作金"，陶弘景也说"以铜为金，亦出黄白术中"。

用雄黄制成的药金主要是砷铜合金，即砷黄铜。

本条《本草图经》引《周礼·疡医》云合五毒之药需要先做"黄堥"，苏颂解释说："黄堥若今市中所货有盖瓦合也，近世合丹药犹用黄瓦盒，亦名黄堥，事出于古也。"按，《抱朴子神仙金汋经》"水银以黄土瓯盛之"句注释说："出此煮水银内黄土瓯中也。方不具疏黄土瓯者，意是土釜也。出在广州及长沙、豫章、临川、鄱阳者皆可用之。又此诸郡皆作黄土堥，亦可用之。皆耐火不破，他处出者如似瓦器，不堪用，得火便破也。南方黄土器者亦可。马毛若江篱合黄土捣之千杵，以作瓯器，阴干使佳，乃烧令坚。用之先六一泥泥瓯中，乃内水银，此方实也。"此说当更接近黄堥原物。

黑盖子下引《太上八帝玄变经》，"如蒸药一日"句前后失沾，疑有脱文，《太上八帝玄变经》云："告小丹法，用雄黄、柏子，拘魂制魄之方，用签之如下：治柏子千下细筛去滓，松脂十斤以和柏子，雄黄一斤色如赤李者。合药中复祷如法，蒸药一日，引之如饴。正坐北向，平旦顿服五丸，百日之后与神交。"

《白蛇传》中白娘子端午饮雄黄酒的传说广为人知，这一习俗大约开始于明代，《金瓶梅》《警世通言》中皆有使用实例。从文献来看，早期雄黄酒实际是以雄黄与菖蒲两物调制而成的。如《西游记》中朱紫国国王向唐僧讲述自己受害经过，专门提到端阳时节"饮菖蒲雄黄酒，看斗龙舟"。《遵生八笺·四时调摄笺》云："五日午时，饮菖蒲雄黄酒，避除百疾而禁白虫。"《清嘉录》卷5也说："研雄黄末，屑蒲根，和酒以饮，谓之雄黄酒。又以余酒染小儿额及手足心，随洒墙壁间，以祛毒虫。"后世渐渐省去菖蒲，单用水飞雄黄细末浸酒。

今天知道，雄黄中的砷毒性剧烈，饮用雄黄酒属于陋习，早当革除。清人梁章钜已经注意到此点，《浪迹丛谈》卷8有专条说此，录出备参："吾乡每过端午节，家家必饮雄黄烧酒，近始知其非宜也。《一斑录》云：雄黄能解蛇虺诸毒，而其性最烈，用以愈疾，多外治，若内服，只可分厘之少，更不可冲烧酒饮之。有表亲钱某，于端午大饮雄黄烧酒，少时腹痛，如服砒信，家众误认为痧，百计治之。有知者云：雄黄性烈，得烧酒而愈烈，饮又太多，是亦为患也。急觅解法，而已无及矣。"

石硫黄 味酸，温、大热，有毒。**主妇人阴蚀，疽痔，恶血，坚筋骨，除头秃，**疗心腹积聚，邪气冷癖在胁，咳逆上气，脚冷疼弱无力，及鼻衄，恶疮，下部蜃疮，止血，杀疥虫。**能化金、银、铜、铁奇物。**生东海牧羊山谷中，及太山、河西山。矾石液也。

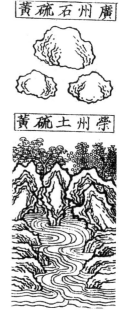

陶隐居云：东海郡属北徐州，而箕山亦有。今第一出扶南、林邑，色如鹅子初出壳，名昆仑黄；次出外国，从蜀中来，色深而煌煌。俗方用之疗脚弱及痼冷甚良；仙经颇用之，所化奇物，并是黄白术及合丹法。此云矾石液，今南方则无矾石，恐不必尔。**臣禹锡等谨案，吴氏**云：硫黄一名石留黄。神农、黄帝、雷公：咸，有毒；医和、扁鹊：苦，无毒。或生易阳，或河西，或五色。黄是潘水石液也，烧令有紫焰者。八月、九月采。治妇人血结。**药性论**云：石硫黄，君，有大毒。以黑锡煎汤解之，及食宿冷猪肉。味甘，太阳之精，鬼焰居焉，伏炼数般皆传于作者。能下气，治脚弱，腰肾久冷，除冷风顽痹。又云：生用治疥癣，及疗寒热咳逆。炼服主虚损，泄精。**萧炳**云：硫黄，臣。**日华子**云：石亭脂、曾青为使，畏细辛、飞廉、铁。壮阳道，治痃癖冷气，补筋骨劳损，风劳气，止嗽上气，及下部痔瘘，恶疮疥癣，杀腹藏虫，邪魅等。煎余甘子汁，以御其毒也。

图经曰 石硫黄生东海牧羊山谷中，及泰山、河西山，矾石液也。今惟出南海诸蕃，岭外州郡或有，而不甚佳。以色如鹅子初出壳者为真，谓之昆仑黄。其赤色者名石亭脂，青色者号冬结石，半白半黑名神惊石，并不堪入药。又有一种土硫黄，出广南及荣州，溪涧水中流出，其味辛，性热腥臭，主治疥疮，杀虫毒。又可煎炼成汁，以模锠作器，亦如鹅子黄色。谨按，古方书未有服饵硫黄者，本经所说功用，止于治疮蚀，攻积聚冷气，脚弱等，而近世遂火炼治为常服丸散。观其制炼服食之法，殊无本源，非若乳石之有论议节度，故服之其效虽紧，而其患更速，可不戒之。

【**海药**】　谨案，《广州记》云：生昆仑日脚下，颗块莹净，无夹石者良。主风冷虚惫，肾冷，上气，腿膝虚羸，长肌肤，益气力，遗精，痔漏，老人风秘等。并宜烧炼服。仙方谓之黄硇砂，能坏五金，亦能造作金色，人能制伏归本色，服而能除万病。如有发动，宜以猪肉、鸭羹、余甘子汤并解之。蜀中雅州亦出，光腻甚好，功力不及舶上来者。

雷公云　凡使，勿用青赤色及半白半青、半赤半黑者。自有黄色，内莹净似物命者贵也。凡用四两，先以龙尾蒿自然汁一镒，东流水三镒，紫背天葵汁一镒，粟遂子茎汁一镒，四件合之，搅令匀，一埚埚用六一泥固济底下，将硫黄碎之入于埚中，以前件药汁旋旋添入，火煮之，汁尽为度。了，再以百部末十两，柳蚛末二斤，一簇草二斤，细剉之，以东流水并药等同煮硫黄二伏时，日满，去诸药，取出用熟甘草汤洗了，入钵中研二万币方用。

圣惠方　治诸疮弩肉如蛇出数寸：用硫黄一两细研，于肉上薄涂之，即便缩。

外台秘要　千金疗小儿聤耳：硫黄末以粉耳中，一日一夜一，差止。

肘后方　女子阴疮，末硫黄傅之。

经验方　大治元脏气发，久冷腹痛虚泻，应急大效，玉粉丹：生硫黄五两，青盐一两，已上衮细研，以蒸饼为丸如绿豆大，每服五丸，热酒空心服，以食压之。

梅师方　治阴生湿疮疱：取石硫黄研如粉，傅疮上，日三度。

博济方　治阴阳二毒伤寒，黑龙丹：舶上硫黄一两，以柳木槌研三两日，巴豆一两，和壳记个数。用二升铛子一口，先安硫黄铺铛底，次安巴豆，又以硫黄盖之，酽醋半升已来浇之，盏子盖合令紧密，更以湿纸周回固济缝，勿令透气，缝纸干更以醋湿。文武火熬，常着人守之，候里面巴豆作声数已半为度，急将铛子离火，便入臼中急捣令细。再以米醋些子，并蒸饼些小，再捣，令冷，可丸如鸡头大。若是阴毒，用椒四十九粒，葱白二茎，水一盏，煎至六分，服一丸；阳毒，用豆豉四十九粒，葱白二茎，水一盏同煎，吞一丸，不得嚼破。

孙尚药　治气虚伤冷，暴作水泻，日夜三二十行，腹痛不止，夏月路行备急朝真丹：硫黄二两，牛角研令极细，枯白矾半两，同细研匀水浸，蒸饼去水脉了，和丸如梧桐子大，朱砂为衣。每服十五丸至二十丸，米饮、盐汤下。

玉哑方　王方平通灵玉[①]粉散，治腰膝，暖水脏，益颜色，其功不可具载：硫黄半斤，桑柴灰五斗，淋取汁，煮三伏时，以铁匙抄于火上，试之，伏火即止。候干，以大火煅之。如未伏更煮，以伏为度。煅了，研为散。穿地坑一尺二寸，投水于中，待水清，取水和硫黄，水不得多，于埚埚中煎熬令如膏。及用铁钱一面，不著火上，以细砂隔纸，慢抄出硫黄于纸上滴之，自然如玉色，光彩射人，此号为玉粉散。细研，要丸以饭丸如麻子大，空心

---

①　玉：底本作"王"，据后文"玉粉散"改。《普济方》《本草纲目》皆引作"玉"。

每日盐汤下十九，散服亦盐汤调两字，极有效验。余乡人王昭遂合服之，年九十，颜貌如童，夜视细字，力倍常人。

太清服炼灵砂法 石硫黄本出波斯国，南明之境，禀纯阳火石之精气而结成，质性通流，含其猛毒，药品之中，号为将军。功能破邪归正，返滞还清，挺立阳精，消阴化魄。

丹房镜源 石硫黄，可干汞，诀曰：此硫黄见五金而黑，得水银而赤。又曰黄牙。

青霞子 硫黄散癖。

衍义曰 石硫黄，今人用治下元虚冷，元气将绝，久患寒泄，脾胃虚弱，垂命欲尽，服之无不效。中病当便已，不可尽剂。世人盖知用而为福，不知用久为祸。此物损益兼行，若俱弃而不用，当仓卒之间，又可阙乎？或更以法制拒火而又常服者，是亦弗思也。在本经则不言如此服食，但专治妇人。不知者，往往更以酒服，其可得乎？或脏中久冷，服之先利。如病热危急，可加丸数服，少则不效，仍如附子、干姜、桂。

【点评】"硫"字在字书中晚出，《玉篇》云："硫，硫黄，药名。"故《太平御览》引《本草经》、敦煌所出《本草经集注序录》残卷、《新修本草》卷4都写作"石流黄"。《名医别录》还有石流青、石流赤，本书收入卷30"有名未用"类中，仍保留"流"字写法。由此知"石流黄"确实是本条的正名，故《本草经》孙星衍、森立之辑本药名都取"石流黄"。至于《文选》卷4《南都赋》"赭垩流黄"句，李善注引《本草经》曰"石流黄，生东海牧阳山谷中"，不仅显示石流黄的早期写法，还证明"生东海牧阳山谷中"也是《本草经》文。或许医家觉得石流黄是石而非水，所以造"硫"字；更极端者，则将药名中的"黄"也改为石旁，写作"硫磺"。而按照《说文》本意，"磺"乃是"铜铁朴石"，略相当于"矿"字。

早期石硫黄的名称或许有不同，但入药用者应该都是天然硫黄矿石，成分为单质硫S。《本草经》记石硫黄的药性为温，《名医别录》改为大热，又说其为"矾石液"，陶弘景觉得不可解，乃云："此云矾石液，今南方则无矾石，恐不必尔。"此处的"矾（礜）石液"或许是"礜石液"形近之讹。礜石药性即为大热。温泉种类多，而硫黄温泉最常见，《初学记》卷7引《博物志》云:"凡水源有石硫黄,其泉则温。或云神人所暖,主疗人疾。"所谓"礜(礬)石液",不知是否与硫黄温泉有关。

晚来医论硫黄的功效,有所谓"补火助阳"之说,此实滥觞于唐代人以硫黄兴阳的习惯。如《本草图经》说:"谨按,古方书未有服饵硫黄者,本经所说功用,止于治疮蚀,攻积聚冷气,脚弱等,而近世遂火炼治为常服丸散。观其制炼服食之法,殊无本源。"苏颂的见解十分正确,服食硫黄的习惯的确开始于唐代。李肇《唐国史补》卷中云:"韦山甫以石流黄济人嗜欲,故其术大行,多有暴风死者。"《旧唐书·裴潾传》称"宪宗季年(806—820),锐于服饵,诏天下搜访奇士",裴潾上疏谏曰:"伏见自去年已来,诸处频荐药术之士,有韦山甫、柳泌等,或更相称引,迄今狂谬,荐送渐多。"因此知士大夫服硫黄的习惯开始于元和年间,而其危害可举诗歌为证。张祜《硫黄》诗:"一粒硫黄入贵门,寝堂深处问玄言。时人尽说韦山甫,昨日余干吊子孙。"韩愈也是受害者,白居易《思旧》诗:"退之服硫黄,一病讫不痊。"针对硫黄的毒性,晚唐《药性论》乃说:"石硫黄,有大毒,以黑锡煎汤解之。"黑锡(铅)是否能解毒不得而知,《太平惠民和剂局方》黑锡丹用硫黄补阳,配以黑锡应该就是受此说的影响。

雌黄 味辛、甘,平、大寒,有毒。主恶疮,头秃,痂疥,杀毒虫、虱,身痒,邪气,诸毒,蚀鼻中息肉,下部䘌疮,身面白驳,散皮肤死肌,及恍惚邪气,杀蜂蛇毒。**炼之,久服轻身,增年,不老**,令人脑满。生武都山谷,与雄黄同山,生其阴,山有金,金精熏则生雌黄。采无时。

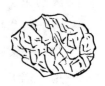

陶隐居云:今雌黄出武都仇池者,谓为武都仇池黄,色小赤;扶南、林邑者,谓昆仑黄,色如金而似云母甲错,画家所重。依此言,既有雌雄之名,又同山之阴阳,于合药便当以武都为胜,用之既稀,又贱

于昆仑者。仙经无单服法，惟以合丹砂、雄黄共飞炼为丹尔。金精是雌黄，铜精是空青，而服空青反胜于雌黄，其义难了。**臣禹锡等谨按，药性论**云：雌黄，君，不入汤服。

图经曰 雌黄生武都山谷，与雄黄同山，其阴山有金之精熏则生雌黄①，今出阶州，以其色如金，又似云母甲错可析者为佳，其夹石及黑如铁色者不可用。或云一块重四两者，析之可得千重，此尤奇好也。采无时。

【雷公云 凡使，勿误用夹石黄、黑黄、珀熟等。雌黄一块重四两，按《乾宁记》云：指开拆得千重，软如烂金者上。凡修事，勿令妇人、鸡、犬、新犯淫人、有患人、不男人、非形人、曾是刑狱地臭秽，已上并忌。若犯触者，雌黄黑如铁，不堪用也，及损人寿。凡修事四两，用天碧枝、和阳草、粟遂子草各五两，三件干，湿加一倍，用瓷埚子中煮三伏时了，其色如金汁，一垛在埚底下，用东流水猛投于中，如此淘三度了，去水取出试干，却于白中捣筛过，研如尘，可用之。

圣惠方 治乌癞疮，杀虫：用雌黄研如粉，以醋并鸡子黄打令匀，涂于疮上，干即更涂。**又方**治妇人久冷，血气攻心，疼痛不止：以叶子黄二两，细研，醋一升，煎似稠糊，丸如小豆大。每服无时，醋汤下五丸。**又方**治久心痛，时发不定，多吐清水，不下饮食：以雌黄二两，好醋二升，慢火煎成膏，用干蒸饼丸如梧桐子大。每服七丸，姜汤下。

百一方 治小腹满，不得小便：细末雌黄，蜜丸如枣核大，内一丸溺孔中，令入半寸许，以竹管注阴令紧，嘣气通之。

经验方 缩小便：以颗块雌黄一两半，研如粉，干姜半两切碎，入盐四大钱同炒，令干姜色黄，同为末，干蒸饼入水为丸如绿豆大。每服十丸至二十丸，空心盐汤下。

斗门方 治肺劳咳嗽：以雌黄一两，入瓦合内，不固济，坐合子于地上，用灰培之，周匝令实，可厚二寸。以炭一斤簇定，顶以火煅之，三分去一，退火待冷，出，研如面，用蟾酥为丸如粟大。每日空心杏人汤下三丸，差。

胜金方 治久嗽，暴嗽，劳嗽，金粟丸：叶子雌②一两研细，用纸筋泥固济，小合子一个令干，勿令泥厚。将药入合子内，水调赤石脂封合子口，更以泥封之，候干，坐合子于地上，上面以未入窑瓦坯子弹子大，拥合子，令作一尖子，上用炭十斤簇定，顶上著火一熨斗笼起，令火从上渐炽，候火消三分去一，看瓦坯通赤则去火，候冷，开合子取药，当如镜面，光明红色。入乳钵内细研，汤浸蒸饼心为丸如粟米大。每服三丸五丸，甘草水服。服后睡良久，妙。

---

① 其阴山有金之精熏则生雌黄：此句当据《名医别录》作"生其阴，山有金，金精熏则生雌黄"。
② 雌：按文义当作"雌黄"。

宝藏论　雌黄伏住火，胎色不移，鞴熔成汁者，点银成金，点铜成银。

丹房镜源　黄，背阴者雌也，纯柔者亦可干汞。舶上噀血者上，湖南者次。青者本性，叶子上者可转硫黄，伏粉霜，记之不可误使。

青霞子云　雌黄，辟邪去恶。

衍义曰　雌黄入药最稀，服石者宜审谛。治外功多，方士点化术多用，亦未闻终始如何。画工用之。

【点评】《本草纲目》也提到雄黄与雌黄的关联性，"释名"项引《土宿本草》云："阳石气未足者为雌，已足者为雄，相距五百年而结为石。造化有夫妇之道，故曰雌雄。""发明"项又说："雌黄、雄黄同产，但以山阳山阴受气不同分别。故服食家重雄黄，取其得纯阳之精也。雌黄则兼有阴气故尔。"

《名医别录》在《本草经》"炼之，久服轻身，增年，不老"等服食功效之后，补充"令人脑满"四字。此"脑满"究竟属善（治疗作用）还是属恶（不良反应），诸家从未做过讨论。《北齐书》卷12《琅邪王俨传》云："琅邪王年少，肠肥脑满，轻为举措，长大自不复然，愿宽其罪。"此为"脑满"贬义，但医书、本草则以褒义居多。《本草经集注》槐实条陶弘景注："服之令脑满，发不白而长生。"《千金翼方》卷12之地黄酒酥条云："令人发白更黑，齿落更生，髓脑满实，还年却老，走及奔马，久服有子。"道书亦有"脑满"之说，《上洞心丹经诀》卷上论"还精补脑"有云："须当内外贞白，专气致柔如婴儿。然后自玉堂尾闾起火行气，直过夹脊双关，上入三山，直至玉京山，久则自然脑满。三一九室之妙道，实在于斯焉。"苏东坡诗"南都从事亦学道，不恤肠空夸脑满"即是此意。综上，雌黄之"令人脑满"与雄黄条"饵服之，皆飞入人脑中"当同是一义，指脑中精气满溢。

医方中雌黄远不及雄黄常用，一般与雄黄配合，外用于疮疡，即《本草经》所谓"主恶疮，头秃，痂疥"之功。

食盐　味咸，温，无毒。主杀鬼蛊邪疰毒气，下部䘌疮，伤寒寒热，吐胸中痰癖，止心腹卒痛，坚肌骨。多食伤肺，喜咳。

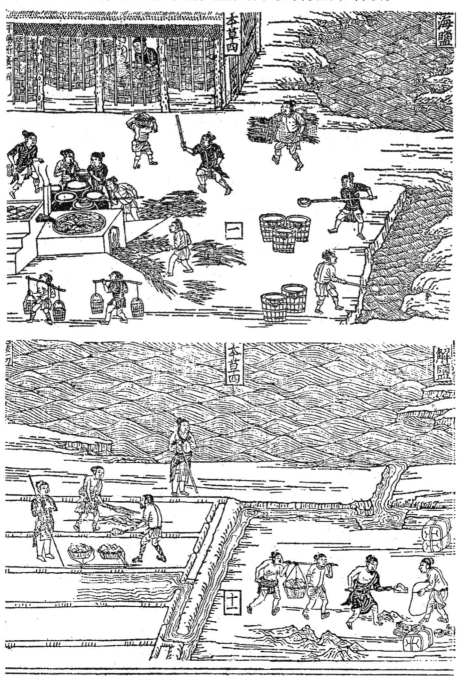

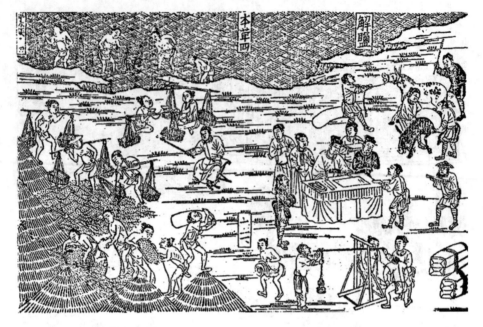

陶隐居云：五味之中，惟此不可阙。有东海、北海盐及河东盐池，梁、益盐井，交、广有南海盐，西羌有山盐，胡中有树盐，而色类不同，以河东者为胜。东海盐、官盐白，草粒细。北海盐黄，草粒粗。以作鱼鲊及咸菹，乃言北胜，而藏茧必用盐官者。蜀中盐小淡，广州盐咸苦，不知其为疗体复有优劣否？西方、北方人，食不耐咸，而多寿少病，好颜色；东方、南方人，食绝欲咸，而少寿多病，便是损人，则伤肺之效矣。然以浸鱼肉则能经久不败，以沾布帛则易致朽烂，所施处各有所宜也。**今注：**唐本元在米部，今移。**臣禹锡等谨按，蜀本云：**多食令人失色肤黑，损筋力也。**药性论云：**盐，有小毒。能杀一切毒气、鬼疰气。主心痛中恶，或连腰脐者。盐如鸡子大，青布裹烧赤，内酒中顿服，当吐恶物。主小儿卒不尿，安盐于脐中灸之。面上五色疮，盐汤绵浸拓疮上，日五六度易，差。又和槐白皮切蒸，治脚气。又空心揩齿，少时吐水中洗眼，夜见小字，良。治妇人隐处疼痛者，盐青布裹熨之。主鬼疰，尸疰，下部蚀疮。炒盐布裹坐熨之，兼主火灼疮。**陈藏器云：**按，盐本功外，除风邪，吐下恶物，杀虫，明目，去皮肤风毒，调和腑脏，消宿物，令人壮健。人卒小便不通，炒盐内脐中即下。陶公以为损人，斯言不当。且五味之中，以盐为主，四海之内，何处无之，惟西南诸夷稍少，人皆烧竹及木盐当之。**日华子云：**暖水脏，及霍乱，心痛，金疮，明目，止风泪，邪气，一切虫伤疮肿，消食，滋五味，长肉，补皮肤，通大小便。小儿疝气并内肾气，以葛袋盛于户口悬之，父母用手拈抖尽，即疾当愈。

图经曰 食盐旧不著所出州郡，陶隐居云"有东海、北海盐，及河东盐池，梁、益有盐井，交、广有南海盐，西羌有山盐，胡中有木盐，而色类不同，以河东者为胜"。河东盐，今解州、安邑两池所种盐最为精好是也。又有并州两监末盐，乃刮碱（音减）煎炼，不甚佳，其咸盖下品所著卤碱，生河东盐池者，谓此也。下品又有大盐，生邯郸及河东池泽，苏恭云"大盐即 河东印盐，人之常食者，形粗于末盐"，乃似今解盐也。解人取盐，于池傍耕地，沃以池水，每临南风急，则宿昔成盐满畦，彼人谓之种盐。东海、北海、南海盐者，今沧、密、楚、秀、温、台、明、泉、福、广、琼、化诸州官场煮海水作之，以给民食者，又谓之泽盐，医方所谓海盐是也。其煮盐之器，汉谓之牢盆，今或鼓铁为之，或编竹为之，上下周以蜃灰，广丈深尺，平底，置于灶，皆谓之盐盘。《南越志》所谓"织篾为鼎，和以牡蛎"也。然后于海滨掘地为坑，上布竹木，覆以蓬茅，又积沙于其上。每潮汐冲沙，卤碱淋于坑中。水退则以火炬照之，卤气冲火皆灭，因取海卤注盘中煎之，顷刻而就。《管子》曰：齐有渠展之盐，伐菹薪煮海水征积之，十月始生，至于正月成三万也。菹薪谓以茅菹然火也。梁、益盐井者，今归州及西川诸郡皆有盐井，汲其水以煎作盐，如煮海之法，但以食彼方之民耳。西羌山盐、胡中水盐者，即下条云光明盐，生盐州。下品有戎盐，"生胡盐山及西羌北地，酒泉福禄城东南角，北海青，南海赤"者是也。然羌胡之盐种类自多。陶注又云"房中盐有九种，白盐、食盐，常食者；黑盐、柔盐、赤盐、驳盐、臭盐、马齿盐之类"①，今人不能遍识。医家治眼及补下药多用青盐，疑此即戎盐。而本经云"北海青，南海赤"，今青盐从西羌来者，形块方棱，明莹而青黑色，最奇。北胡来者，作大块而不光莹，又多孔窍若蜂窠状，色亦浅于西盐，彼人谓之盐枕，入药差劣。北胡又有一种盐，作片屑如碎白石，彼人亦谓之青盐，缄封于匣中，与盐枕并作礼赍，不知是何色类。又阶州出一种石盐，生山石中，不由煎炼，自然成盐，色甚明莹，彼人甚贵之，云即光明盐也。医方所不用，故不能尽别也。又通、泰、海州并有停户刮碱煎盐输官，如并州末盐之类，以供给江湖，极为饶衍，其味乃优于并州末盐也。滨州亦有人户煎炼草土盐，其色最粗黑，不堪入药，但可啖马耳。又下有绿盐条云"以光明盐、硇砂、赤铜屑酿之为块，绿色，真者出焉耆国，水中石下取之，状若扁青、空青"，今不闻识此者，医方亦不用。唐柳柳州纂救三死治霍乱盐汤方云：元和十一年十月得干霍乱，上不可吐，下不可利，出冷汗三大斗许，气即绝。河南房伟传此汤，入口即吐，绝气复通。其法：用盐一大匙，熬令黄，童子小便一升，二物温和服之，少顷吐下即愈。刘禹锡《传信方》著崔中丞炼盐黑丸方：盐一升捣末，内粗瓷瓶中，实筑，泥头讫，初以糠火烧，渐渐加炭火，勿令瓶破，候赤彻，盐如水汁，即去火，其盐冷即凝，破瓶取之。豉一升熬焦，桃人一大两和麸熬令熟，巴豆二大两，去心膜，纸中熬令油出，须生熟得所，即少力②，生又损人。四物各用研捣成熟药，秤量蜜和丸如梧

---

① 陶注又云"房中盐有九种……马齿盐之类"：据戎盐条陶弘景注"房中盐乃有九种：白盐、食盐，常食者；黑盐，主腹胀气满；胡盐，主耳聋目痛；柔盐，主马脊疮；又有赤盐、驳盐、臭盐、马齿盐四种，并不入食"，《本草图经》引文脱漏胡盐。且"常食者"三字按戎盐条引文理解乃统摄黑盐、柔盐及以下数种，与此处陶弘景以白盐、食盐为常食者不同。

② 即少力：疑当作"熟即少力"。

子,每服三丸,皆平旦时服。天行时气,豉汁及茶下并得,服后多吃茶汁行药力;心痛,酒下,入口便止;血痢,饮下,初变水痢,后便止;鬼疟,茶饮下;骨热,白蜜汤下。忌冷浆水。合药久则丸稍加令大。凡服药后吐痢,勿怪。服药一日,忌口两日,吐痢若多,即煎黄连汁服止之。平旦服药,至小食时已来不吐痢者,或遇杀药人,即更服一两丸投之。其药冬中合,腊月尤佳,瓷合子中盛贮,以腊纸封之,勿令泄气。清河崔能云:合得一剂,可救百人。天行时气,卒急觅诸药不得,又恐过时,或在道途或在村落,无诸药可求,但将此药一刀圭,即敌大黄、朴消数两,曾试有效。宜行于闾里间及所使辈。若小儿、女子不可服多,被搅作耳。唐方又有药盐法,出于张文仲,唐之士大夫多作之。

【食疗】 蟨蝮尿疮:盐三升,水一斗,煮取六升,以绵浸汤,淹疮上。又,治一切气及脚气:取盐三升,蒸,候热,分裹近壁,脚踏之,令脚心热。又,和槐白皮蒸用,亦治脚气。夜夜与之,良。又,以皂荚两梃,盐半两,同烧令通赤,细研,夜夜用揩齿,一月后有动者齿及血䶩齿,并差,其齿牢固。

圣惠方 治小儿脐风湿:以盐二两,豉二合,相和烂捣,捏作饼子如钱大,安新瓦上炙令热,以熨脐上,差。亦用黄蘗末傅之。**又方** 治肝风虚,转筋入腹:以盐半斤,水煮少时,热渍之佳。

外台秘要 治胸心痰饮,伤寒热病,瘴疟须吐者:以盐末一大匙,以水或暖汤送下,须臾则吐。吐不快,明旦更服,甚良。**又方** 治天行后两胁胀满,小便涩:熬盐熨脐下。**又方** 主风,身体如虫行:盐一斗,水一石,煎减半,澄清温洗三五度,治一切风。

千金方 治齿龈宣露:每旦捻盐内口中,以热水含遍齿百遍,不过五日齿即牢密。**又方** 主逆生。以盐涂儿足底,又可急搔爪之。

千金翼 治诸疮癣初生,或始痛时,以单方救不效:嚼盐涂之,妙。

肘后方 治中风,但腹中切痛:以盐半斤,熬令水尽,著口中,饮热汤二升,得吐愈。**又方** 齿疼,龈间出血,极验。以盐末每夜厚封齿龈上,有汁沥尽乃卧,其汁出时,仍叩齿勿住。不过十夜,疼血止,更久尤佳。长慎猪肉、油菜等。**又方** 卒得风,觉耳中恍恍者:急取盐五升,甑蒸使热,以耳枕之,冷复易。**又方** 治耳卒疼痛:以盐蒸熨之。**又方** 手足忽牛疣目:以盐傅疣上,令牛舐之,不过三度。**又方** 治金疮中风:煎盐令热,以匙抄沥,取水热泻疮上,冷更著,一日许勿住,取差,大效。**又方** 治赤白久下,谷道疼痛不可忍:宜服温汤,熬盐熨之。又,炙枳实熨之妙。

经验方 治蚯蚓咬:浓作盐汤,浸身数遍,差。浙西军将张韶为此虫所咬,其形如大风,眉须皆落,每夕蚯蚓鸣于体,有僧教以此方愈。

梅师方 治心腹胀坚,痛闷不安,虽未吐下欲死:以盐五合,水一升,煎令消,顿服。自吐下，食出即定，不吐更服。**又方**治金中经脉伤皮及诸大脉，血出多，心血冷则杀人：宜炒盐三撮，酒调服之。**又方**治蜈蚣咬人痛不止：嚼盐沃上及以盐汤浸疮，极妙。其蜈蚣有赤足者螫人，黄足者痛甚。**又方**治热病，下部有䘌虫生疮：熬盐绵裹熨之，不过三度差。

孙真人食忌 主眯眼者：以少盐并豉，置水视之，立出。**又方**主卒喉中生肉：以绵裹箸头柱盐揩，日六七度易。**又方**主卒中尸遁，其状腹胀气急冲心或块起，或牵腰脊者是：服盐汤取吐。

食医心镜 盐，主杀鬼蛊气，下部䘌疮，伤寒寒热，吐胸中痰癖，止心腹卒痛，坚肌骨。黄帝云：食甜瓜竟，食盐成霍乱。又主大小肠不通。取盐和苦酒，傅脐中，干即易。

广利方 治气淋，脐下刃痛：以盐和醋调下。

集验方 主毒箭：以盐贴疮上，灸盐三十壮，差。

范汪方 主转筋：以盐一升，水一升半作汤，洗渍之。**又方**主目中泪出不得开即刺痛方：以盐如大豆许，内目中，习习，去盐，以冷水数洗目差。

产宝方 治妊娠心腹痛，不可忍：以一斤盐，烧令赤，以三指取一撮酒服差。

子母秘录 小儿撮口：盐、豉脐上灸之。

后魏李孝伯传 盐九种，各有所宜。白盐主上所自食，黑盐治腹胀气满，末之，以酒服六铢。

素问 咸伤血，发渴之证。

丹房镜源 盐消作汁，拒火之力。

衍义曰 食盐，《素问》曰"咸走血"。故东方食鱼盐之人多黑色，走血之验，故可知矣。病嗽及水者，宜全禁之。北狄用以淹尸，取其不坏也，至今如此。若中蚯蚓毒，当以盐洗沃，亦宜汤化饮汁。其烧剥金银，熔汁作药，仍须解州池盐为佳。齿缝中多出血，常以盐汤嗽即已，益齿走血之验也。

【**点评**】中医对药物功效的认识部分源于"取类比象"。本条陶弘景对这种思维方式隐约觉得不妥。对盐来说，"以浸鱼肉则能经久不败，以沾布帛则易致朽烂"。陶注意到这两种情况显然存在矛盾，遗憾他没有进一步思考，而自作解云："所施处各有所宜也。"

食盐根据来源可以分为海盐、湖盐、井盐、岩盐，其成分都是氯化钠NaCl。高浓度的盐水有催吐作用，《本草经》谓大盐"令人吐"，《名医别录》说盐"吐胸中痰癖"，《本草拾遗》谓盐"吐下恶物"，皆是此作用。盐汤探吐法最早用于饮食积聚，《金匮要略·果实菜谷禁忌并治》治"贪食，食多不消，心腹坚满痛"，用盐一升、水二升，煎令盐消，"分三服，当吐出食，即瘥"。《备急千金要方》卷20又推广到治"霍乱蛊毒，宿食不消，积冷心腹，烦满鬼气"，用极咸盐汤三升，热饮一升，刺口令吐宿食使尽。此即后世所称之"盐汤探吐方"，孙思邈说："此法大胜诸治，俗人以为田舍浅近之法，鄙而不用，守死而已，凡有此证即须先用之。"《医方考》卷4总结说："经曰：阴之所生，本在五味。阴之五宫，伤在五味。故饮食过之，则胸膈饱胀者势也。与其胀而伤生，孰若吐而去疾，故用盐汤之咸以软坚，复使探喉以令吐。"

盐又做消毒防腐之用。《本草衍义》说："北狄用以淹尸，取其不坏也。"《旧五代史·契丹传》云："契丹人破其（耶律德光）尸，摘去肠胃，以盐沃之，载而北去，汉人目之为帝羓焉。"《虏庭事实》记北人丧葬之礼亦云："惟契丹一种，特有异焉。其富贵之家，人有亡者，以刃破腹取其肠胃涤之，实以香药盐矾，五彩缝之；又以尖苇筒刺于皮肤，沥其膏血，且尽，用金银为面具，铜丝络其手足。耶律德光之死，盖用此法。时人目为帝羓，信有之也。"

水银 味辛，寒，有毒。主疥瘘，痂音加疡音羊白秃，杀皮肤中虱，堕胎，除热。以傅男子阴，阴消无气。杀金、银、铜、锡毒，熔化还复为丹。久服神仙不死。一名汞。生符陵平土，出于丹砂。畏磁石。

陶隐居云：今水银有生熟。此云生符陵平土者，是出朱砂腹中，亦别出沙地，皆青白色，最胜。出于丹

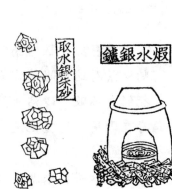

砂者，是今烧粗末朱砂所得，色小白浊，不及生者。甚能消化金银使成泥，人以镀物是也。还复为丹，事出仙经。酒和日暴，服之长生。烧时飞著釜上灰，名汞粉，俗呼为水银灰，最能去虱。**唐本注**云：水银出于朱砂，皆因热气，未闻朱砂腹中自出之者。火烧飞取，人皆解法。南人蒸取之，得水银虽少，而朱砂不损，但色少变黑尔。**今按**，陈藏器本草云：水银，本功外，利水道，去热毒。入耳能食脑至尽，入肉令百节挛缩，倒阴绝阳。人患疮疥，多以水银涂之，性滑重，直入肉，宜慎。昔北齐徐王疗挛躄病，以金物火炙熨之。水银得金当出蚀金，候金色白者是也，如此数度，并差也。**臣禹锡等谨按**，广雅云：水银谓之澒（红董切）。**药性论**云：水银，君，杀金铜毒，姹女也，有大毒。朱砂中液也。此还丹之元母，神仙不死之药。伏炼五金为泥，生能堕胎。主疗疥癣等，缘杀虫。**日华子**云：水银，无毒。治天行热疾，催生，下死胎，治恶疮，除风，安神镇心。镀金烧粉人多患风，或大段使作，须饮酒，并肥猪肉及服铁浆，可御其毒。

  图经曰 水银生符陵平土，今出秦州、商州、道州、邵武军，而秦州乃来自西羌界。经云"出于丹砂"者，乃是山石中采粗次朱砂，作炉置砂于中，下承以水，上覆以盎，器外加火煅养，则烟飞于上，水银溜于下，其色小白浊。陶隐居云"符陵平土者，是出朱砂腹中，亦别出沙地，皆青白色"，今不闻有此。至于西羌来者，彼人亦云如此烧煅。但其山中所生极多，至于一山自折裂，人采得砂石，皆大块如升斗，碎之乃可烧煅，故西来水银极多于南方者。谨案，《广雅》"水银谓之澒"，丹灶家乃名汞，盖字亦通用耳。其炉盖上灰亦名澒粉是也。又飞炼水银为轻粉，医家下膈最为要药。服者忌血，以其本出于丹砂故也。

  【雷公云 凡使，勿用草中取者，并旧朱漆中者，勿用经别药制过者，勿用在尸过者，半生半死者。其水银若在朱砂中产出者，其水银色微红，收得后用胡芦收之，免遗失。若先以紫背天葵并夜交藤自然汁二味，同煮一伏时，其毒自退。若修十两，用前二味汁各七镒，和合煮足为度。

  圣惠方 误吞银环子、钗子，以半两服之，再服即出。

  经验后方 治心风秘：水银一两，藕节八个，先研藕节令细，次入水银同研成沙子，丸如鸡头大。每服二丸，磨刀水下，一二服差。

  梅师方 治胎死腹中不出，其母气绝：以水银二两吞之，立出。**又方**治难产：以水银二两，先煮之，后服立差。**又方**治痔，谷道中虫痒不止：以水银、枣膏各二两，同研相和，拈如枣形状，薄绵片裹，内下部，明日虫出。若痛者，加粉三大分作丸。

  汉武帝内传曰 封君达，陇西人，初服黄连五十余年，入乌峰山服水银百余年，还乡里如二十者，常乘青牛，故号青牛道士。

  太清服炼灵砂法 秉禀五阳神之灵精，会符合为体，故能轻飞玄化，感遇万灵。

  丹房镜源 可以勾金，可为涌泉匮，盖借死水银之气也。

衍义曰 水银，入药虽各有法，极须审慎，有毒故也。妇人多服绝娠。今人治小儿惊热涎潮，往往多用，经中无一字及此，亦宜详谛。得铅则凝，得硫黄则结，并枣肉研之则散。别法锻为腻粉、粉霜，唾研毙虱。铜得之则明，灌尸中，则令尸后腐。以金、银、铜、铁置其上则浮，得紫河车则伏。唐韩愈云：太学博士李干，遇信安人方士柳贲，能烧水银为不死药。以铅满一鼎，按中为空，实以水银，盖封四际，烧为丹砂，服之下血。比四年病益急，乃死。余不知服食说自何世起，杀人不可计，而世慕尚之益至，此其惑也。在文书所记，及耳闻传者不说，今直取目见，亲与之游，而以药败者六七，公以为世诫。工部尚书归登自说，既服水银得病，若有烧铁杖，自颠贯其下，摧而为火，射窍节以出。狂痛号呼，乞绝。其茵席得水银，发且止，唾血，十数年以毙。殿中御史李虚中，疽发其背死。刑部尚书李逊谓余曰"我为药误"，遂死。刑部侍郎李建，一旦无病死。工部尚书孟简邀我于万州，屏人曰："我得秘药，不可独不死，今遗子一器，可用枣肉为丸服之。"别一年而病，后有人至，讯之，曰："前所服药误，方且下之，下则平矣。"病二岁卒。东川节度御史大夫卢坦，溺血、肉痛不可忍，乞死。金吾将军李道古，以柳贲得罪，食贲药，五十死海上。此可为诫者也。蕲不死，乃速得死，谓之智者不可也。五谷三牲，盐醢果蔬，人所常御，人相厚勉，必曰强食。今惑者皆曰五谷令人夭，当务减节，临死乃悔。呜呼，哀也已。今有水银烧成丹砂，医人不晓，研为药衣，或入药中，岂不违误，可不慎哉。

【点评】 所谓烧丹炼汞、点石成金，是神仙家的方术，后来被道教继承。道家希望五金八石等无机原料经过炉火烧炼后可制备成有长生不老功效的仙药。关于服食水银的危害，《本草衍义》引韩愈《故太学博士李君墓志铭》，论之尤详，《本草纲目》补充说："水银乃至阴之精，禀沉着之性。得凡火煅炼，则飞腾灵变；得人气熏蒸，则入骨钻筋，绝阳蚀脑。阴毒之物无似之者。而大明言其无毒，《本经》言其久服神仙，甄权言其还丹元母，《抱朴子》以为长生之药，六朝以下贪生者服食，致成废笃而丧厥躯，不知若干人矣。方士固不足道，本草其可妄言哉。"

《日华子诸家本草》谓"镀金烧粉人多患风"，所描述的是职业性汞中毒。这里说的"风"，可以参考《谈苑》的记载："后苑银作镀金，为水银所薰，头手俱颤"。鎏金使用金、汞，不注意防护，可导致慢性汞中毒，因神经系统损害而出现眼睑、舌、手指颤抖。按照《素问》"诸风掉眩"之说，故归于"风"疾。

又，《开宝本草》引陈藏器说："人患疮疥，多以水银涂之，性滑重，直入肉，宜慎之。昔北齐徐王疗挛躄病，以金物火炙熨之。水银得金当出蚀金，候金色白者是也，如此数度，并差也。"意思不甚分明。《本草纲目》"集解"项转引，将其调整为"陈藏器言人服水银病拘挛，但炙金物熨之，则水银必出蚀金"，有助于理解。

石膏 味辛、甘，微寒、大寒，无毒。**主中风寒热，心下逆气惊喘，口干舌焦，不能息，腹中坚痛，除邪鬼，产乳，金疮，除时气，头痛身热，三焦大热，皮肤热，肠胃中隔气，解肌发汗，止消渴，烦逆，腹胀，暴气喘息，咽热。亦可作浴汤。一名细石。细理白泽者良，黄者令人淋。生齐山山谷及齐卢山、鲁蒙山。采无时。** 鸡子为之使，恶莽草、马目毒公。

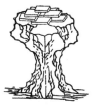

陶隐居云：二郡之山，即青州、徐州也。今出钱塘县，皆在地中，雨后时时自出，取之皆如棋子，白澈最佳。彭城者亦好。近道多有而大块，用之不及彼。仙经不须此。**唐本注云**：石膏、方解石，大体相似，而以未破为异。今市人皆以方解石代石膏，未见有真石膏也。石膏生于石傍，其方解石不因石而生，端然独处，大者如升，小者若拳，或在土中，或生溪水，其土皮随土及水苔色，破之方解，大者方尺。今人以此为石膏，疗风去热虽同，而解肌发汗不如真者。**臣禹锡谨按，药性论云**：石膏，使，恶巴豆，畏铁。能治伤寒，头痛如裂，壮热皮如火燥，烦渴，解肌，出毒汗。主通胃中结，烦闷，心下急，烦躁。治唇口干焦。和葱煎茶去头痛。**萧炳云**：石膏，臣。**陈藏器云**：陶云"出钱塘县中"，按钱塘在平地，无石膏，陶为错注。苏又注五石脂云"五石脂中又有石膏，似骨如玉坚润，服之胜钟乳"，与此石膏乃是二物同名耳，不可混而用之。**日华子云**：治天行热狂，下乳，头风旋，心烦躁，揩齿益齿。通亮，理如云母者上，又名方解石。

图经曰 石膏生齐山山谷及齐卢山、鲁蒙山，今汾、孟、虢、耀州，兴元府亦有之。生于山石上，色至莹白，其黄者不堪。此石与方解石绝相类，今难得真者，用时惟取未破者以别之。其方解石不附石而生，端然独处，外皮有土及水苔色，破之皆作方棱。石膏自然明莹如玉石，此为异也。采无时。方解石旧出下品，本经云"生方山"，陶隐居以为长石，一名方石，疗体相似，疑是一物。苏恭云"疗热不减石膏"，若然，似可通用，但主头风不及石膏也。又今南方医家著一说云：按本草石膏、方解石大体相似，但方解石不因石，端然独处。又云：今市人皆以方解石代石膏，未见有真石膏也。又陶隐居谓"石膏皆在地中，雨后时时自出，取之皆如棋子"，此又不附石生也。二说相反，未知孰是。今详，石膏既与方解石肌理、形段、刚柔皆同，但以附石、不附石，岂得功力相异也。但意今之所用石膏、方解者，自是方解石，石膏乃别是一物尔。今石膏中，时时有莹澈可爱，有纵理，而不方解者，好事者或以为石膏，然据本草，又似长石。又有议者以谓青石间，往往有白脉贯澈类肉之有膏肪者为石膏，此又本草所谓理石也。然不知石膏定是何物。今且依市人用方解石，然博物者亦宜坚考其实也。今密州九仙山东南隅，地中出一种石，青白而脆，击之内有火，谓之玉火石，彼土医人常用之。云味甘、微辛，温，疗伤寒发汗，止头目昏眩痛，功与石膏等。彼土人或以当石膏，故以附之。

【雷公云】 凡使，勿用方解石。方解石虽白，不透明，其性燥，若石膏出剡州茗山县义情山，其色莹净如水精，性良善也。凡使之，先于石臼中捣成粉，以夹物罗过，生甘草水飞过了，水尽令干，重研用之。

外台秘要 骨蒸亦曰内蒸，所以言内者，必外寒内热附骨也，其根在五脏六腑之中，或皮燥而无光，蒸盛之时，四肢渐细，足趺肿者：石膏十分，研如乳法，和水服方寸匕，日再，以体凉为度。

肘后方 葛氏疗小便卒大数非淋，令人瘦：以石膏半斤捣碎，水一斗，煮取五升，稍饮五合。

梅师方 治热油、汤、火烧疮，痛不可忍：取石膏捣末细研，用粉，疮愈。

子母秘录 治乳不下：以石膏三两，水二升，煮之三沸。三日饮令尽，妙。

太上八帝玄变经 石膏发汗。

丹房镜源 石膏桂州者，可结汞。

别说云 谨按，陶说"出钱塘山中，雨后时时自出"，今钱塘人乃凿山以取之，甚多，捣为末，作齿药货用。浙人呼为寒水石，然入药最胜他处者。今既凿山石而取，乃是因石而生，即石膏也。陈藏器谓钱塘县在平地，无石膏，乃知陈不识钱塘，明矣。

衍义曰 石膏，二书纷辨不决，未悉厥理。详本经原无方解石之文，止缘唐本注"石膏、方解石大体相似"，因此一说，后人遂惑。经曰"生齐山山谷，及齐鲁山、鲁蒙山，采无时"，即知他处者为非。今《图经》中又以汾州者编入，前后人都不详经中所言"细理白泽者良"，故知不如是，则非石膏也。下有理石条中经云"如石膏顺理而细"，又可明矣。今之所言石膏、方解石，二者何等有顺理细文又白泽者，有是，则石膏也，无是，则非石膏也。仍须是经中所言州土者，方可入药，余皆偏见，可略不取。仲景白虎汤中，服之如神。新校正仲景《伤寒论》后言，四月已后，天气热时，用白虎者是也。然四方气候不齐，又岁中气运不一，方所既异，虽其说甚雅，当此之时，亦宜两审。若伤寒热病，或大汗后，脉洪大，口舌燥，头痛，大渴不已；或着暑热，身痛倦怠，白虎汤服之无不效。

【**点评**】本草中石膏与长石、理石、方解石相混淆，陶弘景以来聚讼纷纭，莫衷一是。关于石膏的名实争论至明代才逐渐平息。《本草纲目》"集解"项李时珍在引录综述各家见解后，有结论说："石膏有软、硬二种。软石膏，大块生于石中，作层如压扁米糕形，每层厚数寸。有红白二色，红者不可服，白者洁净，细纹短密如束针，正如凝成白蜡状，松软易碎，烧之即白烂如粉。其中明洁，色带微青，而文长细如白丝者，名理石也。与软石膏乃一物二种，碎之则形色如一，不可辨矣。硬石膏，作块而生，直理起棱，如马齿坚白，击之则段段横解，光亮如云母、白石英，有墙壁，烧之亦易散，仍硬不作粉。其似硬石膏成块，击之块块方解，墙壁不明者，名方解石也，烧之则㶸散亦不烂。与硬石膏乃一类二种，碎之则形色如一，不可辨矣。自陶弘景、苏恭、大明、雷敩、苏颂、阎孝忠皆以硬者为石膏，软者为寒水石；至朱震亨始断然以软者为石膏，而后人遵用有验，千古之惑始明矣。盖昔人所谓寒水石者，即软石膏也；所谓硬石膏者，乃长石也。石膏、理石、长石、方解石四种，性气皆寒，俱能去大热结气；但石膏又能解肌发汗为异尔。理石即石膏之类，长石即方解之类，俱可代用，各从其类也。今人以石膏收豆腐，乃昔人所不知。"其说与今之软石膏、硬石膏相合，硬石膏为无水硫酸钙 $CaSO_4$，在适当地质条件下可转化成软石膏 $CaSO_4 \cdot 2H_2O$。

关于石膏的名实，还可以引丹经的使用情况为证。《本草纲目》引朱丹溪提到："火煅细研醋调，封丹灶，其固密甚于脂膏。此盖兼质与能而得名，正与石脂同意。"《上洞心丹经诀》是唐末的一部外丹著作，卷中"神仙九转秘方"中提到固济用泥，专门说"古用石膏固则难开，泥固易开故也"。又说："不若依古法，用石膏为妙，缓开之可也。"此应该是熟石膏粉加水调和作密封剂，由此证明唐代的石膏也是硫酸钙类矿物。此外，石膏矿石也可以加工成制品，唐人诗《石膏枕》说："表里通明不假雕，冷于春雪白于瑶。朝来送在凉床上，只怕风吹日炙销。"

金屑 味辛，平，有毒。主镇精神，坚骨髓，通利五脏，除邪毒气，服之神仙。生益州。采无时。

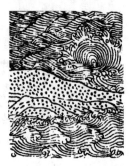

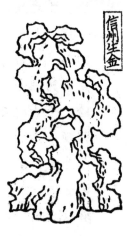

陶隐居云：金之所生，处处皆有，梁、益、宁三州多有，出水沙中作屑，谓之生金。辟恶而有毒，不炼服之杀人。建平、晋安亦有金砂，出石中，烧熔鼓铸为锅，虽被火亦未熟，犹须更炼。高丽、扶南及西域外国成器皆炼熟可服。仙经以醢、蜜及猪肪、牡荆酒辈，炼饵柔软，服之神仙。亦以合水银作丹砂外，医方都无用者，当是虑其有毒故也。仙方名金为太真。**今注**：医家所用皆炼熟金薄及以水煎金器取汁用之，固无毒矣。按陈藏器《拾遗》云，岭南人云生金是毒蛇屎，此有毒。常见人取金，掘地深丈余，至纷子石，石皆一头黑焦，石下有金，大者如指，小犹麻豆，色如桑黄，咬时极软，即是真金。夫匠窃而吞者，不见有毒。其䎖金出水沙中，毯上掏取，或鹅、鸭腹中得之，即便打成器物，亦不重炼煎取金汁，便堪镇心。此乃藏器传闻之言全非。按，据皇朝收复岭表，询其事于彼人，殊无蛇屎之事。入药当必用熟金，恐后人览藏器之言惑之，故此明辨。**臣禹锡等谨按**，药性论云：黄金屑，金薄亦同。主小儿惊，伤五脏，风痫，失志，镇心，安魂魄。**杨损之云**：百炼者堪，生者杀人，水饮合膏，饮之即不炼。**日华子云**：金，平，无毒。畏水银。镇心，益五脏，添精补髓，调利血脉。

图经曰 金屑，生益州。银屑，生永昌。陶隐居注云："金之所生，处处皆有，梁、益、宁三州多有，出水沙中作屑，谓之生金。"而银所出处，亦与金同，但皆生石中耳。苏恭以为银之与金，生不同处，金又出水中。陈藏器云"生金是毒蛇屎，常见人取金，掘地深丈余，至纷子石，石皆一头黑焦，石下有金，大者如指，小犹若麻豆，色如桑黄，咬时极软，即是真金。䎖金出水沙中，毯上淘取，或鹅、鸭腹中得之"。今注以陈说为非是，然今饶、信、南、剑、登州出金处，采得金亦多端，或有若山石状者，或有若米豆粒者，若此类未经火，皆可为生金。其银在矿中，则与铜相杂，土人采得之，必以铅再三煎炼方成，故不得为生银也。故下别有生银条云"出饶州、乐平诸坑生银矿中，状如硬锡，文理粗错，自然者真"。今坑中所得，乃在土石中渗溜成条，若丝发状，土人谓之老翁须，似此者极难得。方书用生银，必得此乃真耳。金屑，古方不见用者。银屑惟葛洪治痈肿五石汤用之，今人弥不用，惟作金银薄，入药甚便。又金石凌、红雪、紫雪辈，皆取金银取汁，此亦通用经炼者耳。

【海药云 按《广州记》云，出大食国，彼方出金最多，凡是货易并使金。金性多寒，生者有毒，熟者无毒。主癫痫，风热上气，咳嗽，伤寒，肺损吐血，骨蒸劳，极渴，主利五脏邪气，补心，并入薄于丸散服。《异志》云金生丽水，《山海经》说诸山出金极多，不能备录。蔡州出瓜子金，云南山出颗块金，在山石间采之，黔南、遂府、吉州水中并产麸金。又《岭表录异》云：广州治涯县有金池，彼中居人忽有养鹅、鸭，常于屎中见麸金片，遂多养，收屎淘之，日得一两或半两，因而至富矣。《淮南子》"阳燧见日，然而为火"，许慎注云：阳燧，金也。取金杯无缘者，熟磨令热，日中时日下以艾承之，则然得火也。

太清服炼灵砂法 金所裹于中宫阴己之魄，性本刚，服之伤损肌。

宝藏论 凡金有二十件：雄黄金、雌黄金、曾青金、硫黄金、土中金、生铁金、熟铁金、生铜金、输石金、砂子金、土碌砂子金、金母砂子金、白锡金、黑铅金、朱砂金，已上十五件；惟只有还丹金、水中金、瓜子金、青麸金、草砂金等五件是真金，余外并皆是假。

丹房镜源 楚金出汉江五溪，或如瓜子形，杂众金，带青色。若天生牙，亦曰黄牙。若制水银、朱砂成器为利术，不堪食，内有金气毒也。

青霞子 《金液还丹论》：金末增年。又，黄金破冷除风。

衍义曰 金屑，不曰"金"，而更加"屑"字者，是已经磨屑可用之义，如玉浆之义同。二经不解屑为未尽，盖须烹炼，锻屑为薄，方可研屑入药。陶隐居云"凡用银屑，以水银和成泥"，若非锻屑成薄，焉能以水银和成泥也？独不言金屑，亦其阙也。生金有毒，至于杀人，仍为难解。有中其毒者，惟鹧鸪肉可解，若不经锻屑，则不可用。颗块金即穴山或至百十尺，见伴金石，其石褐色，一头如火烧黑之状，此定见金也，其金色深赤黄。麸金即在江沙水中淘汰而得，其色浅黄。此等皆是生金也，得之皆当销炼。麸金耗折少，块金耗折多。入药当用块金，色既深，则金气足。余更防罨制成及点化者，如此，焉得更有造化之气也。若本朝张永德，字抱一，并州人，五代为潞帅，淳化二年改并州。初寓睢阳，有书生邻居卧病，永德疗之获愈。生一日就永德求汞五两，即置鼎中，煮成中金。永德恳求药法，生曰：君当贵，吾不吝此，虑损君福。锻工毕升言：祥符年尝在禁中为方士王捷锻金，以铁为金，凡百余两为一饼，辐解为八段，谓之鸦嘴金。初自冶中出，色尚黑。由是言之，如此之类，乃是水银及铁，用药制成，非造化所成，功治焉得不差殊？如惠民局合紫雪用金，盖假其自然金气尔。然恶锡。又东南方金色深，西南方金色淡，亦土地所宜也，入药故不如色深者。然得余甘子则体柔，亦相感尔。

【点评】金屑即单质金 Au，是性质稳定的金属元素，常规溶剂几乎不能溶解，皮肤接触也很难吸收，一般而言不应该被认为有毒，所以《本草衍义》说"生金有毒，至于杀人，仍为难解"。但一直流传"吞金自杀"的说法，一般认为，如果真的是因为"吞金"引起死亡，可能的原因是黄金比重大，通过胃肠道困难，会造成消化道穿孔，引起腹膜炎等感染致死。《本草纲目》也认为金屑有毒，并举例："晋贾后饮金屑酒而死，则生金有毒可知矣。"这是西晋惠帝皇后贾南风的故事，出自《晋书·惠贾皇后传》："伦乃矫诏，遣尚书刘弘等持节赍金屑酒，赐后死。"金屑酒只是用金箔制成，应该完全不至于致死。如果不是羼有其他烈性毒药，"金屑酒"可能只是达成赐死目的之借口，逼令饮酒后，再以其他手段致死。或者认为吞金、金屑酒使用的是"药金"，但这些"药金"本来就是术士们为"服食"制作的，尽管有重金属危害，不至于在极短时间内引起死亡。

银屑　味辛，平，有毒。主安五脏，定心神，止惊悸，除邪气，久服轻身长年。生永昌。采无时。

陶隐居云：银之所出处亦与金同，但皆是生石中，炼饵法亦相似。今医方合镇心丸用之，不可正服尔。为屑，当以水银研令消也。永昌本属益州，今属宁州。仙经又有服炼法，此当无正主疗，故不为本草所载。古者名金为黄金，银为白金，铜为赤金。今铜有生熟，炼熟者柔赤，而本草并无用。今铜青及大钱皆入方用，并是生铜，应在下品之例也。**唐本注云：**银之与金，生不同处，金又兼出水中。方家用银屑，当取见成银薄，以水银消之为泥，合消石及盐研为粉，烧出水银，淘去盐石，为粉极细，用之乃佳，不得已磨取屑尔。且银所在皆有，而以虢州者为胜，此外多锡秒为劣。高丽作帖者，云非银矿所出，然色青不如虢州者。又有黄银，本经不载，俗云为器辟恶，乃为瑞物。**臣禹锡等谨按，药性论**云：银屑，君。银薄同。主定志，去惊痫，小儿癫疾狂走之病。

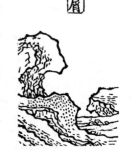

图经　文具金屑条下。

【海药云　谨按，《南越志》云：出波斯国，有天生药银，波斯国用为试药指环。

大寒，无毒。主坚筋骨，镇心，明目，风热，癫疾等。并入薄于丸散服之。又烧朱粉瓮下，多年沉积有银，号杯铅银，光软甚好，与波斯银功力相似，只是难得。今时烧炼家，每一斤生铅只煎得一二铢。《山海经》云：东北乐平郡党少山出银甚多。黔中生银，体骨硬，不堪入药。又按唐《贞观政要》云：十年，有理书御史权万纪奏曰：宣、饶二州诸山极有银坑，采之甚是利益。太宗曰：朕贵为天子，无所乏少，何假取乎？是知彼处出银也。

子母秘录 始娠卒腰背痛如折：银一两，水三升，煎取二升，饮之。

太上八帝玄变经 银屑益寿。

青霞子 《金液还丹论》：银破冷除风。

衍义曰 银屑，金条中已解屑义。银本出于矿，须煎炼而成，故名熟银，所以于后别立生银条也，其用与熟银大同。世有术士能以朱砂而成者，有铅汞而成者，有焦铜而成者，不复更有造化之气，岂可更入药。既有此类，不可不区别。其生银，即是不自矿中出，而特然自生者，又谓之老翁须，亦取像而言之耳。然银屑经言有毒，生银经言无毒，释者漏略不言。盖生银已生发于外，无蕴郁之气，故无毒；矿银尚蕴蓄于石中，郁结之气，全未敷畅，故言有毒。亦恶锡。

【点评】《本草衍义》论生银、银屑毒性之有无，《本草纲目》不以为然，李时珍说："生银初煎出如缦理，乃其天真，故无毒。熔者投以少铜，则成丝文金花，铜多则反败银，去铜则复还银，而初入少铜终不能出，作伪者又制以药石铅锡。且古法用水银煎消，制银箔成泥入药，所以银屑有毒。银本无毒，其毒则诸物之毒也。今人用银器饮食，遇毒则变黑；中毒死者，亦以银物探试之，则银之无毒可征矣。"

历史上一直有银器验毒的说法，故人们好用银制作食器，一说遇毒变黑，一说能解毒。按，银器变黑主要是因为硫与银反应形成黑色的硫化银 AgS。古代砒霜 As_2O_3 是常见毒药，因为条件所限，生产的砒霜纯度通常不高，含有单质硫，遇银器变黑。所以银器验毒确有其事，但所检验的仅仅局限于不纯的砒霜，对其他毒性物质几乎没有鉴别能力。至于"解毒"的说法，很可能是基于"验毒"衍生出来的，但微量的银离子其实具有消毒杀菌作用，能够吸附液体中的细菌，使细菌的酶失活，从而杀菌。

生银　寒，无毒。主热狂惊悸，发痈恍惚，夜卧不安，谵_{音詹}语，邪气鬼祟。服之明目，镇心，安神定志。小儿诸热丹毒，并以水磨服，功胜紫雪。出饶州、乐平诸坑生银矿中，状如硬锡，文理粗错，自然者真。今附。

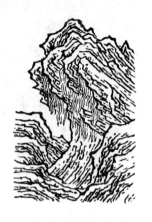

臣锡等谨按，陈藏器云：生银，味辛。日华子云：冷，微毒。畏石亭脂、磁石。治小儿中恶，热毒烦闷。并水磨服，忌生血。又云：朱砂银，冷，无毒。畏石亭脂、磁石、铁。延年益色，镇心安神，止惊悸，辟邪。治中恶蛊毒，心热煎烦，忧忘虚劣。忌一切血。

图经　文具金屑条下。

【雷公云　金、银、铜、铁气，凡使，在药中用时，即浑安置于药中，借气生药力而已，勿误入药中用，消人脂也。

千金翼　治身有赤疵，常以银揩令热，不久渐渐消。

抱朴子　银但不及金玉，可以地仙也。服之法，麦浆化之，亦可以朱草酒饵之，亦可以龙膏饵炼之。然日三服，服辄大如弹丸，然非清贫道士所能得也。

太清服炼灵砂法　银裹西方辛阴之神，结精而为质，性戾，服之伤肝。

宝藏论云　夫银有一十七件：真水银银、白锡银、曾青银、土碌银、丹阳银、生铁银、生铜银、硫黄银、砒霜银、雄黄银、雌黄银、输石银，惟有至药银、山泽银、草砂银、母砂银、黑铅银五件是真，外余则假。银坑内石缝间有生银迸出如布线，土人曰老翁须，是正生银也。

丹房镜源　银生洛平卢氏县，褐色石打破，内即白。生于铅坑中，形如笋子，此有变化之道。亦曰自然牙，亦曰生铅，又曰自然铅。可为利术，不堪食，铅内银性有毒，可用结砂子。

衍义　文具银屑条下。

【灵砂　味甘，性温，无毒。主五脏百病，养神安魂魄，益气，明目，通血脉，止烦满，益精神，杀精魅恶鬼气。久服通神明，不老轻身神仙，令人心灵。一名二气砂。水银一两，硫黄六铢细研，先炒作青砂头，后入水火既济炉，抽之如束针绞者，成就也。恶磁石，畏咸水。

茅亭话　杨子度饵猕猴灵砂，辄会人语然，可教。好事者知之，多以灵砂饲猕猴、鹦鹉、犬、鼠等教之。

青霞子　灵砂若草伏得住火，成汁不折，可疗风冷。用作母砂子匮为银，若把五金折不成汁，不堪。

【点评】灵砂为硫化汞，是朱砂的人工制成品。按照赵匡华先生在论文"中国古代炼丹术及医药化学中的氧化汞"（《自然科学史研究》1988 年第 4 期）中的观点，中国炼丹术记载确切的人造硫化汞处方是见于隋代苏元朗《太清石壁记》卷上的太一小还丹方。此丹别名太精丹、朝景丹、凝霞丹、落晖丹，方用水银一斤、石硫黄五两为原料，操作较繁。《证类本草》所记为宋代简化方法。

人造灵砂算是化学制药学较早的尝试，但炼丹术士并不真正理解生成物灵砂与天然丹砂理化特性的异同，他们甚至不太关心此事，只是一门心思地研究出更多或烦琐或简易的灵砂合成方法。因为名称中的"灵"字，于是附会出"令人心灵"的功效和"禽兽食灵砂尚变人心，人食灵砂足变凡质"（《太平广记》卷 445 引《野人闲话》）的奇怪推论。

水银粉　味辛，冷，无毒。畏磁石、石黄。通大肠，转小儿疳，并瘰疬，杀疮疥癣虫，及鼻上酒齄，风疮瘙痒。又名汞粉、轻粉、峭粉，忌一切血。新补。见陈藏器及日华子。

图经　文具水银条下。

【经验方】治小儿吃泥膨肚：腻粉一分，用沙糖搜和丸如麻子大，空心米饮下一丸，良久泻出泥，差。

孙用和　治虚风，不二散：腻粉一两，用汤煎五度如茶脚，慢火上焙干，麝香半两，细研如粉。每服一字，温水调。但是风，临时服半钱或一钱匕，看虚实加减。又方治血痢：腻粉五钱，定粉三钱，同研匀，用水浸蒸饼心少许和为丸，如绿豆大。每服七丸或十丸。艾一枝，水一盏，煎汤下艾，汤多亦妙。

衍义曰　水银粉，下涎药，并小儿涎潮、瘛疭多用。然不可常服及过多，多则其损兼行。若兼惊，则尤须审慎。盖惊为心气不足，不可下，下之里虚，惊气入心，不可治。若其人本虚，便须禁此一物，慎之至也。

【点评】水银粉又称轻粉、腻粉，通常用水银、食盐、明矾在炉鼎中制备而成，《本草纲目》载其方法云："用水银一两，白矾二两，食盐一两，同研不见星，铺于铁器内，以小乌盆覆之。筛灶灰盐水和，封固盆口。以炭打二炷香，取开，则粉升于盆上矣。其白如雪，轻盈可爱。一两汞，可升粉八钱。"水银粉的主要成分为氯化亚汞 Hg_2Cl_2，陶弘景在水银条注释中也提到此："烧时飞着釜上灰，名汞粉，俗呼为水银灰，最能去虱"。后世用于梅毒、下疳，但使用不当可能引起急慢性汞中毒，如《本草纲目》水银粉条所说："若服之过剂，或不得法，则毒气被蒸，窜入经络筋骨，莫之能出。痰涎既去，血液耗亡，筋失所养，营卫不从。变为筋挛骨痛，发为痈肿疳漏，或手足皲裂，虫癣顽痹，经年累月，遂成废痼，其害无穷"。

黑盖子下引孙用和方治血痢，腻粉、定粉同用。定粉即是胡粉，见本书卷5粉锡条。检《本草纲目》，水银粉条附方30余首，很多用于小儿，外用或内服，如小儿涎喘服药不退者，"用无雄鸡子一个取清，入轻粉抄十钱拌和，银器盛，置汤瓶上蒸熟。三岁儿尽食，当吐痰或泄而愈"；出生小儿"浴汤中入盐少许，拭干，以腻粉少许摩其身，既不畏风，又散诸气"，但如此操作，皆对小儿有害。

磁石 味辛、咸，寒，无毒。主周痹，臣禹锡等谨按，蜀本注云：凡痹随血脉上下，不能左右去者，为周痹。**风湿，肢节中痛，不可持物，洗洗酸痟，除大热，烦满及耳聋，**养肾脏，强骨气，益精，除烦，通关节，消痈肿，鼠瘘，颈核，喉痛，小儿惊痫。炼水饮之，亦令人有子。**一名玄石、**一名处石。生太山川谷及慈山山阴，有铁处则生其阳。采无时。柴胡为之使，杀铁毒，恶牡丹、莽草，畏黄石脂。

陶隐居云：今南方亦有，好者能悬吸针，虚连三四为佳。杀铁毒，消金。仙经、丹方、黄白术中多用之。**臣禹锡等谨按，蜀本**注云：吸铁虚连十数针，乃至一二斤刀器，回转不落。**南州异物志**云：涨海崎头水浅而多磁石，外徼人乘舶皆以铁镶镶之，至此关，以磁石不得过。**吴氏**云：磁石一名磁君。**药性论**云：磁石，臣，味咸，有小毒。能补男子肾虚，风虚，身强，腰中不利，加而用之。**陈藏器**云：磁石毛，味咸，温，无毒。主补绝伤，益阳道，止小便白数，治腰脚，去疮瘘，长肌肤，令人有子，宜入酒。出相州北山。磁石毛，铁之母也，取铁如母之招子焉。本经有磁石，不言毛。毛、石功状殊也。又言磁石寒，此弥误也。**日华子**云：磁石，味甘、涩，平。治眼昏，筋骨羸弱，补五劳七伤，除烦躁，消肿毒。小儿误吞针铁等，即细末筋肉，莫令断，与磁石同下之。

图经曰 磁石生泰山山谷及慈山山阴，有铁处则生其阳，今磁州、徐州及南海傍山中皆有之。慈州者岁贡最佳，能吸铁虚连十数针，或一二斤刀器回转不落者尤真。采无时。其石中有孔，孔中黄赤色，其上有细毛，性温，功用更胜。谨按《南州异物志》云：涨海崎头水浅而多磁石，徼外大舟以铁叶锢之者，至此多不得过。以此言之，海南所出尤多也。按磁石一名玄石，而此下自有玄石条，云"生泰山之阳，山阴有铜，铜者雌，铁者雄"。主疗颇亦相近，而寒温铜铁畏恶乃别，苏恭以为铁液也，是磁石中无孔，光泽纯黑者，其功劣于磁石，又不能悬针。今北蕃以磁石作礼物，其块多光泽，又吸针无力，疑是此石，医方罕用。

【雷公云】 凡使，勿误用玄中石并中麻石，此石之二真相似磁石，只是吸铁不得。中麻石心有赤，皮粗，是铁山石也，误服之，令人有恶疮不可疗。夫欲验者，一斤磁石，四面只吸铁一斤者，此名延年沙；四面只吸得铁八两者，号曰续未至；四面只吸得五两已来者，号曰磁石。若夫修事一斤，用五花皮一镒、地榆一镒、故绵十五两，三件并细剉，以槌于石上，碎作二三十块了。将磁石子于瓷瓶子中，下草药，以东流水煮三日夜，然后漉出拭干，以布裹之，向大石上再槌，令细了，却入乳钵中研细如尘，以水沉飞过了，又研如粉用之。

圣惠方 治小儿误吞针：用磁石如枣核大，磨令光，钻作窍，丝穿令含，针自出。

外台秘要 疗丁肿：取磁石捣为粉，酽醋和，封之，根即立出，差。

钱相公箧中方 疗误吞钱：以磁石枣许大一块，含之立出。

鬼遗方 治金疮肠出，欲入之：磁石、滑石各三两为末，以白米饮调方寸匕服，日再服。

沈存中笔谈 磁石指南。

丹房镜源 磁石四两①协物上者，伏丹砂，养汞，去铜晕，软硬汞坚顽之物。服食

---

① 两：底本、校本皆作此字，文义难通，疑为"面"字。《道藏》本《丹方鉴源》卷中作："磁石，四面协铁者上。"与本书引《雷公炮炙论》说磁石四面吸铁相合。疑唐慎微在摘抄时误作"两"字，后面"者上"二字倒乙。

不可长久，多服必有大患。

青霞子 磁石毛，治肾之疾。

衍义曰 磁石色轻紫，石上靫涩，可吸连针铁，俗谓之熠铁石。养益肾气，补填精髓，肾虚耳聋目昏皆用之。入药，须烧赤醋淬。其玄石，即磁石之黑色者也，多滑净，其治体大同小异，不可不分而为二也。磨针锋则能指南，然常偏东不全南也。其法取新矿中独缕，以半芥子许，蜡缀于针腰，无风处垂之，则针常指南。以针横贯灯心，浮水上，亦指南，然常偏丙位。盖丙为大火，庚辛金受金其制，故如是，物理相感尔。

【点评】磁石本名"慈石"，"慈"是慈母之意。《吕氏春秋·精通》云："慈石召铁，或引之也。"高诱注："石，铁之母也。以有慈石，故能引其子。石之不慈者，亦不能引也。"郭璞《慈石赞》也说："慈石吸铁，母子相恋也"。《名医别录》说磁石"生慈山山阴，有铁处则生其阳"。看似无稽之谈，却是古人对事物认识方式之真实写照。

磁石是磁铁（magnetite）矿石，主要成分为 Fe_3O_4。而《本草经》磁石一名玄石，《名医别录》另列有玄石条。武威旱滩坡出土的汉代医简"大风方"中，同时有"兹（即慈的省文）石""玄石"，也证明磁石、玄石为两物。今以没有磁性的铁矿石为玄石，应该没有问题。不过，《名医别录》说玄石"生太山之阳，山阴有铜，铜者雌，黑者雄"，与磁石的条文对观，是否暗示玄石是一种传说中能吸铜的物质，没有确证，且备一说。

因为磁石能够吸铁，所以《日华子诸家本草》说："小儿误吞针铁等，即细末筋肉，莫令断，与磁石同下之。"将磁铁裹在筋肉间，令小儿吞下，吸附针铁，避免划伤胃肠道，应该有效。而黑盖子下引《圣惠方》"用磁石如枣核大，磨令光，钻作窍，丝穿令含，针自出"；《钱相公箧中方》"以磁石枣许大一块，含之立出"，完全是罔顾实际情况的臆想。即使所含的磁铁有足够磁性能令针铁飞出，如何保证不划伤食道呢？所以《本草纲目》附方将这些不可靠的内容删去也是明智之举。

玄石　味咸，温，无毒。主大人、小儿惊痫，女子绝孕，小腹冷痛，少精身重，服之令人有子。一名玄水石、一名处石。生太山之阳，山阴有铜，铜者雌，黑者雄。恶松脂、柏实、菌桂。

陶隐居云：本经磁石一名玄石，别录各一种。今按，其一名处石既同，疗体又相似，而寒温铜铁及畏恶有异，俗方既不复用之，亦无识其形者，不知与磁石相类否？唐本注云：此物铁液也，但不能拾针，疗体如经，劣于磁石。磁石中有细孔，孔中黄赤色，初破好者，能连十针，一斤铁刀亦被回转。其无孔，光泽纯黑者，玄石也，不能吸针。

图经　文具磁石条下。

【点评】《本草图经》绘有玄石，为不定形石块。与磁石相比其上无芒刺，示意不能引针。

绿盐　味咸、苦、辛，平。无毒。主目赤泪出，肤翳眵暗。

唐本注云：以光明盐、硇砂、赤铜屑，酿之为块，绿色。真者出焉耆国，水中石下取之，状若扁青、空青，为眼药之要。唐本先附。

图经　文具食盐条下。

【海药】　谨按，《古今录》云：波斯国在石上生。味咸、涩。主明目消翳，点眼及小儿无辜疳气。方家少见用也。按舶上将来，为之石绿，装色久而不变。中国以铜醋①造者，不堪入药，色亦不久。

后魏李孝伯云　赤盐、臭盐、马齿盐、驳盐，并非食盐。胡盐治目痛。已上自唐本注比，并是绿盐说②。

【点评】《医心方》卷5疗目胎赤方引《广济方》云："疗目赤痛及胎赤方，以蚌蛤裹置蜜二分，绿盐一分，和，夜卧时火灸暖，著目，三四日愈。又方猪胆和绿盐敷，亦效。"

① 醋：底本作"错"，据刘甲本改。
② 已上自唐本注比，并是绿盐说：此句当是唐慎微所加按语。

凝水石 味辛、甘，寒、大寒，无毒。主身热，腹中积聚邪气，皮中如火烧，烦满，水饮之。除时气热盛，五脏伏热，胃中热，烦满，止渴，水肿，小腹痹。久服不饥。一名白水石、一名寒水石、一名凌水石。色如云母，可析者良，盐之精也。生常山山谷，又中水县及邯郸。解巴豆毒，畏地榆。

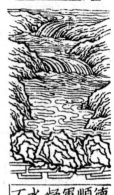

陶隐居云：常山属并州，中水县属河间郡，邯郸即赵郡，并属冀州域。此处地皆碱卤，故云盐精，而碎之亦似朴消。此石末置水中，夏月能为冰者佳。**唐本注**：此石有两种，有纵理、横理，色清明者为佳。或云纵理为寒水石，横理为凝水石。今出同州韩城，色青黄，理如云母为良；出澄城者，斜理文，色白，为劣也。**臣禹锡等谨按，吴氏云**：神农：辛；岐伯、医和、扁鹊：甘，无毒；季氏：大寒。或生邯郸，采无时。如云母色。**药性论云**：寒水石，能压丹石毒风，去心烦渴闷，解伤寒劳复。

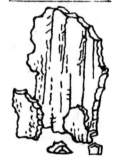

图经曰 凝水石即寒水石也，生常山山谷，又出中水县及邯郸，今河东汾、隰州及德顺军亦有之。此有两种，有纵理者，有横理者，色清明如云母可析，投置水中，与水同色，其水凝动者为佳。或曰纵理者为寒水石，横理者为凝水石。三月采。又有一种冷油石，全与此相类，但投沸油铛中，油即冷者是也。此石有毒，若误用之，令腰以下不能举。

【雷公云 凡使，先须用生姜自然汁，煮汁尽为度，研成粉用。每修十两，用姜汁一镒。

经验方 治小儿丹毒，皮肤热赤：用寒水石半两，白土一分，捣罗为末，用米醋调傅之愈。

集验方 治风热心躁，口干狂言，浑身壮热，及中诸毒，龙脑甘露丸：寒水石半斤，烧半日，净地坑内盆合，四面湿土拥起，候经宿取出，入甘草末、天竺黄各二两，龙脑二分，糯米膏丸弹子大，蜜水磨下。

伤寒类要 治肉痹，其人小便白，以凝水石主之也。

丹房镜源 凝水石可作油衣，可食，制丹砂为匮伏玄精。

衍义曰 凝水石又谓之寒水石，纹理通澈，人或磨刻为枕，以备暑月之用。入药须烧过，或市人烧入腻粉中以乱真，不可不察也。陶隐居言"夏月能为冰者佳"，如此，则举世不能得，似乎失言。

【点评】凝水石一名寒水石，其名称应该是对同一物理现象的刻画，此物在溶解过程中能够吸热，使溶液温度下降，若投入的量足够大，甚至可以观察到结冰现象。按照陶弘景的观点，这种凝水石"碎之亦似朴消"，疑当是含结晶水的硝酸盐矿石。硝酸盐溶解时能够吸热，故陶弘景说："此石末置水中，夏月能为冰者佳。"而《本草衍义》责备其"失言"，恐是少见多怪了。

这种硝酸盐矿石因为少见，渐渐被其他矿物代替，如《新修本草》说："此石有两种，有纵理、横理，色清明者为佳。或云纵理为寒水石，横理为凝水石。"可能是石膏、方解石之类。李时珍则坚持凝水石是盐根的主张，将之列在盐卤类，并说："诸家不详本文盐精之说，不得其说，遂以石膏、方解石指为寒水石。唐宋以来，相承其误，通以二石为用。"今正仓院寒水石标本果然为方解石 $CaCO_3$，可见李时珍的判断是正确的。尽管如此，药用凝水石的名实却没有因为李时珍的发明而改变，今天入药的寒（凝）水石有南北两种，北寒水石为硫酸钙（石膏），南寒水石为碳酸钙（方解石）。

阳起石　味咸，微温，无毒。主崩中漏下，破子脏中血，癥瘕结气，寒热，腹痛，无子，阴痿不起，补不足，疗男子茎头寒，阴下湿痒，去臭汗，消水肿。久服不饥，令人有子。**一名白石、一名石生、一名羊起石，云母根也。生齐山山谷及琅邪或云山、阳起山。采无时。**桑螵蛸为之使，恶泽泻、菌桂、雷丸、蛇蜕皮，畏菟丝。

陶隐居云：此所出即与云母同，而甚似云母但厚实尔。今用乃出益州与矾石同处，色小黄黑，即矾石。云母根未知何者是，俗用乃稀，仙经亦服之。**唐本注**云：此石以白色、肌理似殷蘖，仍夹带云母绿润者为良，故本经一名白石，今有用纯黑如炭者，误矣。云母条中既云黑者名云胆，又名地涿，服之损人，黑阳起石必为恶矣。经言生齐山，齐山在齐州历城西北五六里，采访无阳起石，阳起石乃齐山西北六七里卢山出之。本经云"或云山"，云、卢字讹矣。今泰山、沂州惟有黑者，其白者独出齐州也。**臣禹锡等谨按，**吴氏云：阳起石，神农、扁鹊：酸，无毒；桐君、雷公、岐伯：咸，无毒；季氏：小寒。或生泰山。**杨损之云：**不入汤。**药性论云：**阳起石，恶石葵，忌羊血。味甘，平。主补肾气，精乏腰疼，膝冷湿痹，能暖女子子宫久冷，冷癥寒瘕，止月水不定。**萧炳云：**阳起石，臣。**南海药谱云：**阳起石惟太山所出黄者绝佳，邢州鹊山白者亦好。**日华子云：**治带下，温疫，冷气，补五劳七伤。合药时烧后水锻用，凝白者为上。

图经曰①　阳起石生齐山山谷及琅邪或云山、阳起山，今惟出齐州，他处不复有，或云邢州鹊山亦有之，然不甚好。今齐州城西惟一上山，石出其中，彼人谓之阳起山。其山常有温暖气，虽盛冬大雪遍境，独此山无积白，盖石气熏蒸使然也。山惟一穴，官中常禁闭。至初冬，则州发丁夫，遣人监视取之。岁月积久，其穴益深，才凿他石，得之甚艰。以色白、肌理莹明若狼牙者为上，亦有夹他石作块者不堪。每岁采择上供之，余州中货之，不尔，市贾无由得也。货者虽多，而精好者亦难得。旧说是云母根，其中犹夹带云母，今不复见此色。古服食方不见用者，今补下药多使之。采无时。

【丹房镜源　阳起石，可为外匮。

青霞子　阳起，治肾之疾。

衍义曰　阳起石，如狼牙者佳。其外色不白，如姜石，其大块者，亦内白。治男子、妇人下部虚冷，肾气乏绝，子脏久寒，须水飞研用。凡石药冷热皆有毒，正宜斟酌。

【点评】据《名医别录》说，阳起石是云母根。《云笈七签》卷75神仙炼服云母秘诀说："又赤色厚重名阳起石，是五云之根，别将入药用，不可服。凡五云之根，厚一寸，有一千八百年，重以土沙埋新盆，盖，着阴地，岁月既久，便自生长。"《枕中记》谓云母有8种，其中"赤色而重厚者名阳起石，是五云之根，别入药用，不可服"。以上皆用阳起石为云母根之意。

《五杂俎》卷3提到阳起石的一项特征："山东有阳起石，锻为粉，着纸上，日中暴热，便能飞起。盖此石为阳精相感之理，固宜尔也。其石入药，能壮阳道。"这其实描述的是石棉纤维在空气中飘荡的样子，由此确定其原矿物确为阳起石石棉（actinolite asbestos）。至于阳起石治疗"阴痿不起"的作用是否

---

① 曰：底本脱，据刘甲本补。

因此附会而来，则不得而知。阳起石在后世医方中罕见。《太平圣惠方》卷 7 "治肾脏虚损阳气萎弱" 有阳起石丸，将阳起石、白矾灰、钟乳粉、硫黄、龙脑、伏火砂、伏火砒霜通研如粉，用软粳米饭和作丸，如梧桐子大，食前以温酒下十丸，日二服。这样的毒药合用，算是求仁得仁吧。

孔公孽　味辛，温，无毒。主伤食不化，邪结气恶，疮疽瘘痔，利九窍，下乳汁， 男子阴疮，女子阴蚀，及伤食病，常欲眠睡。一名通石，殷孽根也。青黄色。生梁山山谷。木兰为之使，恶细辛。

陶隐居云：梁山属冯翊郡，此即今钟乳床也，亦出始兴，皆大块打破之。凡钟乳之类，三种同一体，从石室上汁溜积久盘结者，为钟乳床，即此孔公孽也；其次以小龙揬为殷孽，今人呼为孔公孽；殷孽复溜轻好者为钟乳。虽同一类，而疗体为异，贵贱相殊。此二孽不堪丸散，人皆捣末酒渍饮之，甚疗脚弱。其前诸疗，恐宜水煮为汤也。按今三种同根，而所生各处，当是随其土地为胜尔。唐本注云：此孽次于钟乳，如牛羊角者，中尚孔通，故名通石。本经误以为殷孽之根，陶依本经，以为今人之误，其实是也。臣禹锡等谨按，蜀本云：凡钟乳之类有五种：一钟乳、二殷孽、三孔公孽、四石床、五石花，虽一体而主疗有异。此二孽止可酒浸，不堪入丸散药用，然甚疗脚弱，脚气。石花、石床显在后条。吴氏云：孔公孽，神农：辛；岐伯：咸；扁鹊：酸，无毒。色青黄。药性论云：孔公孽，忌羊血，味甘，有小毒。主治腰冷，膝痹，毒风，男女阴蚀疮。治人常欲多睡，能使喉声圆朗。日华子云：孔公孽，味甘，暖。治癥结。此即殷孽床也。

图经　文具石钟乳条下。

【青霞子　孽，轻身充肌。

【**点评**】《本草经》石钟乳、孔公孽、殷孽 3 种显然都是钟乳石一类。如果结合《名医别录》的观点，孔公孽是殷孽根，在最下；殷孽是钟乳根，为其次；石钟乳最上。陶弘景即如此解释。但因为孔公孽一名 "通石"，则其名称中的 "孔" 是中通有孔的意思，其就不应该居最下。所以陶弘景说 "今人呼（殷孽）为孔公孽"。《新修本草》又别有说法，根据殷孽一名 "姜石"，乃是盘结如姜的意思，于是说殷孽是 "石堂下孔公孽根"，钟乳从洞顶悬垂向下，下方石盘即是殷孽。《本草纲目》"集解" 项综述说："按范成大《桂海志》所说甚详明。云桂林接宜、融山洞穴中，钟乳甚多。仰视石脉涌起处，即有乳床，白如玉雪，石液融结成者。乳床下垂，如倒数峰小山，峰端渐锐且长如冰柱，柱端轻薄中空如鹅翎。乳水滴沥不已，且滴且凝，此乳之最精者，以竹管仰承取之。炼治家又以鹅管之端，尤轻明如云母爪甲者为胜。"又云："以姜石、通石二名推之，则似附石生而粗者，为殷孽；接殷孽而生，以渐空通者，为孔公孽；接孔公孽而生者，为钟乳。当从苏恭之说为优。盖殷孽如人之乳根，孔公孽如乳房，钟乳如乳头也。"又云："石花是钟乳滴于石上迸散，日久积成如花者。"

按，《说文》云"孽，庶子也"，段注："凡木萌旁出皆曰蘖，人之支子曰孽，其义略同。"由此引申，树木再生的枝节也称为"孽"。《文选》刘琨《答卢谌》云"二族偕覆，三孽并根"；李善注引《汉书音义》云"孽，木斩而复特生"。详《本草经》石钟乳"生少室山谷"，孔公孽"生梁山山谷"，殷孽"生赵国山谷"，按照陶弘景的说法，"今三种同根，而所生各处，当是随其土地为胜尔"。或许石钟乳、孔公孽、殷孽本来就是一物，只是梁山、赵国出产者较劣，所以用"孽"命名，后来才变成指同一块钟乳的不同部位。因为殷孽、孔公孽在医方几乎没有使用，这种争论本身没有现实意义，但有助于了解这些药物的文化渊源。

殷孽 味辛，温，无毒。主烂伤瘀血，泄痢，寒热，鼠瘘，癥瘕结气，脚冷疼弱。一名姜石，钟乳根也。生赵国山谷，又梁山及南海。采无时。恶防己，畏术。

陶隐居云：赵国属冀州，此即今人所呼孔公孽，大如牛羊角，长一二尺左右，亦出始兴。唐本注云：此即石堂下孔公孽根也，盘结如姜，故名姜石。俗人乃为孔公孽，为之误尔。臣禹锡等谨按，日华子云：殷孽，治筋骨弱，并痔瘘等疾及下乳汁。

图经 文具石钟乳条下。

蜜陀僧　味咸、辛，平，有小毒。主久痢，五痔，金疮，面上瘢𪒠，面膏药用之。

唐本注云：形似黄龙齿而坚重，亦有白色者，作理石文，出波斯国。一名没多僧，并胡言也。唐本先附。臣禹锡等谨按，蜀本注云：五痔，谓牡痔、酒痔、肠痔、血痔、气痔。日华子云：味甘，平，无毒。镇心，补五脏，治惊痫，嗽呕及吐痰等。

图经曰　蜜陀僧，本经不载所出州土，注云出波斯国。

今岭南、闽中银铜冶处亦有之，是银铅脚。其初采矿时，银、铜相杂，先以铅同煎炼，银随铅出。又采山木叶烧灰，开地作炉，填灰其中，谓之灰池。置银、铅于灰上，更加火大锻，铅渗灰下，银住灰上，罢火候冷出银。其灰池感铅、银气，置之积久成此物。今之用者，往往是此，未必胡中来也。形似黄龙齿而坚重者佳。

【雷公云】　时呼蜜陀僧。凡使，捣令细，于瓷埚中安置了，用重纸袋盛柳蚛末，焙蜜陀僧埚中，次下东流水浸令满，著火煮一伏时足，去柳末、纸袋，取蜜陀僧用。

圣惠方　治𪒠𪒠斑点方：用蜜陀僧二两，细研，以人乳调涂面，每夜用之。又方赤白痢，所下不多，遍数不减：用蜜陀僧三两，烧令黄色，研如粉。每服，醋茶调下一钱匕，日三服。

外台秘要　令面生光方：以蜜陀僧用乳煎，涂面佳，兼治瘟鼻疱。

谭氏小儿方　疗豆疮瘢，面黡：以蜜陀僧细研，水调，夜涂之，明旦洗去，平复矣。

别说云　今考市中所货，乃是用小瓷瓶实铅丹锻成者，块大者，尚有小瓶形状。银冶所出最良，而罕有货者，外国者未尝见之。通治口疮最验。

衍义曰　蜜陀僧坚重，推破如金色者佳。

【点评】密陀僧是舶来品，《新修本草》云："形似黄龙齿而坚重，亦有白色者，作理石文，出波斯国。一名没多僧，并胡言也。"这是天然密陀僧矿石，成分为氧化铅PbO。据宋岘的观点，密陀僧与没多僧皆系波斯语墨尔达商（mordasang）的汉语音译。中国早期炼丹家获得的"黄丹"成品中可能也混杂有氧化铅，但他们似乎不太能够分别。如陶弘景在粉锡条提到："其有金色者，疗尸虫弥良。"这种粉锡不是白色的碱式碳酸铅，也不是红色的四氧化三铅，而是金色的氧化铅。《黄帝九鼎神丹经诀》卷1说"乃取胡粉烧之令如金色"，亦是指此物。至宋代则有密陀僧的专门制法，文见《本草图经》，不繁录。

铁精　平，微温。**主明目，化铜**。疗惊悸，定心气，小儿风痫，阴㿗脱肛。

陶隐居云：铁落是染皂铁浆；生铁是不被镴①枪、釜之类；钢铁是杂炼生鍒作刀镰者；铁精出锻灶中，如尘，紫色轻者为佳，亦以摩莹铜器用之。唐本注云：单言铁者，鍒铁也。铁落是锻家烧铁赤沸，砧上锻之，皮甲落者。夫诸铁疗病，并不入丸散，皆煮取浆用之。若以浆为铁落，钢生之汁，复谓何等？落是铁皮滋液，黑于余铁。陶谓可以染皂，云是铁浆，误矣。又铁屑炒使极热，用投酒中，饮酒，疗贼风痉。又裹以熨腋，疗胡臭有验。今按，陈藏器本草云：凡言铁疗病，不入丸散，皆煮浆用之。按今针砂、铁精，俱堪染皂，铁并入丸散。臣禹锡等谨按，陈藏器云：铁浆，取诸铁于器中，以水浸之，经久色青沫出，即堪染帛成皂，兼解诸物毒入腹，服之亦镇心，明目，主癫痫发热，急黄狂走，六畜癫狂。人为蛇、犬、虎、狼、毒恶虫等啮，服之毒不入内也。又云：铁热，主恶疮蚀䘌，金疮，毒物伤皮肉，止风水不入，入水不烂，手足皲坼，疮根结筋，瘰疬，毒肿。染髭发，令永黑。并及热未凝涂之，少当干硬。以竹木热火于刀斧刃上，烧之津出如漆者是也。一名刀烟，江东人多用之防水。项边瘰子，以桃核烧熏。又云：杀虫立效。又云：淬铁水，味辛，无毒。主小儿丹毒，饮一合。此打铁器时，坚铁槽中水。又云：针砂，性平，无毒。堪染白为皂，及和没食子染须至黑。飞为粉，功用如铁粉。炼铁粉中亦别须之。针是其真钢砂堪用，人多以杂和之，谬也。又云：锻锤下铁屑，味辛，平，无毒。主鬼打，鬼注，邪气。水渍搅令沫出，澄清去滓，及暖饮一二盏。又云：刀刃，味辛，平，无毒。主蛇咬毒入腹者，取两刀于水中相磨，饮其汁。又两刀于耳门上相磨敲作声，主百虫入耳，闻刀声即自出也。日华子云：铁屑，治惊邪癫痫，小儿客忤，消食及冷气，并煎汁服之也。又云：得犁镵尖浸水，名为铁精，可制朱砂、石亭脂、水银毒。

图经　文具铁条下。

【圣惠方】　阴脱：铁精、羊脂二味，搅令稠，布裹炙热，熨推内之差。又方食中有蛊毒，令人腹内坚痛，面目青黄，淋露骨立，病变无常：用铁精细研，捣鸡肝和为丸如梧桐子大。食前后酒下五丸。

百一方　产后阴下脱，铁精粉推纳之。又方地骨刺人毒痛：以铁精粉如大豆，以管吹疮内。

---

① 被镴：底本作"破镴"，据《新修本草》改。即未经过鍒炼的生铁。镴，鍒炼之义。

子母秘录 疗阴肿，铁精粉傅上。

姚和众 治小儿因痢肛门脱，以铁精粉傅之。

太清服炼灵砂法云 铁性坚，服之伤肺。

铁浆 铁注①中，陶为铁落是铁浆，苏云非也。按铁浆，取诸铁于器中，以水浸之，经久色青沫出，即堪染皂，兼解诸毒入腹，服之亦镇心。主癫痫发热，急黄②狂走，六畜癫狂。人为蛇、犬、虎、狼、毒刺、恶虫等啮，服之毒不入内。见陈藏器。

图经 文具铁条下。

【外台秘要 疗膝疮：以铁浆洗之，随手差，频为之妙。

梅师方 治时气病，骨中热，生疱疮、豌豆疮，饮铁浆差。

秤锤 主贼风，止产后血瘕腹痛及喉痹热塞。并烧令赤，投酒中，及热饮之。时人呼血瘕为儿枕，产后即起，痛不可忍。无锤用斧。今附。

臣禹锡等谨按，陈藏器云： 秤锤，味辛，温，无毒。**日华子云：** 铜秤锤，平。治难产并横逆产。酒淬服。**陈藏器云：** 铁杵，无毒。主妇人横产。无杵用斧，并烧令赤，投酒中饮之，自然顺生。杵，捣药者是也。**又云：** 故锯，无毒。主误吞竹木入喉咽，出入不得者。烧令赤，渍酒中，及热饮并得。**日华子云：** 钥匙，治妇人血噤失音冲恶，以生姜、醋、小便煎服。弱房人煎汤服亦得。

图经 文具铁条下。

【圣惠方 治妇人血瘕痛：用古秤锤或大斧，或铁杵，以炭火烧赤，内酒中五升已来，稍稍饮之。

外台秘要 疗妊娠卒下血：烧秤③锤令赤，内酒中，沸定④出，饮之。

千金方 妊娠腹胀及产后下血：烧令赤，投酒中服。

产宝 治胎衣不出：烧铁杵、铁钱令赤，投酒，饮之。

---

① 注：底本作"法"，据文义改。
② 黄：底本脱，铁精条掌禹锡引陈藏器作"急黄狂走"，据补。
③ 秤：底本脱，据刘甲本补。
④ 定：底本脱，据刘甲本补。

铁华粉　味咸，平，无毒。主安心神，坚骨髓，强志力，除风邪，养血气，延年变白，去百病，随体所冷热，合和诸药，用枣膏为丸。作铁华粉法：取钢锻作叶，如笏或团，平面磨错令光净，以盐水洒之，于醋瓮中，阴处埋之一百日，铁上衣生，铁华成矣。刮取，更细捣筛，入乳钵研如面，和合诸药为丸散。此铁之精华，功用强于铁粉也。今附。

臣禹锡等谨按，日华子云：铁胤粉，止惊悸，虚痫，镇五脏，去邪气，强志，壮筋骨，治健忘，冷气，心痛，痃癖癥结，脱肛痔瘘，宿食等，及傅竹木刺。其所造之法，与华粉同，惟悬于酱瓿上，就润地及刮取霜时研，淘去粗汁咸味，烘干。

图经　文具铁条下。

【经验后方　治心虚风邪，精神恍惚，健忘：以经使铧铁四斤，于炭火内烧令通赤，投于醋中，如此七遍，即堪打碎如棋子大，以水二斗浸，经二七日，每于食后服小盏。

生铁　微寒。主疗下部及脱肛。

臣禹锡等谨按，日华子云：生铁锈锻后，飞，淘去粗赤汁，烘干用。治痫疾，镇心，安五脏，能黑髭发。治癣及恶疮疥、蜘蛛咬，蒜摩，生油傅并得。**今注**：解在铁精条。

图经　文具铁条下。

【千金方　治耳聋：烧铁令赤，投酒中饮之，仍以磁石塞耳。

肘后方　治熊、虎所伤痛：煮生铁令有味，以洗之。又方若被打，瘀血在骨节及胁外不去：以铁一斤，酒三升，煮取一升，服之。

集验方　治脱肛，历年不愈：以生铁三斤，水一斗，煮取五升，出铁，以汁洗，日再。

子母秘录　治小儿得燺疮，一名烂疮：烧铁淬水中二七遍，以浴儿三二遍，起作燺疮浆。

铁粉　味咸，平，无毒。主安心神，坚骨髓，除百病，变白，润肌肤，令人不老，体健能食，久服令人身重肥黑。合诸药各有所主。其造作粉，飞炼有法，文多不载。人多取杂铁作屑飞之，令体重，真钢则不尔。其针砂，市人错镂铁为屑，和砂飞为粉卖之，飞炼家亦莫辨也。取钢铁为粉胜之。今附。

图经　文具铁条下。

铁落　味辛、甘，平，无毒。**主风热，恶疮疡疽，疮痂疥，气在皮肤中，除胸膈中热气，食不下，止烦，去黑子。**一名铁液。可以染皂。生牧羊平泽及祊_{音伻}城或析城。采无时。

臣禹锡等谨按，日华子云：铁液，治心惊邪，一切毒蛇虫及蚕、漆咬疮，肠风痔瘘，脱肛，时疾热狂，并染髭发。**今注**：解在铁精条。

图经　文具铁条下。

钢铁　味甘，无毒。主金疮，烦满热中，胸膈气塞，食不化。一名跳_{音条}铁。**今注**：解在铁精条。

图经　文具铁条。

铁　主坚肌耐痛。

臣禹锡等谨按，详定本草云：作熟铁。日华子云：铁，味辛，平，有毒。畏磁石、灰、炭等，能制石亭脂毒。**今注**：解在铁精条。

图经曰　铁，本经云"铁落出牧羊平泽及祊（音伻）城或析城"，诸铁不著所出州郡，亦当同处耳，今江南、西蜀有炉冶处皆有之。铁落者，煅家烧铁赤沸，砧上打落细皮屑，俗呼为铁花是也。初炼去矿，用以铸锅器物者为生铁；再三销拍，可以作镶为镰铁，亦谓之熟铁；以生柔相杂和，用以作刀剑锋刃者为钢铁；锻灶中飞出如尘，紫色而轻虚，可以莹磨铜器者为铁精；作针家磨鑢细末，谓之针砂；取诸铁于器中，水浸之，经久色青沫出，可以染皂者为铁浆；以铁拍作段片，置醋糟中，积久衣生刮取之，为铁华粉；入火飞炼者为铁粉。作铁华粉自有法，文多不载。诸铁无正入丸散者，惟煮汁用之，华粉则研治极细，合和诸药。又马衔、秤锤、车辖及杵、锯等，皆烧以淬酒用之，刀斧刃磨水作药使，并俗用有效，故载之。

【别说云】　谨按，铁浆即是以生铁渍水服饵者。日取饮，旋添新水。日久铁上生黄膏，则力愈胜，令人肌体轻健。唐太妃所服者，乃此也。若以染皂者为浆，其酸苦臭涩安可近，况为服食也。

【点评】旧时铁器是主要生产工具，故受重视程度甚高，本卷正文有铁类药物 11 种，尚不包括铁矿石。此 11 种可以分为 4 类：①冶铁之半成品、成品，如生铁、钢铁，以及笼统称呼之铁；②冶铁之附加产品，如铁精、铁落；③出于医药目的的特殊制成品，如铁浆、铁华粉、铁粉；④铁制品正文只有秤锤、马

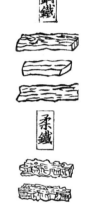

衔、车辖，而附注中引陈藏器、《日华子》，细小条目甚多，这些对象往往因其实际使用属性而获得各种治疗功效，基本可归纳为交感巫术。

其中生铁、钢铁之类，今天已经失去神奇感，故极少有作为药物使用者。铁精、铁落皆见于《本草经》。铁精按照陶弘景的说法："出锻灶中，如尘，紫色轻者为佳，亦以摩莹铜器用之"。铁落据《新修本草》说，"铁落是锻家烧铁赤沸，砧上锻之，皮甲落者"。铁落使用历史久远，《素问·病能论》以生铁落为饮治疗怒狂之疾。

铁浆、铁华粉、铁粉并是专门制备供药用者。陶弘景以铁落为铁浆，言"铁落是染皂铁浆"。尽管后世苏敬、陈藏器等皆不以为然，但《名医别录》说铁落"一名铁液，可以染皂"，陶弘景所说的可以作染料的"铁落铁浆"，或许与《本草拾遗》提到的针砂同是一物。陈藏器说："针砂，性平，无毒。堪染白为皂，及和没食子染须至黑。"针砂是做针时磨下的碎屑，用酸处理便能得到可溶性铁盐，即可用作染料。

由于多数医家都不同意陶的看法，铁浆的制作于是异说纷呈。《新修本草》的铁浆最简便："诸铁疗病，并不入丸散，皆煮取浆用之。"陈藏器说法不同："铁浆，取诸铁于器中，以水浸之，经久色青沫出，即堪染帛成皂。"宋代陈承又别创一说："铁浆即是以生铁渍水服饵者。日取饮，旋添新水。日久铁上生黄膏，则力愈胜，令人肌体轻健。唐太妃所服者，乃此也。若以染皂者为浆，其酸苦臭涩安可近，况为服食也。"诸家各执一词，孰是孰非已难确考，所幸今天几乎不再使用铁浆，其名实究竟云何，不论可耳。

铁粉乃是以钢铁为粉，与针砂接近，今亦不用。铁华粉则别是一物，《开宝本草》记载制铁华粉法云："取钢锻作叶，如笏或团，平面磨错令光净，以盐水洒之，于醋瓮中，阴处埋之一百日，铁上衣生，铁华成矣。刮取，更细捣筛，入乳钵研如面，和合诸药为丸散。此铁之精华，功用强于铁粉也。"生成物应该是醋酸铁。唐慎微引《经验后方》："以经使钚铁四斤，于炭火内烧令通赤，投于醋中，如此七遍，即堪打碎如棋子大，以水二斗浸，经二七日，每于食后服小盏。"也是醋酸铁。至于所附《日华子诸家本草》铁胤粉，其生成物恐怕是氧化铁。本草说铁华粉"养血气"，又引《经验后方》说："治心虚风邪，精神恍惚，健忘。"似乎可以认为是用铁剂治疗缺铁性贫血的有效方案。

铁器在《证类本草》正文只有3条，皆《开宝本草》所增，《本草纲目》统称为"诸铁器"，计有铁杵、铁秤锤、铁铳、铁斧、铁刀、大刀环、剪刀股、故锯、布针、铁镞、铁甲、铁锁、钥匙、铁钉、铁铧、铁犁镵尖、车辖、马衔、马镫。针对这些古怪对象，李时珍解释说："旧本铁器条繁，今撮为一。大抵皆是借其气，平木、解毒、重坠，无他义也。"所谓"平木"，是五行中金克木之意。《本草纲目》引《集玄方》治误吞竹木，"秤锤烧红，淬酒饮之"。陈藏器更加玄妙，"故锯，无毒。主误吞竹木入喉咽，出入不得者。烧令赤，渍酒中，及热饮并得。"故锯即使用过的锯子，治疗竹木入喉，除了金克木的寓意外，还包括锯子能锯断竹木的比象。

铁器"解毒"，用者不多，《本草拾遗》云刀刃"主蛇咬毒入腹者。取两刀于水中相磨，饮其汁"，"两刀于耳门上相磨敲作声，主百虫入耳，闻刀声即自出也"大约属于此类。至于"重坠"一项，主要用来催产。铁杵、秤锤、铁斧并用来下胎，李时珍又发明用铁铳催生之法，《本草纲目》云："铁铳，催生。烧赤，淋酒入内，孔中流出，乘热饮之，即产。旧铳尤良。"

石脑　味甘，温，无毒。主风寒虚损，腰脚疼痹，安五脏，益气。一名石饴饼。生名山土石中。采无时。

陶隐居云：此石亦钟乳之类，形如曾青而白色黑斑，软易破。今茅山东及西平山并有，凿土龛取之，俗方不见用，仙经有刘君导仙散用之。又《真诰》曰：李整采服，疗风痹虚损而得长生。**唐本注云**：隋时有化公者，所服亦名石脑。出徐州宋里山，初在烂石中，入土一丈已下得之，大如鸡卵，或如枣许，触著即散如面，黄白色，土人号为握雪礜石，云服之长生，与李整相会。今附[①]下品条中。**臣禹锡等谨按**，蜀本云：今据下品握雪礜石，主疗与此不同，苏妄引握雪礜石注为之。

图经　文具石钟乳条下。

理石　味辛、甘，寒、大寒，无毒。**主身热，利胃，解烦，益精，明目，破积聚，去三虫**，除荣卫中去来大热，结热，解烦毒，止消渴及中风痿痹。**一名立制石、一名肌石**，如石膏顺理而细。生汉中山谷及卢山。采无时。滑石为之使，恶麻黄。

陶隐居云：汉中属梁州，卢山属青州，今出宁州。俗用亦稀，仙经时须，亦呼为长理石。石胆一名立制，今此又名立制，疑必相类。**唐本注云**：此石夹两石间如石脉，打用之。或在土中重叠而生。皮黄赤，肉白，作斜理文，全不似石膏。汉中人取酒渍服之，疗癖，令人肥悦。市人或刮削去皮，以代寒水石，并以当礜石，并是假伪。今卢山亦无此物，见出襄州西泛水侧也。

图经　文具长石条下。

【丹房镜源　长理石可食。

衍义曰　理石如长石，但理石如石膏，顺理而细，其非顺理而细者为长石，治疗亦不相辽。

【点评】石膏与长石、理石三者都见于《本草经》。《名医别录》说理石"一名肌石，如石膏顺理而细"，这种理石应该是呈纤维集合体的天然石膏，因呈纤维状解理而得名。理石的成分为硫酸钙，属于软石膏 $CaSO_4 \cdot 2H_2O$ 一类。长石一名方石，《名医别录》说："理如马齿，方而润泽，玉色。"日本正仓院保存有长石标本，为硬石膏 $CaSO_4$ 之成层片状者。关于长石，李时珍的

---

① 今附：两字底本作阴刻白字，据刘甲本改为正文。此处"今附下品条中"乃是针对握雪礜石而言。又查《新修本草》残卷，唐本注止于"与李整相会也"，则其后之"今附下品条中"应该是《开宝本草》或《嘉祐本草》或唐慎微所加的批注误窜入正文者，又被底本将"今附"两字单独作为标题。

说法可能是正确的："长石即俗呼硬石膏者，状似软石膏而块不扁，性坚硬洁白，有粗理起齿棱，击之则片片横碎，光莹如云母、白石英，亦有墙壁，似方解石，但不作方块尔。"

理石晚来医使用甚少，《备急千金要方》卷2下乳之麦门冬散，用麦门冬、石钟乳、通草、理石四物。《张氏医通》卷15妇人门引此："《千金》麦门冬散，治妇人寒热阻逆，乳汁不通。"理石下专门注释"即石膏之硬者"，后面又说"如无理石，以石膏代之"。盖《本草经》言石膏用于"产乳"，与此方相当，兼采纳李时珍的意见，故用石膏代理石。

珊瑚 味甘，平，无毒。主宿血，去目中翳，鼻衄，末吹鼻中。生南海。

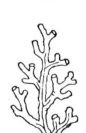

廣州珊瑚

唐本注云：似玉红润，中多有孔，亦有无孔者。又从波斯国及师子国来。唐本先附。**臣禹锡等谨按**，**日华子**云：镇心止惊，明目。

图经曰 珊瑚生南海。注云"又从波斯国及师子国来"，今广州亦有，云生海底，作枝柯状，明润如红玉，中多有孔，亦有无孔者，枝柯多者更难得。采无时。谨按《海中经》曰：取珊瑚，先作铁网沉水底，珊瑚贯中而生，岁高三二尺，有枝无叶，因绞网出之，皆摧折在网中，故难得完好者。不知今之取者果尔否？汉积翠池中有珊瑚，高一丈二尺，一本三柯，上有四百六十三条，云是南越王赵佗所献，夜有光影。晋石崇家有珊瑚，高六七尺，今并不闻有此高大者。

【陈藏器云 珊瑚，生石岩下，刺刻之，汁流如血。以金投之为丸，名金浆，以玉投之为玉髓，久服长生。

海药 按晋列传[1]云：石崇金谷园，珊瑚树交加苑生蕊[2]。味甘，平，无毒。主消宿血，风痫等疾。按其主治与金相似也。

钱相公箧中方 治七八岁小儿眼有肤翳，未坚，不可妄傅药：宜点珊瑚散，细研如粉，每日少少点之，三日立愈。

---

① 晋列传：当指《晋书》列传。
② 珊瑚树交加苑生蕊：此句疑有脱误，尚志钧辑《海药本草》将此句改为"珊瑚树皮如花生蕊"，可参。

异物志云　出波斯国，为人间至贵之宝也。

衍义曰　珊瑚治翳目，今人用为点眼箸。有一等红油色，有细纵纹可爱；又一种如铅丹色，无纵纹为下。入药用红油色者。尝见一本高尺许，两枝直上，分十余歧，将至其颠，则交合连理，仍红润有纵纹，亦一异也。波斯国海中有珊瑚洲，海人乘大舶，堕铁网水底，珊瑚初生盘石上，白如菌，一岁而黄，三岁赤，枝干交错，高三四尺。铁发其根系网，舶上绞而出之，失时不取即腐。

【点评】珊瑚是腔肠动物门珊瑚虫纲多种珊瑚虫的骨骼，属于动物类，古人作为七宝之一，通常归在矿物类。中医少用珊瑚入药，眼科方偶然有之，用"去目中翳"。如《圣济总录》卷181治小儿眼有障翳，七八岁瞳子未坚，不宜点药，取珊瑚细研如粉，取如黍米大纳翳上，名珊瑚散方。又《太平圣惠方》卷33珊瑚散点眼"治眼赤痛，后生肤翳，远视不明，痒涩"，用珊瑚、龙脑、朱砂为粉点之。相对于中医，藏药则多用珊瑚，大约以珍罕致奇。

石蟹　味咸，寒，无毒。主青盲目淫肤翳及丁翳，漆疮。生南海。又云是寻常蟹尔，年月深久，水沫相著，因化成石，每遇海潮即飘出。又一般入洞穴，年深者亦然。皆细研水飞过，入诸药相佐用之，点目良。今附。

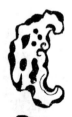

臣禹锡等谨按，日华子云：石蟹，凉。解一切药毒并蛊毒，催生，落胎，疗血晕，消痈，治天行热疾等。并熟水磨服也。**又云**：浮石，平，无毒。止渴，治淋，杀野兽毒。

图经曰　石蟹出南海，今岭南近海州郡皆有之。体质石也，而都与蟹相似。或云是海蟹，多年水沫相著，化而为石，每海潮风飘出，为人所得。又一种入洞穴，年深者亦然。醋磨傅痈肿，亦解金石毒。采无时。

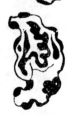

衍义曰　石蟹，直是今之生蟹，更无异处，但有泥与粗石相着。凡用，须去其泥并粗石，止用蟹，磨合他药，点目中，须水飞。**又云**：浮石水飞，治目中翳。今皮作家用之，磨皮上垢，无出此石。石蟹条中云"浮石，平，无毒，止渴，治淋，杀野兽毒"，合于此条收入。

【点评】石蟹是古代节肢动物石蟹之类的化石，故仍保留蟹的形状。《本草纲目》"集解"项李时珍说："按顾玠《海槎录》云：崖州榆林港内半里许，土极细腻，最寒，但蟹入则不能运动，片时成石矣。人获之名石蟹，置之几案，云能明目也。复有石虾似虾，出海边；石鱼似鱼，出湘山县。石鱼、虾并不入药用。《一统志》言凤翔汧阳县西有山鱼陇，掘地破石得之，云可辟蠹也。"亦是此意。

长石 味辛、苦，寒，无毒。**主身热，胃中结气，四肢寒厥，利小便，通血脉，明目，去翳眇，下三虫，杀蛊毒，止消渴，下气，除胁肋肺间邪气。久服不饥。一名方石**、一名土石、一名直石，理如马齿，方而润泽，玉色。生长子山谷及太山、临淄。采无时。

陶隐居云：长子县属上党郡，临淄县属青州。俗方及仙经并无用此者。唐本注云：此石状同石膏而厚大，纵理而长，文似马齿，今均州辽坂山有之，土人以为理石者，是长石也。

图经曰 长石生长子山谷及泰山、临淄，今惟潞州有之。文如马齿，方而润泽，玉色。此石颇似石膏，但厚大，纵理而长为别耳。采无时。谨按，本经理石、长石，二物二条，其味与功效亦别。又云"理石如石膏，顺理而细"；陶隐居云"理石亦呼为长理石"；苏恭云"理石皮黄赤肉白，作斜理，不似石膏，市人刮去皮，以代寒水石，并当礜石"。今灵宝丹用长理石为一物，医家相承用者，乃似石膏，与今潞州所出长石无异，而诸郡无复出理石，医方亦不见单用，往往呼长石为长理石。又市中所货寒水石，亦有带黄赤皮者，不知果是理石否？

【点评】《本草图经》提到灵宝丹，见《太平圣惠方》卷25治一切风通用丸药诸方，方用长理石细研如粉，制法甚繁，不备录。此实道教医方，亦见《云笈七签》卷76，称作"灵宝还魂丹方"，论说较《太平圣惠方》为详，其末有《还魂丹歌》，乃是配方口诀，便于秘密传授者也。歌曰："硫雄砂隔铜居上，磁起长排紫作头。金上下三中各二，此烧铜灸满三休。乳烹四五俱归一，取一仍须十一修。煎到三时还要出，地和童酉一时勾。去火石归安静室，待如肌肉五生稠。别盛三合钟间水，外边千下转犀牛。"

马衔　无毒。主难产，小儿痫。产妇临产时手持之，亦煮汁服一盏。此马勒口铁也，本经马条注中已略言之。今附。

臣禹锡等谨按，本经难产通用药云：马衔，平。**日华子**云：古旧铤者好，或作医士针也。**今据**，本经马条注中都无说马衔之事，不知此"经"所言何谓？今姑存云。

图经　文具铁条下。

【**圣惠方**】治马喉痹，喉中深肿连颊，壮热吐气数者：用马衔一具，水三大盏，煎取一盏半，分为三服。

砺石　无毒。主破宿血，下石淋，除癥结，伏鬼物恶气。一名磨石。烧赤热投酒中饮之。即今磨刀石，取垽，傅蠼螋溺疮，有效。又不欲人蹋之，令人患带下，未知所由。又有越砥石，极细，磨汁滴目，除障暗，烧赤投酒中，破血瘕痛。功状极同，名又相近，应是砺矣。《禹贡》注云：砥细于砺，皆磨石也。新补。见陈藏器。

石花　味甘，温，无毒。酒渍服。主腰脚风冷，与殷孽同。一名乳花。

唐本注云：三月、九月采之。乳水滴水上，散如霜雪者，出乳穴堂中。唐本先附。**臣禹锡等谨按**，**日华子**云：石花，治腰膝及壮筋骨，助阳。此即洞中石乳滴下凝结者。

图经　文具石钟乳条下。

衍义曰　石花，白色，圆如覆大马杓，上有百十枝，每枝各槎牙，分歧如鹿角，上有细文起，以指撩之，铮铮然有声。此石花也，多生海中石上，世亦难得，家中有一本，后又于大相国官中见一本，其体甚脆，不禁触击。本条所注皆非。

【**点评**】石花《新修本草》新附，为石钟乳一类。《本草衍义》所说则是海洋生物脊突苔虫、瘤苔虫的干燥骨骼，通常称海石花，也与海浮石相混。《本草纲目》说："石花是钟乳滴于石上逆散，日久积成如花者。苏恭所说甚明。寇宗奭所说，乃是海中石梅、石柏之类，亦名石花，不入药用，非本草石花，正自误矣。"

桃花石　味甘，温，无毒。主大肠中冷，脓血痢。久服令人肌热，能食。

唐本注云：出申州钟山县，似赤石脂，但舐之不著舌者为真。唐本先附。**臣禹锡等谨按**，蜀本云：令人肥悦能食。**南海药谱**云：其状亦似紫石英，若桃花，其润且光而重，目之可爱是也。

图经曰　桃花石，本经不载所出州土。注云"出申州钟山县"，今信州亦有之。形块似赤石脂、紫石英辈。其色似桃花，光润而体重，以舐之不著舌者为佳。采无时。陶隐居解赤石脂云："用义阳者，状如豚脑，色鲜红可爱。"苏恭以为非是，即桃花石也。久服肥人，土人亦以疗痢，然则功用亦不相远矣。

衍义曰　桃花石，有赤、白两等：有赤地淡白点，如桃花片者；有淡白地有淡赤点，如桃花片者。人往往镌磨为器用，今人亦罕服食。

光明盐　味咸、甘，平，无毒。主头面诸风，目赤痛，多眵音蚩泪。生盐州五原盐池下，凿取之，大者如升，皆正方光彻。一名石盐。唐本先附。

臣禹锡等谨按，蜀本注云：亦呼为圣石。

图经　文具食盐条下。

【点评】《雷公炮炙论·序》谓"圣石开盲，明目而如云离日"者即是石盐，亦称岩盐，氯化钠矿物。《本草纲目》"集解"项李时珍说："石盐有山产、水产二种。山产者即崖盐也，一名生盐，生山崖之间，状如白矾，出于阶、成、陵、凤、永康诸处。水产者生池底，状如水晶、石英，出西域诸处。《吴录》云：天竺有新淘水，味甘美，下有石盐。白如水晶。又波斯出自然白盐，如细石子。金幼孜《北征录》云：北虏有盐海子，出白盐，莹洁如水晶。又有盐池盐，色或青或白，军士采食之。此皆水产者也。《梁四公子传》云：高昌国烧羊山出盐，大者如斗，状白如玉。月望收者，其文理粗，明澈如冰；非月望收者，其文理密。《金楼子》云：胡中白盐，产于崖，映月光明洞澈如水晶。胡人以供国厨，名君王盐，亦名玉华盐。此则山产者也。皆自然之盐。所谓天成者也。《益州记》云：汶山有咸石，以水渍而煎之成盐。此亦石盐之类，而稍不同者。"

石床　味甘，温，无毒。酒渍服，与殷孽同。一名乳床，一名逆石。

唐本注云： 陶谓孔公孽即乳床，非也。二孽在上，床、花在下，性体虽同，上下有别。钟乳水下凝积，生如笋状，渐长，久与上乳相接为柱也。出钟乳堂中，采无时。唐本先附。

臣禹锡等谨按， 日华子云：石笋即是石乳下凝滴长者，与石花功同，一名石床。

图经　文具石钟乳条下。

肤青　味辛、咸，平，无毒。**主蛊毒及蛇、菜、肉诸毒，恶疮。** 不可久服，令人瘦。**一名推青**、一名推石。生益州川谷。

陶隐居云： 俗方及仙经并无用此者，亦相与不复识。

马脑　味辛，寒，无毒。主辟恶，熨目赤烂。红色似马脑，亦美石之类，重宝也。生西国玉石间，来中国者皆以为器。亦云马脑珠是马口中吐出，多是胡人谬言，以贵之耳。新补。见陈藏器。

【陈藏器】 马脑出日本国，用砑木不热为上，砑木热非真也。

衍义曰　码碯，非石、非玉，自是一类。有红、白、黑色三种，亦有其纹如缠丝者，出西裔者佳。彼土人以小者碾为好玩之物，大者碾为器。今古方入药，绝可用。此物西方甚重，故佛经多言之。其马口吐出，既知谬言，不合编入。

【点评】 马脑亦写作玛瑙、码碯、马瑙等，今以"玛瑙"为正写。玛瑙为玉髓类矿物之一种，是混有蛋白石和隐晶质石英的纹带状块体，硬度较高，舶来为主，是佛教七宝之一。曹丕《玛瑙勒赋·序》云："玛瑙，玉属也。出自西域，文理交错，有似马脑，故其方人因以名之。"

太阴玄精　味咸，温，无毒。主除风冷，邪气湿痹，益精气，妇人痼冷、漏下，心腹积聚冷气，止头疼，解肌。其色青白、龟背者良，出解县。今附。

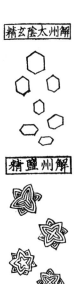

图经曰　太阴玄精出解县，今解池及通、泰州积盐仓中亦有之。其色青白、龟背者佳，采无时。解池又有盐精，味更咸苦，青黑色，大者三二寸，形似铁铧嘴，三月、四月采。亦主除风冷，无毒。又名泥精，盖玄精之类也。古方不见用者，近世补药及治伤寒多用之。其著者，治伤寒三日，头痛，壮热，四肢不利，正阳丹：太阴玄精、消石、硫黄各二两，硇砂一两，四物都细研，入瓷瓶子中，固济，以火半斤，于瓶子周一寸燃之，约近半日，候药青紫色，住火。待冷取出，用腊月雪水拌令匀湿，入瓷罐子中，屋后北阴下阴干。又入地埋二七日，取出细研，以面糊和为丸，如鸡头实大。先用热水浴后，以艾汤研，下一丸，以衣盖，汗出为差。

【唐本余】　近地亦有，色赤、青白，片大不佳。

沈存中云　大卤之地，即生阴精石。

衍义曰　太阴玄精石，合他药，涂大风疾，别有法。阴证伤寒，指甲、面色青黑，六脉沉细而疾，心下胀满、结硬、燥渴，虚汗不止，或时狂言，四肢逆冷，咽喉不利，腹疼，亦须佐他药兼之。《图经本草》已有法，惟出解州者良。

【点评】太阴玄精生盐池中，炼丹家亦用之，《金石簿五九数诀》云："出河东解县盐池中，盐根是也。近水采之，形体如玉质，又如龟甲。黑重者不堪，黄白明净者为上。此亦制汞化之作粉矣。对试比盐州稍最，故知如此盐州者为上。"近代矿物学家分析玄晶样品，认为其是石膏（$CaSO_4 \cdot 2H_2O$）或芒硝（$Na_2SO_4 \cdot CaSO_4$）的晶体。

如《本草图经》所言，太阴玄精在宋代医方中用之甚多，《太平圣惠方》卷9治伤寒三日候诸方有正阳丹，将太阴玄精、硝石、硫黄、硇砂四物细研入瓷瓶子中固济，用火半斤，候药青紫色住火而成。

车辖　无毒。主喉痹及喉中热塞。烧令赤投酒中，及热饮之。今附。

图经　文具铁条下。

【圣惠方】 治妊娠咳嗽：以车釭一枚，烧令赤投酒中，候冷饮之。

外台秘要 治小儿大便失血：车釭一枚，烧令赤内水中，服之。

　　【点评】车辖是车轴两端的销钉，《本草纲目》说："车辖，即车轴铁辖头，一名车釭。"《说文》云："釭，车毂中铁也。"即车毂内外口用以穿轴的铁圈。

南恩洲石蛇

图经曰 石蛇，出南海水傍山石间，其形盘屈如蛇也，无首尾，内空，红紫色，又似车螺，不知何物所化，大抵与石蟹同类，功用亦相近。尤能解金石毒，以左盘者良。采无时。味咸，性平，无毒。

衍义曰 石蛇本经不收，始自《开宝本草》添附。其色如古墙上土，盘结如租梨大，中空，两头巨细一等，无盖，不与石蟹同类。蟹则真蟹也，蛇非真蛇也，今人用绝少。

兖州黑羊石

图经曰 黑羊石，生兖州宫山之西。味淡，性热，解药毒。春中掘地采之，以黑色有墙壁，光莹者为上。

　　【点评】据《宋会要辑稿》云，神宗熙宁元年十二月，兖州进贡"白羊石五两，黑羊石五两"。

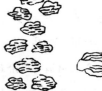

兖州白羊石

图经曰 白羊石，生兖州白羊山。味淡，其性熟用即大热，生用即凉。解众药毒。春中掘地采之，以白莹者为良。

一种唐本余

银膏　味辛，大寒，主热风，心虚惊痫，恍惚，狂走，膈上热，头面热风冲心上下，安神定志，镇心明目，利水道，治人心风、健忘。其法以白锡和银薄及水银合成之。亦甚补牙齿缺落，又当凝硬如银，合炼有法。

四十种陈藏器余

天子耤田三推犁下土　无毒。主惊悸癫邪，安神定魄，强志。入官不惧，利见大官，宜婚市。王者所封五色土亦其次焉。已前主病，正尔水服，余皆藏宝。

社坛四角土　牧宰临官，自取以涂门户，主盗不入境。今郡县皆有社坛也。

土地　主敛万物毒。人患发背者，掘地为孔，一头傍通取风，以穴大小可肿处，仰卧穴上，令痛入穴孔中吸之。作三五个，觉热即易，仍以物藉他处。又人卒患急黄，热盛欲死者，于沙土中掘坎，斜埋患人，令头出土上，灌之，久乃出，曾试有效。当是土能收摄热也。又人患丹石发肿，以肿处于湿地上卧熨之，地热易之。

市门土　无毒。主妇人易产，取土临月带之。又临月产时，取一钱匕末，酒服之。又捻为丸，小儿于苦瓠中作白龙乞儿。此法知悌方，文多不录。

自然灰　主白癜风、疬疡。重淋取汁，和醋，先以布揩白癜风破，傅之，当为创，勿怪。能软琉璃、玉石如泥，至易雕刻，及浣衣令白。洗恶疮疥癣，验于诸灰。生海中，如黄土。《南中异物志》云：自然灰生南海畔，可浣衣，石得此灰即烂，可为器。今马脑等形质异者，先以此灰埋之令软，然后雕刻之也。

铸钟黄土　无毒。主卒心痛，痊忤恶气。置酒中温服之，弥佳也。

【点评】大钟通常用泥范模铸，铸钟黄土为制作泥范所用黄土。

户垠下土　无毒。主产后腹痛，末一钱匕，酒中热服之。户者，门之别名也。新注云：和雄雀粪，暖酒服方寸匕，治吹奶效。

铸铧锄孔中黄土　主丈夫阴囊湿痒，细末摸之，亦去阴汗，最佳。

瓷坯中里白灰　主游肿，醋磨傅之。瓷器物初烧时，相隔皆以灰为泥，然后烧之。坯，瓷也，但看里有，即收之。

弹丸土　无毒。主难产。末一钱匕，热酒调服之，大有功效也。

执日取天星上土　和柏叶、薰草，以涂门户，方一尺，盗贼不来。《抱朴子》亦云有之。

大甑中蒸土一两，硕热坐卧其上，取病处热彻汗遍身，仍随疾服药。和鼠壤用亦得。

鼩鼠壤堆上土　苦酒和为泥，傅肿极效。又云，鬼疰气痛，取土以秫米甘汁搜作饼，烧令热，以物裹熨痛处。凡鼩鼠，是野田中尖嘴鼠也。

冢上土及砖石　主温疫。五月一日取之，瓦器中盛，埋之著门外阶下，合家不患时气。又，正月朝早将物去冢头，取古砖一口，将咒要断，一年无时疫，悬安大门也。

桑根下土　搜成泥饼，傅风肿上，仍灸三二十壮，取热通疮中。又，人中恶风水，肉肿一个差，以土碗灸二百壮，当下黄水，即差也。

春牛角上土　收置户上，令人宜田。

土蜂窠上细土　主肿毒，醋和为泥傅之。亦主蜘蛛咬。土蜂者，在地土中作窠者是。

载盐车牛角上土　主恶疮，黄汁出不差，渐胤者，取土封之即止。牛角，谓是车边脂角也，好用。

驴溺泥土　主蜘蛛咬。先用醋泔汁洗疮，然后泥傅之。黑驴弥佳，浮汁洗之更好。

故鞋底下土　主人适佗方，不伏水土，刮取末和水服之。不伏水土与诸病有异，即其状也。

鼠壤土　主中风筋骨不随，冷痹骨节疼，手足拘急，风挚痛，偏枯死肌。多收取暴干用之。

屋内墉下虫尘土　治恶疮久不差，干傅之，亦油调涂之。

鬼屎　主人马反花疮，刮取和油涂之。生阴湿地，如屎，亦如地钱，黄白色。

寡妇床头尘土　主人耳上月割疮，和油涂之效也。

床四脚下土　主狾犬咬人，和成泥傅疮上，灸之一七壮，疮中得大毛者愈。狾犬，狂犬也。

瓦甄　主魇寐不寤，覆人面，疾打破之，觉。好魇及无梦，取火烧死者灰，著枕中、履中即止。

【点评】"取火烧死者灰"云云其实是另外一条，唐慎微抄录时误并在瓦甄条内。《本草纲目》将此条作为"烧尸场上土"的附方。

甘土　无毒。主去油垢，水和涂之，洗腻服如灰。及主草叶诸菌毒，热汤末和之。出安西及东京龙门，土底澄取之。

二月上壬日取土，泥屋四角，大宜蚕也。

柱下土　无毒。主腹痛暴卒者，末服方寸匕。

胡燕窠内土　无毒。主风瘙瘾疹，末，以水和傅之。又巢中草，主卒溺血，烧为灰，饮服。又主恶刺疮，及浸淫疮绕身至心者死，亦用之。

道中热尘土　主夏中热暍死，取土积死人心。其死非为遇热，亦可以蓼汁灌之。

正月十五日灯盏　令人有子，夫妇共于富家局会所盗之，勿令人知之，安卧床下，当月有娠。

仰天皮　无毒。主卒心痛、中恶，取人膏和作丸，服之一七丸。人膏者，人垢汗也，揩取。仰天皮者，是中庭内停污水后干地皮也，取卷起者。一名掷天皮，亦主人、马反花疮，和油涂之佳。

蚁穴中出土　取七枚如粒，和醋搽狐刺疮。

古砖　热烧之，主下部久患白痢脓泄下，以物裹上坐之。入秋小腹多冷者，亦用此古砖煮汁服之，主哕气。又令患处熨之三五度，差。又主妇人带下五色，俱治之。取黄砖石烧令微赤热，以面、五味和作煎饼七个，安砖上，以黄瓜蒌傅面上，又以布两重，患冷病人坐上，令药气入腹，如熏之有虫出如蚕子，不过三五度差。

富家中庭土　七月丑日，取之泥灶，令人富，勿令人知。

百舌鸟窠中土　末和酽醋，傅蚯蚓及诸恶虫咬疮。

猪槽上垢及土　主难产。取一合和面半升，乌豆二十颗，煮取汁服之。

故茅屋上尘　无毒。主老嗽。取多年烟火者，拂取上尘，和石黄、款冬花、妇人月经衣带为末，以水和涂于茅上，待干，内竹筒子中，烧一头，以口吸之入咽喉，数数咽之，无不差也。

诸土有毒　"怪曰羵羊①"，掘土见之，不可触。已出上土部。土有气，触之令人面黄色，上气身肿。掘土处慎之，多断地脉，古人所忌。地有仰穴，令人移也。

---

①　怪曰羵羊：此当是《本草拾遗》节引《国语》"土之怪曰羵羊"，唐慎微引用时有所脱漏。《国语》云："木石之怪曰夔、魍魉，水之怪曰龙、罔象，土之怪曰羵羊。"

重修政和经史证类备用本草卷第五

己酉新增衍义

成 都 唐 慎 微 续 证 类

中卫大夫康州防御使句当龙德宫总辖修建明堂所医药

提举入内医官编类圣济经提举太医学 _{臣曹孝忠} 奉敕校勘

玉石部下品总九十三种

一十二种神农本经_{白字}

一十一种名医别录_{墨字}

一十种唐本先附_{注云"唐附"}

八种今附_{皆医家尝用有效，注云"今附"}

一十一种新补

五种新定

一种唐慎微续补_{墨盖子下是}

三十五种陈藏器余

凡墨盖子已下并唐慎微续证类

伏龙肝	石灰 _{百草霜续注}	礜石
砒霜 _{今附 砒黄续注}	铛墨 _{今附}	硇砂 _{唐附}
铅丹	铅 _{新补}	粉锡
东壁土 _{好土、土消、土槟榔续注}	赤铜屑 _{唐附 铜器续注}	锡铜镜鼻 _{古鉴续注}
铜青 _{新补}	【井底砂	代赭 _{赤土附}
石燕 _{唐附}	戎盐 _{盐药续注}	大盐
卤鹹	浆水 _{新补 冰浆附}	井华水 _{新补}
菊花水 _{新补}	地浆 _{自草部移}	腊雪 _{新补}

泉水_{新补}	半天河_{自草部移}	热汤_{新补 缫丝汤、焊猪汤附}
白垩_{乌恪切，白土也}	**冬灰**	**青琅玕**_{琉璃、玻璃续注}
自然铜_{今附 钩石附}	金牙	铜矿石_{唐附}
铜弩牙	金星石_{新定 银星石附}	特生礜石
握雪礜石_{唐附}	梁上尘_{唐附}	土阴孽
车脂_{今附}	釭_{音工}中膏_{今附}	锻灶灰_{灶突墨、灶中热灰续注}
淋石_{今附}	方解石	礞石_{新定}
姜石_{唐附 粗黄石、麦饭石、水中圆石等附}	井泉石_{新定}	苍石
花乳石_{新定}	石蚕_{今附}	石脑油_{新定}
白瓷瓦屑_{唐附}	乌古瓦_{唐附}	不灰木_{今附}
蓬砂_{新补}	铅霜_{新补}	古文钱_{新补}
蛇黄_{元在虫部，今移 唐附}		

三十五种陈藏器余

玉井水	碧海水	千里水	秋露水
甘露水	繁露水	六天气	梅雨水
醴泉	甘露蜜	冬霜	雹
温汤	夏冰	方诸水	乳穴中水
水花	赤龙浴水	粮罂中水	甑气水
好井水	正月雨水	生熟汤	屋漏水
三家洗碗水		蟹膏投漆中化为水	
猪槽中水		市门众人溺坑中水	
盐胆水	水气	冢井中水	阴地流泉
铜器盖食器上汗	炊汤	诸水有毒	

伏龙肝 味辛，微温。主妇人崩中，吐血，止咳逆，止血，消痈肿毒气。

陶隐居云：此灶中对釜月下黄土也。取捣筛，合葫涂痈，甚效。以灶有神，故号为伏龙肝，并以迁隐其名尔。今人又用广州盐城屑以疗漏血、瘀血，亦是近耳之土，兼得火烧之义也。**臣禹锡等谨按，药性论**云：伏龙肝，单用亦可，味咸，无毒。末与醋调涂痈肿。**萧炳**云：釜月中墨，一名釜脐下墨。**陈藏器**云：灶中土及四交道土，合末以饮儿，辟夜啼。**日华子**云：伏龙肝，热，微毒。治鼻洪、肠风、带下、血崩、泄精、尿血，催生下胞及小儿夜啼。

图经　文具石灰条下。

【雷公云　凡使，勿误用灶下土。其伏龙肝是十年已来灶额内火气积，自结如赤色石，中黄，其形貌八棱，取得后细研，以滑石水飞过两遍，令干，用熟绢裹却，取子时安于旧额内一伏时，重研了用。

圣惠方　治小儿脐疮久不差，用伏龙肝傅之。

外台秘要　《救急》治心痛冷热：伏龙肝末，煮水服方寸匕，若冷，以酒服。又方治痈肿：伏龙肝以蒜和作泥涂，用布上贴之，如干则再易。

千金方　治风痹者，卒不能语，口噤，手足不随而强直方：伏龙肝五升，以水八升，和搅取汁饮之，能尽为善。又方治诸腋臭：伏龙肝烧作泥傅之，立差。又方治鬼魇不悟：取伏龙肝末吹鼻中。又方治中风，心烦恍惚，或腹中痛满，或时绝而复苏者：取釜下土五升，捣末，以冷水八升和之，取汁尽服之。口已噤者，强开以筒灌之，使得下入，便愈，甚效。又方发背欲死方：伏龙肝末，以酒调，厚傅其上，疮口干即易，不日平复。又方小儿卒重舌。釜下土，苦酒和涂舌下。又方灸疮痛肿，急痛。灶中黄土水煮令热，淋渫之，即良。

千金翼　治狂癫不识人：以水服伏龙肝方寸匕，日进三。

肘后方　治诸痈疽发背及乳房：釜下土捣取末，鸡子中黄和涂之，佳。

简要济众　治小儿丹毒从脐中起方：伏龙肝是年深灶下黄土，研为末，以屋漏水和如糊，傅患处，干即再傅，以差为度。用新汲水调亦得。

广利方　治吐血，鼻衄不止：伏龙肝半升，以新汲水一大升淘取汁，和蜜顿服。

伤寒类要　妊娠热病方：以水调伏龙肝一鸡子许服之。又方妊娠遭时疫热病，令子不堕。灶下土，水和涂脐，干又涂之，以酒调亦妙。

十全博救方　治子死腹中，其母气欲绝，不出方：伏龙肝三钱匕，以水调下，其土当儿头上戴出，甚妙。

子母秘录　小儿赤游，行于身上下，至心即死。伏龙肝末，和鸡子白涂，干即易。又方小儿尿灰疮。伏龙肝和鸡子白涂之。

产宝　治胞衣不出：取灶下土一寸，研碎，用好醋调令相得，内于脐中，续取甘草汤三四合服之，出。

贾相公进过牛经① 　牛粪血者，取灶中黄土二两，酒一升，煎候冷灌之，立差。

杨氏产乳　疗患时行，令胎不损。伏龙肝末和水服，涂脐方寸，干即易。

丹房镜源云　伏龙肝，或经十年者灶下掘深一尺下真片紫瓷者可用，伏砂缩贺，妙。贺者，锡也。

衍义曰　伏龙肝，妇人血露，蚕沙一两炒，伏龙肝半两，阿胶一两，同为末，温酒调，空肚服二二钱，以知为度。本条中有东壁土，陈藏器云"取其东壁土，久干也"。今详之，南壁土亦向阳久干也，何不取？盖东壁常先得晓日烘炙，日者太阳真火，故治瘟疟。或曰：何不取午盛之时南壁土，而取日初出东壁土者何也？火生之时其气壮，故《素问》云"少火之气壮"；及其当午之时，则壮火之气衰，故不取。实用此义。或曰：何以知日者太阳真火？以水精珠，或心凹铜鉴，向日射之，以艾承接其光向聚处，火出，故知之。

【点评】伏龙肝与灶心土是一是二，诸家说法不一。陶弘景将之定义为"灶中对釜月下黄土"。按，"釜月"一词未见有确切的解释，据萧炳《四声本草》云"釜月中墨，一名釜脐上墨"，"釜月"应该就是"釜脐"的意思，指釜爨底部正中心位置。如此说来，伏龙肝就是灶心土。但《雷公炮炙论》则说其"是十年已来灶额内火气所积"，并专门提示"勿误用灶下土"。不过，《证类本草》黑盖子下引方并没有区分伏龙肝与灶心土，所以《幼幼新书》卷40说："伏龙肝，一名灶心土。或云灶底黄土、釜下土、釜月下土，皆此土也。"此示应该代表临床医家的意见。直到今天所用的伏龙肝仍然是土灶拆解以后火塘中心部位烧结的土块。随着农家灶具改良，10年以上的土灶越来越罕见，药材来源受限，如果没有恰当的替代品，伏龙肝恐怕最终将退出历史舞台。

---

　　① 　贾相公进过牛经：底本"进过牛经"为小字，据本书"证类本草所出经史方书"中"贾相公牛经"改为大字书名。以下类似改动不再出注。

石灰　味辛，温。主疽疡，疥瘙，热气，恶疮，癞疾，死肌，堕眉，杀痔虫，去黑子息肉，疗髓骨疽。一名恶灰、一名希灰。生中山川谷。

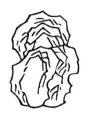

陶隐居云：中山属代郡。今近山生石，青白色，作灶烧竟，以水沃之，即热蒸而解末矣。性至烈，人以度酒饮之，则腹痛下痢，疗金疮亦甚良。俗名石垩。古今多以构冢，用捍水而辟虫。故古冢中水洗诸疮，皆即差。唐本注云：《别录》及今人用疗金疮，止血，大效。若五月五日采蘩蒌、葛叶、鹿活草、槲叶、芍药、地黄叶、苍耳叶、青蒿叶，合石灰捣为团如鸡卵，暴干，末，以疗疮生肌，大神验。今按，别本注云：烧青石为灰也，有两种，风化、水化，风化为胜。臣禹锡等谨按，蜀本云：有毒，堕胎。药性论云：石灰，治瘑疥，蚀恶肉，不入汤服。止金疮血，和鸡子白、败船茹，甚良。日华子云：味甘，无毒。生肌长肉，止血，并主白癜，疬疡，瘢疵等。疗冷气，妇人粉刺，痔瘘疽疮，瘿赘疣子。又治产后阴不能合，浓煎汁熏洗。解酒味酸，令不坏。治酒毒，暖水脏，倍胜炉灰。又名锻石。

图经曰　石灰生中山川谷，今所在近山处皆有之。此烧青石为灰也，又名石锻。有两种，风化、水化。风化者，取锻了石，置风中自解，此为有力；水化者，以水沃之，则热蒸而解，力差劣。古方多用合百草团末，治金创殊胜。今医家或以腊月黄牛胆取汁搜和，却内胆中，挂之当风百日研之，更胜草叶者。又败船茹灰刮取用亦同。又冬灰，生方谷川泽。浣衣黄灰，烧诸蒿藜积聚炼作之。今用灰多杂薪蒸，乃不善；惟桑薪灰纯者，入药绝奇。古方以诸灰杂石灰熬煎，以点疣、痣、黑子等，丹灶亦用之。又锻铁灶中灰，主坚积，古方二车丸用之。灶中封釜月下黄土，名伏龙肝；灶额上墨，名百草霜；并主消化积滞，今人下食药中多用之。铛下墨、梁上尘，并主金创。屋尘煤，治齿龈肿出血。东壁土，主下部疮，脱肛，皆医家常用，故并见此。伤寒黑效丸，用釜底墨、灶突墨、梁上尘三物，同合诸药，盖其功用亦相近矣。

【雷公云　凡使，用醋浸一宿，滤出待干，下火煅，令腥秽气出，用瓶盛著，密盖，放冷，拭上灰，令净，细研用。

圣惠方　治蝼蛄咬人，用石灰醋和涂之。又方治大肠久积虚冷，每因大便脱肛，捼不得入方：炒石灰令热，故帛裹，坐其上，冷即易之。

外台秘要　元希声侍郎治卒发疹秘验方：石灰随多少，和醋、浆水调涂，随手即减。

千金方　治眉发髭落：石灰三升，上以水拌令匀，焰火炒令焦，以绢袋贮，使好酒一斗渍之，密封，冬十四，春秋七日。取服一合，常令酒气相接，服之百日，即新髭发生，不落。又方治瘘疮：取古冢中石灰，傅厚调涂之。

肘后方 治产后阴道开不闭：石灰一斗熬之，以水二斗投灰中，适寒温，入水中坐，须臾更作。**又方**治汤火灼疮：石灰细筛，水和涂之，干即易。**又方**治金刃所伤，急以石灰裹之，既止痛，又速愈。无石灰，灰亦可用。疮若深，未宜速合者，以滑石傅之。

经验方 治蚯蚓虫咬，其形如大风，眉须皆落：以石灰水浸身亦良。

梅师方 治产后阴肿，下脱肠出，玉门不闭：取石灰一斗，熬令黄，以水三斗投灰中，放冷澄清，取一斗三升暖洗。**又方**治金疮止血速差方：炒石灰和鸡子白，和丸如弹子大，炭火煅赤，捣末，以傅疮上，立差。

孙用和 治误吞金银或钱在腹内不下方：石灰一杏核大，硫黄一皂子大，同研为末，酒调下，不计时候服。

孙真人食忌 治疥淋：石灰汁洗之。**又方**去靥子：取石灰炭上熬令热，插糯米于灰上，候米化，即取米点之。

斗门方 治刀斧伤：用石灰上包，定痛止血佳，差。**又方**治中风，口面㖞斜：向右即于左边涂之，向左即于右边涂之，候㖞正如旧，即须以水洗下，大妙。

崔氏 治血痢十年方：石灰三升熬令黄，以水一斗搅令清澄。一服一升，日三服。

抱朴子内篇 古大墓中多石灰汁，夏月行人有疮者，见墓中清水，用自洗浴，疮自愈。于是诸病者闻之，悉往洗之，传有人饮之以中病。

新唐书李百药传① 百药劝杜伏威朝京师，既至历阳，中悔，欲杀之，饮以石灰酒，因大利，顿欲死，既而宿病皆愈。

丹房镜源云 石灰伏硫黄，去锡上晕，制雄黄，制硇砂可用之。

衍义曰 石灰，水调一盏如稠粥，拣好糯米粒全者，半置灰中，半灰外。经宿，灰中米色变如水精。若人手面上有黑靥子及纹刺，先微微以针头拨动，置少许如水精者于其上，经半日许，靥汁自出，剔去药不用，且不得着水，三二日愈。又取新硬石灰一合，以醋炒，调如泥，于患偏风牵口㖞邪人口唇上，不患处一边涂之，立便牵正。

【**点评**】石灰即烧石成灰，《本草纲目》"集解"项李时珍说："今人作窑烧之，一层柴或煤炭一层在下，上累青石，自下发火，层层自焚而散。入药惟用风化、有夹石者良。"于谦咏石灰作：

---

① 新唐书李百药传：底本"李百药传"为小字，引文出自《新唐书·李百药传》，因改大字。

"千锤万凿出深山，烈火焚烧若等闲。"此二者说的都是石灰石在石灰窑中烧炼成石灰的过程。

生石灰氧化钙 CaO 和熟石灰氢氧化钙 Ca（OH）$_2$ 都具碱性，后者更是强碱。石灰水是碱性溶液，可以使蛋白质变性失活，致微生物死亡，因此有杀菌消毒作用，至今仍可用于环境的简单消毒。《抱朴子内篇·道意》说："洛西有古大墓，穿坏多水，墓中多石灰，石灰汁主治疮。夏月，行人有病疮者烦热，见此墓中水清好，因自洗浴，疮偶便愈。于是诸病者闻之，悉往自洗，转有饮之以治腹内疾者。近墓居人，便于墓所立庙舍而卖此水。而往买者又常祭庙中，酒肉不绝。而来买者转多，此水尽，于是卖水者常夜窃他水以益之。其远道人不能往者，皆因行便或持器遗信买之。于是卖水者大富。人或言无神，官申禁止，遂填塞之，乃绝。"这段故事所言乃是石灰水外用洗浴对某些皮肤病的治疗作用，但如果不明其原理，任意夸大疗效，则会转成祸害。

石灰的强碱性对皮肤肌肉组织有明显腐蚀作用，故《本草经》用来"去黑子息肉"。可能嫌其刺激性太大，《本草衍义》介绍的方法改为将糯米浸石灰浆中，然后用米来做腐蚀剂。《本草经》因石灰的腐蚀作用推衍出其治疗"死肌坠眉"等麻风病症状的功效；《备急千金要方》卷23乃有"主生毛发须眉去大风"的石灰酒处方，则皆纯属无稽之谈了。

礜石 味辛、甘，大热，生温、熟热，有毒。主寒热，鼠瘘，蚀疮，死肌，风痹，腹中坚癖邪气①，除热，明目，下气，除膈中热，

---

① 腹中坚癖邪气：底本"腹中坚"为白字，"癖邪气"为黑字；刘甲本则除了"癖"为黑字，"腹中坚"与"邪气""除热"皆为白字。按照本书凡例，不同版本间白字黑字错落参差不需要校记，但此处"癖邪气"三字不能独立成词，故参考《本草纲目》礜石条将"腹中坚癖邪气"视为一体的做法，"坚"字后不点断，以"坚癖邪气"为词组。

止消渴，益肝气，破积聚，痼冷腹痛，去鼻中息肉。久服令人筋挛。火炼百日，服一刀圭。不炼服，则杀人及百兽。**一名青分石、一名立制石、一名固羊石、一名白礜石、一名太白石、一名泽乳、一名食盐。生汉中山谷及少室。采无时。**得火良，棘针为之使，恶马目毒公、鹜屎、虎掌、细辛，畏水。

  陶隐居云：今蜀汉亦有，而好者出南康南野溪及彭城界中。洛阳南堑常取少室生礜石内水中，令水不冰，如此则生亦大热。今以黄土泥苞，炭火烧之一日一夕，则解碎可用，疗冷结为良。丹方及黄白术多用之，此又湘东新宁及零陵皆有。白礜石能柔金。**唐本注**云：此石能拒火，久烧但解散，不可夺其坚，今市人乃取洁白细理石当之，烧即为灰，非也。此药攻击积聚痼冷之病为良，若以余物代之，疗病无效，正为此也。今汉川武当西辽坂名礜石谷，此即是其真出处。少室亦有，粒细理，不如汉中者也。**臣禹锡等谨按**，吴氏云：白礜石一名鼠乡。神农、岐伯：辛，有毒；桐君：有毒；黄帝：甘，有毒；季氏云：或生魏兴，或生少室，十二月采。**山海经**云：皋涂之山有白石焉，名曰礜，可以毒鼠。郭注云：今礜石杀鼠，蚕食而肥也。**说文解字**云：礜，毒石也。**博物志**云：鹳伏卵时，取礜石周围绕卵，以助暖气。方术家取鹳巢中礜石为真也。**药性论**云：礜石，使，铅丹为之使，味甘，有小毒。主除胸膈间积气，去冷湿风痹，瘙痒皆积年者，忌羊血。**萧炳**云：不入汤。

  图经曰 礜石生汉中山谷及少室，今潞州亦有焉。性大热，置水中令水不冰，又坚而拒火，烧之一日夕，但解散而不夺其坚。市人多取洁白石当之，烧即为灰也。此药攻击积聚痼冷之病为良，用之须真者乃佳。又有特生礜石，生西域，张华《博物志》云"鹳伏卵取礜石周围绕卵以助暖气，方术家用之，取鹳巢中者为真"，即此特生礜石也。然此色难得，人多使汉中者，外形紫赤，内白如霜，中央有臼，形状如齿，其块小于白礜石，而肌粒大数倍，乃如小豆许。白礜石粒细，才若粟米耳。又有握雪礜石，出徐州西宋里山，入土丈余，生于烂土石间，色白细软如面也。又下条苍石，生西域，苏恭云："特生礜石，一名苍礜石，而梁州特生，亦有青者。房陵、汉川与白礜石同处，亦有青色者，多与特生同，但不入方用。"而今医家多只用礜石，即白礜石也，形类相近，如此尤宜详择之耳。古方治寒冷积聚，皆用礜石。胡洽大露宿丸，主寒冷百病方：礜石炼、干姜、桂心、皂荚、桔梗各三两，附子二两，六物捣筛，蜜丸。服如梧子五丸，日三，渐增，以知为度。又有匈奴露宿丸、硫黄丸，并主积聚及饮食不下，心腹坚实，皆用礜石。近世乃少用者。

  【丹房镜源云 红皮礜石能伏丹砂，养汞。

  衍义曰 礜石并特生礜石，《博物志》及陶隐居皆言此二石鹳取之以壅卵，如此则是一物也。隐居又言"仙经不云特生，则止是前白礜石"，今补注但随文解义，不见特生之意。盖二条止是一物，但以特生不特生为异耳。所谓特生者，不附著他石为特耳，今用者绝少，惟两字"礜石"入药，然极须慎用，其毒至甚。及至论鹳巢中者，又却从谬说，鹳巢中皆无此石，乃曰鹳常入水，冷故取以壅卵。如此则鸬鹚、鹏鹜之类皆食于水，亦自繁息生化，复不用此二石。其说往往取俗士之言，未尝究其实而穷其理也。尝官于顺安军，亲检鹳巢，率无石。矧礜石焉得处处有之？然治久积及久病胸腹冷有功，直须慎用，盖其毒不可尝。

【点评】《说文》云："礜，毒石也，出汉中。"礜石是砷黄铁矿，主要成分为 FeAsS。礜石是大毒之品，《容斋四笔》卷 4 专有一条讨论礜石之毒，其略云："读黄伯思东观余论，内评王大令书一节，曰静息帖云'礜石深是可疑事，兄憙患散辄发病'。散者，寒食散之类。散中盖用礜石，是性极热有毒，故云深可疑也。刘表在荆州，与王粲登障山，见一冈不生百草，粲曰：'此必古冢，其人在世服生礜石，热蒸出外，故草木焦灭。'凿看果墓，礜石满莹。又今洛水冬月不冰，古人谓之温洛，下亦有礜石。今取此石置瓮水中，水亦不冰。又鹳伏卵以助暖气。其烈酷如此，固不宜饵服。子敬之语实然。淮南子曰：'人食礜石死，蚕食之而不饥。'予仲兄文安公镇金陵，因秋暑减食，当涂医汤三益教以服礜石圆，已而饮啖日进，遂加意服之，越十月而毒作，鼻衄血斗余，自是数数不止，竟至精液皆竭，迨于捐馆。偶见其语，使人追痛，因书之以戒未来者。"这一段故事中提到的"文安公"乃是洪迈之兄洪遵。淳熙元年（1174）其听信庸医的建议服礜石丸，毒发身亡。此礜石圆不知出处。

摄入少量的砷剂可以刺激骨髓造血功能，增加红细胞数，振奋精神，久之则死于砷中毒。《本草纲目》礜石条"发明"项亦引《容斋四笔》此条，李时珍辩解说："时珍窃谓洪文安之病，未必是礜石毒发。盖亦因其健啖自恃，厚味房劳，纵恣无忌，以致精竭而死。夫因减食而服石，食既进则病去矣，药当止矣，而犹有服之不已，恃药妄作，是果药之罪欤。"这种说法显然不妥，仅仅是因为"减食"而使用毒性药物，实在是得不偿失。特生礜石"发明"项李时珍说："《别录》言礜石久服令人筋挛，特生礜石久服延年。丹书亦云礜石化为水能伏水银，炼入长生药。此皆方士谬说也，与服砒石、汞长生之义同，其死而无悔者乎？"这样的见解才称得上高明。

砒霜 味苦、酸，有毒。主诸疟，风痰在胸膈。可作吐药，不可久服，能伤人。飞炼砒黄而成，造作别有法。今附。

臣禹锡等谨按，日华子云： 砒霜，暖。治妇人血气冲心痛，落胎。又砒黄，暖，亦有毒。畏绿豆、冷水、醋。治疟疾，肾气，带辟蚤虱。入药以醋煮杀毒，乃用。

图经曰 砒霜，旧不著所出郡县，今近铜山处亦有之，惟信州者佳。其块甚有大者，色如鹅子黄，明澈不杂。此类本处自是难得之物，每一两大块真者，人竞珍之，市之不啻金价。古服食方中亦或用之，必得此类乃可入药。其市肆所蓄，片如细屑，亦夹土石，入药服之，为害不浅。误中解之，用冷水研绿豆浆饮之乃无他。

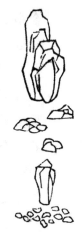

【雷公云 凡使，用小瓷瓶子盛，后入紫背天葵、石龙芮二味，三件便下火煅，从巳至申，便用甘草水浸，从申至子，出，拭干，却入瓶盛，于火中煅，别研三万下用之。

圣惠方 治卒中风，昏愦若醉，痰涎壅盛，四肢不收方：用砒霜如绿豆大，研，以新汲水调下少许，用熟水投，大吐即愈。若未吐，再服。**又方** 治恶刺方：用砒霜细研，和胶清涂之。

博济方 治小儿牙宣，常有鲜血不止，牙龈臭烂：砒黄一钱，麝香半钱，同研细，先用纸条子以生油涂之，后掺药末在上，少用末，剪作小片纸棋子大，看大小用，插在烂动处。

孙尚药 治疟疾：信砒二两，别研如粉，寒水石三两，别捣为末。上用一生铁铫子，先铺石末一半，后堆砒末在上，又以石末盖头。然后取厚盏盖之，周回醋糊纸条子密封约十重，以炭火一斤已来，安铫子在上。候纸条子黑取出，置冷地上候冷，取开盏子，净刮取砒石末一处，入乳钵内细研，以软粟米饭和丸如梧子。更别作小丸子一等，以备小儿服。以飞过辰砂为衣，候干入瓷合收。每人服时，于发日早，腊茶清下一丸，一日内不得食热物。合时先扫洒一净室中合之，不得令妇人、猫、犬、鸡、鼠等见，收得时亦如然。若妇人患则男著在口中，男子患亦然。

灵苑方

治瘰疬：用信州砒黄，细研，滴浓墨汁丸如梧桐子大，于铫子内炒令干，后用竹筒子盛。要用于所患处灸破或针，将药半丸敲碎贴之，以自然蚀落为度。觉药尽时，更贴少许。

青霞子

《宝藏论》云：砒霜，若草伏住火煅，色不变移，熔成汁，添得者，点铜成银。若只质枯折者，不堪用。

丹房镜源云

砒霜化铜干汞。

别说云

谨按，今信州玉山有砒井，官中封禁甚严。生不夹石者，色赤甚如雄黄，以冷水磨，解热毒，治痰壅甚效，近火即杀人，《图经》所谓"不啻金价"者此也。若今市人通货者，即取山中夹砂石者，烧烟飞作白霜，乃碎屑而芒刺，其伤火多者，块大而微黄，则《图经》所谓"如鹅子色明澈者"此也。古方并不入药，唯见烧炼丹石家用。近人多以治疟，然大意本以生者能解热毒，盖疟本伤暑，故用。今俗医乃不究其理，即以所烧霜用，服之必吐下，因此幸有安者，遂为定法，尔后所损极多，不可不慎也。初取飞烧霜时，人在上风十余丈外立，下风所近草木皆死。又多见以和饭毒鼠，若猫、犬食死鼠者亦死，其毒过于射罔远矣，可不察之。又衡山所出一种，力差劣于信州者云。

衍义曰

砒霜，疟家或用，才过剂，则吐泻兼作，须浓研绿豆汁，仍兼冷水饮，得石脑油即伏。今信州凿坑井，下取之。其坑常封锁，坑中有浊渌水，先绞水尽，然后下凿取。生砒谓之砒黄，其色如牛肉，或有淡白路，谓石非石，谓土非土，磨研酒饮，治癖积气有功。才见火，更有毒，不可造次服也。取砒之法，将生砒就置火上，以器覆之，令砒烟上飞，着覆器，遂凝结，累然下垂如乳。尖长者为胜，平短者次之。《图经》言大块者，其大块者以是下等，片如细屑者极下也。入药当用如乳尖长者，直须详谨。

【点评】"砒"或写作"䃃"，二字皆晚出。《玉篇》云"砒，石也"；《集韵》云"砒，药石，或作䃃"；《广韵》云"䃃，䃃霜，石药出道书"。所指代的都是氧化物类矿物砷华（arsenolite）。《本草纲目》称之为信石、人言，"释名"项李时珍解释说："砒，性猛如貔，故名。惟出信州，故人呼为信石，而又隐信字为人言。"砒霜则是砒石的精制品，所谓"生者名砒黄，炼者名砒霜"。

砒霜是古代常见的矿物类剧毒药，成人致死量在 60mg 左右，因此被用作杀人工具，《水浒传》中武大郎被潘金莲用砒霜毒死便是典型案例。小说描述，武大郎被强行灌下加了砒霜的药汁便叫嚷肚子痛，不久"肠胃逆断，呜呼哀哉，身体动不得"，尸体的状态是"咬牙切齿，七窍流血"。砒霜无臭无味，但对食道和胃黏膜有强烈刺激，会导致黏膜溃烂、出血。所以染毒者出现咽喉部灼热感，剧烈腹痛、呕吐，随后出现水样腹泻、口鼻及外耳道出血、全身抽搐、休克、昏迷，中毒严重者数小时内会因呼吸循环衰竭死亡。《洗冤录》中描述砒霜中毒死者的尸体特征为"遍身发小疱，作青黑色，眼睛耸出，舌上生小刺疱绽出，口唇破裂，两耳胀大，腹肚膨胀，粪门胀绽，十指甲青黑"，也基本符合。按照故事发展，武大郎遗体烧化，仵作何九叔留了一块发黑的骨骼作为证据。这段情节也依据《洗冤录》"如服毒药，骨黑，须仔细详定"而来，实为无稽之谈，骨黑不足为据。

铛墨 主蛊毒中恶，血晕吐血，以酒或水细研温服之。亦涂金疮，生肌止血。疮在面，慎勿涂之，黑入肉如印。此铛下墨是也。今附。

臣禹锡等谨按，蜀本云：铛墨无毒。

图经 文具石灰条下。

【千金方 臭气，鼻气壅塞不通方：水服釜墨末。**又方**治舌卒肿如猪胞状，满口，不治须臾死：以釜墨和酒涂舌下，立差。**又方**治心痛：取铛墨以热小便调下二钱匕。**又方**治逆生：以手中指取釜下墨，交画儿足下，顿生。**又方**治中恶，心痛欲绝：用釜下墨半两，盐一钱，和研，以熟水一盏调，顿服。

肘后方 治转筋入肠中欲转者：釜底墨末，和酒服之差。

经验方 治霍乱：取锅底墨煤少许，只半钱已下。又于灶额上取少许，以百沸汤一盏，投煤其中，急搅数十下，用碗盖之，汗出，通口微呷一两口，吐泻立止。

【点评】《本草纲目》以釜脐墨立条，取釜月中墨、铛墨、釜煤、釜炱、锅底墨为别名。此即柴草在灶中不完全燃烧的情况下富集在锅底的烟墨，主要成分为活性炭。

砒砂　味咸、苦、辛，温，有毒。不宜多服。主积聚，破结血，烂胎，止痛下气，疗咳嗽宿冷，去恶肉，生好肌。柔金银，可为焊音旱药。出西戎，形如牙消，光净者良。驴马药亦用。

今按，陈藏器本草云：砒砂，主妇人、丈夫羸瘦积病，血气不调，肠鸣，食饮不消，腰脚疼冷，痃癖痰饮，喉中结气，反胃吐水。令人能食，肥健。一飞为酸砂，二飞为伏翼，三飞为定精，色如鹅儿黄，和诸补药为丸，服之有暴热。飞炼有法，亦能变铁。**又按，**别本注云：胡人谓为浓沙，其性大热，今云温，恐有误也。唐本先附。**臣禹锡等谨按，**药性论云：砒砂，有大毒。畏浆水，忌羊血。味酸、咸。能销五金八石，腐坏人肠胃。生食之，化人心为血。中者，研生绿豆汁，饮一二升解之。道门中有伏炼法，能除冷病，大益阳事。**萧炳云：**砒砂，使。生不宜多服，光净者良，今生北庭为上。**日华子云：**北庭砂，味辛、酸、暖，无毒。畏一切酸。补水脏，暖子宫，消冷癖瘀血，宿食不消，气块痃癖，及血崩带下，恶疮息肉，食肉饱胀，夜多小便，女人血气心疼，丈夫腰膀酸重，四肢不任。凡修制，用黄丹、石灰作柜，锻赤使用，并无毒，世人自疑。烂肉，如人被刀刃所伤，以北庭署傅定，当时生痂。亦名狄盐者。

图经曰　砒砂出西戎，今西凉夏国及河东、陕西近边州郡亦有之。然西戎来者，颗块光明，大者有如拳，重三五两，小者如指面，入药最紧。边界出者，杂碎如麻豆粒，又夹砂石，用之须飞澄去土石讫，亦无力，彼人谓之气砂。此药近出唐世，而方书著古人单服一味，伏火作丸子，亦有兼硫黄、马牙消辈合饵者，不知方出何时，殊非古法。此本攻积聚之物，热而有毒，多食腐坏人肠胃，生用又能化人心为血，固非平居可饵者。而西土人用淹肉炙以当盐，食之无害，盖积习之久，若魏武啖野葛不毒之义也。又名北庭砂，又名狄盐。本经云"柔金银，可为焊药"，今人作焊药乃用鹏砂。鹏砂出于南海，性温，平，今医家治咽喉最为要切。其状甚光莹，亦有极大块者，诸方亦稀用。

【陈藏器云　有暴热，损发。

圣惠方　治悬痈①卒肿：用砒砂半钱，绵裹含，咽津，即差。

外台秘要　《救急》治鱼骨哽在喉中：以少许砒砂，口中咀嚼咽之，立下。

---

① 悬痈：从文义看，疑为"悬雍"之讹。

经验方　硇砂丸方：硇砂不计多少，用罐子内著硇砂，上面更坐罐子一个，用纸筋、白土和，上下俱泥了。窨干后，从辰初时便用苍耳自在落下叶，将来捣罗为末，药上铺头盖底，上面罐子内用水坐著，水旋添，火烧从罐子外五寸已来围绕，欲尽更添火，移向前罐子周回，火尽更旋烧促向前，计一伏时为度，更不移火，却闲杂人及妇人不得见，一伏时住。取来捣罗为末，醋、面糊为丸如桐子大。每服逐日十丸至十五丸，温酒或米饮下，并无忌，若烧吃三二斤，进食无病。

陈巽　治元脏虚冷，气攻脐腹疼痛：硇砂一两，川乌头生去皮脐，杵为末取二两，硇砂生研，用纤霞草末二两，与硇砂同研匀，用一小砂罐子，不固济，慢火烧通赤热，将拌了者硇砂入罐子内，不盖口加顶火一秤，候火尽炉寒取出研，与乌头末同研匀，汤浸蒸饼丸如桐子大。每服三丸，热木香汤、醋汤任下。

青霞子　《宝藏论》：硇砂，若草伏住火不碎，可转制得诸石药，并引诸药，可治妇人久冷。硇砂为五金贼也，若石药并灰霜伏得者，不堪用也。

太清服炼灵砂法云　北庭砂所禀阴石之气，性含阳毒之精，功能消败去秽益阳，其功甚著。

丹房镜源云　硇砂性有大毒，或沉冷之疾可服则愈，久服有痈肿。出北庭白黄者，诀曰为五金贼，能制合群药。药中之使，自制雄雌黄。

衍义曰　硇砂，金银有伪，投熔窝中，其伪物尽消散。矧人腹中有久积，故可溃腐也。合他药治目中瞖。用之须水飞过，入瓷器中，于重汤中煮其器，使自干，杀其毒及去其尘秽。

【点评】硇砂为氯化铵 NH_4Cl 矿，主要出产在火山熔岩的岩穴中，古今品种没有变化。《新修本草》言硇砂"可为焊药"。氯化铵涂在焊接面上，受热分解成 NH_3 和 HCl。其中 NH_3 具还原性，可以清除金属表面的氧化膜；HCl 可与金属氧化物起复分解反应生成金属氯化物。金属氯化物沸点较低，易气化挥发，也能起到清洁焊接面的作用。

氯化铵是恶心性祛痰药，经常与磷酸可待因一起出现在止咳糖浆处方中，口服能够刺激胃黏膜而引起轻度恶心，反射性地兴奋气管、支气管腺体的迷走神经，促进腺液分泌，使痰液变得清稀而易于咳出。

铅丹 味辛，微寒。主吐逆胃反，惊痫癫疾，除热下气，止小便利，除毒热脐挛，金疮溢血。**炼化还成九光，久服通神明。**一名铅华。生于铅。生蜀郡平泽。

陶隐居云：即今熬铅所作黄丹也。画用者，俗方亦稀用，惟仙经涂丹釜所须。云"化成九光"者，当谓九光丹以为釜尔，无别变炼法。**唐本注**云：丹、白二粉，俱炒锡作，今经称铅丹，陶云熬铅，俱误矣。**今注**：此即今黄丹也，与粉锡二物，俱是化铅为之。按李含光《音义》云"黄丹、胡粉皆化铅"，未闻用锡者。故《参同契》云："若胡粉投炭中，色坏还为铅。"《抱朴子内篇》云："愚人乃不信黄丹及胡粉是化铅所作。"今唐注以二①物俱炒锡，大误矣。**臣禹锡等谨按，药性论**云：铅丹，君。主治惊悸狂走，呕逆，消渴。煎膏用，止痛生肌。**萧炳**云：臣，不入汤。**日华子**云：黄丹，凉，无毒。镇心安神，疗反胃，止吐血及嗽，傅金疮长肉，及汤火疮，染须发。可煎膏。

图经 文具铅锡条下。

【**外台秘要** 《集验》疗逆产方：真丹刀圭，涂儿跖下。

肘后方 客忤中恶之类，多于道间门外得之，令人心腹疼痛，胀满，气冲心胸，不即治亦害人，救之方：真丹方寸匕，蜜三合和服之，口噤者折齿灌之。**又方**治伤寒及时气，温病头痛壮热，脉盛：真丹涂身令遍，向火坐令汗出。**又方**蝎螫人，黄丹醋调涂之。

经验方 碧霞丹，治吐逆立效：北来黄丹四两筛过，用好米醋半升，同药入铫内煎令干，却用炭火三秤，就铫内煅透红，冷，取研细为末，用粟米饭丸如桐子大。煎醋汤下七丸，不嚼，只一服。

王氏博济 治风痫驱风散：铅丹二两，白矾二两，为末。用砖一口，以纸铺砖上，先以丹铺纸上，次以矾铺丹上，然后用纸捅，却将十斤柳木柴烧过为度，取出细研。每服一钱，温酒下。

刘氏 治小儿疟方：黄丹两钱匕，以蜜水和与服，冷即以酒和，令服之，良。

子母秘录 治小儿重舌方：黄丹如豆大，内管中，以安舌下。

治疟 百草霜：黄丹等分细研，每服二钱匕，于发日空心米饮调服，不过两服愈。

衍义曰 铅丹本谓之黄丹化铅而成，别有法。唐本注"炒②锡作"，然经称铅丹，则炒锡之说误矣。亦不为难辨，盖锡则色黯暗，铅则明白，以此为异。治疟及久积皆用。

---

① 二：底本作"三"，据刘甲本改。

② 炒：底本作"沙"，据《新修本草》原文及本段后文"则炒锡之说误矣"改。

【点评】铅丹也是古代炼丹家的发明，主要成分为四氧化三铅 Pb_3O_4，呈红紫色。陶弘景说"即今熬铅所作黄丹也"，黄丹应该是指氧化铅 PbO，呈黄色至橘红色，也可以通过熬铅得到。后世或因陶弘景之说，遂将铅丹也称为黄丹，而把氧化铅 PbO 称为密陀僧。

陶弘景说铅丹"画用者，俗方亦稀用，惟仙经涂丹釜所须"，在此可以稍加解释。铅丹用作颜料，张彦远《历代名画记》提到"蜀郡之铅华"，注释云："黄丹也，出本草。"此处的黄丹，应该还是指铅丹。研究证实秦始皇陵兵马俑上面涂饰的红颜料就是铅丹。至于用铅丹"涂丹釜"，赵匡华等做过模拟实验，《黄帝九鼎神丹经》中的玄黄即是四氧化三铅 Pb_3O_4，用在第七转柔丹中与下味（醋）调和涂丹釜，其反应原理乃是四氧化三铅在 500 摄氏度以上开始分解为氧化铅，并提供游离氧，后者促进氧化汞（柔丹）的生成。（赵匡华，中国古代炼丹术及医药学中的氧化汞，自然科学史研究，1988 年第 4 期）

至于陶弘景说铅丹"俗方亦稀用"，也不确切。铅丹除了药物用途以外，还是制作铅膏药（油酸铅）的重要原料。《肘后备急方》卷 8 载有成膏，系用麻油在铁铛中以熬黄丹，渐成稠膏，用来作龋齿的填充剂，这应该是铅膏药的前身。《外台秘要》卷 31 有出自崔氏方的乌膏，用于"疗一切疮，引脓生肌，兼杀疮中虫"，用乌麻油熬黄丹与蜡，掺薰陆香与松脂，"看膏稍稠，即点于铁上试，斟酌硬软适中乃罢"，可算作比较合格的膏药剂了。

铅　味甘，无毒。镇心安神，治伤寒毒气，反胃呕哕，蛇蝎所咬，炙熨之。新补。见日华子。

图经曰　铅生蜀郡平泽，锡生桂阳山谷，今有银坑处皆有之，而临贺出锡尤盛，亦谓之白蜡。铅丹，黄丹也；粉锡，胡粉也。二物并是化铅所作，故附于铅。镜虽铜而皆用锡杂之，乃能明白，故镜鼻附于锡。谨按，字书为锡，为蜡，铅为青金，虽相似而入用殊别也。又有铅霜，亦出于铅。其法以铅杂水银十五分之一，合炼作片，置醋瓮中密封，经久成霜，亦谓之铅白霜。性极冷，入治风痰及婴孺惊滞药。今医家用之尤多。凡铸铜之物，多和以锡。《考工记》"攻金之工"，金有六齐是也。凡药用铜弩牙、古文钱之类，皆以有锡，故其用亦近之。又铅灰治瘰疬，刘禹锡著其法云：取铅三两，铁器中熬之，久当有脚如黑灰，和脂涂疬子上，仍以旧帛贴之，数数去帛，拭恶汁又贴，如此半月许，亦不痛、不破、不作疮，但内消之为水，差。虽流过项亦差。

【陈藏器云 锡、铅及琅玕、铜镜鼻铜。陶云"琅玕杀锡毒"，按锡有黑有白。黑锡，寒，小毒，主瘿瘤，鬼气疰忤，错为末，和青木香，傅风疮肿恶毒。本经虽有条，皆以成丹及粉，非专为铅、锡生文也。锡为粉，化铅为丹，本经云铅丹、锡粉是也。苏云铅为丹，锡为粉，深误。

经验方 治发背及诸般痈毒疮：黑铅一斤，甘草三两，微炙锉，用酒一斗，著空瓶在傍，先以甘草置在酒瓶内，然后熔铅投在酒瓶中，却出酒，在空瓶内取出铅，依前熔后投，如此者九度，并甘草去之，只留酒，令病者饮，醉寝即愈。

胜金方 乌髭鬓，明目，牢齿牙：黑铅半斤，大锅内熔成汁，旋入桑条灰，柳木搅令成沙，上以熟绢罗为末。每日早晨如常揩齿牙后，用温水漱在盂子内，取用其水洗眼，治诸般眼疾。髭黄白者，用之皆变黑也。**又方** 治金石药毒：用黑铅一斤，以甘锅中熔成汁，投酒一升，如此十数回，候酒至半升，去铅，顿服之差。

青霞子 《宝藏论》云：黑铅草伏得成宝，可点铜为银，并铸作鼎，养朱砂住得火，养水银住火，断粉霜住火。

太清服炼灵砂法 锡、铅俱禀北方壬癸阴极之精也，性濡滑，服之而多阴毒，伤人心胃。

丹房镜源云 铅，咸。铅者不出银，熟铅是也。嘉州陇陀利州出铅精之叶，深有变形之状①。文曰紫背铅②，铅能碎金钢砧。草节铅，出嘉州，打着碎，如烧之有硫黄臭烟者。信州铅、卢氏铅，此粗恶，用时直须滤过。阴平铅出剑州，是铁之苗。铅黄花投汞中，以文武火养，自浮面上掠刮取，炒作黄丹色。钓脚铅出雅州山洞溪砂中，形如皂子，又如蝌蚪子，黑色。炒铅丹法：铅一斤，土硫黄一两，消石一两。上先熔铅成汁，下醋点之，滚沸时下土硫黄一小块，并续更下消石少许，沸定再点醋，依前下少许消、黄，已，消沸尽黄亦尽，炒为末成丹。

---

① 嘉州陇陀利州出铅精之叶，深有变形之状：道藏《丹方鉴源》卷上此句作："嘉州陇陀和出铅精，精华也，有变化。"

② 文曰紫背铅：道藏《丹方鉴源》卷上云："白铅亦曰紫真铅。"疑与此句有关。

【点评】铅在自然界广泛存在，但一般都以化合物的形式存在，极少有天然存在的单质铅。因为铅的熔点低，考古学家认为，铅可能是人类最早冶炼的金属。金属铅为青白色，带有金属光泽，但表面通常被灰褐色的氧化铅覆盖，所以铅块看起来近于黑色，铅被称为"黑锡"就是这个道理。铅块表面的氧化铅层致密而稳定，能有效防止内部的铅继续氧化，此即《周易参同契》所谓"铅外黑，内怀金华"之意。

粉锡 味辛，寒，无毒。**主伏尸毒螫**音释，杀三虫，去鳖瘕，疗恶疮，堕胎，止小便利。**一名解锡。**

陶隐居云：即今化铅所作胡粉也。其有金色者，疗尸虫弥良，而谓之粉锡，事与经乖。**唐本注云**：铅丹、胡粉，实用锡造。陶今言化铅作之，经云粉锡，亦为误矣。**今注**：按本经呼为粉锡，然其实铅粉也。故英公序云"铅、锡莫辨"者，盖谓此也。**臣禹锡等谨按，药性论云**：胡粉，使，又名定粉。味甘、辛，无毒。能治积聚不消，焦炒，止小儿疳痢。**陈藏器云**：胡粉，本功外，主久痢成疳。和水及鸡子白服，以粪黑为度，为其杀虫而止痢也。**日华子云**：光粉，凉，无毒。治痈肿瘘烂，呕逆，疗癥瘕，小儿疳气。

图经 文具铅条下。

【外台秘要 误吞钱并金银物：以胡粉一两，捣调之，分再服食水银金如泥，吞金银物在腹中，服之令消洋出之①。

千金方 治疮中水：胡粉、炭灰白等分，脂和，涂孔上，水即止。又方治诸腋臭：胡粉三合，以牛脂和，煎令可丸，涂之。

肘后方 治笃病新起，早劳，食饮多，致复欲死方：水服胡粉少许。《伤寒类要》同。又方治卒从高落下，瘀血抢心，面青短气欲死方：胡粉一钱匕，和水服之，即差。

孙真人食忌 治火烧疮：以胡粉、羊髓和涂上，封之。

食医心镜 治小儿舌上疮：取胡粉末并猪䯒骨中髓傅之，日三度。

---

① 误吞钱并金银物……服之令消洋出之：此条《证类本草》引文错乱，据《外台秘要》卷8杂误吞物方引《古今录验》疗误吞银及钗者方云："取水银一两分服之，钗便下去也；亦可以胡粉一两捣调之，分再服，食银令如泥也。若吞金银物在腹中，皆服之，令消烊出也。"

张文仲 治干湿癣等及阴下常湿且臭，或作疮：但以胡粉一分粉之，除即差止，常用大验。《肘后方》同。**又方**治寸白虫：熬胡粉令速燥，平旦作肉臛，以药方寸匕内臛中，服之有大效。**又方**小儿疳疮：胡粉熬入八分，猪脂和涂之，差为度，油亦得。

子母秘录 小儿夜啼：胡粉服水调三豆大，日三服。**又方**小儿腹胀：胡粉盐熬色变，以摩腹上，兼治腹皮青。若不理，须臾死。**又方**治小儿无辜痢赤白兼成疳：胡粉熬蒸，熬令色变，以饮服之。**又方**治小儿耳后月蚀疮：胡粉和土涂上。

丹房镜源云 胡粉可制硫黄，亦可用外柜。

衍义曰 粉锡，胡粉也，又名定粉。止泄痢，积聚久痢。

【点评】铅与锡是两种金属，古人完全能够分辨。《说文》云："铅，青金也。从金，㕌声。"隶定以"铅"为正字，俗体写作"鈆"，于是古以"金公"为铅的隐名，指代单质铅。锡的金属性质与铅有近似之处，《说文》云"锡，银铅之间也"，《说文系传》谓"银色而铅质也"，铅被称为"黑锡"即因为此。

《本草纲目》引《土宿真君本草》说："金公变化最多，一变而成胡粉，再变而成黄丹，三变而成密陀僧，四变而为白霜。"基本概括了炼丹家的炼铅过程。胡粉即碱式碳酸铅 $2PbCO_3 \cdot Pb(OH)_2$，颜色白腻，通常作为绘画用的白色颜料和化妆品成分；黄丹即铅丹，为前面提到的红紫色的四氧化三铅 Pb_3O_4；密陀僧是黄色或橘红色的氧化铅 PbO；白霜即铅霜，为白色的醋酸铅 $(CH_3COO)_2Pb$。

粉锡在古代儿科处方中用之甚多，以《本草纲目》为例，治疗小儿脾泄不止，"红枣二十个去核，将官粉（即粉锡）入内，以阴阳瓦焙干，去枣研粉。每服三分，米汤下"；治疗小儿无辜疳，下痢赤白，"胡粉熟蒸，熬令色变，以饮服半钱"；治疗小儿夜啼哭，"水服胡粉三豆大，日三服"；外则用于小儿耳疮、小儿疳疮、小儿舌疮、小儿丹毒等。粉锡、铅丹、密陀僧都可能造成亚急性或慢性铅中毒，引起小儿发育迟缓、智力低下、贫血、肾功能损害等，需要引起重视。

东壁土　主下部疮，脱肛。

陶隐居云：此屋之东壁上土尔，当取东壁之东边，谓常先见日光，刮取用之。亦疗小儿风脐，又可除油污衣，胜石灰、滑石。唐本注云：此土摩干、湿二癣，极有效也。臣禹锡等谨按，药性论云：东壁土亦可单用。性平。刮末细筛，点目中去翳。又东壁土、蚬壳细末，傅豌豆疮及主温疟。日华子云：东壁土，温，无毒。陈藏器云：好土，味甘，平，无毒。主泄痢，冷热赤白，腹内热毒绞结痛，下血。取入地干土，以水煮三五沸，绞去滓，适稀稠，及暖服二升。又解诸药毒，中肉毒、合口椒毒、野菌毒并解之。取东壁土用之，功亦小同。止泄痢，霍乱烦闷为要。取其向阳壁久干也。张司空云：土三尺已上曰粪，三尺已下曰土。服之当去上恶物，勿令入客水。又食牛马肉及肝中毒者，先到头发，令寸长，拌好土，作溏泥二升，合和饮之，须臾发皆贯所食肝出。牛马独肝者有大毒，不可食，汉武云"文成食马肝死"。又人卒患心痛，画地作"五"字，以撮取中央土，水和一升，绞。服之良也。又云：土消，大寒，无毒。主伤寒时气，黄疸病，烦热，汤淋取汁顿服之。《庄子》云"蛣蜣转丸"是也。藏在土中，掘地得之，正圆如人捻作，弥久者佳。又云：土槟榔，主恶疮，诸虫咬及瘰疬、疥瘘等，细研油涂之，状如槟榔，于土穴中及阶除间得之。新者犹软，云蟾蜍屎也。蟾食百虫，故特主恶疮。

图经　文具石灰条下。

【外台秘要】治肛门凸出：故东壁土一升研，皂荚三挺长一尺二寸，壁土捏粉肛门头出处，皂荚炙暖更递熨之，差。

肘后方　服药过剂及中毒，烦闷欲死：刮东壁土，以水一二升调饮之。

经验方　治背痈疖：以多年烟熏壁土并黄檗二件等，捣罗末，用生姜汁拌成膏，摊贴之，更以茅香汤调下一钱匕服，妙也。

子母秘录　治小儿脐风疮，历年不差方：东壁土傅之。

衍义　东壁土文具伏龙肝条下。

【点评】东壁土取自土墙东壁，陶弘景说"当取东壁之东边，谓常先见日光"，这大约是取向阳干燥的意思，即陈藏器所言"取其向阳壁久干也"。《本草衍义》则从方术角度加以解释，伏龙肝条说："今详之，南壁土亦向阳久干也，何不取？盖东壁常先得晓日烘炙，日者太阳真火，故治瘟疟。或曰：何不取午盛之时南壁土，而取日初出东壁土者何也？火生之时其气壮，故《素问》云少火之气壮；及其当午之时，则壮火之气衰，故不取。实

用此义。"《本草纲目》更有进一步发挥，云："盖脾主土，喜燥
而恶湿，故取太阳真火所照之土，引真火生发之气，补土而胜
湿，则吐泻自止也。《岭南方》治瘴疟香椿散内用南壁土，近方
治反胃呕吐用西壁土者，或取太阳离火所照之气，或取西方收敛
之气，然皆不过借气补脾胃也。"但客观言之，以土入药，除了
土有近似于活性炭的吸附作用，可减少胃肠道毒性物质吸收而有
一定的解毒作用外，并无更多的客观疗效。

赤铜屑　以醋和如麦饭，袋盛，先刺腋下脉去血，封之，攻腋臭
神效。又熬使极热，投酒中，服五合，日三，主贼风反折。又烧赤铜
五斤，内酒二斗中百遍，服同前，主贼风甚验。

今按，陈藏器本草云：赤铜屑主折伤，能焊人骨及六畜有损者。取细研酒中温服之，
直入骨损处。六畜死后，取骨视之犹有焊痕。赤铜为佳，熟铜不堪。唐本先附。**臣禹锡等谨
按，**日华子云：铜屑，味苦，平，微毒。明目，治风眼，接骨焊齿。疗女人血气及心痛。**又
云**：铜器，平。治霍乱转筋，肾堂及脐下㽲痛，并衣被衬后，贮火熨之。

【**外台秘要**】　治狐臭，崔氏方：先用清水净洗，又用清醋浆净洗讫，微搒使破，取
铜屑和醋熟搒。又方赤铜屑以醋和，银器中炒极热，以布裹熨腋下，冷复易，差止，
甚验。

太清服炼灵砂法云　铜禀东方乙阴之气，结而成魄。性利，服之伤肾。

朝野佥载云　定州人崔务，坠马折足，医者令取铜末和酒服之，遂痊平。及亡后
十余年改葬，视其胫骨折处，有铜束之。

丹房镜源云　武昌铜若作丹，打之不裂折。

【**点评**】《本草纲目》赤铜屑条"修治"项说："即打铜落下
屑也。或以红铜火煅水淬，亦自落下。以水淘净，用好酒入沙锅
内炒见火星，取研末用。"

锡铜镜鼻　臣禹锡等谨按，月闭通用药云：锡铜镜鼻，平。**主女子血闭，癥
瘕，伏肠，绝孕**及伏尸邪气。生桂阳山谷。

陶隐居云：此物与胡粉异类，而今共条，当以其非止成一药，故以附见锡品中也。古

无纯铜作镜者，皆用锡杂之，《别录》用铜镜鼻，即是今破古铜镜鼻尔。用之当烧令赤，内酒中饮之。若置醋中出入百过，亦可捣也。铅与锡，本经云生桂阳，今则乃出临贺，犹是分桂阳所置。铅与锡相似，而入用大异。**唐本注**云：临贺出者名铅，一名白蜡，唯此一处资天下用；其锡出银处皆有之，虽相似，而入用大异也。**今按**，别本注云：凡铸镜皆用锡和，不尔即不明白，故言锡铜镜鼻，今广陵者为胜。**臣禹锡等谨按，药性论**云：铜镜鼻，微寒。主治产后余痛刺痛三十六候，取七枚投醋中，熬过呷之。亦可入当归、芍药煎服之。**药诀云**：镜鼻，味酸，冷，无毒。**日华子云**：古鉴，平，微毒。辟一切邪魅，女人鬼交，飞尸蛊毒，小儿惊痫，百虫入人耳鼻中，将就彼敲，其虫即出。又催生，及治暴心痛，并烧酒淬服之。

图经文 具铅锡条下。

【圣惠方】 治小儿卒中客忤：用铜照子鼻烧令赤，著少许酒中淬过，少少与儿服之。

　　【点评】 此条涉及《本草经》体例问题。如《本草经集注·序录》所说，陶弘景从当时多种版本《本草经》中整理出365种药物，按照上、中、下三品归类，但所辑药数实际超过365种，陶氏乃把其中几条归并在一起，作为"副品"不计数，在相应条目下略做说明。本条锡铜镜鼻在陶弘景整理编订的《本草经》中，其实是粉锡条的副品，未单独计数。陶注说"此物与胡粉异类，而今共条，当以其非止成一药，故以附见锡品中也"，就是此意。尽管《证类本草》粉锡与锡铜镜鼻之间隔了东壁土、赤铜屑，但两条的内容其实是连贯的，比如锡铜镜鼻条最后是"生桂阳山谷"，镜鼻怎么会如此呢？桂阳峪其实是粉锡的产地。

　　本条"锡铜镜鼻"四字，底本悉作白字，刘甲本"铜"为黑字。据本条下陶弘景注释提到"《别录》用铜镜鼻"云云可知，"铜镜鼻"确实是《名医别录》添附，《本草经》原文为"锡镜鼻"。因此孙星衍、森立之《本草经》辑本皆只取"锡镜鼻"三字。

铜青　平，微毒。治妇人血气心痛，合金疮，止血，明目，去肤赤息肉。生铜皆有青，青则铜之精华，铜器上绿色是，北庭署者最佳。治目时淘洗用。新补。见陈藏器、日华子。

【陈藏器云 陶云"青铜不入方用"，按青铜明目，去肤赤，合金疮，止血，入水不烂，令疮青黑。生熟铜皆有青，即是铜之精华。大者即空绿，以次空青也。铜青独在铜器上绿色者是。

经验方 治痰涎潮盛，卒中不语，《备急》大效碧琳丹：生碌二两净洗，于乳钵内研细，以水化去石，澄清，同碌粉慢火熬令干，是取辰日辰时于辰位上修合。再研匀，入麝香一分同研，以糯米糊和丸如弹子大，阴干。如卒中者。每丸作二服，用薄荷酒研下。瘫缓一切风，用朱砂酒研化下，候吐涎出，沫青碧色。泻下恶物。又方治小儿绿云丹：不计分两，研细如粉。用醋面糊和丸如鸡头大。每有中者，才觉，便用薄荷酒磨下一丸，须臾便吐，其涎如胶，令人以手拔之。候吐罢，神效。

【点评】从成分来看，铜青与绿青（或称石绿）一致，都是碱式碳酸铜 $Cu_2(OH)_2CO_3$，只是铜青来源于矿物孔雀石，而铜青是从铜器中搜集而来的，即《本草纲目》说"近时人以醋制铜生绿，取收晒干货之"者。与前面绿青、白青条提到的铜盐催吐作用一样，铜青也可以做催吐剂，黑盖子下引《经验方》碧琳丹、绿云丹皆云如此。

【井底沙 至冷，主治汤火烧疮用。

千金方 蝎螫人：以井底泥涂傅之，温则易之。

肘后方 卧忽不寤，勿以火照，火照之杀人。但痛啮其踵及足拇指甲际，而多唾其面即活。井底泥涂目毕，令人垂头于井中，呼其姓名便起。又方治妊娠得时疫病令胎不伤，取井底泥傅心下。

【点评】本条引《备急千金要方》疗蝎螫人以井底泥涂，见《备急千金要方》卷25，原文为："凡蝎有雌雄，雄者痛只在一处，雌者痛牵诸处。若是雄者，用井底泥涂之，温则易；雌者用当瓦屋沟下泥敷之。若值无雨，可用新汲水从屋上淋下取泥。"《外台秘要》卷40、《医心方》卷18引《集验方》并同。其雄蝎、雌蝎螫伤，对策不同，似有其术数逻辑。

代赭　味苦、甘，寒，无毒。主鬼疰，贼风，蛊毒，杀精物恶鬼，腹中毒邪气，女子赤沃漏下，带下百病，产难，胞衣不出，堕胎，养血气，除五脏血脉中热，血痹血瘀，大人、小儿惊气入腹及阴痿不起。一名须丸 出姑幕者名须丸，出代郡者名代赭，一名血师。生齐国山谷。赤红青色如鸡冠有泽，染爪甲不渝者良。采无时。畏天雄。

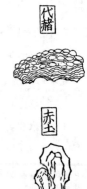

陶隐居云：旧说云是代郡城门下土，江东久绝，顷魏国所献，犹是彼间赤土尔，非复真物。此于俗用乃疏，而为仙方之要，并与戎盐、卤碱皆是急须。唐本注云：此石多从代州来，云山中采得，非城门下土。又言"生齐地山谷"，今齐州亭山出赤石，其色有赤、红、青者。其赤者亦如鸡冠且润泽，土人惟采以丹楹柱，而紫色且暗，此物与代州出者相似，古来用之。今灵州鸣沙县界河北，平地掘深四五尺得者，皮上赤滑，中紫如鸡肝，大胜齐、代所出者。臣禹锡等谨按，药性论云：代赭，使。雁门城土，干姜为使。味甘，平。主治女子崩中，淋沥不止，疗生子不落。末，温服之，辟鬼魅。萧炳云：代赭，臣。日华子云：代赭，畏附子。止吐血，鼻衄，肠风，痔瘘，月经不止。小儿惊痫，疳疾，反胃，止泻痢，脱精，尿血，遗溺，金疮长肉，安胎，健脾，又治夜多小便。

图经曰　代赭生齐国山谷，今河东、京东山中亦有之，以赤红青色如鸡冠有泽，染爪甲不渝者良。古方紫丸治小儿用代赭，云"无真者以左顾牡蛎代"，使[1]乃知真者难得。今医家所用，多择取大块，其上文头有如浮沤丁者为胜，谓之丁头代赭。采无时。次条又有白垩，生邯郸山谷，即画家所用者，多而且贱，一名白善土。胡居士云"始兴小桂县晋阳乡有白善，俗方稀用"，今处处皆有，人家往往用以浣衣。《山海经·西山经》"石脆（音脆）之山，其阴灌水出焉，而北流于愚水，其中有流赭，以涂牛马无病"。郭璞注云："赭，赤土也。今人以朱涂牛角，云以辟恶。"又云："大次之山，其阳多垩。"又《北山经》"天池之山，其中多黄垩。"又《中山经》"葱聋之山，其中有大谷，多白、黑、青、黄垩"。注云："言有杂色之垩也。"然则赭以西土者为贵，垩有五色，入药惟白者耳。

【雷公云　凡使，不计多少，用蜡水细研尽，重重飞过，水面上有赤色如薄云者去之，然后用细茶脚汤煮之一伏时，了，取出又研一万匝，方入用。净铁铛一口，著火得铛热底赤，即下白蜡一两于铛底逡巡间，便投新汲水冲之于中，沸一二千度了，如此放冷，取出使之。

斗门方　治小肠气：用血师一两，米醋一升，以火烧血师通赤，淬入醋中，以淬竭

---

①　使：底本如此，疑为"便"之讹。

为度，捣罗如面。用汤调下一大钱，即差如神矣。血师即代赭也。

御药院 治风疹疼痒不可忍：赤土不计多少研碎，空心温酒调下一钱。

丹房镜源云 代赭出金色。

别说云 谨按，今处州岁贡数，不啻万斤，其色亦丹鲜。

衍义曰 代赭，方士炉火中多用，丁头、光泽、坚实、赤紫色者佳。白垩，即白善土，京师谓之白土子。方寸许切成段，鬻于市，人得以浣衣。今人合王瓜等分为末，汤点二钱服，治头痛。赤土，今公府用以饰椽柱者，水调细末一二钱，服以治风疹。

【点评】张仲景用代赭石有两方，一为《伤寒论》旋覆代赭汤，"伤寒发汗，若吐若下，解后心下痞鞕，噫气不除者，旋覆代赭汤主之"，方用旋覆花、人参、生姜、代赭石、甘草、半夏、大枣；一为《金匮要略》滑石代赭汤，"百合病，下之后者，滑石代赭汤主之"，方用百合、滑石、代赭石。代赭石在两方中使用意义诸家论说已多，《本草纲目》引王好古云："代赭入手少阴、足厥阴经。怯则气浮，重所以镇之。代赭之重，以镇虚逆。故张仲景治伤寒汗吐下后心下痞鞕，噫气不深者，旋覆代赭汤主之。"黄元御《长沙药解》说："（代赭石）降戊土而除哕噫，镇辛金而清烦热。《伤寒》旋覆花代赭汤方在旋覆花，用之治伤寒汗吐下后，心下痞鞕，噫气不除者，以其降胃而下浊气也。滑石代赭石汤方在滑石，用之治百合病，下之后者，以其降肺而清郁火也。代赭重坠之性，驱浊下冲，降摄肺胃之逆气，除哕噫而泄郁烦，止反胃呕吐，疗惊悸哮喘。"

石燕 以水煮汁饮之，主淋有效。妇人难产，两手各把一枚，立验。出零陵。

唐本注云：俗云因雷雨则从石穴中出，随雨飞堕者，妄也。永州祁阳县西北百一十五里土岗上，掘深丈余取之，形似蚌而小，坚重如石也。**臣禹锡等注云**：《尔雅》云：螷谨按蜀本作蜌，小者蜬（音含）。**今按**，陈藏器本草云：石燕，主消渴，取水牛鼻和煮饮之。自死者鼻，不如落崖死者良。唐本

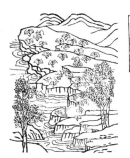

永州石燕

先附。**臣禹锡等谨按，萧炳云**：别有乳洞中食乳有命者，亦名石燕，似蝙蝠口方，生气物也。**日华子云**：石燕，凉，无毒。出南土穴中，凝强似石者佳。

图经曰　石燕出零陵郡，今永州祁阳县江傍沙滩上有之。形似蚶而小，其实石也。或云生山洞中，因雷雨则飞出，堕于沙上而化为石，未审的否。今人以催生，令产妇两手各握一枚，须臾子则下。采无时。

【食疗云】　在乳穴石洞中者，冬月采之堪食，余月采者只堪治病，不堪食也。又，治法：取石燕二七枚，和五味炒令熟，以酒一斗浸三日，即每夜卧时饮一两盏，随性也，甚能补益，能吃食，令人健力也。

圣惠方　治伤寒，小腹胀满，小便不通：用石燕捣罗为末，不计时候，葱白汤调半钱，得通为度。

简要济众　治淋疾：石燕子七个，捣如黍米粒大，新桑根白皮三两，剉如豆粒，同拌令匀，分作七贴。用水一盏煎一贴，取七分，去滓，每服空心、午前各一服。

灵苑方　治久患肠风痔瘘一二十年不差，面色虚黄，饮食无味，及患脏腑伤损，多患泄泻，暑月常泻不止，及诸般淋沥，久患消渴，妇人月候湛浊，赤白带下，多年不差，应是脏腑诸疾皆主之：用石燕净洗，刷去泥土收之。上每日空心取一枚，于坚硬无油瓷器内，以温水磨服之，如弹丸大者一个，分三服，大小以此为准，晚食更一服。若欲作散，须先杵罗为末，以磁石熁去杵头铁屑后，更入坚瓷钵内，以硬乳槌研细，水飞过，取白汁如泔乳者，澄去水暴干。每服半钱至一钱，清饭饮调下，温水亦得。此方偏治久年肠风痔，须常服勿令歇，服至及一月，诸疾皆愈。

衍义曰　石燕，今人用者如蚬蛤之状，色如土，坚重则石也。既无羽翼，焉能自石穴中飞出，何故只堕沙滩上？此说近妄。唐本注"永州土岗上，掘深丈余取之，形似蚶而小，重如石"，则此自是一物，余说不可取。溃虚积药中多用。

【点评】石燕有两种，《本草纲目》"集解"项李时珍说："石燕有二。一种是此，乃石类也，状类燕而有文，圆大者为雄，长小者为雌；一种是钟乳穴中石燕，似蝙蝠者，食乳汁能飞，乃禽类也，见禽部。禽石燕食乳，食之补助，与钟乳同功，故方书助阳药多用之。俗人不知，往往用此石为助阳药，刊于方册，误矣。"结合《本草衍义》的描述"如蚬蛤之状，色如土，坚重则石"，本条石燕实为古生代腕足类鸱科动物中华弓石燕 *Cyrtiopirifer sinensis* 及弓石燕 *Cyrtiopirifer* sp. 等多种近缘动物的化石。

本条引陈藏器以石燕治消渴，谓"取水牛鼻和煮饮之"，又补充说"自死者鼻，不如落崖死者良"，盖唐代多次禁令屠宰，尤其严禁屠牛。比如《太平广记》卷493引《御史台记》记娄师德轶事说："则天禁屠杀颇切，吏人弊于蔬菜。师德为御史大夫，因使至于陕。厨人进肉，师德曰：'敕禁屠杀，何为有此。'厨人曰：'豺咬杀羊。'师德曰：'大解事豺。'乃食之。又进鲙，复问何为有此。厨人复曰：'豺咬杀鱼。'师德因大叱之：'智短汉，何不道是獭？'厨人即云是獭。师德亦为荐之。"《本草拾遗》作于开元年间，据《唐会要》卷41，玄宗即位之先天二年（713）即有诏书云："杀牛马骡等，犯者科罪，不得官当荫赎。公私贱隶犯者，先决杖六十，然后科罪。"此处需用水牛鼻，显然只有杀牛取鼻，不得已托词牛自死或误坠山崖而死。

戎盐 味咸，寒，无毒。**主明目、目痛，益气，坚肌骨，去毒蛊**，心腹痛，溺血吐血，齿舌血出。一名胡盐。生胡盐山及西羌北地，酒泉福禄城东南角。北海青、南海赤。十月采。

陶隐居云：今俗中不复见卤鹹，惟魏国所献房盐，即是河东大盐，形如结冰圆强，味咸、苦，夏月小润液。房中盐乃有九种：白盐、食盐，常食者；黑盐，主腹胀气满；胡盐，主耳聋目痛；柔盐，主马脊疮；又有赤盐、驳盐、臭盐、马齿盐四种，并不入食。马齿即大盐，黑盐疑是卤鹹，柔盐疑是戎盐，而此戎盐又名胡盐，并主眼痛，二三相乱。今戎盐房中甚有，从凉州来，芮芮河南使及北部胡客从敦煌来，亦得之，自是稀少尔。其形作块片，或如鸡鸭卵，或如菱米，色紫白，味不甚咸。口尝气臭，正如腽鸡子臭者言真。又河南盐池泥中自有凝盐如石片，打破皆方，青黑色，善疗马脊疮，又疑此或是。盐虽多种，而戎盐、卤鹹最为要用。又巴东朐䏌县北岸大有盐井，盐水自凝，生粥子盐，方一二寸，中央突张伞形，亦有方如石膏、博棋者。李云：戎盐味苦臭，是海潮水浇山石，经久盐凝著石取之。北海者青，南海者紫赤。又云：卤鹹即是人煮盐釜底凝强盐滓。如此二说，并未详。**唐本注**云：陶称"卤鹹疑是黑盐"，此是碱土，议如前说。其戎盐即胡盐，沙州名为秃登盐，廓州名为阴土盐，生河岸山坂之阴土石间，块大小不常，坚白似石，烧之不鸣烡尔。**臣禹锡等谨按，陈藏器**云：盐药，味咸，无毒。主眼赤眦烂风赤，细研水和点目中。又入腹去热烦，痰满，头痛，明目，镇心，水研服之。又主蚍蛇恶虫毒，疥癣，痈肿，瘰疬，已前入腹，水消服之。

著疮正尔摩傅。生海西南雷、罗诸州山谷。似芒消末细，入口极冷。南人多取傅疮肿，少有服者，恐极冷，入腹伤人，且宜慎之。**日华子云**：戎盐，平。助水脏，益精气，除五脏癥结，心腹积聚，痛疮疥癣等。即西蕃所出，食者号戎盐，又名羌盐。

图经文　具石①盐条下。

【陈藏器云　戎盐累卵。

丹房镜源云　戎盐，赤、黑二色。累卵，干汞，制丹砂。

衍义曰　戎盐成垛，裁之如枕，细白。味甘、咸，亦功在却血，入肾，治目中瘀，赤、涩、昏。

【点评】戎盐因出于戎羌（今西北的广大地区）而得名，《名医别录》说："生胡盐山及西羌北地，酒泉福禄城东南角。"戎盐药用最早见于《五十二病方》，治瘿病方提到"赣戎盐若美盐盈胜"，这句的意思是将戎盐或美盐一小杯满满地堆放在臀部。"戎盐"与"美盐"可以互相替换，因知戎盐是精制食盐一类。《魏书·崔浩传》载北魏明元帝拓跋嗣赐崔浩"水精戎盐一两"，这种戎盐似乎也是食盐条提到的"光明盐"之类。

但更多的文献则将戎盐解释为一种较粗的盐。陶弘景引李当之云："戎盐味苦臭，是海潮水浇山石，经久盐凝著石取之。北海者青，南海者紫赤。"这是以自然附着礁石的海盐为戎盐。《新修本草》说："其戎盐即胡盐，沙州名为秃登盐，廓州名为阴土盐，生河岸山坂之阴土石间，块大小不常，坚白似石，烧之不鸣炸尔。"这似乎是自然析出的盐碱，"鸣炸"疑是形容钾盐燃烧时的爆裂声，"烧之不鸣炸"即不含有钾盐的意思。日本正仓院保存有唐代戎盐标本，为褐色粉状物，除氯化钠外，尚杂有硫酸钙、硫酸镁、硫酸钠等，考其组成，似能与《新修本草》的记载相吻合。

此外，正统道藏洞神部众术类唐代丹经《金石簿五九数诀》

---

① 石：底本如此，似为"食"之讹。下同。

云："戎盐，出郭三十里高崖下，自然流出，非人能造。尝之不咸，不蜇人口。若是真者，累卵即知好恶。一云出戎州，色青白者上。未穷其本，何者是真。此道用之，与河东关内颗盐对试用之，戎盐全胜诸盐。既知如此，须贵戎盐。"这段材料正是《新修本草》观点的发挥，句中"出郭"应是"出廓州"之讹。

大盐 味甘、咸，寒，无毒。主肠胃结热，喘逆，胸中病。令人吐。生邯郸及河东池泽。漏芦为之使。

唐本注云：大盐，即河东印盐也，人之常食者是，形粗于末盐，故以大别之。**臣禹锡等谨按**，萧炳云：大盐，臣。

图经 文具石盐条下。

【①太平广记 《梁四公子传》**瓥杰曰**：交河之间平碛中，掘深数尺有末盐，红紫色鲜，味甘，食之止痛。

衍义曰 大盐，新者不苦，久则咸苦。今解州盐池所出者，皆成斗子，其形大小不等，久亦苦。海水煎成者，但味和。二盐互有得失。入药及金银作，多用大盐及解盐。傍海之人多黑色，盖日食鱼盐，此走血之验也。齿缝中血出，盐汤漱之，及接药入肾，北虏以盐淹尸使不腐。

【**点评**】大盐当是颗粒较大的食盐，《天工开物》卷上池盐条说："凡引水种盐，春间即为之，久则水成赤色。待夏秋之交，南风大起，则一宵结成，名曰颗盐，即古志所谓大盐也。以海水煎者细碎，而此成粒颗，故得大名。"

卤鹹 味苦、咸，寒，无毒。主大热、消渴、狂烦，除邪及下蛊毒，柔肌肤，去五脏肠胃留热结气，心下坚，食已呕逆喘满，明目目痛。生河东盐池。

陶隐居云：是煎盐釜下凝滓。唐本注云：卤鹹既生河东，河东盐不釜煎，明非凝滓。此是碱土名卤鹹，今人熟皮用之，斯则于碱地掘取之。

图经 文具石盐条下。

———————————

① 【：底本脱，据本书体例改。

【**丹房镜源云** 卤盐纯制四黄，作焊药。

【**点评**】"鹹"用来形容滋味，与"淡"为反义，今简化作"咸"。但《本草纲目》又提出"鹹"的另一种读音，李时珍说："鹹音有二，音咸者，润下之味；音减者，盐土之名。后人作硷，作碱，是矣。"按，"鹹"读 jiǎn 非李时珍发明，《本草图经》食盐条云："并州两监末盐，乃刮鹹煎炼，不甚佳，其鹹盖下品所著卤鹹。"其"刮鹹"字后即注："音减。"如果读作"减"，则"卤鹹"的简化正体就应该是"卤碱"。

读音不同，指代的具体实物也不太一样。按照卤咸理解，陶弘景说"是煎盐釜下凝滓"，戎盐条引李当之，"卤鹹即是人煮盐釜底凝强盐滓"，则为近似，应指盐卤，主要成分为氯化镁 $MgCl_2$。按照卤碱理解，则是《新修本草》说"此是碱土名卤鹹"，当是从盐碱地中掘取炼制。《一切经音义》引《说文》云："盐，卤也。天生曰卤，人生曰盐。"用盐碱熬盐，残余的卤碱主要成分当是氯化镁、氯化钾、硝酸钾等，化学组成与前一种卤咸不完全一样。

虽然卤鹹被标注为无毒，但较大剂量摄入可出现胃部烧灼感、恶心呕吐、痉挛性腹痛、腹泻、全身乏力、呼吸困难、血压下降，严重者呼吸循环衰竭死亡。

浆水 味甘、酸，微温，无毒。主调中，引气宣和，强力通关，开胃止渴，霍乱泄痢，消宿食。宜作粥，薄暮啜之，解烦去睡，调理腑脏。粟米新熟，白花者佳，煎令醋，止呕哕，白人肤体如缯帛。为其常用，故人不齿其功。冰浆至冷，妇人怀妊，不可食之，食谱所忌也。新补。

【**外台秘要** 大妙去黑子方：夜以暖浆水洗面，以布揩黑子令赤痛，水研白檀香取浓汁以涂之，旦又复以浆水洗面，仍以鹰粪粉黑子。

孙真人食忌 手指肿方：煎浆水和少盐，热渍之，冷即易。又方食生脯腊过多，筋痛闷绝：煮细浆水粥，以少鹰粪末搅和，顿服三五合。鹞子粪亦得。

兵部手集 救人霍乱，颇有神效：浆水稍醋味者，煎干姜屑，呷之。夏月腹肚不调，煎呷之差。

产宝云 孕妇令易产：酸浆水和水少许，顿服立产。

杨氏产乳云 妊娠不得食浆水粥，令儿骨瘦不成人。

衍义曰 浆水不可同李实饮，令人霍乱吐利。

【点评】浆水是古代常见饮品，将粟米煎煮成米汤，稍加发酵使带酸味即成。成语"引车卖浆"出自《史记》，信陵君寻访隐士，有"毛公藏于博徒，薛公藏于卖浆家"，平原君不理解，乃斥责其"妄从博徒卖浆者游"。

井华水 味甘，平，无毒。主人九窍大惊出血，以水噀面。亦主口臭，正朝含之，吐弃厕下，数度即差。又令好颜色，和朱砂服之。又堪炼诸药石，投酒醋令不腐。洗目肤翳，及酒后热痢。与诸水有异，其功极广。此水井中平旦第一汲者，本经注井苔条中略言之，今此重细解也。新补。

【千金方 治心闷汗出，不识人：新汲水和蜜饮之，甚妙。又方欲产时，取井花水半升，顿一服。又方治马汗及毛入人疮，肿毒热痛，入腹害人：以冷水浸疮，顿易，饮好酒立愈。又云井华水，服药、炼药并用之。

梅师方 治眼睛无故突一二寸者：以新汲水灌渍睛中，数易水，睛自入。又方治卒惊悸，九窍血皆溢出：以井华水噀面当止，勿使知之。

衍义 井华水，文具半天河条下。

【点评】《石药尔雅》云："井华水，一名五水，一名露霜，一名雪雨。"其所以以平旦第一汲为井华水，《本草蒙筌》解释说："井华水汲在早晨，补阴虚，并清头目，盖缘天一真气，浮结水面而未开。"

菊花水 味甘，温，无毒。除风补衰，久服不老，令人好颜色，肥健，益阳道，温中，去痼疾。出南阳郦县北潭水，其源悉芳菊生被崖，水为菊味。盛洪之《荆州记》云：郦县菊水，太尉胡广久患风羸，常汲饮此水，后疾逐瘳。此菊甘美，广后收此菊实播之京师，处处传植。《抱朴子》云：南阳郦县山中有甘谷，水所以甘者，谷上左右皆生甘菊，菊花堕其中，历世弥久，故水味为变。其临此谷中居民皆不穿井，悉食甘谷水，食无不寿考。故司空王畅、太尉刘宽、太傅袁隗皆为南阳太守，每到官，常使郦县月送甘谷水四十斛，以为饮食。此诸公多患风痹及眩冒，皆得愈。新补。

衍义曰　菊花水，本条言"南阳郦县北潭水，其源悉芳菊生被崖，水为菊味"，此说甚怪。且菊生于浮土上，根深者不过尺，百花之中，此特浅露，水泉莫非深远而来。况菊根亦无香，其花当九月、十月间，止三两旬中，焉得香入水也？若因花而香，其无花之月合如何也？殊不详。水自有甘、淡、咸、苦，焉知无有菊味者？尝官于永、耀间，沿干至洪门北山下古石渠中，泉水清澈，众官酌而饮，其味与惠山泉水等，亦微香，世皆未知之，烹茶尤相宜。由是知泉脉如此，非缘浮土上所生菊能变泉味。博识之士，宜细详之。

【点评】《抱朴子内篇·仙药》云："南阳郦县山中有甘谷水，谷水所以甘者，谷上左右皆生甘菊，菊花堕其中，历世弥久，故水味为变。其临此谷中居民，皆不穿井，悉食甘谷水，食者无不老寿，高者百四五十岁，下者不失八九十，无夭年人，得此菊力也。故司空王畅、太尉刘宽、太傅袁隗，皆为南阳太守，每到官，常使郦县月送甘谷水四十斛以为饮食。此诸公多患风痹及眩冒，皆得愈，但不能大得其益，如甘谷上居民，生小便饮食此水者耳。"《后汉书》卷32 注引《荆州记》也载有这段文字，唯"甘菊"作"芳菊"，菊花水条即据此而成。明人李蓘有《菊潭》，诗云："甘菊之下潭水清，上有菊花无数生。谷中人家饮此水，能令上寿皆百龄。"也是从此故事而来。

寇宗奭善于独立思考，不以前人说法为然，《本草衍义》断定为"泉脉如此，非缘浮土上所生菊能变泉味"。其说有理。

地浆　寒，主解中毒烦闷。

陶隐居云：此掘地作坎，以水沃其中，搅令浊，俄顷取之，以解中诸毒。山中有毒菌，人不识，煮食之，无不死。又枫树菌食之，令人笑不止，惟饮土浆皆差，余药不能救矣。**今注**：唐本元在草部下品之下，今移。**臣禹锡等谨按**，日华子云：地浆，无毒。

【**圣惠方**】 治热渴心闷，服地浆一盏并妙。

梅师方 食生肉中毒：掘地深三尺，取土三升，以水五升，煎五沸，清之一升，即愈。

【**点评**】地浆解毒，利用的是类似活性炭的吸附作用，减少胃肠道中毒物进一步吸收。《避暑录话》卷上云："四明温台间山谷多产菌，然种类不一，食之间有中毒，往往有杀人者，盖蛇虺毒气所薰蒸也。有僧教掘地，以冷水搅之令浊，少顷取饮，皆得全活。此方自见本草，陶隐居注谓之地浆，亦治枫树菌食之笑不止，俗言笑菌者，居山间不可不知此法。"地浆的具体做法可参《仙传外科秘方》，书云："解食野菌毒，掘开黄土地窟，以冷水倾，搅令浊，少顷饮之，名曰地浆，可解上毒。"

腊雪 味甘，冷，无毒。解一切毒，治天行时气温疫，小儿热痫狂啼，大人丹石发动，酒后暴热，黄疸，仍小温服之。藏淹一切果实良。春雪有虫，水亦便败，所以不收之。新补。见陈藏器及日华子。

【**别说云**】 谨按，霜治暑月汗渍，腋下赤肿及痱疮，以和蚌粉，傅之立差。瓦木上以鸡毛羽扫取，收瓷瓶中，时久不坏。今宜附腊雪后。

衍义 腊雪，文具半天河条下。

【**点评**】腊雪即腊月搜集的雪水，《本草纲目》"集解"项李时珍说："按刘熙《释名》云：雪，洗也。洗除瘴疠虫蝗也。凡花五出，雪花六出，阴之成数也。冬至后第三戊为腊，腊前三雪，大宜菜麦，又杀虫蝗。腊雪密封阴处，数十年亦不坏；用水浸五谷种，则耐旱不生虫；洒几席间，则蝇自去；淹藏一切果食，不蛀蠹，岂非除虫蝗之验乎。"

泉水　味甘，平，无毒。主消渴，反胃，热痢热淋，小便赤涩。兼洗漆疮，射痈肿令散。久服却温，调中，下热气，利小便，并多饮之。又新汲水，《百一方》云：患心腹冷病者，若男子病，令女人以一杯与饮；女子病，令男子以一杯与饮。又解合口椒毒。又主食鱼肉为骨所鲠，取一杯水，合口向水，张口取水气，鲠当自下。又主人忽被坠损肠出，以冷水喷之，令身噤，肠自入也。又腊日夜，令人持椒井傍，无与人语，内椒井中，服此水去温气。《博物志》亦云：凡诸饮水疗疾，皆取新汲清泉，不用停污浊暖，非直无效，固亦损人。新补。

【沈存中笔谈　东阿是济水所经①，取其井水煮胶，谓之阿胶。用搅浊水则清，人服之，下膈疏痰止吐皆服。济水性趋下，清而重，故以治淤浊及逆上之疾。

半天河　微寒。主鬼疰，狂，邪气，恶毒。

陶隐居云：此竹篱头水也，及空树中水，皆可饮，并洗诸疮用之。今按，陈藏器本草云：半天河，在槐树间者主诸风及恶疮，风瘙疥癣，亦温取洗疮。今注：唐本元在草部，今移。臣禹锡等谨按，药性论云：半天河，单用。此竹篱头水及高树穴中盛天雨，能杀鬼精，恍惚妄语，勿令知之与饮，差。日华子云：平，无毒。主蛊毒。

【外台秘要　治身体白驳：取树木孔中水洗之，捣桂屑，唾和傅驳上，日再。白驳者，浸淫渐长似癣，但无疮也。

衍义曰　半天河水，一水也，然用水之义有数种，种各有理。如半天河水，在上天泽水也，故治心病、鬼疰、狂、邪气、恶毒。腊雪水，大寒水也，故解一切毒，治天行时气、温疫、热痢、丹石发、酒后暴热、黄疸。井华水，清冷澄澈水也，故通九窍，洗目肤翳及酒后热痢。后世又用东流水者，取其快顺疾速，通关下膈者也。倒流水者，取其回旋留止，上而不下者也。

热汤　主忤死。先以衣三重，藉忤死人腹上，乃取铜器若瓦器盛汤著衣上，汤冷者去衣，大冷者换汤，即愈。又霍乱，手足转筋，以铜器若瓦器盛汤熨之，亦可令蹋器使脚底热彻，亦可以汤将之，冷则易。用醋煮汤更良，煮蓼子及吴茱萸汁亦好。以锦絮及破毡角②脚，

---

① 经：底本脱，据《梦溪笔谈》"东阿亦济水所经，取井水煮胶"补。
② 角：封裹，裹束。

以汤淋之，贵在热彻。又缲丝汤，无毒，主蛔虫。热取一盏服之，此煮茧汁，为其杀虫故也。又焊猪汤，无毒，主产后血刺心痛欲死，取一盏温服之。新补。见抱朴子、陈藏器。

【陈藏器云】 凡初觉伤寒三日内，但取热汤饮之，候吐则止，可饮一二升，随吐，汗出差。重者亦减半。又冻疮不差者，热汤洗之效。

野人闲话 朱真人灵验篇：有病者，患风疾数年不较。掘坑令患者解衣坐于坑内，逐以热汤上淋之。良久，复以簞盖之，差。

别说云 谨按，《外台秘要》有作甘澜水法：以木盆盛水，杓扬千百下，泡起作珠子五六千颗，撇取。治霍乱及入膀胱，治奔豚药用殊胜。《伤寒论》第三卷亦有此法。

衍义曰 热汤助阳气，行经络。患风冷气痹人，多以汤涂脚至膝上，厚覆使汗出周身。然别有药，亦终假汤气而行也。四时暴泄利，四肢冷，脐腹疼，深汤中坐，浸至腹上，频频作，生阳佐药，无速于此。虚寒人始坐汤中必战，仍常令人伺守。

【点评】 本草中水的种类甚多，《医学正传》卷1解说最详，录此备参："医家以水烹煮药石，本草著名类多而未详其用。曰长流水，曰急流水，曰顺流水，曰逆流水，曰千里水，曰半天河水，曰春雨水，曰秋露水，曰雪花水，曰井花水，曰新汲水，曰无根水，曰菊英水，曰潦水，曰甘澜水，曰月窟水，夫何一水之用而有许多之名，必其能各有所长，请逐一明言其故无客。曰：谓长流水者，即千里水也，但当取其流长而来远耳，不可泥于千里者，以其性远而通达，历科坎已多，故取以煎煮手足四末之病道路远之药，及通利大小便之用也；曰急流水者，湍上峻急之流水也，以其性速急而达下，故特取以煎熬通利二便及足胫以下之风药也；曰顺流水者，其性顺而下流，故亦取以治下焦腰膝之证，及通利二便之用也；曰逆流水者，漫流洄澜之水也，以其性逆而倒流，故取以调和发吐痰饮之剂也；曰半天河水者，即长桑君授扁鹊饮以上池之水，乃竹篱藩头管内之积水耳，取其清洁自天而降，未受下流污浊之气，故可以为炼还丹、调仙药之用也；曰春雨水者，立春日空中以器盛接之水也，其性始得春升生发之气，故可以煮中气不足、清气不升之药也；曰秋露水者，其性禀收敛肃杀之气，故可取以烹煎杀祟之药，及调敷杀癞虫、疥癣、诸虫之剂也；曰井花水者，清晨井中第一汲者，其天一真精之气浮结于水面，故可取以烹煎补阴之剂，及修炼还丹之用，今好清之士，每日取以烹春茗，而谓清利头目最佳，其性味同于雪水也；曰菊英水者，蜀中有长寿源，其源多菊花，而流水四季皆菊花香，居人饮其水者，寿皆二三百岁，故陶靖节之流好植菊花，日采其花英浸水烹茶，期延寿也；曰新汲水者，井中新汲水未入缸瓮者，取其清洁无混杂之剂，故用以烹煮药剂也；曰甘澜水者，器盛水，以物扬跃，使水珠沫液盈于水面，其水与月窟水性同，取其味甘温而性柔，故可以烹伤寒阴证等药也；曰潦水者，又名无根水，山谷中无人迹去处，新土科凹中之水也，取其性不动摇而有土气内存，故可以煎熬调脾进食以补益中气之剂也。夫本草虽有诸水之名，而未详言其用，今故述之，以为后学之矜式云。"

白垩 乌恪切 **味苦、辛，温，无毒。主女子寒热，癥瘕，月闭，积聚，阴肿痛，漏下，无子，泄痢。不可久服，伤五脏，令人羸瘦。一名白善。生邯郸山谷。采无时。**

陶隐居云：此即今画用者，甚多而贱，俗方亦稀，仙经不须。**臣禹锡等谨按，唐本云：**胡居士言，始兴小桂县晋阳乡有白善。**药性论云：**白垩，使，味甘，平。主女子血结，月候不通，能涩肠止痢，温暖。**萧炳云：**不入汤。**日华子云：**白善，味甘。治泻痢，痔瘘，泄精，女子子宫冷，男子水脏冷，鼻洪，吐血。本名白垩，入药烧用。

图经 文具代赭条下。

【唐本余 注云：此即今画工用者，甚易得，方中稀用之，近代以白瓷为之。

雷公云 凡使，勿用色青并底白者，先单捣令细，三度筛过了，又入钵中研之，然后将盐汤飞过，浪干。每修事白垩二两，用白盐一分，投于斗水中，用铜器物内，沸十余沸了，然后用此沸了水飞过白垩，免结涩人肠也。

衍义　文具代赭条下。

【点评】《说文》云："垩，白涂也。"《尔雅·释宫》云："墙谓之垩。"郭璞注："白饰墙也。"循此说法，"垩"乃是用白色涂料粉刷墙壁。按照郝懿行的观点："饰墙古用白土，或用白灰，宗庙用蜃灰"。因此"垩"又用来指代白土。段玉裁亦说："涂白为垩，因谓白土为垩。"这种白垩当是白色高岭石（kaolinite）一类，与五色石脂中的白石脂来源相同。

考据家注意到白垩一名白善，这属于依反义命名，故疑"白垩"其实是"白恶"的讹写。森立之根据《新修本草》和写本、《本草和名》及《医心方》都写作"白恶"，辑《本草经》时将"白恶"用为正名。药物的名实密切联系，因为《本草经》石灰一名恶灰，这是白恶之灰。换言之，白恶应该是石灰石，烧制后得到石灰。

冬灰　味辛，微温。主黑子，去疣音尤息肉，疽蚀，疥瘙。一名藜灰。生方谷川泽。

陶隐居云：此即今浣衣黄灰尔，烧诸蒿、藜，积聚，炼作之，性亦烈，又荻灰尤烈。欲销黑志、疣赘，取此三种灰和水蒸，以点之即去。不可广用，烂人皮肉。**唐本注**云：桑薪灰最入药用，疗黑子、疣赘，功胜冬灰。用煮小豆，大下水肿。然冬灰本是藜灰，余草不真。又有青蒿灰，烧蒿作之。枥灰，烧木叶作，并入染用，亦堪蚀恶肉。枥灰一作"苓"字。**臣禹锡等谨按，陈藏器**云：桑灰，本功外，去风血癥瘕块。又主水阴淋，取醨汁作食，服三五升。又取鳖一头，治如食法，以桑灰汁煎如泥，和诸癥瘕药重煎，堪丸，众手捻成，日服十五丸，癥瘕疢癖无不差者。其方文多，不具载。

图经文　具石灰条下。

衍义曰　冬灰，诸家止解灰而不解冬，亦其阙也。诸灰一烘而成，惟冬灰则经三四月方彻炉。灰既晓夕晓灼，其力得不全燥烈乎？而又体益重，今一熟而成者体轻，盖火力劣，故不及冬灰耳。若古紧面少容方中用九烧益母灰，盖取此义。如或诸方中用桑灰，自合依本法。既用冬灰，则须尔。唐本注云"冬灰本是藜灰"，未知别有何说。又汤火灼，以饼炉中灰细罗，脂麻油调，羽扫，不得着水，仍避风。

【点评】冬灰是草木灰，主要成分为 K_2CO_3，因为具有弱碱性，故可以用来洗涤衣物。《新修本草》提到"柃灰，烧木叶作，并入染用"，柃木是山茶科柃木属植物，如 *Eurya japonica* 之类，此用其枝叶烧灰作媒染剂。

青琅玕　味辛，平，无毒。主身痒，火疮，痈伤，白秃，疥瘙，死肌，侵淫在皮肤中。煮炼服之，起阴气，可化为丹。一名石珠、一名青珠。生蜀郡平泽。采无时。杀锡毒，得水银良，畏鸡骨。

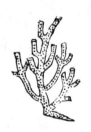

陶隐居云：此《蜀都赋》所称"青珠黄环"也。黄环乃是草，苟取名类而种族为乖。琅玕亦是昆山树名，又《九真经》中大丹名也。此石今亦无用，惟以疗手足逆胪（音间）。化丹之事，未的见其术。**唐本注**云：琅玕乃有数种色，是琉璃之类，火齐宝也。且琅玕五色，其以青者入药为胜。今出巂（音髓）州以西乌白蛮中及于阗国也。**臣禹锡等谨按，陈藏器**云：琉璃，主身热目赤，以水浸令冷熨之。《韵集》曰：火齐珠也。《南州异物志》云：琉璃本是石，以自然灰理之可为器。车渠、马脑并玉石类，是西国重宝。佛经云七宝者，谓金、银、琉璃、车渠、马瑙、玻璃、真珠是也。或云珊瑚、琥珀。今马瑙碗上刻镂为奇工者，皆以自然灰又昆吾刀治之。自然灰，今时以牛皮胶作假者，非也。**日华子**云：玻璃，冷，无毒。安心，止惊悸，明目，摩翳障。

图经曰　青琅玕生蜀郡平泽。苏恭注云："琅玕乃有数种，是琉璃之类，火齐宝也。琅玕五色，具以青者入药为胜，出巂（音髓）州以西乌白蛮中及于阗国也。"今秘书中有《异鱼图》，载琅玕青色，生海中，云海人于海底以网挂得之，初出水红色，久而青黑，枝柯似珊瑚而上有孔窍如虫蛀，击之有金石之声，乃与珊瑚相类。其说不同，人莫能之识。谨按，《尚书·禹贡》"雍州厥贡球琳琅玕"，《尔雅》云"西北之美者，有昆仑墟之球琳琅玕焉"，孔安国、郭璞皆以为石之似珠者；而《山海经》云"昆仑山有琅玕"，若然是石之美者，明莹若珠之色，而其状森植耳。大抵古人谓石之美者多谓之珠，《广雅》谓琉璃、珊瑚，皆为珠是也。故本经一名青珠，而左太冲《蜀都赋》云"青珠黄环"，黄环是木，然引以相并者，亦谓其美如珠，而其类实木也。又如上所说，皆出西北山中，而今图乃云海底得之。盖珍瑰之物，山海容俱产焉。今医方家亦以难得而稀用也。

【唐本余　味甘。

衍义曰　青琅玕，《书》曰"三危既宅"，三危，西裔之山也，"厥贡惟球琳琅玕"。孔颖达以谓琅玕石似玉，《新书》亦谓三苗西戎。《西域记》云天竺国正出此物。陶隐居谓为木名、大丹名，既是大丹名，则本经岂可更言"煮炼服之"，又曰"可化为丹"。陶不合远引，非此琅玕也。唐本注云"是琉璃之类"，且琉璃火成之物，琅玕又非火成。经曰"生蜀郡平泽"，安得同类言之，其说愈远。且佛经所谓琉璃者，正如鬼谷珠之类，乃火成之物也，今人绝不见用。

【点评】琅玕的名实需要按年代来讨论。先秦文献中璆琳、琅玕常相连并，《尔雅·释地》云："西北之美者，有昆仑虚之璆琳琅玕焉。"琅玕与璆琳一样，皆指美玉、美石。

汉魏琅玕多作饰品，《急就篇》云"系臂琅玕虎魄龙"；张衡《四愁诗》云"美人赠我青琅玕，何以报之双玉盘"（见《太平御览》卷758引，今本《文选》作"金琅玕"）；三国曹植《美女篇》云"头上金爵钗，腰佩翠琅玕"。这种用作佩饰的琅玕多为珠状，《说文》云："琅，琅玕，似珠者。"《禹贡》有"璆琳琅玕"句，孔安国传："琅玕，石而似珠者。"郑玄注："琅玕，珠也。"郭璞注《尔雅》也说："琅玕，状似珠也。"既然明汉代的琅玕是珠或珠状物，则与《本草经》青琅玕"一名石珠"，《名医别录》"一名青珠"相合，所指应是同物。不仅如此，《本草经》又说青琅玕"生蜀郡平泽"，检《初学记》卷27引《华阳国志》云："广阳县，山出青珠。"广阳县约在今茂县、汶川一带。左思《蜀都赋》也言岷山出产"青珠黄环"，皆与《本草经》吻合。

与青珠性状特征最接近的矿物是绿松石（turquoise），而如章鸿钊《石雅》所注意者，此石非四川所产，故章以绿青（孔雀石）为青珠，即青琅玕。其说可参。

唐代的青琅玕既非绿松石也非绿青，而是琉璃。《新修本草》云："琅玕乃有数种色，是琉璃之类，火齐宝也。且琅玕五色，其以青者入药为胜。"《急就篇》颜师古注："琅玕，火齐珠也。"故《嘉祐本草》将《本草拾遗》之琉璃，《日华子诸家本草》之玻璃附录此条。

《本草图经》又不以《新修本草》之论为然，而以珊瑚为青琅玕。苏颂引《异鱼图》云："琅玕青色，生海中。云海人于海底以网挂得之，初出水红色，久而青黑，枝柯似珊瑚而上有孔窍如虫蛀，击之有金石之声，乃与珊瑚相类。"所绘青琅玕药图即是珊瑚。《本草纲目》遵用其说，乃将《本草拾遗》石栏干（珊瑚）并入青琅玕条。

自然铜 味辛，平，无毒。疗折伤，散血止痛，破积聚。生邕州山岩中出铜处，于坑中及石间采得，方圆不定，其色青黄如铜，不从矿炼，故号自然铜。今附。

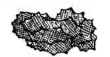

臣禹锡等谨按，日华子云：自然铜，凉。排脓消瘀血，续筋骨，治产后血邪，安心，止惊悸，以酒摩服。

图经曰 自然铜生邕州山岩中出铜处，今信州、火山军皆有之。于铜坑中及石间采之，方圆不定，其色青黄如铜，不从矿炼，故号自然铜。今信州出一种，如乱铜丝状，云在铜矿中，山气熏蒸，自然流出，亦若生银，如老翁须之类，入药最好。火山军者，颗块如铜，而坚重如石，医家谓之钴石，用之力薄。采无时。今南方医者说：自然铜有两三体，一体大如麻黍，或多方解，累累相缀，至如斗大者，色煌煌明烂如黄金、硫石，最上；一体成块，大小不定，亦光明而赤；一体如姜铁矢之类。又有如不冶而成者，形大小不定，皆出铜坑中，击之易碎，有黄赤，有青黑者，炼之乃成铜也。据如此说，虽分析颇精，而未见似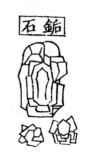乱丝者耳。又云：今市人多以钴石为自然铜，烧之皆成青焰如硫黄者是也。此亦有二三种，一种有壳如禹余粮，击破其中光明如鉴，色黄类硫石也；一种青黄而有墙壁，或文如束针；一种碎理如团砂者。皆光明如铜，色多青白而赤少者，烧之皆成烟焰，顷刻都尽。今药家多误以此为自然铜，市中所货往往是此。自然铜用多须锻，此乃畏火，不必形色，只此可辨也。

【雷公云】 石髓铅即自然铜也。凡使，勿用方金牙，其方金牙真似石髓铅，若误饵，吐煞人。其石髓铅色似干银泥，味微甘。如采得，先捶碎，同甘草汤煮一伏时，至明漉出，摊令干，入臼中捣了，重筛过，以醋浸一宿，至明，用六一泥泥瓷合子，约盛得二升已来，于文武火中养三日夜，才干便用盖盖了，泥，用火煅两伏时，去土拨盖，研如粉用。若修事五两，以醋两镒为度。

丹房镜源云 可食之。自然铜出信州铅山县银场铜坑中，深处有铜矿，多年矿气结成，似马屁勃，色紫重，食之若涩，是真自然铜。今人只以大碗石为自然铜，误也。

别说云 谨按，今辰州川泽中出一种，形圆似蛇含，大者如胡桃，小者如栗，外青皮黑色光润，破之与钸石无别，但比钸石不作臭气尔，入药用殊验。

衍义曰 自然铜，有人饲折翅雁，后遂飞去。今人打扑损，研极细，水飞过，同当归、没药各半钱，以酒调，频服，仍以手摩痛处。

【**点评**】用铜接骨的想法不知从何而来。《新修本草》有赤铜屑，即单质铜，陈藏器算是以铜接骨的"发明人"。《本草拾遗》云："赤铜屑，主折伤，能焊人骨及六畜有损者。取细研酒中温服之，直入骨损处。六畜死后，取骨视之，犹有焊痕。"《外台秘要》卷29引《救急》疗骨折接令如故不限人畜之方云："取钴铹铜错取末，仍捣，以绢筛，和少酒服之，亦可食物和服之，不过两方寸匕以来，任意斟酌之。"此则是铜屑在接骨医方中的使用实例。唐代张鷟《朝野金载》更为铜屑接骨提供疗效证明，该书卷1云："定州人崔务坠马折足，医令取铜末和酒服之，遂痊平。及亡后十余年改葬，视其胫骨折处，有铜末束之。"

宋代《开宝本草》新立自然铜条，此后则将续筋接骨的功效转嫁到此条。《本草衍义》也提供疗效证明："有人饲折翅雁，后遂飞去。"按，此故事实出自《宋朝事实类苑》引《倦游录》，原文说："进士刘积未第，居德州孔子庙中，尝市一雁，翅虽折而尚生，不忍烹。闻自然铜治折伤，乃市数两，燔而淬之末以饲焉。至春晚，遂飞去。是年秋深，忽有群雁集积所居之后圃，家僮执梃往击，诸雁悉惊飞，一雁不去，因棰杀之。将剥氄羽，见翅骨肉坏，剖之，中皆若银丝，乃向所养者。积咨嗟累日。"

更有意思的是，早期文献描述的自然铜，如《开宝本草》说"生邕州山岩中出铜处，于坑中及石间采得，方圆不定，其色青黄如铜，不从矿炼，故号自然铜"，应该与"狗头金"一样，是铜元素的自然集合体。《本草图经》还特别批评："今市人多以钪石为自然铜，烧之皆成青焰如硫黄者是也"。这种被苏颂视为伪品的"钪石"，恰好就是今天作为自然铜正品来源的黄铁矿（pyrite）。

可注意的是，《证类本草》目录自然铜下有小字"钪石，附"，但检核本条正文，大字部分皆无涉及钪石者，只是在《本草图经》自然铜论述之后，以"又云"引起一段文字："今市人多以钪石为自然铜，烧之皆成青焰如硫黄者是也。此亦有二三种：一种有壳如禹余粮，击破其中光明如鉴，色黄类瑜石也；一种青黄而有墙壁，或文如束针；一种碎理如团砂者。皆光明如铜，色多青白而赤少者，烧之皆成烟焰，顷刻都尽。今药家多误以此为自然铜，市中所货往往是此。自然铜用多须锻，此乃畏火，不必形色，只此可辨也。"推想《本草图经》自然铜与钪石恐是两条，唐慎微著《证类本草》始合并为一，《本草图经》的钪石图遂归并在自然铜条下，于是本条有信州自然铜、火山军自然铜、钪石，共3幅图。

金牙　味咸，无毒。主鬼疰，毒蛊，诸疰。生蜀郡，如金色者良。

陶隐居云：今出蜀汉，似粗金，大如棋子而方。又有铜牙，亦相似，但外色黑，内色小浅，不入药用。金牙惟合酒、散及五疰丸，余方不甚须此。**唐本注**云：金牙，离本处入土水中，久皆色黑，不可谓之铜牙也。此出汉中，金牙湍湍两岸入石间打出者内即金色，岸摧入水久者皆黑。近南山溪谷、茂州、雍州亦有，胜于汉中者。**臣禹锡等谨按**，药性论云：金牙石，君。治一切风，筋骨挛急，腰脚不遂。烧浸服之良。**日华子**云：金牙石，味甘，平。治一切冷风气，暖腰膝，补水脏，惊悸，小儿惊痫。入药并烧淬去粗汁乃用。

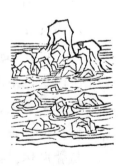

图经曰　金牙生蜀郡，今雍州亦有之。本经以如金色者良，而此物出于溪谷，在蜀汉江岸石间打出者，内即金色，岸摧入水，年久者多黑。葛洪治风毒厥，有大小金牙酒，但浸其汁而饮之。古方亦有烧淬去毒入药者。孙思邈治风毒及鬼疰，南方瘴气，传尸等，各有大小金牙散之类是也。又有铜牙，亦相似而外黑色，方书少见用者。小金牙酒，主风疰百病，虚劳，湿冷缓不仁，不能行步，近人用之多效，故著其法云：金牙、细辛、地肤子、莽草、干地黄、蒴藋根，防风、附子、茵芋、续断、蜀椒各四两，独活一斤，十二物，金牙捣末，别盛练囊，余皆薄切，并金牙共内大绢囊，以清酒四斗渍之，密泥器口，四宿酒成，温服二合，日三，渐增之。

衍义曰　金牙，今方家绝可用，以此故，商客无利不贩卖，医者由是委而不用，兼所惟蜀郡有之，盖亦不度也。余如经。

【点评】从陶弘景的描述来看，金牙很可能就是后来的"自然铜"，即等轴晶系的黄铁矿（pyrite），主要成分为 FeS_2；或四方晶系的黄铜矿（chalcopyrite），主要成分为 $CuFeS_2$。金牙酒有数方，《备急千金要方》卷7载"瘴疠毒气中人，风冷湿痹，口㖞面戾，半身不遂，手足拘挛，历节肿痛，甚者小腹不仁，名曰脚气，无所不治"之大金牙酒，用金牙、侧子、附子、天雄、人参、苁蓉、茯苓、当归、防风、黄耆、薯蓣、细辛、桂心、草薢、葳蕤、白芷、桔梗、黄芩、远志、牡荆子、芎劳、地骨皮、五加皮、杜仲、厚朴、枳实、白术、牛膝、丹参、独活、茵芋、石南、狗脊、磁石、薏苡仁、麦冬、生石斛、蒴藋、生地黄，共39味，以酒渍7日，温服。《备急千金要方》卷8载"积年八风五痓，举身掸曳，不得转侧，行步跛躃，不能收摄。又暴口噤失音，言语不正，四肢背脊筋急肿痛流走不常，劳冷积聚少气，乍寒乍热，三焦不调，脾胃不磨，饮澼结实，逆害饮食，酢咽呕吐，食不生肌，医所不能治"之金牙酒，用金牙、细辛、地肤子、附子、干地黄、防风、莽草、蒴藋根、蜀椒、羌活，共10味，为小金牙酒。

铜矿石　味酸，寒，有小毒。主丁肿恶疮，驴马脊疮。臭腋，石上水磨取汁涂之。其丁肿，末之傅疮上，良。今按，别本注云：状如姜石而有铜星，熔取铜也。唐本先附。

铜弩牙　主妇人产难，血闭，月水不通，阴阳隔塞。

陶隐居云：即今人所用射者尔，取烧赤内酒中，饮汁，得古者弥胜。臣禹锡等谨按，日华子云：平，微毒。

【圣惠方】 治小儿吞珠珰钱而哽方：烧铜弩牙赤内水中，冷饮其汁，立出。

千金方 令易产：铜弩牙烧令赤，投醋三合服，良久顿服，立产。

【点评】弩牙是弩机钩弦，古代兵器部件，时有出土。梅尧臣有《蔡君谟示古大弩牙》古风云："黄铜弩牙金错花，银阑线齿如排沙。上立准度可省括，箭沟三道前直窊。其度四寸寸五刻，鋈光历历无纤差。蔡侯出此问谁得，往年客遗来琅琊。琅琊筑城穿厚壤，既获磨洗争传夸。莫知岁月孰制作，精妙近世应难加。发机高下在分刻，今人妄射功仍赊。愿侯拟之起新法，勿使边兵死似麻。"

金星石 寒，无毒。主脾肺壅毒，及主肺损吐血、嗽血，下热涎，解众毒。今多出濠州。又有银星石，主疗与金星石大体相似。新定。

图经曰 金星石生并州、濠州。寒，无毒。主脾、肺壅毒及肺损出血，嗽血，下热涎，解众毒。又有一种银星石，体性亦似，采无时。

衍义曰 金星石、银星石，治大风疾，别有法，须烧用。金星石于苍石内，外有金色麸片；银星石，有银色麸片。又一种深青色，坚润，中有金色如麸片，不入药，工人碾为器，或妇人首饰。余如经。

特生礜石 味甘，温，有毒。主明目，利耳，腹内绝寒，破坚结及鼠瘘，杀百虫恶兽。久服延年。一名苍礜石、一名鼠毒。生西域。采无时。火炼之良，畏水。

陶隐居云：旧鹳巢中者最佳，鹳常入水冷，故取以壅卵令热。今不可得，惟用出汉中者，其外形紫赤色，内白如霜，中央有白，形状如齿者佳。《大散方》云：又出荆州新城郡房陵县，缥白色为好。用之亦先以黄土包烧之一日，亦可内斧孔中烧之，合玉壶诸丸用此。仙经不云特生，则止是前白礜石尔。唐本注云：陶所说特生云"中如齿白形者是"，今出梁州，北马道戍洞中亦有

石星金州并

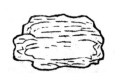

石星银州并

石星银州濠

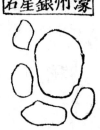

之。形块小于白礜石，而肌粒大数倍，乃如小豆许。白礜石粒细，若粟米尔。

图经　文具礜石条下。

【点评】《本草衍义》说："所谓特生者，不附著他石为特耳。"特生礜石与礜石一样，应该都是砷黄铁矿，只是特生礜石为单独成块的矿石。

《外台秘要》卷28疗"卒鬼击、鬼排、鬼刺，心腹痛，下血，便死不知人，及卧魇，啮脚踵不觉者，诸恶毒气病"之《删繁》仓公散方，用特生礜石、皂荚、雄黄、藜芦，共四物为末，取如大豆许以管吹入鼻中，"得嚏则气通便活"。有论云："此为起死人方，汉文帝太仓令淳于意方，此以疗如前病，胜余方。所用诸疾别病，不若玉壶等方。"

握雪礜石　味甘，温，无毒。主痼冷，积聚，轻身延年，多食令人热。

唐本注云：出徐州西宋里山。入土丈余，于烂土石间，黄白色，细软如面。一名化公石、一名石脑。炼服别有法。唐本先附。臣禹锡等谨按，蜀本注云：今据中品自有石脑一条，主治与此甚别，应似徐长卿一名鬼督邮之类也。

图经　文具礜石条下。

【丹房镜源　握雪礜石，干汞，制汞并丹砂。

梁上尘　主腹痛噎，中恶，鼻衄，小儿软疮。唐本先附。

臣禹锡等谨按，药对云：梁上尘，微寒。日华子云：平，无毒。

【雷公云　凡使，须去烟火远，高堂殿上者拂下，筛用之。

外台秘要　治小便不通及胞转：取梁上尘三指撮，以水服之。又方治自缢死：用梁上尘如大豆，各内一个耳鼻中，四处各一粒，极力齐吹之，即活。

千金方　妒乳：梁上尘醋和涂之。亦治阴肿。又方治妇人日月未足而欲产：取梁上尘、灶突煤二味，合方寸匕，酒服。

千金翼　凡痈，以梁上尘、灰葵茎等分，用醋和傅之。

子母秘录　治横生不可出：梁上尘，酒服方寸匕，亦治倒生。又方治小儿头疮：梁上尘和油，取瓶下滓，以皂荚汤洗后涂上。

土阴孽 味咸，无毒。主妇人阴蚀，大热，干痂。生高山崖上之阴，色白如脂。采无时。

陶隐居云：此犹似钟乳、孔公孽之类，故亦有孽名，但在崖上尔。今时有之，但不复采用。**唐本注云**：此即土乳是也。出渭州鄣县三交驿西北坡平地土①窟中，见有六十余坎昔人采处。土人云，服之亦同钟乳而不发热。陶及本经俱云在崖上，此说非也。今渭州不复采用。**今按，别本**注云：此则土脂液也，生于土穴，状如殷孽，故名土阴孽。**臣禹锡等谨按，**蜀本注云：今据本经所载，既与陶注同，而苏说独异，恐苏亦未是。

车脂 主卒心痛，中恶气，以温酒调及热搅服之。又主妇人妒乳，乳痈，取脂熬令热涂之，亦和热酒服。今附。

臣禹锡等谨按，陈藏器云：车脂，味辛，无毒。主鬼气，温酒烊令热服之。

【**圣惠方**】 治虾蟆及蝌蚪蛊，得之心腹胀满，口干思水，不能食，闷乱，大喘而气发。方用车辖脂半升已来，渐渐服之，其蛊即出。

外台秘要 治聤耳脓血出：取车辖脂，绵裹塞耳中。

千金方 治小儿惊啼：车辖脂如小豆许，内口中，又脐中，差。

别说云 谨按，车脂涂衣，衣不可洗涤，唯以生油方可解，然后复以蜜汤洗则净。

钉音工中膏 主逆产，以膏画儿脚底即正。又主中风，发狂，取膏如鸡子大，以热醋搅令消，服之。今附。

【**千金方**】 治妊娠妇热病方：取车钉脂服之，大良，随意服。又方治妊娠腹中痛：烧车辖脂末，内酒中，随意服之。

梅师方 治诸虫入耳：取车钉脂涂耳孔中，自出。

子母秘录 治产后阴脱：烧车缸头脂内酒中，分温三服，亦治咳嗽。

锻灶灰 主癥瘕坚积，去邪恶气。

陶隐居云：即今锻铁灶中灰尔，兼得铁力，以疗暴癥，大有效。**臣禹锡等谨按，唐本**云：贰车丸用之。**陈藏器**云：灶突后黑土，无毒。主产后胞衣不下，末服三指撮，暖水及酒服之。天未明时取，至验也。**又云**：灶中热灰和醋熨心腹冷气痛及血气绞痛，冷即易。

图经 文具石灰条下。

【**经验方**】 治妇人崩中：用百草霜二钱，狗胆汁一处拌匀，分作两服，以当归酒调下。

---

① 土：底本作"上"，据刘甲本改。

续十全方 治暴泻痢。百草霜末，米饮调下二钱。

杜壬方 治逆生，横生，瘦胎，妊娠产前产后虚损，月候不调，崩中：百草霜、白芷等分末，每服二钱，童子小便、醋各少许调匀，更以热汤化开服，不过二服即差。

治疮 头疮及诸热疮：先用醋少许和水，净洗去痂，再用温水洗，裹干，百草霜细研，入腻粉少许，生油调涂，立愈。

【点评】锻灶灰按照陶弘景注释乃是锻铁灶中炉灰。《新修本草》所言"贰车丸"见《医心方》。《医心方》卷10引《华佗方》云："贰车丸方，蜀椒成择，一斤；干姜大小相称，二十枚；粳米一升；朗陵乌头大小相称，二十枚；煅灶中灰一升。凡五物，以水一斗半渍灰，练囊中盛，半绞结，内灰中一宿，暴干之，皆末诸药下筛，和以蜜，唾吞如梧子丸，勿用浆水也。身中当痹，药力尽乃食。老小裁之。"

淋石 无毒。主石淋。此是患石淋人或于溺中出者，如小石，水磨服之，当得碎石随溺出。今附。

臣禹锡等谨按，日华子云：淋石，暖。

【陈藏器云 溺中出，正如小石，非他物也，候出时收之，淋为用最佳也。又主噎病吐食，俗云涩饭病者，效。

【点评】淋石即尿路结石病人随尿液排出的结石，用以治疗尿路结石大概是"以毒攻毒"的思路。《医心方》卷12引《本草拾遗》云："有以病为药者，淋石主石淋，水磨服之。当碎石随尿出也。"《本草纲目》将淋石移入人部，李时珍进一步发挥说："此是淫欲之人精气郁结，阴火煎熬，遂成坚质。正如滚水结碱，卤水煎盐，小便炼成秋石，同一义理也。"

方解石 味苦、辛，大寒，无毒。主胸中留热，结气，黄疸，通血脉，去蛊毒。一名黄石。生方山。采无时。恶巴豆。

陶隐居云：按本经长石一名方石，疗体亦相似，疑是此也。唐本注云：此石性冷，疗热不减石膏也。**今注：**此物大体与石膏相似，惟不附石而生，端然独处，形块大小不定，或在土中，或生溪水，得之敲破皆方解，故以为名。今沙州大鸟山出者佳。

图经　文具石膏条下。

【点评】诸家为石膏、方解石、长石、理石纠结不清。从药用主流来看，石膏、长石、理石应该都是硫酸盐类矿物，理石是纤维状石膏，长石为硬石膏；方解石则是碳酸盐类矿物，主要成分为碳酸钙 $CaCO_3$，三方晶系矿物，晶体多为菱面体，有完全解理，可沿 3 个不同的方向劈开，因此得名。

礞石　治食积不消，留滞在脏腑，宿食癥块久不差及小儿食积羸瘦，妇人积年食癥，攻刺心腹。得硇砂、巴豆、大黄、京三棱余等良。可作丸服用之，细研为粉。一名青礞石。新定。

【点评】礞石一名青礞石，因青色中有金星，又称金礞石，为变质岩类黑云母片岩或绿泥石化云母碳酸盐片岩。礞石被认为是坠痰要药，元代王隐君《泰定养生主论》礞石滚痰丸即以此为主药。李时珍有论说："青礞石气平味咸，其性下行，阴也沉也，乃厥阴之药。肝经风木太过，来制脾土，气不运化，积滞生痰，壅塞上中二焦，变生风热诸病，故宜此药重坠。制以硝石，其性疏快，使木平气下，而痰积通利，诸证自除。汤衡《婴孩宝书》言礞石乃治惊利痰之圣药。吐痰在水上，以石末糁之，痰即随水而下，则其沉坠之性可知。然止可用之救急，气弱脾虚者，不宜久服。杨士瀛谓其功能利痰，而性非胃家所好。如慢惊之类，皆宜佐以木香。而王隐君则谓痰为百病，不论虚实寒热，概用滚痰丸通治百病，岂理也哉？朱丹溪言：一老人忽病目盲，乃大虚证，一医与礞石药服之，至夜而死。吁，此乃盲医虚虚之过，礞石岂杀人者乎？况目盲之病，与礞石并不相干。"

姜石　味咸，寒，无毒。主热踠豆疮，丁毒等肿。生土石间，状如姜，有五种色，白者最良，所在有之，以烂不碴插莗切者好，齐州历城东者良。唐本先附。

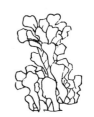

图经曰　姜石生土石间，齐州历城来者良，所在亦有，今惟出齐州。其状如姜，有五种，用色白者，以烂而不碴者好，采无时。崔氏疗丁肿，单用白姜石末，和鸡子清傅之，丁自出。乳痈涂之亦善。大凡石类多主痈疽，北齐马嗣明医杨遵彦背疮，取粗理黄石如鹅卵大，猛烈火烧令赤，内碱醋中，因有屑落醋里，频烧淬石，至尽，取屑暴干，捣筛和醋涂之，立愈。刘禹锡谓之炼石法，用之傅疮肿无不愈者。世人又传麦饭石亦治发背疮，麦饭石者，粗黄白，类麦饭，曾作磨砣者尤佳。中岳山人吕子华方

云：取此石碎如棋子，炭火烧赤，投米醋中浸之，良久又烧，如此十遍。鹿角一具连脑骨者，二三寸截之，炭火烧令烟出即止，白敛末与石末等分，鹿角倍之，三物同杵筛，令精细，取三年米醋，于铫中煎如鱼眼沸，即下前药调和，令如寒食饧，以箆傅于肿上，惟留肿头如指面，勿令有药，使热气得泄。如未有肿脓，即当内消，若已作头，即撮令小。其病久，得此膏，直至肌肉烂落出筋骨者，即于细布上涂之，贴于疮上，干即易之，但于隔不穴者，即无不差。其疮肿时，切禁手触，其效极神异。此方孙思邈《千金月令》已有之，与此大同小异，但此本论说稍备耳。又水中圆石治背上忽肿渐如碟子不识名者，以水中圆石一两碗，烧令极热，写入清水中，沸定后洗肿处，立差。

【外台秘要】《救急》治乳痈肿如碗大，痛甚：取白姜石捣末一二升，用鸡子白和如饧傅肿上，干易之，此方频试验佳。

衍义曰　姜石，所在皆有，须不见日色，旋取微白者佳。治丁肿殊效。

【点评】姜石乃是黄土层或风化红土层中钙质结核，《本草纲目》"集解"项李时珍说："姜石以形名。或作礓砾，邵伯温云：天有至戾，地有至幽，石类得之则为礓砾是也。俗作碢砺。"本条附录麦饭石，李时珍说："麦饭石处处山溪中有之。其石大小不等，或如拳，或如鹅卵，或如盏，或如饼，大略状如握聚一团麦饭，有粒点如豆如米，其色黄白，但于溪间麻石中寻有此状者即是。古方云，曾作磨者佳，误矣。此石不可作磨。若无此石，但以旧面磨近齿处石代之，取其有麦性故耳。"此为火山岩类硅酸盐矿物麦饭石，即石英二长岩（maifanstone）。

《本草图经》除绘有齐州姜石外，还绘有粗黄石，其依据是本条提到的"北齐马嗣明医杨遵彦背疮，取粗理黄石如鹅卵大"云云。故事出自《北齐书·马嗣明传》："杨令患背肿，嗣明以练石涂之便差。作练石法：以粗黄色石鹅鸭卵大，猛火烧令赤，内淳醋中，自屑，频烧至石尽，取石屑曝干，捣下筵，和醋以涂肿上，无不愈。"这段内容其实已经被陈藏器收入《本草拾遗》，《证类本草》转载入卷3，其略云："烧石令赤，投水中，内盐数合，主风瘙瘾疹，及洗之。又取石如鹅卵大，猛火烧令赤，内醋中十余度，至石碎尽，取屑暴干，和醋涂肿上。出《北齐书》。医人马嗣明，发背及诸恶肿皆愈。此并是寻常石也。"按照陈藏器的观点，"粗黄色石"就是寻常石，并非特指一种，苏颂则慎重绘图，与陈藏器观点不同也。

井泉石　大寒，无毒。主诸热，治眼肿痛，解心脏热结，消去肿毒及疗小儿热疳，雀目，青盲。得大黄、栀子，治眼睑肿；得决明、菊花，疗小儿眼疳生翳膜，甚良。亦治热嗽。近道处处有之，以出饶阳郡者为胜。生田野间地中，穿地深丈余得之。形如土色，圆方、长短、大小不等，内实而外则重重相叠，采无时。用之当细研为粉，不尔使人淋。又有一种如姜石，时人多指以为井泉石者，非是。新定。

图经曰　井泉石生深州城西二十里剧家村地泉内，深一丈许。其石如土色，圆方、长短、大小不等，内实外圆，作层重叠相交。其性大寒，无毒。解心脏热结，消去肿毒及疗小儿热疳。不拘时月采之。

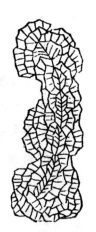

苍石　味甘，平，有毒。主寒热，下气，瘘蚀，杀禽兽。生西城。采无时。

陶隐居云：俗中不复用，莫识其状。唐本注云：特生礜，一名苍礜石。而梁州特生亦有青者。今房陵、汉川与白礜石同处，有色青者，并毒杀禽兽，与礜石同。汉中人亦取以毒鼠，不入方用。此石出梁州、均州、房州，与二礜石同处，特生、苍石并生西城，在汉川金州也。

图经　文具礜石条下。

花乳石　主金疮止血，又疗产妇血晕恶血。出陕、华诸郡。色正黄，形之大小、方圆无定。欲服者，当以大火烧之；金疮止血，正尔刮末傅之即合，仍不作脓溃。或名花蕊石。新定。

图经曰　花乳石出陕州阌乡县。体至坚重，色如硫黄，形块有极大者，人用琢器。古方未有用者，近世以合硫黄同锻，研末傅金疮，其效如神。又人仓卒中金刃，不及锻合，但刮石上取细末傅之亦效。采无时。

别说云　《图经》玉石中品有花蕊石一种，主治与此同，是一物。

衍义曰　花乳石，其色如流黄，本经第五卷中已著。今出陕、华间，于黄石中间有淡白点，以此得花之名，今惠民局花乳石散者是。此物陕人又能镂为器。《图经》第二卷中易其名为花蕊石，是却取其色黄也。更无花乳名，虑岁久为世所惑，故书之。

【点评】今用花蕊石为属于变质岩类的蛇纹大理岩之白云石（ophicalcite），《本草纲目》"集解"项李时珍引《庚辛玉册》说："花乳石，阴石也。生代州山谷中，有五色，可代丹砂匮药。蜀中汶山、彭县亦有之。"

花蕊石散是宋代著名金疮药，方见《太平惠民和剂局方》卷8。书谓花蕊石散"治一切金刃箭镞伤中，及打扑伤损，猫狗咬伤"，"用上色明净之硫黄捣为粗末，花蕊石捣为粗末，先用纸筋和胶泥固济瓦罐子，候泥干入药内，密泥封口，焙笼内焙干，令透热，安在四方砖上，砖上书八卦五行字，用炭一称，从下生火，令火力渐渐上彻，至经宿火冷炭消尽，又放经宿，罐冷定，取出细研，以绢罗子罗至细，瓷盒内盛备用。"

石蚕　无毒。主金疮止血，生肌，破石淋，血结。摩服之，当下碎石。生海岸石傍，状如蚕，其实石也。今附。

臣禹锡等谨按，药诀云：石蚕，味苦，热，有毒。

石脑油　主小儿惊风，化涎，可和诸药作丸服。宜以瓷器贮之，不可近金银器，虽至完密，直尔透之。道家多用，俗方亦不甚须。新定。

图经　文具钟乳石条下。

衍义曰　石脑油，真者难收，多渗蚀器物。今入药最少，烧炼或须也。仍常用有油去声器贮之。又研生砒霜入石脑油再研如膏，入坩锅子内，用净瓦片子盖定，置火上，俟锅子红，泣尽油，出之。又再研，再入油，再上火，凡如此共两次，即砒霜伏。

【点评】石脑油即石油的原油，亦即本书卷3所载《本草拾遗》之石漆。诸书皆说石脑油须以瓷器贮存，不可近金银器，虽至完密，直尔透过。石油显然没有这样的穿透性，但用陶器盛装可能渗漏，所以《本草衍义》说"仍常用有油器贮之"，所谓"有油"即是上釉的意思。

白瓷瓦屑　平，无毒，主妇人带下白崩，止呕吐，破血，止血。水摩，涂疮灭瘢。定州者良，余皆不如。唐本先附。

【经验后方】　治鼻衄久不止：定州白瓷细捣研为末，每抄一剜耳许，入鼻立止。

梅师方　治人面目卒得赤黑丹如疥状，不急治，遍身即死，若白丹者方：取白瓷瓦末，猪脂和涂之。

乌古瓦　寒，无毒。以水煮及渍汁饮，止消渴。取屋上年深者良。唐本先附。

臣禹锡等谨按，药性论云：乌古瓦亦可单用，煎汤服，解人中大热。日华子云：冷，并止小便，煎汁服之。

【陈藏器】　主汤火伤，当取土底深者，既古且润三角瓦子。灸牙痛法：令三姓童子，候星初出时，指第一星下火，三角瓦上灸之。

不灰木　大寒。主热痱疮，和枣叶、石灰为粉，傅身。出上党。如烂木，烧之不然，石类也。今附。

图经曰　不灰木出上党，今泽、潞山中皆有之，盖石类也。其色青白如烂木，烧之不然，以此得名。或云滑石之根也，出滑石处皆有，亦名无灰木。采无时。今处州山中出一种松石，如松干而实石也，或云松久化为石，人家多取以饰山亭，及琢为枕。虽不入药，然与不灰木相类，故附之。

【陈藏器】　要烧成灰，即斫破以牛乳煮了便烧，黄牛粪烧之成灰。

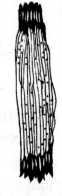

潞州不灰木

中和二年，于李宗处见传。

丹房镜源　云不灰木煮汞。

【点评】不灰木同名异物甚多，按照《本草图经》的描述，不灰木是因为如朽烂木状但烧之不然，所以得名。这种不灰木应该是石棉一类，以前认为是硅酸盐类矿物角闪石石棉，《中华本草》认为"角闪石石棉纤维短硬，折后成针刺状，触身后奇痒难忍，不可作外用药，且易溶化，与'不灰'之名难符"，故确定其为蛇纹石石棉，且蛇纹石石棉通常与滑石共生，也符合"滑石之根"的说法。至于《本草图经》说的"松石"，应该是木化石，即硅化木之类。

蓬砂　味苦、辛，暖，无毒。消痰止嗽，破癥结，喉痹。及焊金银用。或名鹏砂。新补。见日华子。

图经　文具硇砂条下。

衍义曰　蓬砂，含化咽津，治喉中肿痛，膈上痰热，初觉便治，不能成喉痹，亦缓取效可也。南番者色重褐，其味和，其效速；西戎者其色白，其味焦，其功缓，亦不堪作焊。

铅霜　冷，无毒。消痰，止惊悸，解酒毒，疗胸膈烦闷，中风痰实，止渴。新补。见日华子。

图经　文具铅条下。

【简要济众　治室女月露滞涩，心烦恍惚：铅白霜细研为散，每服一钱，温地黄汁一合调下。生干地黄煎汤调服亦得。

十全博救　治鼻衄方：铅白霜为末，取新汲水调一字。

衍义曰　铅霜，《图经》已著其法，治上膈热涎塞，涂木瓜失酸味，金克木也。

古文钱　平。治翳障，明目，疗风赤眼，盐卤浸用。妇人横逆产，心腹痛，月隔，五淋，烧以醋淬用。新补。见日华子。

图经　文具铅条下。

【陈藏器云　大钱，银注中陶云不入用，按钱青者是大钱，煮汁服，主五淋。磨入目，主盲瘴肤赤。和薏苡根煮服，主心腹痛。煮比轮钱以新汲水投服之，又主时气。含青钱，又主口内热疮。以二十文烧令赤，投酒中服之，立差。又主妇人患横产。

衍义曰 　古文钱，古铜焦赤有毒，治目中瘴瘀，腐蚀坏肉，妇人横逆产，五淋多用，非特为有锡也，此说非是①。今但取景王时大泉五十及宝货，秦半两，汉荚钱、大小五铢，吴大泉五百、大泉当千，宋四铢、二铢，及梁四柱，北齐常平五铢，尔后其品尚多，如此之类方可用。少时常自患暴赤目肿痛，数日不能开。客有教以生姜一块，洗净去皮，以古青铜钱刮取姜汁，就钱棱上点。初甚苦热，泪覆面，然终无损。后有患者，教如此点，往往疑惑。信士点之，无不获验，一点遂愈，更不可再作。有疮者不可用。

【点评】本条黑盖子下引陈藏器"大钱，银注中陶云'不入用'"云云。按，银屑条陶弘景注云："今铜有生熟，炼熟者柔赤，而本草并无用。今铜青及大钱皆入方用，并是生铜，应在下品之例也。"并没有说大钱"不入用"，此或陈藏器理解错误。陈藏器又提到"比轮钱"，《晋书·食货志》云："晋自中原丧乱，元帝过江，用孙氏旧钱，轻重杂行，大者谓之比轮，中者谓之四文。"

古钱入药用，除了铜绿、铜锈如空青一样治疗沙眼以外，更多的是出于巫术思维。寇宗奭是北宋人，所以他眼中的古钱年代止于北齐，隋唐货币皆不入法眼，乃言"尔后其品尚多，如此之类方可用"。清代赵学敏著《本草纲目拾遗》，则又以唐宋之钱货为古，乃以唐代开元钱立条。《仁斋直指方》有孔方兄饮，治慢脾惊风利痰奇效。其法"用开元钱背后上下有两月痕者，其色淡黑，颇小，以一个放铁匙上，炭火烧，四围上下，各出珠子，取出待冷，倾入盏中，作一服。以南木香汤送下，或人参汤亦可。钱虽利痰，非胃家所好，须以木香佐之。"又折伤接骨，引《槐西杂志》云："折伤接骨者，以开通元宝钱烧而醋淬，研为末，以酒服下，则铜末自结而为圈，周束折

---

① 　此说非是：《本草图经》铅条说："凡药用铜弩牙、古文钱之类，皆以有锡，故其用亦近之。"寇宗奭不同意此说，故言古铜等治病，"非特为有锡也"。

处，曾以折足鸡试之，果接续如故。及烹此鸡验其骨，铜束宛然。此钱唐初所铸，欧阳询所书，其旁微有一偃月形，乃进样时文德皇后误掐一痕，因而未改也。其字当回环读之，俗以为开元钱则误矣。"又有万历龙凤钱，据说"妇人临产，置钱一枚手掌内，可催生"。

蛇黄　主心痛，疰忤，石淋，产难，小儿惊痫，以水煮研服汁。出岭南，蛇腹中得之，圆重如锡，黄黑青杂色。

今注：蛇黄多赤色，有吐出者，野人或得之。唐本先附。**臣禹锡等谨按**，**日华子**云：冷，无毒。镇心。如入药，烧赤三四次醋淬，飞研用之。

图经曰　蛇黄出岭南，今越州、信州亦有之。本经云是"蛇腹中得之，圆重如锡，黄黑青杂色"，注云"多赤色，有吐出者，野人或得之"，今医家用者，大如弹丸，坚如石，外黄内黑色，二月采。云是蛇冬蛰时所含土，到春发蛰，吐之而去。与旧说不同，未知孰是？

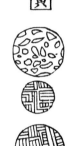

越州蛇黄

【点评】从名称来看，蛇黄应该与牛黄一样，意指蛇的胆结石，故《本草纲目》"集解"项李时珍说："蛇黄生腹中，正如牛黄之意。世人因其难得，遂以蛇含石代之，以其同出于蛇故尔。广西平南县有蛇黄冈，土人九月掘下七八尺，始得蛇黄，大者如鸡子，小者如弹丸，其色紫。《庚辛玉册》云：蛇含自是一种石，云蛇入蛰时，含土一块，起蛰时化作黄石。不稽之言也，有人掘蛇窟寻之，并无此说。"从今天实际药用情况看，蛇黄其实是黄铁矿或褐铁矿的结核。《读史方舆纪要》卷108载广西平南县有"蛇黄岭，在县北一里，岭势盘纡，出蛇黄，每岁八九月，土人掘地求之，一名蛇黄冈"。其所指应该也是这类矿石。

三十五种陈藏器余

玉井水　味甘，平，无毒。久服神仙，令人体润，毛发不白。出诸有玉处，山谷水泉皆有，犹润于草木，何况于人乎。夫人有发毛，如山之草木，故山有玉而草木润，身有玉而毛发黑。《异类》云：昆仑山有一石柱，柱上露盘，盘上有玉水溜下，土人得一合服之，与天地同年。又，太华山有玉水，人得服之长生。玉既重宝，水又灵长，故能延生之望。今人近山多寿者，岂非玉石之津乎？故引水为玉证。

碧海水　味咸，小温，有小毒。煮浴去风瘙疥癣。饮一合，吐下宿食、胪胀。夜行海中，拨之有火星者。咸水色既碧，故云碧海，东方朔《十洲记》云。

千里水及东流水　味平，无毒。主病后虚弱，汤之万过，煮药、禁神验。二水皆堪荡涤邪秽，煎煮汤药，禁咒鬼神。潢污行潦①尚可荐羞王公，况其灵长者哉，盖取其洁诚也。本经云东流水为云母所畏，炼云母用之，与诸水不同，即其效也。

秋露水　味甘，平，无毒。在百草头者愈百疾，止消渴，令人身轻不饥，肌肉悦泽，亦有化云母成粉。朝露未晞时拂取之。柏叶上露，主明目；百花上露，令人好颜色。露即一般，所在有异，主疗不同。

甘露水　味甘美，无毒。食之润五脏，长年、不饥、神仙，缘是感应天降祐兆人也。

繁露水　是秋露繁浓时也，作盘以收之，煎令稠可食之，延年不饥。五月五日取露草一百种，阴干，烧为灰，和井花水重炼令白，碱醋为饼，腋下挟之，干即易，主腋气臭。当抽一身间疮出，即以小便洗之。《续齐谐记》云：司农邓沼，八月朝入华山，见一童子以五彩

---

① 潢污行潦：低洼地的积水与沟渠中的流水，此处泛指污水。

囊承取柏叶下露，露皆如珠，云赤松先生取以明目。今人八月朝朝作露华明，像此也。汉武帝时，有吉云国有吉云草，食之不死。日照草木有露，著皆五色，东方朔得玄露、青黄二露，各盛五合，帝赐群臣，老者皆少，病者皆除。东方朔曰：日初出处，露皆如糖可食。《汉武帝洞冥记》所载。今时人煎露亦如糖，久服不饥。《吕氏春秋》云：水之美者，有三危之露。为水即味重于水也。

【点评】此条虽以"繁露水"为题，其实是唐慎微杂抄《本草拾遗》与露水有关的条文而成。繁露乃指秋天露雾繁浓时的露水，所以"五月五日取露草……主腋气臭"另是一条。"当抽一身间疮出"似不与前治疗"腋气臭"续接，当另是一条，可能有所脱误。引《续齐谐记》所云为一条。"今人八月朝朝作露华明"，据《太平御览》卷24作"今八月朝作眼明囊"，义长。"汉武帝时……如糖可食"为一条，出自《洞冥记》。《吕氏春秋》所云又一条。

六天气　服之令人不饥长年，美颜色，人有急难阻绝之处用之，如龟蛇服气不死。《阳陵子明经》言：春食朝露，日欲出时向东气也；秋食飞泉，日没时向西气也；冬食沆瀣，北方夜半气也；夏食正阳，南方日中气也。并天玄地黄之气，是为六气。亦言平明为朝露，日中为正阳，日入为飞泉①，夜半为沆瀣，及天地玄黄为六气。皆令人不饥，延年无疾者。人有堕穴中，穴中有蛇，蛇每日作此气服之。其人既见蛇如此，依蛇时节，饥时便服。又即仿蛇，日日如之，经久渐渐有验，即体轻健，似能轻举，启蛰之后，人与蛇一时跃出焉。

梅雨水　洗疮疥，灭瘢痕。入酱令易熟，沾衣便腐，浣垢如灰汁，有异他水。江淮已南，地气卑湿，五月上旬连下旬尤甚。《月令》"土润溽暑"，是五月中气，过此节已后，皆须曝书。汉崔寔

① 飞泉：底本作"泉飞"，据上文"秋食飞泉"倒乙。

"七夕暴书"，阮咸焉能免俗，盖此谓也。梅沾衣，皆以梅叶汤洗之脱也，余并不脱。

醴泉 味甘，平，无毒。主心腹痛，痓忤鬼气邪秽之属，并就泉空腹饮之。时代升平则醴泉涌出。读古史大有此水，亦以新汲者佳。止热消渴及反胃，腹痛，霍乱为上。

甘露蜜 味甘，平，无毒。主胸膈诸热，明目止渴。生巴西绝域中，如饧也。

【汉武帝 立金茎，作仙人掌承露盘，取云表之露，服食以求仙。

冬霜 寒，无毒。团食者，主解酒热，伤寒鼻塞，酒后诸热面赤者。

雹 主酱味不正，当时取一二升酱瓮中，即如本味也。

温汤 主诸风，筋骨挛缩及皮顽痹，手足不遂，无眉发，疥癣诸疾在皮肤骨节者入浴。浴干，当大虚惫，可随病与药及饭食补养。自非有他病人，则无宜轻入。又云：下有硫黄，即令水热。硫黄主诸疮病，水亦宜然。水有硫黄臭，故应愈诸风冷为上，当其热处，大可燖猪羊。

【点评】此处温汤指温泉，硫黄温泉可用于皮肤病的辅助治疗。

夏冰 味甘，大寒，无毒。主去热烦热，熨人乳石发，热肿。暑夏盛热，食此应与气候相反，便非宜人，或恐入腹冷热相激，却致诸疾也。《食谱》云：凡夏用冰，正可隐映饮食，令气冷，不可打碎食之，虽复当时暂快，久皆成疾。今冰井，西陆朝觌出之，颁赐官宰，应悉此。《淮南子》亦有作法。又以凝水石为之，皆非正冰也。

方诸水 味甘，寒，无毒。主明目，定心，去小儿热烦，止渴。方诸，大蚌也，向月取之，得三二合水，亦如朝露。阳燧向日，方诸向月，皆能致水火也。《周礼》明诸承水于月，谓之方诸。陈馔明水以为玄酒，酒，水也。

乳穴中水　味甘，温，无毒。久服肥健人，能食，体润不老，与乳同功。近乳穴处人取水作食酿酒，则大有益也。其水浓者秤重他水，煎上有盐花，此真乳液也。所为穴中有鱼，出鱼部中。

水花　平，无毒。主渴。远行山无水处，和苦栝楼为丸，朝预服二十丸，永无渴。亦入杀野兽药，和狼毒、皂荚、矾石为散，揩安兽食余肉中，当令不渴，渴恐饮水药解。名水沫。江海中间，久沫成乳石，故如石；水沫，犹软者是也。

赤龙浴水　小毒。主瘕结气诸痕，恶虫入腹及咬人生疮者。此泽间小泉，赤蛇在中者，人或遇之，经雨，取水服及人浴。蛇有大毒，故以为用也。

粮罂中水　味辛，平，小毒。主鬼气，中恶，疰忤，心腹痛，恶梦鬼神。进一合，多饮令人心闷。又云：洗眼见鬼，未试。害蚖蛊。其清澄久远者佳。《古冢文》云"蔗留余节，瓜毒溃尸"，言此二物不烂，余皆成水。北人呼粮罂为食罂也。

【点评】此言《古冢文》云"蔗留余节，瓜毒溃尸"；《文选》谢惠连《祭古冢文》作"蔗传余节，瓜表遗犀"；且此文序说："水中有甘蔗节及梅李核瓜瓣，皆浮出不甚烂坏。"故此处"蔗留余节"尚属异文，"瓜毒溃尸"则显然是"瓜表遗犀"传写之讹。

值得注意的是，本条提到粮罂中水"洗眼见鬼"，虽然陈藏器说"未试"，但也不排除大麦小麦感染麦角菌释放麦角酸类物质有致幻作用。

甑气水　主长毛发，以物于炊饮饭时承取，沐头，令发长密黑润。不能多得，朝朝梳小儿头，渐渐觉有益。

好井水及土石间新出泉水　味甘，平，无毒。主霍乱烦闷，呕吐，腹空转筋，恐入腹，及多服之，名曰洗肠。人皆惧此，尝试有效，不令腹空，空则更服。如过力弱身冷，则恐脏胃悉寒，寒则不能支持，当以意消息；兼及当时横量灸脊骨三五十壮，令暖气彻内，补胃气间，不然则危。又主消渴，反胃，热痢，淋，小便赤涩，兼洗漆疮，射痈肿令散。久服调中，下热气，伤胃，利大小便，并多饮之，令至喉少即消下。

【点评】所谓"霍乱转筋"，通常是指剧烈呕吐、腹泻引起脱水、电解质紊乱而导致小腿腓肠肌痉挛疼痛。中医认为转筋入腹即死，所以有"不令腹空"之说，故令病人大量饮水。

正月雨水　夫妻各饮一杯，还房，当获时有子，神效也。

生熟汤　味咸，无毒。热盐投中饮之，吐宿食毒恶物之气，胪胀欲为霍乱者，觉腹内不稳，即进一二升，令吐得尽，便愈。亦主痰疟，皆须吐出痰及宿食，调中消食。又人大醉及食菰果过度，以生熟汤浸身，汤皆为酒及菰味。《博物志》云：浸至腰，食菰可五十枚，至胫颈则无限。

【点评】《本草纲目》云："以新汲水百沸汤合一钱和匀，故曰生熟，今人谓之阴阳水。"以生熟汤解酒见《齐民要术》卷7，其略云："凡人大醉，酩酊无知，身体壮热如火者，作热汤，以冷水解，名曰生熟汤。汤令均匀小热，得通人手，以浇醉人。汤淋处即冷，不过数斛汤，回转翻覆，通头面痛淋，须臾起坐。"

屋漏水　主洗犬咬疮，以水浇屋檐承取用之，以水滴檐下令土湿，取土以傅犬咬处疮上，中大有毒，误食必生恶疾。

三家洗碗水　主恶疮久不差者，煎令沸，以盐投中，洗之，不过三五度，立效。

蟹膏投漆中化为水　仙人用和药，《博物志》亦载。又蚯蚓破之去泥，以盐涂之化成水，大主天行诸热，小儿热病，痫癫等疾。新注云：涂丹毒并傅漆疮，效。

猪槽中水　无毒。主诸蛊毒，服一杯，主蛇咬，可浸疮，皆有效验者矣。

市门众人溺坑中水　无毒。主消渴重者，取一小盏服之，勿令病人知之，三度差。

盐胆水　味咸，苦，有大毒。主蟨蚀疥癣，瘘虫咬，马牛为虫蚀，毒虫入肉生子毒。六畜饮一合，当时死，人亦如之。并盐初熟，槽中沥黑汁也。主疮，有血不可傅也。

【点评】盐胆水为熬盐沥下的卤汁，亦称卤水，主要是氯化镁、硫酸镁、氯化钠的混合物，误服可引起急性中毒。

水气　有毒。能为风温，疼痹，水肿，面黄，腹大。初在皮肤脚手，入渐至六腑，令人大小便涩，至五脏渐渐加至，忽攻心便死，急不旋踵，无宽延岁月。既是阴病，复宜以阴物生类，诸猪、鱼、螺、鳖之属，春夏秋宜泻，冬宜补药，尤宜浸酒中服之，随阴阳所行者。昔马援南征，多载薏苡人；闵叔留寓，常食猪肝，盖以为湿疾也。江湖间露气成瘴，两山夹水中气疟，一冷一热相激成病癨，此三疾俱是湿，为能与人作寒热，消铄骨肉，南土尤甚。若欲医疗，须细分析，其大略皆瘴类也。人多一概医之，则不差。

【点评】此条之水气并非药物，乃是水湿之气的意思，唐慎微将之抄入《证类本草》，实属考虑不周。所举马援征交趾，据《后汉书·马援传》说"常饵薏苡实，用能轻身省欲，以胜瘴气"。闵仲叔即闵贡，《东观汉记》载此事云："闵仲叔居安邑，老病家贫，不能买肉，日买一片猪肝，屠者或不肯为断。安邑令候之，问诸子何饭食，对曰：但食猪肝，屠者或不肯与之。令出敕市吏，后买辄得。仲叔怪问之，其子道状，乃叹曰：闵仲叔岂以口腹累安邑耶？遂去之沛。"原书不言闵仲叔食猪肝是为了对付湿疾，此处恐是陈藏器附会。

冢井中水　有毒。人中之者立死。欲入冢井者，当先试之。法以鸡毛投井中，毛直而下者无毒；毛回旋而舞，似不下者有毒。以热醋数斗投井穴中，则可入矣。凡冢井及灶中，从夏至秋，毒气害人；从冬至春，则无毒气。凡秋露、春水著草，水亦能害人，冬夏则无。人素为物所伤，并有诸疮，触犯毒露及毒水，觉疮顽不痒痛，当中风水所为，身必反张似角弓。主之法：以盐豉和面作碗子，盖疮上，作大艾炷，灸一百壮，令抽恶水数升，举身觉痒，疮处知痛，差也。

阴地流泉　二月、八月行途之间勿饮之，令人夏发疟瘴，又损脚令软。五月、六月勿饮泽中停水，食著鱼鳖精，令人鳖瘕病也。

铜器盖食器上汗　滴食中，令人发恶疮，内疽，食性忌之也。

炊汤经宿，洗面令人无颜色；洗体，令人成癣；未经宿者洗面，令人亦然。

诸水有毒　水府龙宫，不可触犯；水中亦有赤脉，不可断之；井水沸，不可食之。已上并害人。东晋温峤以物照水，为神所怒。《楚词》云"鳞屋贝阙[①]"，言河伯所居。《国语》云：季桓子穿井获土缶，仲尼曰：水之怪魍魉，土之怪羵羊。水有脉及沸，并见《白泽图》。

---

①　鳞屋贝阙：《楚辞·九歌》云："鱼鳞屋兮龙堂，紫贝阙兮朱宫。"后句"言河伯所居"为王逸注释。

重修政和经史证类备用本草卷第六

己酉新增衍义

成　都　唐　慎　微　续　证　类
中卫大夫康州防御使句当龙德宫总辖修建明堂所医药
提举入内医官编类圣济经提举太医学臣曹孝忠奉敕校勘

草部上品之上总八十七种

三十八种神农本经白字

二种名医别录墨字

一种唐本余

四十六种陈藏器余

凡墨盖子已下并唐慎微续证类

黄精	昌蒲	菊花苦薏、白菊续注
人参	天门冬	甘草
干地黄	术	菟丝子
牛膝	茺蔚子茎附	女萎萎蕤附
防葵	茈音柴胡	麦门冬
独活羌活附	升麻	车前子药根等附
木香	薯预今呼山药	薏苡音以人
泽泻叶、实等附	远志小草附	龙胆
细辛	石斛	巴戟天
白英	白蒿	赤箭
庵音淹䕡音闾子	菥音锡蓂子	蓍实
赤芝	黑芝	青芝

335

白芝	黄芝	紫芝
卷柏		

　　一种唐本余

辟虺雷

　　四十六种陈藏器余

药王	兜木香	草犀根
薇	无风独摇草	零余子
百草花	红莲花白莲花	旱藕
羊不吃草	萍蓬草根	石蕊
仙人草	会州白药	救穷草
草豉	陈思岌	千里及
孝文韭	倚待草	鸡侯菜
桃朱术	铁葛	伏鸡子根
陈家白药	龙珠	捶胡根
甜藤	孟娘菜	吉祥草
地衣草	郎耶草	地杨梅
茅膏菜	鏊菜	益奶草
蜀胡烂	鸡脚草	难火兰
蓼荞	石荠宁	蓝藤根
七仙草	甘家白药	天竺干姜
池德勒		

　　黄精　味甘，平，无毒。补中益气，除风湿，安五脏。久服轻身延年，不饥。一名重楼、一名菟竹、一名鸡格、一名救穷、一名鹿竹。生山谷。二月采根，阴干。

　　陶隐居云：今处处有。二月始生，一枝多叶，叶状似竹而短，根似萎蕤。萎蕤根如荻根及昌蒲，概①（音既）节而平直；黄精根如鬼臼、黄连，大节而不平。虽燥，并柔软有脂

――――――――――

　　①　概：稠密。

润。俗方无用此，而为仙经所贵。根、叶、华、实皆可饵服，酒散随宜，具在断谷方中。黄精叶乃与钩吻相似，惟茎不紫、花不黄为异，而人多惑之，其类乃殊，遂致死生之反，亦为奇事。**唐本注**云：黄精肥地生者，即大如拳；薄地生者，犹如拇指。萎蕤肥根颇类其小者，肌理形色都大相似。今以鬼白、黄连为比，殊无仿佛。又黄精叶似柳及龙胆、徐长卿辈而坚；其钩吻蔓生，殊非比类。**今按**，别本注云：今人服用，以九蒸九暴为胜，而云阴干者，恐为烂坏。**臣禹锡等谨按，抱朴子**云：一名垂珠。服其花胜其实，其实胜其根。但花难得，得其生花十斛，干之才可得五六斗耳。而服之日可三合，非大有役力者，不能办也。服黄精仅十年，乃可得其益耳。且以断谷不及术，术饵令人肥健，可以负重涉险，但不及黄精甘美易食。凶年之时，可以与老小休粮，人食之谓为米脯也。**广雅**云：黄精，龙衔也。**永嘉记**云：黄精，出嵩阳永宁县。**药性论**云：黄精，君。**陈藏器**云：黄精，陶云将钩吻相似，但一善一恶耳。按钩吻即野葛之别名，若将野葛比黄精，则二物殊不相似，不知陶公凭何此说。其叶偏生不对者为偏精，功用不如正精。**萧炳**云：黄精，寒。**日华子**云：补五劳七伤，助筋骨，止饥，耐寒暑，益脾胃，润心肺。单服九蒸九暴，食之驻颜，入药生用。

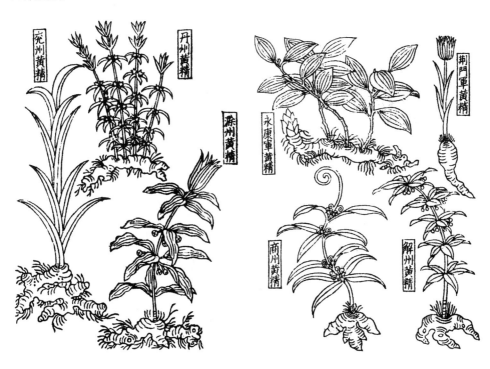

图经云　黄精，旧不载所出州郡，但云生山谷，今南北皆有之，以嵩山、茅山者为佳。三月生苗，高一二尺以来，叶如竹叶而短，两两相对，茎梗柔脆，颇似桃枝，本黄末赤。四月开细青白花，如小豆花状。子白如黍，亦有无子者。根如嫩生姜，黄色。二月采根，蒸过，暴干用。今通八月采。山中人九蒸九暴，作果卖，甚甘美而黄黑色。江南人说黄精苗叶稍类钩吻，但钩吻叶头极尖而根细。苏恭注云"钩吻蔓生，殊非比类"，恐南北所产之异耳。初生苗时，人多采为菜茹，谓之笔菜，味极美，采取尤宜辨之。隋羊公服黄精法云：黄精是芝草之精也，一名莠蕤、一名仙人余粮、一名苟格、一名菟竹、一名垂

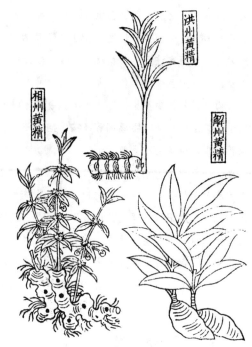

珠、一名马箭、一名白及。二月、三月采根，入地八九寸为上。细切一石，以水二石五斗煮去苦味，滤出，囊中压取汁，澄清，再煎如膏乃止。以炒黑豆黄，末相和，令得所，捏作饼子如钱许大。初服二枚，日益之，百日知。亦焙干筛末，水服，功与上等。《抱朴子》云：服黄精花胜其实。花，生十斛，干之可得五六斗，服之十年，乃可得益。又《博物志》云：天老谓黄帝曰：太阳之草名黄精，饵之可以长生。世传华佗漆叶青黏散，云青黏是黄精之正叶者，书传不载，未审的否。

【雷公云　凡使，勿用钩吻，真似黄精，只是叶有毛钩子二个，是别认处，若误服害人。黄精叶似竹叶。凡采得，以溪水洗净后蒸，从巳至子，刀薄切，曝干用。

食疗　饵黄精能老不饥，其法：可取瓮子去底，釜上安置令得所，盛黄精令满，密盖蒸之，令气溜，即暴之。第二遍蒸之亦如此。九蒸九暴。凡生时有一硕[①]，熟有三四斗。蒸之若生，则刺人咽喉。暴使干，不尔朽坏。其生者，若初服，只可一寸半，渐渐增之，十日不食。能长服之，止三尺五升，服三百日后，尽见鬼神，饵必升天。根、叶、花、实皆可食之。但相对者是，不对者名偏精。

圣惠方　神仙。服黄精成地仙。根茎不限多少，细剉阴干，捣末，每日净水调服，

---

① 硕：通"石"，容量单位，十斗为一石。

任意多少。一年之周，变老为少。

稽神录 临川有士人虐所使婢，婢乃逃入山中，久之见野草枝叶可爱，即拔取根食之甚美，自是常食，久而遂不饥，轻健。夜息大树下，闻草中动，以为虎，惧而上树避之。及晓下平地，其身欻然凌空而去，或自一峰之顶，若飞鸟焉。数岁，其家人采薪见之，告其主，使捕之不得，一日遇绝壁下，以网三面围之，俄而腾上山顶。其主异之，或曰此婢安有仙骨，不过灵药服食。遂以酒馔五味香美，置往来之路，观其食否，果来食，食讫遂不能远去，擒之，具述其故。指所食之草，即黄精也。

道藏神仙芝草经 黄精，宽中益气，五脏调良，肌肉充盛，骨体坚强，其力倍，多年不老，颜色鲜明，发白更黑，齿落更生。先下三尸虫：上尸好宝货，百日下；中尸好五味，六十日下；下尸好五色，三十日下，烂出。花、实、根三等，花为飞英，根为气精。

博物志 昔黄帝问天老曰：天地所生，岂有食之令人不死乎？天老曰：太阳之草名曰黄精，饵之可以长生；太阴之草名曰钩吻，不可食之，入口立死。人信钩吻之杀人，不信黄精之益寿，不亦甚乎。

灵芝瑞草经 黄芝即黄精也。

【点评】《新修本草》以来，草部三品因为药物数量众多析为6卷，即草部上品之上、之下，草部中品之上、之下，草部下品之上、之下。《证类本草》延此文例，但卷内药物顺序却有很大变化。以本卷为例，从《新修本草》到《嘉祐本草》皆以六芝之青芝为草部上品第一药，其后依次是赤、黄、白、黑、紫芝，然后是赤箭、天门冬、麦门冬、术、女萎、黄精等。《证类本草》却以黄精为第一，然后是菖蒲、菊花、人参、天门冬、甘草等，最后是卷柏。卷柏前则是六芝，而六芝的顺序也与《新修本草》等不同，为赤、黑、青、白、黄、紫芝。从书中完全看不出唐慎微调整药物顺序的理由，现怀疑唐慎微编次本书，乃是用《嘉祐本草》与《本草图经》的印刷本剪贴，黑盖子部分则为手写，拟草稿时以每个药物为单位，在最后拼接成书时忽略了《嘉祐本草》原来的顺序，致使药物顺序与前代本草出入较大。

在《证类本草》版刻以前的传抄过程中，抄录者恐怕也是以这种剪贴加抄写的方式复制，药物顺序尽量与传抄底本一致，但装订时也不免有前后顺序颠倒乃至漏装的情况出现，今天所见《政和本草》与《大观本草》药物顺序的差异就是这样形成的。

黄精是道仙色彩浓厚的药物，黑盖子下引证已详。韦应物有一首《饵黄精》古风，完全用本草的说法入诗，可资参考。诗云："灵药出西山，服食采其根。九蒸换凡骨，经著上世言。候火起中夜，馨香满南轩。斋居感众灵，药术启妙门。自怀物外心，岂与俗士论。终期脱印绶，永与天壤存。"北宋韩维有一首谢人馈赠黄精诗，也专门说到九蒸九晒："仙经著灵药，兹品上不刊。服之岁月久，衰羸反童颜。岩居有幽子，乘时劚苍山。溪泉濯之洁，秋阳暴而干。九蒸达晨夜，候火不敢安。"

昌蒲 **味辛，温**，臣禹锡等谨按，久风湿痹通用药云：昌蒲，平。无毒。**主风寒湿痹，咳逆上气，开心孔，补五脏，通九窍，明耳目，出音声**，主耳聋，痈疮，温肠胃，止小便利，四肢湿痹，不得屈伸，小儿温疟，身积热不解，可作浴汤。**久服轻身**，聪耳目，**不忘，不迷惑，延年**，益心智，高志不老。**一名昌阳**。生上洛池泽及蜀郡严道。一寸九节者良，露根不可用。五月、十二月采根，阴干。秦皮、秦艽为之使，恶地胆、麻黄。

陶隐居云：上洛郡属梁州，严道县在蜀郡。今乃处处有，生石碛上，概（音既）节为好。在下湿地大

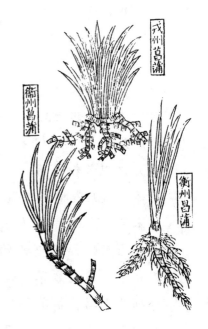

戎州菖蒲

衢州菖蒲

衡州菖蒲

根者，名昌阳，止主风湿，不堪服食。此药甚去虫并蚤虱，而今都不言之。真昌蒲叶有脊，一如剑刃，四月、五月亦作小厘华也。东间溪侧又有名溪荪者，根形气色极似石上昌蒲，而叶正如蒲，无脊，俗人多呼此为石上昌蒲者，谬矣。此止主咳逆，亦断蚤虱尔，不入服御用。诗咏多云"兰荪"，正谓此也。**臣禹锡等谨按，吴氏云**：昌蒲，一名尧韭。**罗浮山记云**：山中昌蒲，一寸二十节。**药性论云**：昌蒲，君，味苦、辛，无毒。治风湿痹[1]痹，耳鸣，头风，泪下，鬼气，杀诸虫，治恶疮疥瘙。石涧所生坚小，一寸九节者上，此昌蒲亦名昌阳。**日华子云**：除风下气，丈夫水脏、女人血海冷败，多忘长智，除烦闷，止心腹痛，霍乱转筋，治客风疮疥，涩小便，杀腹脏虫及蚤虱。耳痛作末炒，承热裹罯[2]甚验。忌饴糖、羊肉。石昌蒲出宣州，二月、八月采取。

图经曰 昌蒲生上洛池泽及蜀郡严道，今处处有之，而池州、戎州者佳。春生青叶，长一二尺许，其叶中心有脊，状如剑，无花实。五月、十二月采根阴干，今以五月五日收之。其根盘屈有节，状如马鞭，大一根傍引三四根，傍根节尤密，一寸九节者佳，亦有一寸十二节者。采之初虚软，暴干方坚实，折之中心色微赤，嚼之辛香少滓。人多植于干燥沙石土中，腊月移之尤易活。古方亦有单服者，采得紧小似鱼鳞者，治择一斤许，以水及米泔浸各一宿，又刮去皮，切，暴干捣筛，以糯米粥和匀，更入熟蜜，搜丸梧子大，绨葛袋盛，置当风处令干。每旦酒饮任下三十丸，临卧更服二十丸，久久得效，如本经所说。又蜀人用治心腹冷气搊痛者，取一二寸捶碎，同吴茱萸煎汤饮之，良。黔、蜀蛮人亦常将随行，卒患心痛，嚼一二寸，热汤或酒送亦效。其生蛮谷中者尤佳，人家移种者亦堪用，但干后辛香坚实不及蛮人持来者，此即医方所用石昌蒲也。又有水昌蒲，生溪涧水泽中甚多，叶亦相似，但中心无脊，采之干后轻虚多滓，殊不及石昌蒲，不堪入药用，但可捣末，油调涂疥瘙。今药肆所货，多以两种相杂，尤难辨也。

【雷公云 凡使，勿用泥昌、夏昌，其二件相似，如竹根鞭，形黑气秽味腥，不堪用。凡使，采石上生者，根条嫩黄紧硬节稠，长一寸有九节者是真也。采得后，用铜刀刮上黄黑硬节皮一重了，用嫩桑枝条相拌蒸，出，暴干，去桑条，剉用。

千金方 日月未足而欲产者：捣昌蒲根汁一二升，灌喉中。**又方**久服聪明益智：甲子日取昌蒲一寸九节者，阴干百日，为末，服方寸匕，日三服，耳目聪明，不忘。**又方**治产后崩中下血不止：昌蒲一两半剉，酒二盏，煎取一盏，去滓，分三服，食前温服。**又方**治好忘，久服聪明益智：七月七日取昌蒲，酒服三方寸匕，饮酒不醉，好事者服而验之。

---

① 痹：肢体麻痹。
② 罯：覆盖。

不可犯铁，若犯之，令人吐逆。

肘后方 扁鹊云，中恶与卒死鬼击亦相类，已死者为治，皆参用此方：捣昌蒲生根，绞汁灌之，立差。尸厥之病卒死，脉犹动，听其耳中如微语声，股间暖，是也。亦此方治之。又人卧忽不寤，勿以火照，照之害人，但痛啮其踵及足拇指甲际，而唾其面，即活。又昌蒲末吹鼻中，桂末内舌下。**又方**耳聋：昌蒲根一寸，巴豆一粒去心，二物合捣，分作七丸，绵裹塞耳，日著一丸，效。**又方**卒胎动不安，或腰痛胎转抢心，下血不止：昌蒲根汁三升服之。**又方**若下血不止，昌蒲三两，酒五升，煮取二升，分三服。

经验方 治痈肿发背，生昌蒲捣贴。若疮干，捣末以水调涂之。《孙用和方》同。

子母秘录 治胎动劳热不安，去血手足烦：昌蒲捣取汁服，二升分三服。

产书 治产后下血不止：昌蒲二两，以酒二升煮，分作二服，止。

夏禹神仙经 昌蒲薄切，令日干者三斤，以绢囊盛之，玄水一斛清者。玄水者酒也。悬此昌蒲密封闭一百日，出视之如绿菜色，以一斗熟黍米内中，封十四日间，出饮酒。则一切三十六种风，有不治者悉效。

汉武帝内传 武帝上嵩山，忽见仙人，长可二丈。问之，曰：吾九嶷山人也，闻中岳有石上昌蒲，一寸九节，食之长生，故来采之。忽然不见。

抱朴子 南中多鹿，每一雄游牝百数，至春羸瘦，盖游牝多也。及夏，则唯食昌蒲一味，却肥。当角解之时，其茸甚痛，猎人逢之，其鹿不敢逸走，伏而不动，猎者先以绳系其茸截取之，以其血未散，然后毙鹿。又韩丛服昌蒲十三年，身上生毛，日视书万言，皆诵之，冬袒不寒。又昌蒲须得石上，一寸九节，紫花尤善。

别说云 谨按，今阳羡山中生水石间者，其叶逆水而生，根须略无少泥土，根、叶极紧细，一寸不啻九节，入药极佳。今二浙人家以瓦石器种之，旦暮易水则茂，水浊及有泥滓则萎，近方多称用石昌蒲，必此类也。其池泽所生，肥大节疏粗慢，恐不可入药，唯可作果盘，盖气味不烈而和淡尔。

衍义曰 菖蒲，世又谓之兰荪，生水次，失水则枯，根节密者气味足。有人患遍身生热毒疮，痛而不痒，手足尤甚，然至颈而止，黏着衣被，晓夕不得睡，痛不可任。有下俚教以菖蒲三斗，剉，日干之，椿罗为末，布席上，使病疮人恣卧其间，仍以被衣覆之，既不黏着衣被，又复得睡。不五七日间，其疮如失。后自患此疮，亦如此用，应手神验。其石菖蒲根络石而生者，节乃密，入药须此等。

【点评】有关菖蒲名实研究甚多，谢宗万先生的观点得到广泛认可：《本草经》菖蒲为天南星科植物 Acorus calamus，此即后世所称之水菖蒲或泥菖蒲，亦即白昌；《名医别录》菖蒲条强调"一寸九节者良"，此为同属石菖蒲 Acorus tatarinowii，是后世菖蒲主流品种；另有溪荪，为同属茴香菖蒲 Acorus macrospadiceus。

关于菖蒲的功效，《本草经》谓其"开心孔"，此用《孟子》"心之官则思"之意，故后文说久服"不忘，不迷惑"。道藏中有一卷《神仙服食灵草菖蒲丸方》，篇中有景龙、大历等年号，又引《上清经》，当是唐代上清派道士所作，称菖蒲为"水之精，神仙之灵草，大圣之珍方"，并提到"服菖蒲，博览群书，日夕无倦"。《备急千金要方》卷14治好忘方云："常以甲子日取石上菖蒲一寸九节者，阴干百日，治下筛，服方寸匕，日三，耳目聪明不忘。"又有孔子大圣智枕中方，用龟甲、龙骨、远志、菖蒲，"常服令人大聪"。菖蒲益智丸用菖蒲、远志、人参、桔梗、牛膝、桂心、茯苓、附子八物，安神定志，聪明耳目，主治喜忘恍惚。药理研究证实，石菖蒲所含细辛醚有提高脑功能障碍小鼠学习记忆能力的作用，这可以为石菖蒲"健脑益智"提供依据。但 α - 细辛醚（α - asarone）有确切的致突变作用，β - 细辛醚也有致癌作用，长期用药的安全性不可忽视。

菖蒲分布甚广，也没有很明确的道地性，因为有道仙家色彩，所以名山大川出者似乎更有"法力"。广州白云山有菖蒲涧，产菖蒲出名，苏轼曾游，有《蒲涧寺》诗说："不用山僧导我前，自寻云外出山泉。千章古木临无地，百尺飞涛泻漏天。昔日菖蒲方士宅，后来薝卜祖师禅。而今只有花含笑，笑道秦王欲学仙。"注释云："地产菖蒲，十二节。相传安期生之故居，始皇访之于此。"

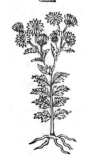

菊花　味苦、甘，平，无毒。主风头眩、肿痛，目欲脱，泪出，皮肤死肌，恶风，湿痹，疗腰痛去来陶陶，除胸中烦热，安肠胃，利五脉，调四肢。**久服利血气，轻身，耐老，延年。一名节华、一名日精、一名女节、一名女华、一名女茎、一名更生、一名周盈、一名傅延年、一名阴成。生雍州川泽及田野。正月采根，三月采叶，五月采茎，九月采花，十一月采实，皆阴干。**术、枸杞根、桑根白皮为之使。

陶隐居云：菊有两种：一种茎紫气香而味甘，叶可作羹食者为真；一种青茎而大，作蒿艾气，味苦不堪食者名苦薏，非真。其华正相似，唯以甘、苦别之尔。南阳郦县最多，今近道处处有，取种之便得。又有白菊，茎、叶都相似，唯花白，五月取，亦主风眩，能令头不白。仙经以菊为妙用，但难多得，宜常服之尔。**臣禹锡等谨按**，尔雅云：鞠，治蔷。注：今之秋华菊。**药性论云**：甘菊花，使。能治热，头风旋倒地，脑骨疼痛，身上诸风令消散。**陈藏器云**：苦薏，味苦。破血，妇人腹内宿血，食之又调中止泄。花如菊，茎似马兰，生泽畔，似菊，菊甘而薏苦，语曰"苦如薏"是也。**又云**：白菊，味苦。染髭发令黑，和巨胜、茯苓蜜丸，主风眩，变白，不老，益颜色。又《灵宝方》茯苓合为丸以成，炼松脂和，每服如鸡子一丸，令人好颜色不老，主头眩。生平泽，花紫白，五月花。《抱朴子》刘生丹法：用白菊花汁和之。**杨损之云**：甘者入药，苦者不任。**日华子云**：菊花，治四肢游风，利血脉，心烦，胸膈壅闷，并痈毒，头痛，作枕明目，叶亦明目，生熟并可食。菊有两种：花大气香，茎紫者为甘菊；花小气烈，茎青小者名野菊，味苦。然虽如此，园蔬内种肥沃后同一体。花上水，益色壮阳，治一切风，并无所忌。

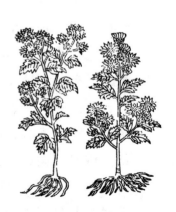

图经曰　菊花生雍州川泽及田野，今处处有之，以南阳菊潭者为佳。初春布地生细苗，夏茂、秋花、冬实。然菊之种类颇多，有紫茎而气香，叶厚至柔嫩可食者，其花微小，味甚甘，此为真；有青茎而大，叶细作蒿艾气味苦者，华亦大，名苦薏，非真也。南阳菊亦有两种：白菊，叶大似艾叶，茎青根细，花白蕊黄；其黄菊，叶似茼蒿，花蕊都黄。然今服饵家多用白者。南京又有一种开小花，花瓣下如小珠子，谓之珠子菊，云入药亦佳。正月采根，三月采叶，五月采茎，九月采花，十一月采实，皆阴干用。唐《天宝单方图》载白菊云：味辛，平，无毒。元生南阳山谷及田野中，颖川人呼为回蜂菊，汝南名蔡苦蒿，上党及建安郡、顺政郡并名羊欢草，河内名地薇蒿，诸郡皆有。其功主丈夫、妇人久患头风眩闷，头发干落，胸中痰结，每风发即头旋，眼昏暗，不觉欲倒者，是其候也。先灸两风池各二七壮，并服此白菊酒及丸，永差。其法：春末夏初收软苗，阴干，捣末。空腹取一方寸匕，和无灰酒服之，日再，渐加三方寸匕。若不欲饮酒者，但和羹、粥、汁服之亦得。秋八月合花收，暴干，切，取三大斤，以生绢囊盛贮三大斗酒中，经七日服之，日三，常令酒气相续为佳。今诸州亦有作菊花酒者，其法得此乎。

【食疗云】 甘菊，平。其叶正月采，可作羹；茎五月五日采；花九月九日采。并主头风，目眩，泪出，去烦热，利五脏。野生苦菊不堪用。

圣惠方 治头风头旋：用九月九日菊花暴干，取家糯米一斗蒸熟，用五两菊花末，搜拌如常酝法，多用细面曲为候，酒熟即压之去滓，每暖一小盏服。

外台秘要 治酒醉不醒：九月九日真菊花末，饮服方寸匕。

肘后方 治丁肿垂死：菊叶一握，捣绞汁一升，入口即活，此神验。冬用其根。

食医心镜 甘菊，主头风目眩，胸中泌泌，目泪出，风痹骨肉痛，切作羹煮粥，并生食并得。

玉函方 王子乔变白增年方：甘菊，三月上寅日采，名曰玉英；六月上寅日采，名曰容成；九月上寅日采，名曰金精；十二月上寅日采，名曰长生。长生者，根茎是也。四味并阴干百日，取等分，以成日合捣千杵为末，酒调下一钱匕。以蜜丸如桐子大，酒服七丸，一日三服。百日身轻润泽；服之一年，发白变黑；服之二年，齿落再生；服之三年，八十岁老人变为童儿。神效。

衍义曰 菊花，近世有二十余种，惟单叶花小而黄绿，叶色深小而薄，应候而开者是也。《月令》所谓"菊有黄花"者也。又邓州白菊，单叶者亦入药，余皆医经不用。专治头目风热，今多收之作枕。

【点评】菊是菊科菊属多种植物的泛称，园艺和药用的主流品种都是 *Dendranthema morifolium*，经过长期栽培选育，逐渐形成若干相对稳定的栽培变种。菊花很早就成为园林植物，陶渊明"采菊东篱下"脍炙人口，唐人也有"萧萧一亩宫，种菊十余丛"（姚合）；"陶菊手自种，楚兰心有期"（杜牧）；"近种篱边菊，秋来未著花"（皎然）等诗句。大规模的品种驯化可能是在唐末宋初，至北宋后期有《菊谱》问世，园林艺菊达到高水平。

至于药用菊花的产地，《本草经》说"生雍州山谷"，其地约在今陕甘宁一带。后来则以南阳郦县（今河南内乡县）出产者为更优，这源于汉末魏晋以来关于郦县菊花潭水的美好传说。《风俗通》云："南阳郦县有甘谷，谷中水甘美，云其山上大有菊华，水从山上流下，得其滋液，谷中三十余家，不复穿井，仰饮此水，上寿者百二三十，中者百余岁，七八十者，名之为夭。菊华轻身益气，令人坚强故也。司空王畅、太尉刘宽、太傅袁隗为南阳太守，闻有此事，令郦县月送水三十斛，用之饮食；诸公多患风眩，皆得瘳。"《荆州记》云："郦县北八里有菊水，其源悉芳。菊被崖，水甚甘馨。太尉胡广久患风羸，恒汲饮水，后疾遂瘳，年及百岁。非惟天寿，亦菊所延也。"《抱朴子内篇·仙药》所说亦同。

菊花对生长环境要求不高，分布广泛，晚近药用菊花按产地和加工方法不同大致分为亳菊、滁菊、贡菊、杭菊、怀菊等。亳菊主产于安徽亳州、涡阳及河南商丘，滁菊主产于安徽滁州，贡菊主产于安徽歙县、浙江德清，杭菊主产于浙江桐乡、海宁、嘉兴、湖州，怀菊主产于河南新乡、郑州、开封、武陟、商丘。《药物出产辨》说法亦同："菊花有黄白之分。白者以产安徽亳州为最，其次河南怀庆府，又其次则产广东潮州，色黑味苦。又有一种白杭菊，产浙江杭州府，合药用少，茶用居多。又有一种黄杭菊，亦产浙江杭州府。又有一种大朵者，名黄菊王，亦产浙江杭州府。黄菊近日广东小榄有种，花瓣略大，色黄而带红，味不香。杭州产者，色黄而带青，味温香大有，可别白菊。再有一种名绿蒂菊，产安徽滁州，又名滁州菊，味最清凉，不甜不苦，白菊之中以此味合药为适当。"通常以亳菊、滁菊、杭菊、怀菊为四大药用名菊。

这些"名菊"虽然号称历史悠久，但以《本草图经》《本草衍义》《本草品汇精要》《本草纲目》产地记载为参照，或者以

"亳菊""滁菊""杭菊""怀菊"为主题词在文献库中检索，可以确定其道地性确立时间很晚。名菊之"名"更主要与规模化的种植、产地靠近药材集中贸易区、地方用药习惯、出于经济利益的美化包装等有关。至于历史悠久而文化底蕴最深厚的郦县菊花反而湮没无闻。

人参 味甘，微寒、微温，无毒。**主补五脏，安精神，定魂魄，止惊悸，除邪气，明目，开心，益智，**疗肠胃中冷，心腹鼓痛，胸胁逆满，霍乱吐逆，调中，止消渴，通血脉，破坚积，令人不忘。**久服轻身延年。**一名人衔、一名鬼盖、一名神草、一名人微、一名土精、一名血参。如人形者有神。生上党山谷及辽东。二月、四月、八月上旬采根，竹刀刮，暴干，无令见风。茯苓为之使，恶溲疏，反黎芦。

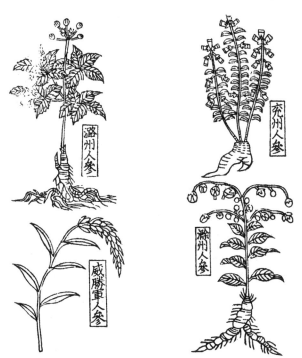

陶隐居云：上党郡在冀州西南，今魏国所献即是。形长而黄，状如防风，多润实而甘，俗用不入服，乃重百济者，形细而坚白，气味薄于上党。次用高丽，高丽即是辽东。形大而虚软，不及百济。百济今臣属高丽，高丽所献，兼有两种，止应择取之尔，实用并不及上党者。其为药切要，亦与甘草同功。而易蛀（音注）蚛（音仲），唯内器中密封头，可经年不坏。人参生一茎直上，四五叶相对生，花紫色。高丽人作人参赞曰：三桠五叶，背阳向阴。欲来求我，椵（音贾）树相寻。椵树叶似桐，甚大阴广，则多生阴地。采作甚有法。今近山亦有，但作之不好。**唐本注**云：陶说人参苗乃是荠苨、桔梗，不悟高丽赞也。今潞州、平州、泽州、易州、檀州、箕州、幽州、妫州并出。盖以其山连亘相接，故皆有之也。**今注**：人参，见用多高丽、百济者，潞州太行山所出谓之紫团参，亦用焉。陶云"俗用不入服"，非也。**臣禹锡等谨按，药性论**云：人参，恶卤咸。生上党郡，人形者上，次出海东新罗国，又出渤海。主五脏气不足，五劳七伤虚损瘦弱，吐逆不下食，止霍乱烦闷、呕哕，补五脏六腑，保中守神。**又云**：马蔺为之使。消胸中痰，主肺痿吐脓及痫疾，冷气逆上，伤寒不下食，患人虚而多梦纷纭，加而用之。**萧炳云**：人参和细辛密封，经年不坏。**日华子云**：杀金石药毒，调中治气，消食开胃，食之无忌。

图经曰 人参生上党山谷及辽东，今河东诸州及泰山皆有之，又有河北榷场及闽中来者，名新罗人参，然俱不及上党者佳。其根形状如防风而润实。春生苗，多于深山中背阴近椴（音贾）漆下湿润处；初生小者三四寸许，一桠五叶；四五年后生两桠五叶，末有花茎；至十年后生三桠；年深者生四桠各五叶，中心生一茎，俗名百尺杆。三月、四月有花，细小如粟，蕊如丝，紫白色，秋后结子，或七八枚，如大豆，生青熟红，自落。根如人形者神。二月、四月、八月上旬采根，竹刮去土暴干，无令见风。泰山出者，叶秆青，根白，殊别。江淮出一种土人参，叶如匙而小，与桔梗相似，苗长一二尺，叶相对生，生五七节，根亦如桔梗而柔，味极甘美，秋生紫花，又带青色，春秋采根，不入药，本处人或用之。相传欲试上党人参者，当使二人同走，一与人参含之，一不与，度走三五里许，其不含人参者必大喘，含者气息自如者，其人参乃真也。李绛《兵部手集方》疗反胃呕吐无常，粥饮入口即吐，困弱无力垂死者，以上党人参二大两拍破，水一大升，煮取四合，热顿服，日再，兼以人参汁煮粥与啖。李直方司勋徐郎中①于汉南患反胃两月余，诸方不差，遂与此方，当时便定，差后十余日发。入京，绛每与名医持论此药，难可为侔也。又杂他药而其效最著者，张仲景治胸痹，心中痞坚，留气结胸，胸满胁下，逆气抢心，治中汤主之：人参、术、干姜、甘草各三两，四味以水八升，煮取三升，每服一升，日三。如脐上筑者，为肾气动，去术加桂四两；吐多者，去术加生姜三两；下多者，复其术；悸者，加茯苓二两；渴者，加术至四两半；腹痛者，加人参至四两半；寒者，加干姜至四两半；满者，去术加附子一枚。服药

---

① 李直方司勋徐郎中：李直方为人名，《全唐文》载其小传云："直方，德宗朝官左司员外郎，历中书舍人，试太常卿，贞元二十一年（805）自韶州刺史移赣州刺史，迁司勋郎中。"《全唐文》卷63还有一篇"赠高崇文司徒册文"，也提到"司勋郎中李直方"。考李直方的活动时间与《兵部手集方》作者李绛（864—830）吻合，应是其人。本句中"徐"字疑是衍文；或有在"李直方"后加冒号，意谓李直的处方，亦误。

后，如食顷，饮热粥一升许，微自温，勿发揭衣被。此方晋宋以后至唐，名医治心腹病者，无不用之，或作汤，或蜜丸，或加减，皆奇效。胡洽治霍乱，谓之温中汤。陶隐居《百一方》云：霍乱余药乃可难求，而治中丸、四顺、厚朴诸汤，不可暂缺，常须预合，每至秋月常赍自随①。唐石泉公王方庆云：治中丸以下四方，不惟霍乱可医，至于诸病皆疗，并须预排比也。其三方者：治中汤、四顺汤、厚朴汤也。四顺汤，用人参、附子、炮干姜、甘草各二两，切，以水六升，煎取二升半，分四服。若下不止，加龙骨二两；若痛，加当归二两。厚朴汤见厚朴条。

【海药云】 出新罗国。所贡又有手脚状如人形，长尺余，以杉木夹定，红线缠饰之。味甘，微温。主腹腰，消食，补养脏腑，益气安神，止呕逆，平脉，下痰，止烦躁，变酸水。又有沙州参，短小不堪。采根用时，去其芦头，不去者吐人，慎之。

雷公云 凡使，要肥大，块如鸡腿，并似人形者，采得阴干，去四边芦头并黑者，剉入药中。夏中少使，发心痃之患也。

外台秘要 治蜂、蝎螫人方：人参嚼以封之。

千金方 开心，肥健人：人参一分，猪肪十分，酒拌和，服一百日。百日满，体髓溢，日诵千言，肌肤润泽，去热风痰。

肘后方 治卒上气，喘急鸣息便欲绝：人参末服方寸匕，日五六服。

经验后方 治大人、小儿不进乳食，和气去痰：人参四两，半夏一两，生姜汁熬一宿，曝干为末，面糊丸，如绿豆大。每服十丸，食后生姜汤吞下。又方治狗咬破伤风：以人参不计多少，桑柴火上烧令烟绝，用盏子合研为末，掺在疮上，立效。

胜金方 治吐血：以人参一味为末，鸡子清投新汲水调下一钱服之。

灵苑方 治咳嗽上气，喘急，嗽血吐血：人参好者捣为末，每服三钱匕，鸡子清调之。五更初服便睡，去枕仰卧，只一服愈，年深者再服。忌腥、咸、鲜、酱、面等，并勿过醉饱，将息佳。

衍义曰 人参，今之用者，皆河北榷场博易到，尽是高丽所出，率虚软味薄，不若潞州上党者味厚体实，用之有据。土人得一窠，则置于版上，以色茸缠系，根颇纤长，不与榷场者相类。根下垂有及一尺余者，或十歧者，其价与银等，稍为难得。

【点评】关于"上党人参"的名实变迁可参《中药材品种沿革

---

① 随：底本作"隋"，乃因后一字"唐"联想致误。王方庆为唐代人，非"隋唐石泉公王方庆"也。因改为"随"，属上句。

及道地性》，此处仅对宋代人啧啧称赞的"紫团参"做一些补充。

紫团山在潞州壶关县东南，大约从晚唐开始，紫团山出产的人参逐渐有名。《全唐诗》卷625陆龟蒙《奉和袭美谢友人惠人参》有句云："五叶初成椴树阴，紫团峰外即鸡林。"同书卷635周繇《以人参遗段成式》云："人形上品传方志，我得真英自紫团。"北宋紫团参地位更高。《开宝本草》说："潞州太行山所出，谓之紫团参。"王安石病哮喘，需要紫团山人参，其《赠张康》诗云："手中紫团参，一饮宽吾亲。"另据《梦溪笔谈》卷9记载，王安石还曾拒绝薛师政所馈紫团参，并夸口："平生无紫团参，亦活到今日。"此外，苏轼诗《紫团参寄王定国》也脍炙人口。

今详考文献及附图，这种紫团参既非五加科人参 Panax ginseng，也非《中药材品种沿革及道地性》认为的桔梗科党参 Codonopsis sp.，而另有其物，理由如下：

金代刘完素《黄帝素问宣明方论》卷7仙人肢丸、元代王好古《医垒元戎》卷12紫菀丸，皆在处方中同时使用紫团参与人参。此从医方使用的角度证明紫团参非人参。南宋杨万里《诚斋集》卷20有《紫团参》诗云："新罗上党各宗枝，有两曾参果是非。入手截来花晕紫，闻香已觉玉池肥。旧传饮子安心妙，新捣珠尘看雪飞。珍重故人相问意，为言老矣只思归。"用真假曾参来比喻新罗人参（朝鲜参）与上党人参（紫团参），这代表非医家的看法。

《证类本草》绘有威胜军人参图，穗状花序，单叶互生，无地下部分（《绍兴本草》此条增绘根状茎）。《宋史》卷271云："太平兴国二年，诏于潞州北乱柳石围中筑城，名威胜军。"壶关遂由威胜军节度，故此威胜军人参即是紫团山人参。复考《证类本草》卷8之晋州紫参药图，地上部分完全同于此威胜军人参，地下根状茎与《绍兴本草》相同。根据《本草图经》对这种紫参的描述："苗长一二尺，根淡紫色如地黄状，茎青而细，叶亦青似槐叶，亦有似羊蹄者。五月开花，白色似葱花，亦有红紫而似水荭者。根皮紫黑，肉红白色，肉浅而皮深。"此即蓼科植物拳参 *Polygonum bistorta*，因其根皮紫褐色，故名紫参，这便是宋代鼎鼎大名的紫团参的原植物。

天门冬 味苦、甘，平、大寒，无毒。**主诸暴风湿偏痹，强骨髓，杀三虫，去伏尸**，保定肺气，去寒热，养肌肤，益气力，利小便，冷而能补。**久服轻身，益气延年，不饥。一名颠勒。**生奉高山谷。二月、三月、七月、八月采根，暴干。<small>垣衣、地黄为之使，畏曾青。</small>

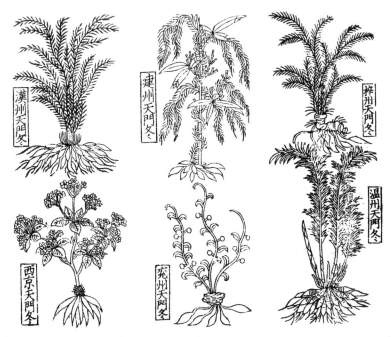

陶隐居云：奉高，太山下县名也。今处处有，以高地大根味甘者为好。张华《博物志》云：天门冬，逆捋有逆刺；若叶滑者，名絺休，一名颠棘。可以浣缣，素白如绒（音越，纻类），金城人名为浣草。擘其根，温汤中挼之，以浣衣胜灰。此非门冬，相似尔。按如此说，今人所采皆是有刺者，本名颠勒，亦粗相似，以浣垢衣则净。《桐君药录》又云：叶有刺，蔓生，五月花白，十月实黑，根连数十枚。如此殊相乱，而不复更有门冬，恐门冬自一种，不即是浣草耶？又有百部，根亦相类，但苗异尔。门冬蒸剥去皮，食之甚甘美，止饥。虽暴干，犹脂润难捣，必须薄切，暴于日中，或火烘之也。俗人呼苗为棘刺，煮作饮乃宜人，而终非真棘刺尔。服天门冬，禁食鲤鱼。**唐本注云**：此有二种，苗有刺而涩者，无刺而滑者，俱是门冬。俗云颠刺、浣草者，形儿诮（音暝）之，虽作数名，终是一物。二根浣垢俱净，门冬、浣草，互名之也。**今按**，陈藏器本草云：天门冬，陶云"百部根亦相类，苗异尔"。按天门冬根有十余茎，百部多者五六十茎，根长尖，内虚，味苦。天门冬根圆短实润，味甘不同，苗蔓亦别。如陶所说，乃是同类，今人或以门冬当百部者，说不明也。**臣禹锡等谨按**，尔雅云：蔷蘼，蔠冬。注云：门冬，一名满冬。蔠，音门。**抱朴子**云：或名地门冬，或名莚门冬，或名颠棘，或名淫羊食，或名管松。其生高地，根短味甜气香者上；其生水侧下地者，叶细似蕴而微黄，根长而味多苦气臭者下。亦可服食，然善令人下气，为益又迟也。服之百日，皆丁壮兼倍，快于术及黄精也。入山便可蒸若煮，啖之取足以断谷，若有力，可饵之。亦作散并捣绞其汁作液以服，散尤益。**药性论**云：天门冬，君。主肺气咳逆，喘息促急，除热，通肾气，疗肺痿，生痈吐脓，治湿疥，止消渴，去热中风，宜久服。煮食之，令人肌体滑泽，除身中一切恶气，不洁之疾，令人白净。蜀人使浣衣如玉。和地黄为使，服之耐老，头不白。能冷补，患人体虚而热，加而用之。**杨损之云**：服天门冬误食鲤鱼中毒，浮萍解之。**日华子云**：贝母为使。镇心，润五脏，益皮肤，悦颜色，补五劳七伤。治肺气并嗽，消痰，风痹，热毒游风，烦闷吐血。去心用。

图经曰 天门冬生奉高山谷，今处处有之。春生藤蔓，大如钗股，高至丈余，叶如茴香，极尖细而疏滑，有逆刺，亦有涩而无刺者。其叶如丝杉而细散，皆名天门冬。夏生白花，亦有黄色者。秋结黑子，在其根枝傍。入伏后无花，暗结子。其根白或黄紫色，大如手指，长二三寸，大者为胜，颇与百部根相类，然圆实而长，一二十枚同撮。二月、三月、七月、八月采根，四破之，去心，先蒸半炊间，暴干，停留久仍湿润。入药时，重炕焙令燥。洛中出者，叶大干粗，殊不相类。岭南者无花，余无它异。谨按，天门冬别名，《尔雅》谓之蘼（亡彼切），一名蔠（与门同）冬。《山海经》云"条谷之山，其草多芍药、蔠冬"是也。《抱朴子》及《神仙服食方》云：天门冬，一名颠棘。在东岳名淫羊藿，在中岳名天门冬，在西岳名管松，在北岳名无不愈，在南岳名百部，在京陆山阜名颠棘。虽处处皆有，其名各异，其实一也，在北岳地阴者尤佳。欲服之，细切，阴干，捣下筛，酒调三钱匕，日五六进之，二百日知，可以强筋髓，驻颜色，与炼成松脂同蜜丸益善。服者不可食鲤鱼。此方以颠棘为别名，而张茂先以为异类。《博物志》云：天门冬茎间有刺，而叶滑者曰绨休，一名颠棘，根以浣缣素令白，越人名为浣草，似天门冬而非也。凡服此，先试浣衣如法者，便非天门冬。若如所说，则有刺而叶滑，便不中服。然今所有，往往是此类，用者须详之。

【雷公云 采得了，去上皮一重，便劈破，去心，用柳木甑，烧柳木柴，蒸一伏时，洒酒令遍，更添火蒸，出曝，去地二尺已来，作小架，上铺天门叶，将蒸了天门冬，摊令干用。

食疗 补虚劳，治肺劳，止渴，去热风。可去皮、心，入蜜煮之，食后服之。若曝干，入蜜丸尤佳。亦用洗面，甚佳。

外台秘要 治风癫引胁牵痛，发作则吐，耳如蝉鸣：天门冬去心、皮，曝干捣筛，酒服方寸匕。若人久服，亦能长生。

经验后方 服天门冬法：不计多少，去心、皮为末，每服方寸匕，日三四服不绝，甚益人，以酒饮之。又治癥瘕积聚，去三尸，轻身益气，延年耐老，百病不侵。

孙真人枕中记 天门冬，末，服方寸匕，日三。无问山中、人间，恒勿废，久服益。若酿酒服之，去癥瘕积聚，风痰癫狂，三虫伏尸，除瘟痹，轻身益气，令人不饥，百日，还年耐老。

修真秘旨 神仙。服天门冬三十斤，细切，阴干，捣末。每服三钱，酒调下，日五六服。二百日后怡泰，拘急者缓，羸劣者强；三百日身轻；三年走及奔马。

道书八帝圣化经 欲不畏寒：取天门冬、茯苓等分为末，服方寸匕，日再服。大寒时，单衣汗出。

抱朴子云 杜紫微服天门冬，御八十妾，有男一百四十人，日行三百里。

列仙传 赤顶①子食天门冬，齿落更生，细发复出。

神仙传 甘始者，太原人，服天门冬，在人间三百余年。

衍义曰 天门冬、麦门冬之类，虽曰去心，但以水渍漉，使周润渗入肌，俟软，缓缓擘取，不可浸出脂液。其不知者，乃以汤浸一二时，柔即柔矣，然气味都尽。用之不效，乃曰药不神，其可得乎？治肺热之功为多。其味苦，但专泄而不专收，寒多人禁服。余如二经。

【点评】本草所用天门冬主要是百合科天门冬属 *Asparagus* 植物，此类植物根中富含甾体皂苷，具有降低水溶液表面张力作用，能使水溶液经振摇后产生大量持久性的泡沫，古人正是利用此性质来浣衣。陶弘景说"可以浣缣，素白如绒，金城人名为浣草。擘其根，温汤中挼之，以浣衣胜灰"，就是这个意思。

天门冬多糖含量高，适合于煎膏，方书中有数首"天门冬煎"，药物组成不一，《太上灵宝五符序》卷中有一首天门冬煎专用于补益，与他书用于虚损咳嗽不同。方用天门冬二百斤、生

① 顶：据《列仙传》赤须子"好食松实、天门冬、石脂，齿落更生，发堕再出"，此当是"须"字之误。

地黄一百斤，皆净洗，捣绞取汁，澄取上清门冬汁一斛，地黄汁五斗，合于铜器中，微火上煎之，令得五六斗。毕，纳白蜜四斗，汤上煎之，搅不离手，昼夜数日，令可丸。服如鸡子一枚，日三。主治"虚劳百病，心下悬饮不能食，止渴，令人肥，永不老"。天门冬以川产者为佳，据《通典》卷6，遂宁郡贡干天门冬百一十斤，安岳郡贡天门冬煎四斗。未知是此天门冬煎否。

《太上灵宝五符序》还有天门冬酒方，"以秋取其根，渗洗绞取汁，多少在意，以渍米麹，如丸酿法也"。据称能"治百病，安神养气，令人长生不死"。苏东坡曾自酿天门冬酒，作《庚辰岁正月十二日，天门冬酒熟，予自漉之，且漉且尝，遂以大醉》七律两首，其一云："自拨床头一瓮云，幽人先已醉浓芬。天门冬熟新年喜，曲米春香并舍闻。菜圃渐疏花漠漠，竹扉斜掩雨纷纷。拥裘睡觉知何处，吹面东风散缬纹。"

甘草国老　味甘，平，无毒。**主五脏六腑寒热邪气，坚筋骨，长肌肉，倍力，金疮尰**时勇切，**解毒**，温中下气，烦满短气，伤脏咳嗽，止渴，通经脉，利血气，解百药毒。为九土之精，安和七十二种石，一千二百种草。**久服轻身延年**。一名蜜甘、一名美草、一名蜜草、一名蕗草。生河西川谷，积沙山及上郡。二月、八月除日采根，暴干十日成。术、干漆、苦参为之使，恶远志，反大戟、芫花、甘遂、海藻四物。

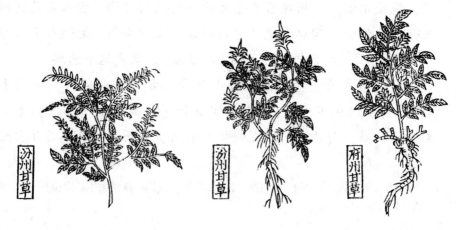

陶隐居云：河西、上郡不复通市，今出蜀汉中，悉从汶山诸夷中来。赤皮断理，看之坚实者，是枹罕草，最佳。枹罕，羌地名。亦有火炙干者，理多虚疏。又有如鲤鱼肠者，被刀破，不复好。青州间亦有，不如。又有紫甘草，细而实，乏时可用。此草最为众药之主，经方少不用者，犹如香中有沉香也。国老，即帝师之称，虽非君，为君所宗，是以能安和草石而解诸毒也。**臣禹锡等谨按，尔雅**云：蘦，大苦。注：今甘草也。蔓延生，叶似荷，青黄，茎赤有节，节有枝相当。疏引《诗·唐风》云"采苓采苓，首阳之巅"是也。**药性论云**：甘草，君，忌猪肉，诸药众中为君。治七十二种乳石毒，解一千二百般草木毒，调和使诸药有功，故号国老之名矣。主腹中冷痛，治惊痫，除腹胀满，补益五脏，制诸药毒，养肾气内伤，令人阴痿。主妇人血沥，腰痛，虚而多热，加而用之。**日华子云**：安魂定魄，补五劳七伤，一切虚损，惊悸，烦闷，健忘，通九窍，利百脉，益精养气，壮筋骨，解冷热。入药炙用。

图经曰 甘草生河西川谷积沙山及上郡，今陕西河东州郡皆有之。春生青苗，高一二尺，叶如槐叶，七月开紫花似柰，冬结实作角子如毕豆。根长者三四尺，粗细不定，皮赤，上有横梁，梁下皆细根也。二月、八月除日采根，暴干十日成，去芦头及赤皮，今云阴干用。今甘草有数种，以坚实断理者为佳，其轻虚纵理及细韧者不堪，惟货汤家用之。谨按《尔雅》云"蘦，大苦"，释曰：蘦，一名大苦。郭璞云：甘草也，蔓延生，叶似荷，青黄，茎赤有节，节有枝相当。或云蘦似地黄，《诗·唐风》云"采苓采苓，首阳之巅"是也。蘦与苓通用，首阳之山，在河东蒲坂县，乃今甘草所生处相近，而先儒所说苗叶与今全别，岂种类有不同者乎？张仲景《伤寒论》有一物甘草汤、甘草附子、甘草干姜、甘草泻心等汤，诸方用之最多，又能解百毒，为众药之要。孙思邈论云：有人中乌头、巴豆毒，甘草入腹即定。方称大豆解百药毒，尝试之不效，乃加甘草为甘豆汤，其验更速。又《备急方》云：席辩刺史尝言岭南俚人解毒药，并是尝用物，畏人得其法，乃言三百头牛药，或言三百两银药。辩久住彼，与之亲狎，乃得其实。凡欲食，先取甘草一寸炙熟，嚼咽汁，若中毒，随即吐出。乃用都惏藤、黄藤二物，酒煎令温，常服，毒随大小溲出。都惏藤者出岭南，高三尺余，甚细长，所谓三百两银药也。又常带甘草十数寸，随身以备缓急。若经含甘草而食物不吐者，非毒也。崔元亮《海上方》治发背秘法，李北海云此方神授，极奇秘。以甘草三大两，生捣，别筛末，大麦面九两，于一大盘中相和搅令匀，取上好酥少许，别捻入药，令匀，百沸水溲如饼剂，方圆大于疮一分，热傅肿上，以油片及故纸隔令通风，冷则换之。已成脓水自出，未成肿便内消。当患肿著药时，常须吃黄芪粥，甚妙。又一法，甘草一大两微炙，捣碎，水一大升浸之，器上横一小刀子，置露中经宿，平明以物搅令沫出，吹沫服之。但是疮肿发背，皆可服，甚效。

【雷公云】 凡使，须去头尾尖处，其头尾吐人。每用切长三寸，剉劈破作六七片，使瓷器中盛，用酒浸蒸，从巳至午，出暴干细剉。使一斤，用酥七两涂上，炙酥尽为度。又，先炮令内外赤黄用，良。

外台秘要　《救急》瘦疾：甘草三两炙，每旦以小便煮三四沸，顿服之，良。

百一方　小儿初生，未可与朱、蜜，取甘草一指节长炙碎，以水二合，煮取一合，以缠绵点儿口中，可得一蚬壳止，儿当快吐胸中恶汁，此后待儿饥渴，更与之。若两服并不吐，尽一合止，得吐恶汁，儿智惠无病。**又方**中蛊者，煮甘草服之，当痰出。若平生预服防蛊者，宜熟炙甘草煮服之，凡中蛊毒即内消，不令吐痰，神验。**又方**食牛、羊肉中毒者，煮甘草汁服之一二升，当愈。

经验方　崔宣州衍传赤白痢方：甘草一尺，炙擘破，以淡浆水蘸二二度，又以慢火炙之，后用生姜去皮半两，二味以浆水一升半，煎取八合，服之立效。

梅师方　治初得痢，冷热赤白及霍乱：甘草一两炙，豆蔻七个剉，以水三升，煎取一升分服。

孙真人食忌　主一切伤寒：甘草如中指长，炙，细剉，取童子小便一升，和煎取七合，空心服，日再服之。

广利方　治肺痿久咳嗽，涕唾多，骨节烦闷，寒热：甘草十二分炙，捣为末，每日取小便三合，甘草末一钱匕，搅令散服。

御药院　治二三日咽痛：可与甘草汤去滓，日三服。

古今①录验　治阴下湿痒：甘草一尺并切，以水五升，煮取三升，渍洗之，日三五度，差。

金匮玉函　菜中有水莨菪，叶圆而光，有毒，误食之令人狂乱，状若中风，或吐。甘草煮汁，服之即解。**又方**治误饮馔中毒者，未审中何毒，卒急无药可解：只煎甘草、荠苨汤服之，入口便活。**又方**治小儿撮口及发噤方：用生甘草一分细剉，以水一盏，煎至六分去滓，温与儿服，令吐痰涎后，以乳汁点儿口中差。**又方**治小儿中蛊欲死：甘草半两剉，以水一盏，煎五分去滓，作二服，当吐蛊出。**又方**治小儿羸瘦惙惙方：甘草二两，炙焦，杵为末，蜜丸如绿豆大。每温水下五丸，日二服。

伤寒类要　治伤寒三二日咽痛者：与甘草二两炙，水三升，煮取一升半，服五合，日三。**又方**伤寒，脉结代者，心悸动方：甘草二两，水三升，煮取一半，服七合，日二。

姚和众　治小儿尿血：甘草五分，以水六合，煎取二合去滓，一岁儿一日服令尽。

淮南子　甘草主生肌肉。

---

① 古今：底本作"今古"，据本书"证类本草所出经史方书"改。

衍义曰　甘草枝叶悉如槐，高五六尺，但叶端微尖而糙涩，似有白毛，实作角生，如相思角，作一本生，子如小扁豆，齿啮不破。今出河东西界，入药须微炙，不尔，亦微凉。生则味不佳。

【点评】甘草是古代重要的解毒药，《本草经》只有"解毒"二字，《别录》补充说："解百药毒。为九土之精，安和七十二种石，一千二百种草。"《本草图经》云："诸方用之最多，又能解百毒，为众药之要。"并引孙思邈论曰："有人中乌头、巴豆毒，甘草入腹即定。方称大豆解百药毒，尝试之不效，乃加甘草为甘豆汤，其验更速。"（原文见《备急千金要方》卷24，苏颂引用有节略）古人认为能够解毒的药物有甘草、荠苨、大小豆汁、绿豆汁、蓝汁；甚或有地浆水、人粪汁、童子便等肮脏的东西——此或许通过催吐排除胃中尚未吸收的毒物，减轻中毒反应。至于其他的药物，除了甘草以外，解毒作用实属可疑。

药理研究证实，甘草煎液是一种非特异性的解毒剂，能提高动物对多种毒素的耐受力。甘草中含甘草酸（glycyrrhizic acid），因其甜味是蔗糖的 250 倍，故又名甘草甜素（glycyrrhizin）。甘草甜素在肝脏分解为甘草次酸（glycyrrhetinic acid）和葡萄糖醛酸。后者可与含羧基、羟基的物质结合，使之失活，从而发挥解毒作用；前者则具有肾上腺皮质激素样作用，可提高机体对毒素的耐受力。由甘草的解毒作用证实，药用甘草自古便是豆科 *Glycyrrhiza* 属植物，品种没有变异。

甘草被中医称为"国老"，处方使用频率极高，除了调和药性、解毒、止咳、补养脾胃等作用外，还可用于治疗消瘦。如《证类本草》引《外台秘要》治瘦疾："甘草三两炙，每旦以小便煮三四沸，顿服之。"又引《金匮玉函经》治小儿羸瘦："甘草二两炙焦，杵为末，蜜丸如绿豆大，每温水下五丸，日二服。"这也是利用甘草甜素的皮质样激素作用，通过刺激食欲，或许能够暂时达到改善症状的效果。但必须注意，长期使用甘草制剂会严重干扰水盐代谢，出现"假性醛固酮增多症"，表现为水肿、低血钾、高血钠、高血压等。

干地黄 味甘、苦，寒，无毒。**主折跌绝筋，伤中，逐血痹，填骨髓，长肌肉。作汤除寒热，积聚，除痹。**主男子五劳七伤，女子伤中，胞漏，下血，破恶血，溺血，利大小肠，去胃中宿食，饱力断绝，补五脏内伤不足，通血脉，益气力，利耳目。**生者尤良。**

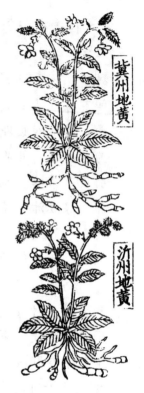

生地黄 大寒。主妇人崩中血不止及产后血上薄心闷绝，伤身胎动下血，胎不落，堕坠踠折，瘀血，留血，衄鼻，吐血，皆捣饮之。**久服轻身不老。一名地髓、一名芐、一名芑。**生咸阳川泽，黄土地者佳。二月、八月采根，阴干。得麦门冬、清酒良，恶贝母，畏芜荑。

陶隐居云：咸阳，即长安也。生渭城者乃有子实，实如小麦，淮南七精散用之。中间以彭城干地黄最好，次历阳，今用江宁板桥者为胜。作干者有法，捣汁和蒸，殊用工意，而此直云阴干，色味乃不相似，更恐以蒸为失乎？大贵时乃取牛膝、萎蕤作之，人不能别。仙经亦服食，要用其华。又善生根，亦主耳暴聋、重听。干者黏湿，作丸散用，须烈日暴之，既燥则斤两大减，一斤才得十两散尔，用之宜加量也。**今按**，陈藏器本草云：干地黄，本经不言生干及蒸干，方家所用二物别，蒸干即温补，生干则平宣，当依此以用之。**臣禹锡等谨按**，尔雅云：芐，地黄。注云：一名地髓，江东呼芐（音怙）。**药性论**云：干地黄，君。能补虚损，温中下气，通血脉。久服变白延年。治产后腹痛，主吐血不止。**又云**：生地黄，忌三白，味甘，平，无毒。解诸热，破血，通利月水闭绝，不利水道。捣薄心腹，能消瘀血。病人虚而多热，加而用之。**萧炳**云：干、生二种，皆黑须发良药。**日华子**云：干地黄，助心胆气，安魂定魄，治惊悸劳劣，心肺损，吐血鼻衄，妇人崩中血运，助筋骨，长志。日干者平，火干者温，功用同前。**又云**：生者水浸，验浮者名天黄，半浮半沉者名人黄，沉者名地黄。沉有力佳，半沉者次，浮者劣。煎忌铁器。

图经曰 地黄生咸阳川泽黄土地者佳，今处处有之，以同州为上。二月生叶，布地便出，似车前，叶上有皱文而不光。高者及尺余，低者三四寸。其花似油麻花而红紫色，亦有黄花者。其实作房如连翘，子甚细而沙褐色。根如人手指，通黄色，粗细长短不常。二月、八月采根，蒸三二日令烂，暴干，谓之熟地黄。阴干者是生地黄。种之甚易，根入土即生。一说，古称种地黄宜黄土，今不然，大宜肥壤虚地，则根大而多汁。其法，以苇席圆编如车轮，径丈余，以壤土实苇席中为坛。坛上又以苇席实土为一级，比下坛径减一尺，如此数级如浮屠也。乃以地黄根节多者寸断之，莳坛上，层层令满，逐日以水灌之，令茂盛。至春秋分时，自上层取之，根皆长大而不断折，不被劚伤故也。得根暴干之。熟干地黄最上出同州，光润而甘美，南方不复识，但以生地黄草烟熏使干黑，洗之煤尽仍白也。今干之法，取肥地黄三二十斤净洗，更以拣去细根及根节瘦短者，亦得二三十斤，捣绞取汁，投银、铜器中，下肥地黄浸漉令浃，饭上蒸三四过，时时浸漉转蒸讫，又暴使汁尽。其地黄当光黑如漆，味甘如饴糖，须瓷器内收之，以其脂柔喜暴润也。又医家欲辨精粗，初采得以水浸，有浮者名天黄，不堪用；半沉者名人黄，为次；其沉者名地黄，最佳也。神仙方服食地黄，采取根净洗，捣绞取汁，煎令小稠，内白蜜更煎，令可丸。晨朝酒送三十九如梧子，日三。亦入青州枣肉同丸，又煎膏入干根末丸服，又四月采其实，阴干筛末，水服钱匕，其效皆等。其花名地髓花，延年方有单服二[①]法。又治伤折金疮，为最要之药。《肘后方》疗踠折，四肢骨破碎及筋伤蹉跌，烂捣生地黄熬之，裹所伤处，以竹简编夹之遍，急缚勿令转动，一日一夕可以十易，则差。崔元亮《海上方》治一切心痛，无问新久，以生地黄一味，随人所食多少，捣绞取汁，搜面作饦饪，或冷淘食，良久当利，出虫长一尺许，头似壁宫，后不复患矣。昔有人患此病，三年不差，深以为恨，临终戒其家人，吾死后，当剖去病本。果得虫，置于竹节中，每所食皆饲之，因食地黄饦饪，亦与之，随即坏烂，由此得方。刘禹锡《传信方》亦纪其事云：正元十年，通事舍人崔抗女患心痛垂气绝，遂作地黄冷淘食之，便吐一物，可方一寸已来，如蛤蟆状，无目、足等，微似有口，盖为此物所食，自此遂愈。食冷淘不用著盐。

【雷公云】 采生地黄去白皮，瓷锅上柳木甑蒸之，摊令气歇，拌酒再蒸，又出令干。勿令犯铜铁器，令人肾消并白髭发，男损荣，女损卫也。

食疗 地黄，微寒。以少蜜煎，或浸食之，或煎汤，或入酒饮，并妙。生则寒，主齿痛，唾血，折伤。叶可以羹。

外台秘要 张文仲治骨蒸方：生地黄一升，捣取汁，三度捣绞汁尽，分再服。若利即减之，以身体凉为度。

千金方 治牙齿根欲动脱：生地黄细剉，绵裹着齿上咂之，渍齿根，日三四，并咽之，十日，大佳。

肘后方 治耳中常鸣：生地黄截塞耳，数易之，以差为度。一云以纸裹微灰火中煨

---

① 二：底本如此，从文义推测，疑当作"之"字。

之用，良。

百一方　妊娠漏胎：生地黄汁一升，渍酒四合，煮三五沸服之，不止又服。**又方**治猘犬咬人：捣地黄汁饮之并涂疮口，百度止。

梅师方　治堕损筋骨，蹉跌骨碎破：捣生地黄熨热，裹三日夜，数易。若血聚，以针决之。**又方**治吐血神效方：生地黄汁一升二合，白胶香二两，以瓷器盛入甑蒸，令胶消服。**又方**治乳痈：捣生地黄汁傅之，热即易之，无不见效也。

食医心镜　主劳瘦骨蒸，日晚寒热，咳嗽唾血：生地黄汁二合煮白粥，临熟入地黄汁搅令匀，空心食之。

博济方　治一切痈肿未破，疼痛，令内消：以生地黄杵如泥，随肿大小，摊于布上，掺木香末于中，又再摊地黄一重，贴于肿上，不过三五度。

孙兆方　治鼻衄及膈上盛热：干地黄、龙脑、薄荷等分为末，冷水调下。

子母秘录　小儿患蛊毒痢：生地黄汁一升二合，分三四服，立效。

产宝　妊娠下血如月信通，恐胎漏方：干地黄、干姜等分为末，用酒调方寸匕。

抱朴子　楚文子服地黄八年，夜视有光，手上车弩。

淮南子云　地黄主属骨。

衍义曰　地黄叶如甘露子，花如脂麻花，但有细斑点，北人谓之牛奶子。花、茎有微细短白毛。经只言干、生二种，不言熟者。如血虚劳热，产后虚热，老人中虚燥热，须地黄者，生与生干常虑太寒，如此之类，故后世改用熟者。蒸曝之法：以细碎者洗出，研取汁，将粗地黄蒸出曝干，投汁中，浸三二时，又曝，再蒸，如此再过为胜，亦不必多。此等与干、生二种，功治殊别。陶但云捣汁和蒸，殊用工意，不显其法，不注治疗，故须悉言耳。

【点评】《本草经》以干地黄立条，并说"生者尤良"，《名医别录》正式补充生地黄条。所谓"干地黄"，《名医别录》谓"二月、八月采根，阴干"，这属于正常的干燥处理，药名中特别加"干"字，可能是为了与"生地黄"相区别，并用"干"字表示强调。

从仲景方地黄使用情况来看，只有干地黄与生地黄两种，如百合地黄汤即用生地黄汁一升；防己地黄汤用生地黄咬咀，蒸之如斗米饭久，以铜器盛其汁，更绞地黄汁和；炙甘草汤亦用生地黄；八味地黄丸、薯蓣丸、大黄䗪虫丸皆用干地黄。《本草述》卷9云："《本经》地黄有干有生，盖采得即用者为生，晒干收者为干，是干地黄，即生地黄之干者也。后人复蒸晒九次，然后用之，是为熟地黄。其生熟不同，而凉血补血之异，大为悬殊。故分注之，以便分证投治，至诸家本草辄以干者即为熟，几何不合临病之工，失所据也。"《神农本草经百种录》亦云："古方只有干地黄、生地黄，从无用熟地黄者。熟地黄乃唐以后制法，以之加入温补肾经药中颇为得宜。若于汤剂及养血、凉血等方甚属不合。盖地黄专取其性凉而滑利流通，熟则腻滞不凉，全失其本性矣。"

今天使用的地黄有3种：一为鲜地黄，将地黄挖回后，除去残留茎叶，去净须根，沙藏，随取随用；一为生地黄，在夏秋季节气温高、湿度大的环境下，将鲜地黄缓缓烘焙至约八成干，捏成团块；一为熟地黄，将生地黄浸入黄酒中，酒没过地黄，容器封严，用火炖干黄酒，再将地黄晒干。从本草源流来看，《名医别录》之生地黄，以及《金匮要略》取汁用的生地黄，对应今天药材当是鲜地黄，事实上也只有鲜地黄才有可能取汁用。《本草经》及方书使用之干地黄，对应今天药材当为生地黄，是地黄的干燥品。熟地黄出现稍晚，陶弘景提到"作干者有法，捣汁和蒸，殊用工意"，这应该就是后世制作熟地黄的滥觞。至唐代《本草拾遗》言"蒸干即温补，生干则平宣"，事实上已经将干地黄分为熟干地黄与生干地黄两类，分别对应后世的熟地黄与生地黄。

术 味苦、甘，温，无毒。**主风寒湿痹，死肌痉**巨井切**疸，止汗除热，消食。**主大风在身面，风眩头痛，目泪出，消痰水，逐皮间风水结肿，除心下急满及霍乱吐下不止，利腰脐间血，益津液，暖胃，消谷，嗜食。**作煎饵，久服轻身、延年、不饥。一名山蓟、一名山姜、一名山连。**生郑山山谷，汉中、南郑。二月、三月、八月、九月采根，暴干。防风、地榆为之使。

陶隐居云：郑山即南郑也，今处处有，以蒋山、白山、茅山者为胜。十一月、十二月、正月、二月采好，多脂膏而甘。仙经云：亦能除恶气，弭灾疹。丸散煎饵并有法。其苗又可作饮，甚香美，去水。术乃有两种：白术，叶大有毛而作桠，根甜而少膏，可作丸散用；赤术，叶细无桠，根小苦而多膏，可作煎用。昔刘涓子授取其精而丸之，名守中金丸，可以长生。东境术大而无气烈，不任用。今市人卖者，皆以米粉涂令白，非自然，用时宜刮去之。**臣禹锡等谨按，吴氏本草**云：术，一名山芥，一名天苏。**尔雅**云：术，山蓟。注：今术似蓟而生山中。疏云：生平地者即名蓟，生山中者名术。**抱朴子**云：术，一名山精，故《神农药经》曰：必欲长生，常服山精。**药性论**云：白术，君，忌桃、李、雀肉、菘菜、青鱼。味甘、辛，无毒。能主大风痹痹，多年气痢，心腹胀痛，破消宿食，开胃，去痰涎，除寒热，止下泄，主面光悦，驻颜去默，治水肿胀满，止呕逆，腹内冷痛，吐泻不住及胃气虚，冷痢。**日华子**云：术，治一切风疾，五劳七伤，冷气腹胀，补腰膝，消痰，治水气，利小便，止反胃呕逆及筋骨弱软，痃癖气块，妇人冷，癥瘕，温疾，山岚瘴气，除烦，长肌。用米泔浸一宿，入药如常用。又名吃力伽。苍者去皮。

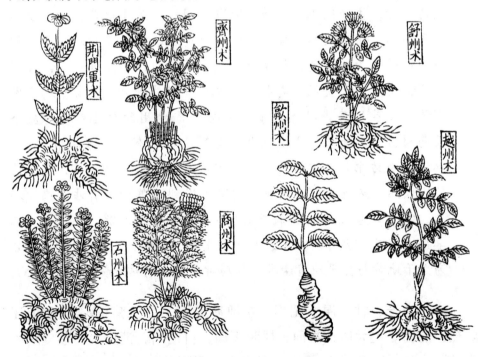

图经曰　术生郑山山谷、汉中、南郑，今处处有之，以嵩山、茅山者为佳。春生苗，青色无桠。一名山蓟，以其叶似蓟也。茎作蒿干状，青赤色，长三二尺以来。夏开花，紫碧色，亦似刺蓟花，或有黄白花者。入伏后结子，至秋而苗枯。根似姜而傍有细根，皮黑，心黄白色，中有膏液，紫色。二月、三月、八月、九月采，暴干。干湿并通用，今八月采之。服食家多单饵之，或合白茯苓，或合石菖蒲，并捣末，旦日水调服，晚再进，久久弥佳。又劚取生术，去土，水浸再三，煎如饴糖，酒调饮之更善。今茅山所制术煎，是此法也。陶隐居云"昔者刘涓子挼取其精而丸之名守中金丸"，今传其法乃是膏煎，恐非真尔。谨按，术有二种，《尔雅》云"术，山蓟"；"杨，枹（音孚）蓟"。释曰：此辨蓟生山中及平地者名也，生平地者名蓟，生山中名术。陶注本草云"白术叶大而有毛，甜而少膏，赤术细苦而多膏"是也。其生平地而肥大于众者，名杨枹蓟，今呼之马蓟，然则杨枹即白术也。今白术生杭、越、舒、宣州高山岗上，叶叶相对，上有毛，方茎，茎端生花，淡紫碧红数色，根作桠生。二月、三月、八月、九月采根，暴干。以大块紫花者为胜，又名乞力伽。凡古方云术者，乃白术也。非谓今之术矣。

【唐本云　利小便，及用苦酒渍之，用拭面鼾䵟，极效。

圣惠方　治雀目，不计时月：和苍术二两，捣罗为散，每服一钱，不计时候。以好羊子肝一个，用竹刀子批破，掺药在内，麻绳缠定，以粟米泔一大盏，煮熟为度。患人先熏眼药，气绝即吃之。《简要济众》亦治小儿雀目。

外台秘要　疗忽头眩晕，经久不差，四体渐羸，食无味，好食黄土：术三斤，曲三斤，捣筛，酒和，并丸如梧桐子大，曝干。饮服二十丸，忌桃、李、雀、蛤，日三服。

千金方　治中风口噤不知人：术四两，酒三升，煮取一升，顿服。又方疗烦闷：白术末，水调服方寸匕。

经验方　乌髭鬓，驻颜色，壮筋骨，明耳目，除风气，润肌肤，久服令人轻健：苍术不计多少，用米泔水浸三两日，逐日换水，候满日取出，刮去黑皮，切作片子，暴干，用慢火炒令黄色，细捣末。每一斤末，用蒸过茯苓半斤，炼蜜为丸，如梧桐子大。空心卧时温熟水下十五丸。别用术末六两，甘草末一两，拌和匀，作汤点之，下术丸妙。忌桃、李、雀、蛤及三白。又方治内外障眼：苍术四两，米泔浸七日，逐日换水后，刮去黑皮细切，入青盐一两同炒，黄色为度，去盐不用。木贼二两，以童子小便浸一宿，水淘焙干，同捣为末。每日不计时候，但饮食蔬菜内，调下一钱匕服，甚验。

梅师方　治心下有水：白术三两，泽泻五两剉，以水三升，煎取一升半分服。

集验方　治毒气攻疰，足胫久疮不差：白术为细末，盐浆水洗疮，干贴，二日一换。可以负重涉险。凶年与老少休粮，人不能别之，谓之米脯①。

产宝　产后中风寒，遍身冷直，口噤不识人方：白术四两，以酒三升，煎取一升顿服。

---

①　可以负重涉险。凶年与老少休粮，人不能别之，谓之米脯：据本卷黄精条掌禹锡引《抱朴子》云"术饵令人肥健，可以负重涉险，但不及黄精甘美易食。凶年之时，可以与老小休粮，人食之谓为米脯也"，此数句疑唐慎微引书时错简在此。

荀子注　《列仙传》刘涓子齐人，隐于岩山，饵术，能致风雨。

抱朴子内篇曰　南阳文氏，值乱逃壶山中，饥困欲死，有一人教之食术，遂不饥，数十年乃还乡里，颜色更少，气力转胜。故术一名山精。《神药经》曰：必欲长生，当服山精。

异术　术草者，山之精也，结阴阳之精气，服之令人长生，绝谷致神仙。

梁庚肩吾　答陶隐居赉术启曰：味重金浆，芳踰玉液，足使坐致延生，伏深铭感。

衍义曰　苍术其长如大小指，肥实，皮色褐，气味辛烈，须米泔浸洗，再换泔，浸二日，去上粗皮。白术粗促，色微褐，气味亦微辛、苦而不烈。古方及本经止言术，未见分其苍、白二种也。只缘陶隐居言术有两种，自此人多贵白者。今人但贵其难得，惟用白者，往往将苍术置而不用。如古方平胃散之类，苍术为最要药，功尤速。殊不详本草元无白术之名，近世多用，亦宜两审。嵇康曰"闻道人遗言，饵术、黄精，令人久寿"，亦无"白"字。

【点评】术古已有之，《山海经》云："首山，草多术。"《本草经》术一名山蓟，《尔雅》亦云："术，山蓟。"《吴普本草》一名山芥、一名天蘇（苏），其中"天蘇"疑是"天蓟"之讹，而所谓"山芥"，亦是"山蓟"的异写。《史记·贾谊传》引《服鸟赋》云："细故慸葪兮，何足以疑。"此句中"葪"，《汉书》引作"芥"，"葪"乃是"蓟"的俗写，见《玉篇》。显然，早期文献中"术"几乎都与"蓟"联系在一起，故《尔雅》郭璞注云："今术似蓟而生山中。"古书所称"蓟"一般指菊科 *Cirsium* 属、*Cephalanoplos* 属或 *Carduus* 属植物，形态与今用白术、苍术所来源之 *Atractylodes* 属有所差别，但所指主要是菊科植物当无问题。

术被道仙家视为仙药，《本草经》谓其"作煎饵，久服轻身延年不饥"；《列仙传》载涓子"好饵术，食其精"；《抱朴子内篇》引《神药经》云"必欲长生，常服山精"。在陶弘景编辑的《真诰》中，有关仙人服术的记载甚多，卷6并有紫微夫人服术叙一篇，大意谓草木服食功用，皆不及术，其既灭灾祲又保长生，最为上品，文烦不具引，但足以看出陶弘景所属道教上清派对术的重视。《本草经集注》将术分为赤白两种，陶弘景说："术乃有两种：白术，叶大有毛而作桠，根甜而少膏，可作丸散用；赤术，叶细无桠，根小苦而多膏，可作煎用。昔刘涓子挪取其精而丸之，名守中金丸，可以长生。东境术大而无气烈，不任用。今市人卖者，皆以米粉涂令白，非自然，用时宜刮去之。"由陶的描述并结合合产地来看，赤术即今之茅苍术 Atractylodes lancea，而所称白术是否今用之 Atractylodes macrocephala 尚有疑问，反倒是他说的那种形大而气微的"东境术"，有可能是产于浙江东阳一带的白术。与今以白术补益、以苍术利湿浊不同，当时道仙家服食似乎更看重苍术。

尽管在今存唐及唐以前医方中偶然也见白术、苍术、赤术之名，但不排除后人添改的可能。正式将白术、苍术分为两药开始于宋代，宋林亿"新校备急千金要方例"专门提到术的问题："又如白术一物，古书惟只言术，近代医家咸以术为苍术，今则加以白字，庶乎临用无惑矣。"这表明 3 件事：①孙思邈《备急千金要方》用术未分苍术与白术；②在宋代，仍有部分医家受陶弘景影响，以苍术为术之正品，如《三因极一病证方论》有赤术丸（《普济方》作赤术散，谓出危氏方）；③宋代更重视的是白术，这甚至在道教《云笈七签》中都能得到证明，该书有 12 方用到白术，视其为补益神仙之品，如老君益寿散，而苍术唯一一处使用见卷 71 杀鬼丸，名白赤术。

宋代苍术即陶弘景所谓的赤术，品种没有变化，仍然以 Atractylodes lancea 为正品，苏颂云："春生苗，青色无桠，一名山蓟，以其叶似蓟也。茎作蒿干状，青赤色，长三二尺以来。夏开花，紫碧色，亦似刺蓟花，或有黄白花者，入伏后结子，至秋而苗枯。根似姜而傍有细根，皮黑，心黄白色，中有膏液，紫色。"《证类本草》"商州术"图之术从药物产地和药图来看疑是北苍术 Atractylodes chinensis。

菟丝子　味辛、甘，平，无毒。**主续绝伤，补不足，益气力，肥健。**汁去面𪒰，养肌，强阴，坚筋骨，主茎中寒，精自出，溺有余沥，口苦燥渴，寒血为积。**久服明目，轻身延年。**一名菟芦、一名菟缕、一名蓎蒙、一名玉女、一名赤网、一名菟累音羸。生朝鲜川泽田野，蔓延草木之上，色黄而细为赤网，色浅而大为菟累。九月采实，暴干。得酒良，署预、松脂为之使，恶雚菌。

陶隐居云：宜丸不宜煮，田野墟落中甚多，皆浮生蓝纻、麻蒿上。旧言下有茯苓，上生菟丝，今不必尔。其茎授以浴小儿，疗热痱（音沸）用。其实，先须酒渍之一宿，仙经、俗方并以为补药。**臣禹锡等谨按，吕氏春秋**云：或谓菟丝无根也，其根不属地，茯苓是也。**抱朴子云**：菟丝之草，下有伏兔之根，无此兔，则丝不得生于上，然实不属也。又《内篇》云：菟丝初生之根，其形似兔，掘取割其血以和丹，服之立变化。**药性论云**：菟丝子，君。能治男子、女人虚冷，添精益髓，去腰疼膝冷。久服延年，驻悦颜色。又主消渴，热中。**日华子**：补五劳七伤，治鬼交泄精，尿血，润心肺。苗茎似黄麻线无根，株多附田中草被缠死，或生一丛如席阔。开花结子不分明，如碎黍米粒。八月、九月已前采。

图经曰　菟丝子生朝鲜川泽田野，今近京亦有之，以冤句者为胜。夏生苗，如丝综蔓延草木之上。或云无根，假气而生。六七月结实，极细，如蚕子，土黄色。九月收采，暴干。得酒良。其实有二种：色黄而细者名赤网，色浅而大者名菟累。其功用并同。谨按，《尔雅》云："唐蒙，女萝。女萝，菟丝。"释曰：唐也，蒙也，女萝也，菟丝也，一物四名。而本经并以唐蒙为一名。又《诗》云"茑与女萝"，《毛传》云："女萝，菟丝也。"陆机云"今合药菟丝也"，而本经菟丝无女萝之名。别有松萝条，一名女萝，自是木类寄生松上者，亦如菟丝寄生草上，岂二物同名，本经脱漏乎？又书传多云菟丝无根，其根不属地。今观其苗，初生若丝，遍地不能自起，得他草梗，则缠绕随而上生。其根渐绝于地而寄空中，信书传之说不谬矣。然云"上有菟丝，下有茯苓，茯苓抽则菟丝死"，又云"菟丝初生之根，其形似菟，掘取剖其血，以和丹服之"，今人未见其如此者，岂自一类乎？仙方多单服者，取实酒浸，暴干再浸，又暴，令酒尽，筛末，酒服，久而弥佳，兼明目。其苗生研汁，涂面斑神效。

【雷公曰　勿用天碧草子，其样真相似，只是天碧草子味酸涩并黏，不入药用。其菟丝子禀中和凝正阳气受结，偏补人卫气，助人筋脉。一茎从树感枝成，又从中春上阳结实，其气大小受七镒二两。全采得，去粗薄壳了，用苦酒浸二日，滤出，用黄精自然汁浸一宿，至明，微用火煎至干，入白中，热烧铁杵，一去三千余杵成粉。用苦酒并黄精自然汁，与菟丝子相对用之。

肘后方 治卒肿满身面皆洪大：菟丝子一升，酒五升，渍二三宿，每服一升，日三服。**又方**治痔发，痛如虫啮：菟丝子熬令黄黑末，和鸡子黄涂之，亦治谷道中赤痛。**又方**治面上粉刺：捣菟丝子绞取汁，涂之差。

经验后方 治丈夫腰膝积冷痛，或顽麻无力：菟丝子洗秤一两，牛膝一两，同浸于银器内，用酒过一寸，五日暴干为末，将元浸酒再入少醇酒，作糊，搜和丸如梧桐子大，空心酒下二十九。**又方**固阳丹：菟丝子二两，酒浸十日，水淘焙干为末，更入杜仲一两，蜜炙捣，用署预末酒煮为糊，丸如梧桐子大，空心用酒下五十丸。

子母秘录 治小儿头疮及女人面疮，菟丝汤洗。

产书 治横生：菟丝子为末，酒调下一钱匕，米饮调亦得。

修真方 神仙方：菟丝子一斗，酒一斗，浸良久漉出暴干，又浸，以酒尽为度。每服二钱，温酒下，日二服，后吃三五匙水饭压之。至三七日，加至三钱匕。服之令人光泽，三年老变为少，此药治腰膝去风，久服延年。

衍义曰 菟丝子附丛木中，即便蔓延。花实，无绿叶，此为草中之异。其"上有菟丝下有茯苓"之说未必耳。已于茯苓条中具言之。

【点评】《名医别录》说菟丝子"一名菟芦，一名菟缕，一名唐蒙，一名玉女，一名赤网，一名菟累"，又说："蔓延草木之上，色黄而细为赤网，色浅而大为菟累。九月采实，暴干。"描述的应该就是旋花科 Cuscuta 属植物。田野常见的是菟丝子 Cuscutachinensis，色浅而大者或是日本菟丝子 Cuscuta japonica。

菟丝子是寄生植物，吸根插入寄主植物吸取营养，叶退化成鳞片状，《本草纲目拾遗》名无根草，引《采药录》说："此草无根无叶，生在柴草上，缠结而生，名无根金丝草，色有紫有黄。"

按照取类比象的认识论法则，菟丝子"无根"的植物学特点其实很难与"添精益髓"的功效相联系，多数本草家都回避这一点，偶然也有迎难而上者。汪绂《医林纂要探源》卷2直接用取譬云："其无根而能荣茂花实，则其续绝补不足之功可知。"顾元交《本草汇笺》则用以假治假立论，卷4有论云："此物无根，假气而生，人之元精亏丧，而假药力以补之，所谓以假治假，其功甚捷。"陈士铎《本草新编》解释菟丝子治疗梦遗，也以奇药治奇病立说："或疑菟丝子无根之草，依树木而生，其治病，亦宜依他药而成功，似未可专用也。噫，何论之奇也。夫菟丝子，神药也，天下有无根草木如菟丝子者乎，亡有也。故其治病，有不可思议之奇。人身梦遗之病，亦奇病也，无端而结想，无端而入梦，亦有不可思议之奇。虽《灵枢经》有淫邪发梦之篇，备言梦症，而终不得其所以入梦之故。虽圣人，亦难言也。用菟丝子治梦遗者，以异草治异梦也，乃服之而效验如响，亦有不可思议之奇，吾不意天地间之多奇如此。虽然菟丝治梦遗者何足奇，奇在吾子之发论，余得共阐其奇耳。惟其奇，故菟丝专用以出奇，又胡必依草木共治而后成功哉。"

牛膝为君　味苦、酸，平，无毒。**主寒湿痿痹，四肢拘挛，膝痛不可屈伸，逐血气，伤热火烂，堕胎**，疗伤中少气，男子阴消，老人失溺，补中续绝，填骨髓，除脑中痛及腰脊痛，妇人月水不通，血结，益精，利阴气，止发白。**久服轻身耐老。一名百倍**。生河内川谷及临朐。二月、八月、十月采根，阴干。恶萤火、陆英、龟甲，畏白前。

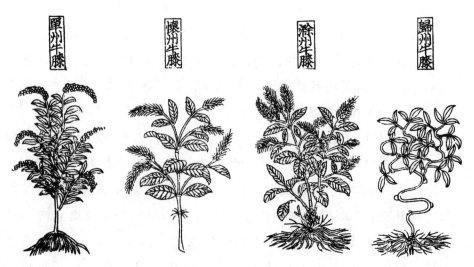

單州牛膝　懷州牛膝　滁州牛膝　歸州牛膝

陶隐居云：今出近道蔡州者最良大，柔润，其茎有节似牛膝，故以为名也。乃云有雌雄，雄者茎紫色而节大为胜也。**唐本注**云：诸药八月已前采者，皆日干、火干乃佳，不尔，馤①烂黑黯。其十月已后至正月，乃可阴干。**臣禹锡等谨按，药性论**云：牛膝，臣，忌牛肉。能治阴痿，补肾填精，逐恶血流结，助十二经脉。病人虚羸，加而用之。**日华子**云：牛膝，治腰膝软怯冷弱，破症结，排脓止痛，产后心腹痛并血运，落死胎，壮阳。怀州者长白，近道苏州者色紫。

图经曰 牛膝生河内川谷及临朐，今江、淮、闽、粤、关中亦有之，然不及怀州者为真。春生苗，茎高二三尺，青紫色，有节如鹤膝，又如牛膝状，以此名之。叶尖圆如匙，两两相对，于节上生花作穗，秋结实甚细。此有二种：茎紫节大者为雄，青细者为雌。二月、八月、十月采根，阴干。根极长大而柔润者佳。茎叶亦可单用。葛洪治老疟久不断者，取茎叶一把，切，以酒三升渍服，令微有酒气，不即断，更作，不过三剂止。唐崔元亮《海上方》治疟，用水煮牛膝根，未发前服。今福州人单用土牛膝根，净洗，切，焙干，捣，下筛，酒煎温服，云治妇人血块极效。

【雷公云 凡使，去头并尘土了，用黄精自然汁浸一宿，漉出，细剉，焙干用之。

圣惠方 治眼卒生珠管：牛膝并叶捣绞取汁，日三四度点之。**又方**治气湿痹腰膝痛：用牛膝叶一斤切，以米三合，于豉汁中相和，煮作粥，和盐、酱，空腹食之。

外台秘要 治劳疟积久不断者：长生牛膝一握，切，以水六升，煮取二升，分二服，未发前服，临发又一服。

千金方 治妇人小户嫁痛②：牛膝五两，酒三升，煮取一升半，去滓，分作三服。**又方**治风瘙瘾疹：牛膝末酒服方寸匕，日三。并主骨疽癞病及瘖瘟③。

肘后方 口中及舌上生疮烂：取牛膝酒渍，含渐之，无酒者，空含亦佳。**又方**治卒暴癥，腹中有如石刺，昼夜啼呼：牛膝二斤，以酒一斗渍，密封，热灰火中温令味出。服五合至一升，量力服之。**又方**治齿痛：牛膝末着齿间含之。**又方**凡痢下应先白后赤，若先赤后白为肠蛊：牛膝三两捣碎，以酒一升渍，经一宿。每服饮一两杯，日三服。**又方**治小便不利，茎中痛欲死，兼治妇人血结腹坚痛：牛膝一大把并叶，不以多少，酒煮饮之，立愈。

经验后方 治消渴不止，下元虚损：牛膝五两，细剉为末，生地黄汁五升浸，昼暴夜浸，汁尽为度，蜜丸梧桐子大，空心温酒下三十丸。久服壮筋骨，驻颜色，黑发，津液自完。

---

① 馤：食物腐烂发臭。

② 小户嫁痛：妇女阴户小，性交疼痛。

③ 瘖瘟：皮肤丘疹、荨麻疹之类的皮疹。

梅师方 治竹木针在肉中不出：取生牛膝茎捣末，涂之即出。**又方**治胞衣不出：牛膝八两，葵子一两，以水九升，煎取三升，分三服。**又方**治金疮：痛所生牛膝捣傅疮上，立差。

孙真人食忌 治牙齿疼痛：烧牛膝根灰致牙齿间。**又方**治卒得恶疮，人不识者：以牛膝根捣傅之。

衍义曰 牛膝，今西京作畦种，有长三尺者最佳。与苁蓉酒浸服，益肾。竹木刺人肉，嚼烂罨之，即出。

【点评】本草之淫羊藿、羊踯躅乃因动物食用以后的反应而得名，而如牛膝、狗脊等名称则缘于植物之某一部分与动物器官象形。

陶弘景说牛膝："其茎有节似牛膝，故以为名也。"《本草图经》也说："春生苗，茎高二三尺，青紫色，有节如鹤膝，又如牛膝状，以此名之。"这应该就是今用之苋科植物牛膝*Achyranthes bidentata*。狗脊也是如此，《新修本草》说："此药苗似贯众，根长多歧，状如狗脊骨。"《本草图经》也说："其茎叶似贯众而细，其根长而多歧，似狗脊骨，故以名之。"狗脊为蕨类植物的根茎自无问题，今以蚌壳蕨科的*Cibotium barometz*为正品，该植物根茎表面密被光亮的金黄色茸毛，故又名金毛狗脊。

值得注意的是两药的功效。《本草经》谓牛膝主治"膝痛不可屈伸"，《名医别录》说狗脊"坚脊利俯仰"。这是巫术之交感互渗还是确切疗效，值得探究。

不妨征引两段古人对牛膝、狗脊作用原理的认识："牛，性顺之物也。亦大力之物也。膝之为用，承上以接下，如坤之承乾，盖顺而健矣。此药根下行，而能引伸，力之大而健可知。膝司承接，力怯而弗任，则不可屈伸。用体性之至顺极健者疗之，自无不济。膝名既同，药治最合"这是卢之颐《本草乘雅半偈》中对牛膝的议论。邹澍《本经续疏》解释狗脊的作用说："凡兽之脊，负重者坳帖而不饶，行远者平挺而矢发，绝力者穹突而倾前。狗则便儇狡捷之尤也，故其脊坳突随时，折旋任意。奔窜则挺，捕逐则倾。回转如风，蹲起如浪。乃草之根有以似其形，则能通关节可知矣。"

取类比象在本草中屡见不鲜，如鼠尾草治鼠瘘，马勃疗马疥之类。古人认识局限，实不必深究责备。

茺蔚子 味辛，甘，微温、微寒，无毒。主明目益精，除水气，疗血逆大热，头痛心烦。久服轻身。

茎 主瘾疹左音瘾，右音诊痒，可用浴汤。一名益母、一名益明、一名大札、一名贞蔚。生海滨池泽。五月采。

陶隐居云：今处处有。叶如荏，方茎，子形细长、三棱。方用亦稀。**唐本注云**：捣茺蔚茎傅丁肿，服汁使丁肿毒内消。又下子死腹中，主产后血胀闷，诸杂毒肿、丹油等肿。取汁如豆滴耳中，主聤耳。中虺蛇毒傅之良。**今按**，陈藏器本草云：此草田野间人呼为郁臭草，本功外，苗、子入面药，令人光泽。亦捣苗傅乳痈恶肿痛者。又捣苗绞汁服，主浮肿，下水，兼恶毒肿。**又按**，别本注云：其子状如菥蓂子而稍粗大，微有陈气，作煎及捣绞取汁服，下死胎也。**臣禹锡等谨按**，尔雅释草注云：萑，蓷。今茺蔚也。叶似荏，方茎，白华，华生节间。又名益母。疏引刘歆曰：萑，臭秽。臭秽即茺蔚也。**日华子云**：治产后血胀，苗、叶同功。乃益母草子也。节节生花如鸡冠，子黑色，九月采。

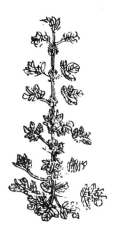

图经曰 茺蔚子生海滨池泽，今处处有之。谨按，《毛诗》云"中谷有蓷（他回切）"，《尔雅》云"萑（音佳），蓷"，郭璞云："今茺蔚也。叶似荏，方茎白华，华生节间。"陆机云：《韩诗》及《三苍》皆云蓷，益母也，故曾子见之感恩。刘歆亦谓蓷，臭秽。臭秽即茺蔚也。今园圃及田野见者极多，形色皆如郭说，而苗叶上节节生花，实似鸡冠子，黑色，茎作四方棱，五月采。又云九月采实，医方中稀见用实者。唐天后炼益母草泽面法：五月五日采根苗具者，勿令著土，暴干捣罗，以水和之，令极熟，团之如鸡子大，再暴，仍作一炉，四傍开窍，上下置火，安药中央，大火烧一炊久，即去大火，留小火养之，勿令绝。经一复时出之，瓷器中研治筛，再研三日，收之，使如澡豆法。《广济方》疗小儿疳痢困垂死者，取益母草煮食之，取足，差止，甚佳。韦丹治女子因热病胎死腹中，捣此草并苗令熟，以少许暖水和，绞取汁，顿服，良。又主难产，捣取汁七大合煎半，顿服，立下。无新者，以干者一大握，水七合煎服。又名郁臭草，又名苦低草。亦主马啮，细切此草和醋炒，傅之良。

【圣惠方　治妇人勒乳痛成痈：益母为末，水调涂乳上一宿，自差。生捣烂用之亦得。**又方**治产后血不下：益母捣绞汁，每服一小盏，入酒一合，温搅匀服。

外台秘要　治折伤内损有瘀血，每天阴则痛，兼治产妇诸疾神方：三月采益母草，一名负担，一名夏枯草，洗择令净，于箔上摊暴令水干别用，拔断，可长五寸已来，勿用刀，即置锅中，以水二硕以来，令草上水深二三寸，煎煮，候益母烂，水三分减二，漉出草，取五六斗汁，泻入盆中，澄之半日已来，以绵滤取清汁，盆中滓淀尽弃之。其清汁于小釜中，慢火煎取一斗以来如稀饧。每取梨许大，暖酒和服之，日再服。以和羹粥并可。如远行，不能稀煎去，即更炼可丸得。每服之，七日内则疼痛渐瘳，七日平复。或有产妇恶露不尽及血晕，一二服差。其药治风，益心力，无忌。

肘后方　治一切产后血病，并一切伤损：益母草不限多少，竹刀切，洗净，银器内炼成膏，瓷器内封之，并以酒服，内损亦服。

孙真人　治马咬方：益母草细切，和醋炒，封之。

食医心镜　治小儿疳痢，痔疾：以益母草叶煮粥食之，取汁饮之亦妙。

简要济众　新生小儿浴法：益母草五两剉，水一斗，煎十沸，温浴，儿不生疮疥。

斗门方　治疖子已破，用益母捣傅疮，妙。

丹房镜源　烧益母灰，用面汤溲，烧之遍，治面上风刺，亦制硫黄。

集验方　治妇人带下赤白色：益母草花开时，采捣为末。每服二钱，食前温汤调下。

子母秘录　治产后血晕，心气绝：益母草研绞汁，服一盏，妙。**又方**治小儿疳。益母草绞汁，稍稍服。

衍义曰　茺蔚子，叶至初春，亦可煮作菜食，凌冬不凋悴。唐武后九烧此灰，入紧面药。九烧之义，已具冬灰条下。

【点评】茺蔚一名益母，这是根据功效得名，虽然《本草经》《名医别录》都不言其用于妇人病，但《本草纲目》释名曰"其功宜于妇人及明目益精，故有益母之称"。陆玑《诗疏》说："《韩诗》及《三苍》皆云萑益母也，故曾子见之感恩。"曾子至孝，所以见之而有感，朱翌《有惠益母粉及当归者》诗："曾子定应怜益母，曹公端解寄当归"。

　　益母草之得名"益母"当与其常用于产后诸疾有关。《肘后方》用益母草"治一切产后血病，并一切伤损"。《新修本草》也说："下子死腹中，主产后血胀闷。"药理研究证实，唇形科益母草属植物含益母草碱（leonurine），对妊娠子宫和产后子宫都有兴奋作用，故可用于产后止血和子宫复旧。此外，益母草碱被认为具有间接雌激素样作用，而具雌激素作用的物质能够美容润肤，这恰好与《本草图经》所载"唐天后炼益母草泽面法"吻合。由此确定，古代所用的茺蔚子（益母草），当以 Leonurus 属之 Leonurus japonicus 或 Leonurus sibiricus 之类为主流。

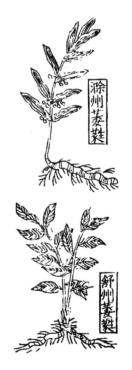

滁州葳蕤

舒州葳蕤

女萎萎蕤　味甘，平，无毒。主中风暴热，不能动摇，跌筋结肉，诸不足，心腹结气，虚热湿毒，腰痛，茎中寒及目痛眦烂泪出。久服去面黑䵟，好颜色，润泽，轻身不老。一名荧、一名地节、一名玉竹、一名马薰。生太山山谷及丘陵。立春后采，阴干。畏卤鹹。

陶隐居云：按本经有女萎，无萎蕤，《别录》无女萎，有萎蕤，而为用正同，疑女萎即萎蕤也，惟名异尔。今处处有，其根似黄精而小异，服食家亦用之。今市人别用一种物，根形状如续断茎，味至苦，乃言是女青根，出荆州。今疗下痢方多用女萎，而此都无止泄之说，疑必非也。萎蕤又主理诸石，人服石不调和者，煮汁饮之。唐本注云：女萎功用及苗蔓与萎蕤全别，列在中品。今本经朱书是女萎能效，墨字乃萎蕤之效。今以朱书为白字①。臣禹锡等谨按，尔雅云：荧，委萎。释曰：药草也。一名荧，一名委萎。叶似竹，大者如箭秆，有节，叶狭长而表白里青，根大如指，长一二

────────────

　　① 今以朱书为白字：此句应该是宋代本草由抄写改为刊刻后所加的按语，窜入正文中。

尺，可啖。**药性论**云：萎蕤，君。主时疾寒热，内补不足，去虚劳客热，头痛不安，加而用之良。**陈藏器**云：女委、萎蕤，二物同传，陶云："同是一物，但名异耳。下痢方多用女萎，而此都无止泄之说，疑必非也。"按女萎，苏又于中品之中出之，云"主霍乱，泄痢肠鸣"，正与陶注上品女萎相会，如此即二萎功用同矣，更非二物，苏乃剩出一条。苏又云"女萎与萎蕤不同"，其萎蕤一名玉竹，为其似竹，一名地节，为其有节。《魏志·樊阿传》青黏一名黄芝，一名地节，此即萎蕤，极似偏精。本功外，主聪明，调血气，令人强壮。和漆叶为散，主五脏，益精，去三虫，轻身不老，变白，润肌肤，暖腰脚。惟有热不可服。晋嵇绍有胸中寒痰，每酒后苦唾，服之得愈。草似竹，取根、花、叶阴干。昔华佗入山，见仙人所服，以告樊阿，服之寿百岁也。**萧炳**云：萎蕤，补中益气，出均州。**日华子**云：除烦闷，止渴，润心肺，补五劳七伤虚损，腰脚疼痛，天行热狂，服食无忌。

图经曰 萎蕤生泰山山谷丘陵，今滁州、舒州及汉中皆有之。叶狭而长，表白里青，亦类黄精。茎秆强直，似竹箭秆有节。根黄多须，大如指，长一二尺，或云可啖。三月开青花，结圆实。立春后采根阴干用之。本经与女萎同条，云是一物二名，又云自是二物，苗蔓与功用全别。《尔雅》谓"荧，委萎（左于为切，右人垂切）"，郭璞注云"药草也"，亦无女萎之别名，疑即是一物。且本经中品又别有女萎条，苏恭云"即此女萎，今本经朱书是女萎能效，黑字是萎蕤之功"，观古方书所用，则似差别。胡洽治时气洞下䶊下有女萎丸，治伤寒冷下结肠丸中用女萎，治虚劳小黄芪酒云"下痢者加女萎"。详此数方所用，乃似中品女萎，缘其性温，主霍乱泄痢故也。又主贼风，手足枯痹，四肢拘挛，茵芋酒中用女萎，及《古今录验》治身体痹㿃斑剥女萎膏，乃似朱字女萎，缘其主中风不能动摇及去皯好色故也。又治伤寒七八日不解续命鳖甲汤，治脚弱鳖甲汤，并用萎蕤；及延年方主风热项急痛，四肢骨肉烦热萎蕤饮；又主虚风热，即取头热萎蕤丸。乃似此黑字女萎[①]，缘其主虚热湿毒，腰痛故也。三者主治既别，则非一物明矣。然陈藏器以为更非二物，是不然矣。此女萎性平，味甘；中品女萎味辛，性温。性味既殊，安得为一物。又云萎蕤一名地节，极似偏精，疑即青黏，华佗所服漆叶青黏散是此也。然世无复能辨者，非敢以为信然耳。

【雷公云　凡使，勿用钩吻并黄精，其二物相似。萎蕤只是不同，有误疾人。萎蕤节上有毛，茎斑，叶尖处有小黄点。采得先用竹刀刮上节皮了，洗净，却以蜜水浸一宿，蒸了，焙干用。

外台秘要　主发热口干，小便涩：萎蕤五两，煮汁饮之。

杨氏产乳　疗久痢脱肛不止：取女萎切一升，烧薰之。

---

① 黑字女萎：后文说"主虚热湿毒，腰痛"乃是本条黑字"萎蕤"的功效，故此处"黑字女萎"，其实是"黑字萎蕤"的意思。《本草图经》将本条的黑字部分称作"黑字女萎"，乃是把"女萎"视为条目正名的缘故，并没有特别之不妥。

【点评】《本草经》无葳蕤而有女萎，《名医别录》无女萎而有葳蕤，陶弘景认为女萎即葳蕤，遂将二者合并为一条，《证类本草》遂以"女萎葳蕤"为标题。陶弘景将女萎与葳蕤合并应该主要根据别名和功效。《吴普本草》云："委萎，一名葳蕤，一名王马，一名地节，一名虫蝉，一名乌萎，一名荧，一名玉竹。"《尔雅》云："荧，委萎。"《名医别录》云葳蕤"一名荧，一名地节，一名玉竹，一名马薰。"另外，《太平御览》卷993引《本草经》云："女萎一名左眄，一名玉竹。"尽管"女萎"不同于"委萎"，但综合上述引文，确实看出"委萎"与"葳蕤"在名称上的一致性。在功效上，《吴普本草》记委萎的功效云："治中风，暴热，久服轻身。"《本草经》女萎条也说："主中风暴热……久服……轻身不老。"二者显然相同。

《尔雅》云："荧，委萎"；郭注："药草也。叶似竹，大者如箭，竿有节。叶狭而长，表白里青，根大如指，长一二尺，可啖"。《吴普本草》说委萎："叶青黄，相值如姜。"陶弘景说："今处处有，其根似黄精而小异，服食家亦用之。"《雷公炮炙论》说："凡使，勿用钩吻并黄精，其二物相似。葳蕤只是不同，有误疾人。葳蕤节上有毛，茎斑，叶尖处有小黄点。"由此知这种葳蕤也是百合科 *Polygonatum* 属植物，但与黄精相比，是叶互生、根状茎较细、结节不明显的植物。《证类本草》所绘滁州葳蕤，大致可以认为是玉竹 *Polygonatumodoratum* 或小玉竹 *Polygonatum humile*。

《新修本草》不同意陶弘景的看法，苏敬在草部中品另立女萎条，并描述说："其叶似白蔹，蔓生，花白子细。荆襄之间名为女萎，亦名蔓楚。"此女萎在《证类本草》卷8，并绘有药图。但仔细研究这幅女萎图片，与卷6女萎葳蕤条舒州女萎的药图完全一样，据《本草图经》云"今滁州、舒州及汉中皆有之"，确定舒州女萎应是《本草图经》原图，而《证类本草》卷8的女萎图可能是唐慎微或《证类本草》的出版商根据前图添绘。需要指出的是，近代植物学家根据苏敬的描述将这种蔓生女萎考订为毛茛科植物 *Clematis apiifolia*，这或许有道理。但《证类本草》卷6之舒州女萎以及卷8之女萎药图，均显示该植物为直立草本、单叶互生，与毛茛科女萎蔓生草本、三出复叶、小叶有不明显三浅裂、边缘有锯齿的情况完全不同。因此，认为女萎自古以来便是毛茛科植物 *Clematis apiifolia* 的观点恐怕过于武断。

防葵 **味辛，甘、苦，寒，无毒。主疝瘕，肠泄，膀胱热结，溺不下，咳逆，温疟，癫痫，惊邪狂走，疗五脏虚气，小腹支满，胪胀，口干，除肾邪，强志。久服坚骨髓，益气轻身。中火者不可服，令人恍惚见鬼。一名梨盖、一名房慈、一名爵离、一名农果、一名利茹、一名方盖。生临淄川谷及嵩高、太山、少室。三月三日采根，暴干。**

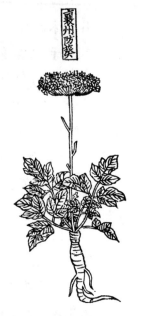

陶隐居云：北信断，今用建平间者。云本与狼毒同根，犹如三建，今其形亦相似，但置水中不沉尔，而狼毒陈久亦不能沉矣。**唐本注云**：此药上品，无毒，久服主邪气惊狂之患，其根叶似葵花子根，香味似防风，故名防葵，采依时者，亦能沉水，今乃用枯朽狼毒当之，极为谬矣。此物亦稀有，襄阳、望楚、山东及兴州西方有之。其兴州采得乃胜南者，为邻蜀土也。**臣禹锡等谨按**，药性论云：防葵，君，有小毒。能治疝气，痃癖气块，膀胱宿水，血气，瘤大如碗，悉能消散。治鬼疟，主百邪鬼魅精怪，通气。

图经曰 防葵生临淄川谷及嵩高、少室、泰山，苏恭云"襄阳、望楚、山东及兴州西方有之，其兴州采得乃胜南者，为邻蜀土也"，今惟出襄阳，诸郡都不闻有之。其叶似葵，每茎三叶，一本十数茎，中发一干，其端开花，如葱花、景天辈而色白。根似防风，香味亦如之，依时采者乃沉水。陶隐居云"与狼毒同根，但置水不沉耳"，今乃用枯朽狼毒当之，极为谬矣①。三月三日采，六月开花即结实，采根为药。

【**陈藏器云** 按此二物。一是上品，而陶云"防葵与狼毒根同，但置水中不沉

---

① 今乃用枯朽狼毒当之，极为谬矣：此句是《新修本草》苏敬批评陶弘景的话，《本草图经》引用未予注明。

尔"，然此二物善恶不同，形质又别，陶既为此说，后人因而用之，防葵将以破坚积为下品之物，与狼毒同功，今古因循，遂无甄别，此殊误也。

雷公云 凡使，勿误用狼毒，缘真似防葵，而验之有异，效又不同，切须审之，恐误疾人。其防葵在蔡州沙土中生，采得二十日便蚛，用之唯轻为妙。欲使先须拣去蚛末后，用甘草汤浸一宿，漉出暴干，用黄精自然汁一二升拌了，土器中炒令黄精汁尽。

肘后方 治癫狂疾：防葵末，温酒服一刀圭，至二三服，身润有小不仁为候。

【**点评**】据陶弘景说，防葵与狼毒同根而相似，但狼毒沉水，防葵则不沉。遂致后世异说纷纭，难于决断。其实不仅陶弘景这样说，此前《博物志》说"房葵与狼毒相似"；此后的《雷公炮炙论》也说"凡使，勿误用狼毒，缘真似防葵，而验之有异，效又不同，切须审之，恐误疾人"。《新修本草》对此不以为然，所以孔志约在序言中批评陶弘景《本草经集注》"防葵狼毒妄曰同根"，即指此条。

吴其濬也说不清防葵的名实，《植物名实图考》卷7防葵条发了一段感慨，颇能借题发挥，录出备参："甚矣，君子之不可与小人为缘也。防葵上品，陶隐居以为狼毒同根，后人虽为辨白，而方药无用防葵者矣。蔡中郎叹董卓之诛，玉川子罹王涯之党，身既为戮，而后世犹以无保身之哲为咎。坚不磷、白不淄，圣人则可，贤人则不可。班孟坚作《古今人表》，品第不尽衷于道，其原传可考也。陶隐居论药物，未可全凭，《本草经》具在。若晋之九品流别，出于中正，一经下品，遂同禁锢。人之自立与论人者，不当知所惧哉。若谓草木无知，任其毁誉，则以轻薄处物，必不能以忠厚待人。"

茈柴字**胡**为君 味苦，平、微寒，无毒。**主心腹，去肠胃中结气，饮食积聚，寒热邪气，推陈致新，**除伤寒心下烦热，诸痰热结实，胸中邪逆，五脏间游气，大肠停积水胀及湿痹拘挛，亦可作浴汤。**久服轻身，明目，益精。一名地薰、一名山菜、一名茹草，叶一名芸蒿，辛香可食。生洪农川谷及冤句。二月、八月采根，暴干。得获苓、桔梗、大黄、石膏、麻子人、甘草、桂，以水一斗，煮取四升，入消石三方寸匕，疗伤寒，寒热头痛，心下烦满。半夏为之使，恶皂荚，畏女苑、藜芦。

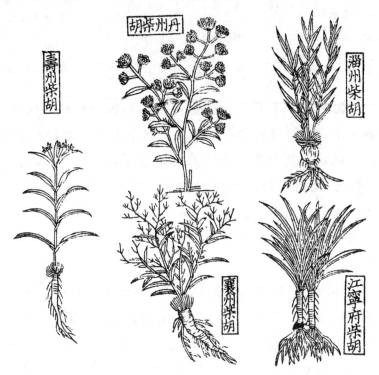

陶隐居云：今出近道，状如前胡而强。《博物志》云：芸蒿，叶似邪蒿，春秋有白蒻（音弱），长四五寸，香美可食，长安及河内并有之。此茈胡疗伤寒第一用。唐本注云：茈是古柴字。《上林赋》云茈姜，及《尔雅》云"藙（音邈），茈草"，并作茈字。且此草根紫色，今太常用茈胡是也。又以木代系，相承呼为茈胡。且检诸本草，无名此者。伤寒大、小茈胡汤，最为痰气之要，若以芸蒿根为之，更作茨音，大谬矣。臣禹锡等谨按，药性论云：茈胡，能治热劳，骨节烦疼，热气，肩背疼痛，宣畅血气，劳乏羸瘦，主下气消食，主时疾内外热不解，单煮服良。萧炳云：主痰满，胸胁中痞。日华子云：味甘。补五劳七伤，除烦止惊，益气力，消痰止嗽，润心肺，添精补髓，天行温疾，热狂乏绝，胸胁气满，健忘。

图经曰　柴胡生洪农山谷及冤句，今关陕、江湖间近道皆有之，以银州者为胜。二月生苗，甚香。茎青紫，叶似竹叶，稍紧，亦有似斜蒿，亦有似麦门冬而短者，七月开黄花。生丹州，结青子，与他处者不类。根赤色，似前胡而强，芦头有赤毛如鼠尾，独窠长者好。二月、八月采根，暴干。张仲景治伤寒有大、小柴胡及柴胡加龙骨、柴胡加芒消等汤，故后人治寒热，此为最要之药。

【陈藏器】　陶云"芸蒿是茈胡，主伤寒"，苏云"紫姜作紫，此草紫色"。《上林赋》云茈姜，今常用茈胡是也。

雷公曰　凡使，茎长软，皮赤，黄髭须。出在平州平县，即今银州银县也，西畔①，生处多有白鹤、绿鹤于此翔处，是茈胡香直上云间，若有过往闻者皆气爽。凡采得后去髭并头，用银刀削上赤薄皮少许，却以粗布拭了，细剉用之。勿令犯火，立便无效也。

孙尚药　治黄疸：柴胡一两去苗，甘草一分，上都细剉，作一剂，以水一碗，白茅根一握，同煎至七分，绞去滓，任意时时服，一日尽。

别说云　谨按，柴胡，唯银夏者最良，根如鼠尾，长一二尺，香味甚佳。今虽不见于《图经》，俗亦不识其真，故市人多以同、华者代之，然亦胜于他处者，盖银夏地多沙，同、华亦沙苑所出也。

衍义曰　茈胡，本经并无一字治劳，今人治劳方中鲜有不用者。呜呼，凡此误世甚多，尝原病劳，有一种真脏虚损，复受邪热，邪因虚而致劳，故曰"劳者牢也"，当须斟酌用之。如《经验方》中，治劳热青蒿煎丸，用茈胡正合宜耳，服之无不效。热去即须急已，若或无热，得此愈甚，虽至死，人亦不怨，目击甚多。日华子又谓"补五劳七伤"，《药性论》亦谓"治劳乏羸瘦"，若此等病，苟无实热，医者执而用之，不死何待。注释本草，一字亦不可忽，盖万世之后，所误无穷耳。苟有明哲之士，自何②处治；中下之学，不肯考究，枉致沦没。可不谨哉，可不戒哉。如张仲景治寒热往来如疟状，用柴胡汤，正合其宜。

【点评】今用柴胡为伞形科 *Bupleurum* 属植物柴胡的干燥根，品种研究基本清楚。唐代以来所谓"银州柴胡"，以及后来新兴品种石竹科银柴胡 *Stellaria dichotoma* var. *lanceolata* 的混淆问题已澄清；柴胡药用部位以根为主，也没有争议。需要讨论的是柴胡的功效。

《本草经》说柴胡"主心腹，去肠胃中结气，饮食积聚，寒热邪气，推陈致新"；《名医别录》补充"除伤寒心下烦热，诸痰热结实，胸中邪逆，五脏间游气，大肠停积水胀及湿痹拘挛"。其中"推陈致新"四字尤其需要注意，《本草经》《名医别录》

---

① 西畔：疑此前尚有河川之名，现脱。
② 何：底本如此，《本草衍义》单行本作"可"，义长。

仅在消石、朴消、芒消、大黄，以及柴胡、前胡条用到这个词。对于大黄、芒消等而言，推陈致新显然是描述其强大的泻下作用，但今天所用的伞形科柴胡、前胡确实不具有泻下作用，此令人疑惑。其实，柴胡功效古今不一致，寇宗奭在《本草衍义》中已含蓄地提出疑问："茈胡，本经并无一字治劳，今人治劳方中鲜有不用者。"古今柴胡是否存在名实变化，还需要进一步讨论。

含柴胡的医方以《伤寒论》之大柴胡汤、小柴胡汤，以及《太平惠民和剂局方》之逍遥散最有名，尤其是柴胡晚近用于肝病治疗，被认为有"保肝降酶"的作用，不仅有若干临床资料和经验总结，部分中药药理学研究结论也迎合这些临床应用报告。如认为柴胡皂苷的保肝活性主要表现在以下几个方面：降低细胞色素 P450 的活性，防止肝细胞坏死，促进肝细胞再生；刺激垂体肾上腺皮质系统，使内原性糖皮质激素分泌增加；降低脱氢酶的辅酶细胞色素 C 还原酶的活性，降低激素样副作用的反应；促使巨细胞活性化，促进抗体、干扰素的产生；促进蛋白合成，增加肝糖原，降低过氧化脂质，促进肝细胞再生；增强 NK 细胞和 LAK 的活性。（谢东浩等，柴胡皂苷类化学成分及药理作用研究进展，南京中医药大学学报，2007 年 1 期）但越来越多的研究证实，柴胡皂苷引起肝脏氧化应激损伤，长期给药甚至能引起肝细胞器质性病变，这种情况对已有肝脏病患者显然有害无益。在完整的安全性评估报告出来以前，肝病患者最好避免使用柴胡制剂。

麦门冬为君　味甘，平、微寒，无毒。**主心腹结气，伤中伤饱，胃络脉绝，羸瘦短气，**身重目黄，心下支满，虚劳客热，口干燥渴，止呕吐，愈痿蹶，强阴益精，消谷调中，保神，定肺气，安五脏，令人肥健，美颜色，有子。**久服轻身，不老不饥。**秦名羊韭、齐名爱韭、楚名马韭、越名羊蓍，一名禹葭、一名禹余粮。叶如韭，冬夏长生。生函谷川谷及堤坂肥土石间久废处。二月、三月、八月、十月采，阴干。地黄、车前为之使，恶款冬、苦瓠，畏苦参、青蘘。

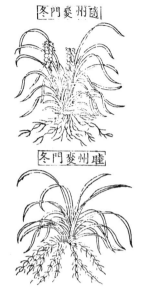

陶隐居云：函谷即秦关，而麦门冬异于羊韭之名矣。处处有，以四月采，冬月作实如青珠，根似矿麦，故谓麦门冬，以肥大者为好。用之汤泽抽去心，不尔令人烦。断谷家为要。二门冬润时并重，既燥即轻，一斤减四五两尔。**今按**，陈藏器本草云：麦门冬，本经不言生者。按生者本功外，去心煮饮，止烦热消渴，身重目黄，寒热体劳，止呕开胃，下痰饮。干者入丸散及汤用之，功如本经。方家自有分别。出江宁小润，出新安大白。其大者苗如粗葱，小者如韭叶，大小有三四种，功用相似。其子圆碧。久服轻身明目。和车前子、干地黄为丸，食后服之，去温瘴，变白，明目，夜中见光。**臣禹锡等谨按**，吴氏云：一名马韭、一名虋（音门）火冬、一名忍冬、一名忍陵、一名不死药、一名仆垒、一名随脂。神农、岐伯：甘，平；黄帝、桐君、雷公：甘，无毒；季氏：甘，小温；扁鹊：无毒。生山谷肥地，叶如韭，肥泽，丛生，采无时，实青黄。**药性论**云：麦门冬，使，恶苦芙，畏木耳。能治热毒，止烦渴，主大水，面目肢节浮肿，下水，治肺痿吐脓，主泄精，疗心腹结气，身黑目黄，心下苦，支满，虚劳客热。**日华子云**：治五劳七伤，安魂定魄，止渴，肥人，时疾热狂，头痛，止嗽。

图经曰　麦门冬生函谷川谷及堤坂肥土石间久废处，今所在有之。叶青似莎草，长及尺余，四季不凋。根黄白色，有须根作连珠，形似矿麦颗，故名麦门冬。四月开淡红花，如红蓼花，实碧而圆如珠。江南出者，叶大者苗如鹿葱，小者如韭，大小有三四种，功用相似，或云吴地者尤胜。二月、三月、八月、十月采，阴干。亦堪单作煎饵之。取新根去心，捣熟绞取汁，和白蜜，银器中重汤煮，搅不停手，候如饴乃成。酒化温服之，治中益心，悦颜色，安神，益气，令人肥健，其力甚快。又主金石药发，麦门冬去心六两，人参四两，甘草二两炙，三物下筛，蜜丸如梧子，日再饮下。又崔元亮《海上方》治消渴丸云：偶于野人处得，神验不可言。用上元板桥麦门冬鲜肥者二大两，宣州黄连九节者二大两，去两头尖三五节，小刀子条理去皮毛了净，吹去尘，更以生布摩拭，秤之，捣末，以肥大苦瓠汁浸麦门冬经宿，然后去心，即于臼中捣烂，即内黄连末臼中和捣，候丸得，即并手丸大如梧子，食后饮下五十丸，日再，但服两日，其渴必定。苦重者，即初服药，每一服一百五十丸，第二日服一百二十丸，第三日一百丸，第四日八十丸，第五日依本服丸。若欲合药，先看天气晴明，其夜方浸药，切须净处，禁妇人、鸡、犬见知。如似可，每日只服二十五丸，服讫觉虚，即取白羊头一枚，净去毛洗了，以水三大斗，煮令烂，去头，取汁可一斗已来，细细服之，亦不著盐，不过三剂平复。

衍义曰 麦门冬，根上子也。治心肺虚热，并虚劳客热，亦可取苗作熟水饮。

【点评】麦冬在唐代被分大小两种，《本草拾遗》云："出江宁者小润，出新安者大白。其大者苗如鹿葱，小者如韭叶，大小有三四种，功用相似，其子圆碧。"宋代依然如此，《本草图经》云"今所在有之。叶青似莎草，长及尺余，四季不凋，根黄白色，有须根作连珠，形似𦭝麦颗，故名麦门冬。四月开淡红花，如红蓼花，实碧而圆如珠。江南出者，叶大者苗如鹿葱，小者如韭，大小有三四种，功用相似，或云吴地尤胜。"有文献考证《证类本草》所图"睦州麦门冬"似为麦冬 *Ophiopogon japonicus*，而"随州麦门冬"花直立，花柄向上，块根较少，似为山麦冬 *Liriope spicata* 之类。事实上，因 *Ophiopogon* 属与 *Liriope* 属之间差异较小，而古人的描述本来就简略，更兼习惯于因袭前代记述，就连以观察仔细著称的《救荒本草》，据麦门冬条图文也只能大致推断其为产于河南的野生品种，或许是 *Ophiopogon* 属植物。

但明代《本草纲目》的一条记载为麦门冬品种推定提供了线索，李时珍云："古人惟用野生者，后世所用多是种莳而成。其法，四月初采根，于黑壤肥沙地栽之。每年六月、九月、十一月三次上粪及耘灌夏至前一日取根洗晒收之其子亦可种但成迟尔。浙中来者甚良。其叶似韭而多纵文，且坚韧为异。"野生品种或有混淆，而栽培品一般而言变异较少，时珍说"浙中来者甚良"，这应该就是今天的正品麦冬 *Ophiopogon japonicus*。

关于麦门冬品种混乱问题，吴其濬论述最确，《植物名实图考》卷11云："处处有之，蜀中种以为业，《本草拾遗》云大小三种，今所用者大小二种。其余似麦冬者，尚有数种，医书不具其状，皆入草药。"所图麦门冬应即今用正品。

独活 味苦、甘，平、微温，无毒。主风寒所击，金疮止痛，贲豚，痫痓音炽，女子疝瘕。疗诸贼风，百节痛风无久新者。久服轻身耐老。一名羌活、一名羌青、一名护羌使者、一名胡王使者、一名独摇草。此草得风不摇，无风自动。生雍州川谷，或陇西南安。二月、八月采根，暴干。豚实为之使。

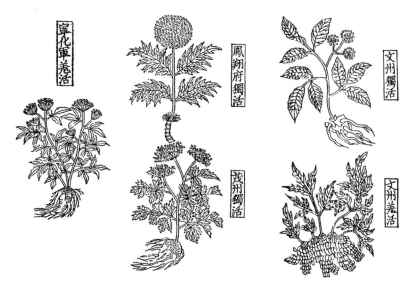

陶隐居云：药名无豚实，恐是蠡实。此州郡县并是羌活，羌活形细而多节软润，气息极猛烈。出益州北部、西川为独活，色微白，形虚大，为用亦相似而小不如。其一茎直上，不为风摇，故名独活。至易蛀，宜密器藏之。**唐本注云**：疗风宜用独活，兼水宜用羌活。**臣禹锡等谨按，药性论**云：独活，君，味苦、辛。能治中诸风湿冷，奔喘逆气，皮肌苦痒，手足挛痛，劳损，主风毒齿痛。**又云**：羌活，君，味苦、辛，无毒。能治贼风，失音不语，多痒，血癫，手足不遂，口面㖞邪，遍身瘟痹。**日华子云**：羌活，治一切风并气，筋骨拳挛，四肢羸劣，头旋，明目，赤疼及伏梁水气，五劳七伤，虚损冷气，骨节酸疼，通利五脏。独活即是羌活母类也。

图经曰 独活、羌活出雍州川谷，或陇西南安，今蜀汉出者佳。春生苗，叶如青麻。六月开花作丛，或黄或紫。结实时叶黄者是夹石上生，叶青者是土脉中生。此草得风不摇，无风自动，故一名独摇草。二月、八月采根，暴干用。本经云二物同一类，今人以紫色而节密者为羌活，黄色而作块者为独活。一说按陶隐居云"独活生西川益州北部，色微白，形虚大，用与羌活相似"，今蜀中乃有大独活，类桔梗而大，气味了不与羌活相类，用之微寒而少效。今又有独活亦自蜀中来，形类羌活，微黄而极大，收时寸解干之，气味亦芳烈，小类羌活；又有槐叶气者，今京下多用之，极效验，意此为真者；而市人或择羌活之大者为独活，殊未为当。大抵此物有两种：西川者黄色，香如蜜；陇西者紫色，秦陇人呼为山前独活。古方但用独活，今方既用独活而又用羌活，兹为谬矣。《箧中方》疗中风才觉，不问轻重，便须吐涎，然后次第治之。吐法，用羌活五大两，以水一大斗，煎取五升，去滓，更入好酒半升和之，以牛蒡子半升炒，下筛，令极细，以前汤斟酌调服取吐。如已昏眩，即灌之。更不可用下药及缪针灸，但用补治汤饵，自差。

【雷公云】 采得后细剉，拌淫羊藿，裛①二日后暴干，去淫羊藿用，免烦人心。

千金方 治中风通身冷，口噤不知人：独活四两，好酒一升，煎取半升，分温再服。

肘后方 治风齿疼，颊肿：独活酒煮，热含之。

经验后方 治中风不语：独活一两剉，酒二升，煎一升，大豆五合炒有声，将药酒热投，盖良久，温服三合，未差再服。

必效方 治产后腹中绞刺疼痛：羌活二两，酒二升，煎取一升去滓，为二服。

子母秘录 治中风腹痛，或子肠脱出：酒煎羌活取汁服。

小品方 治产后风虚，独活汤主之，又白鲜皮汤主之。亦可与独活合白鲜皮各三两，水三升，煮取一升半，分三服。耐酒者，可以酒水中煮之佳。用白鲜亦同法。**又方**治产后中风语涩，四肢拘急：羌活三两，为末，每服五钱，水、酒各半盏煎，去滓温服。《经验方》同。

文潞公 治牙齿，风上攻肿痛：独活、地黄各三两，末。每服三钱，水一盏煎，和滓温服。卧时再用。

【点评】 从《本草经》到《本草纲目》，各本草文献至少在条目上都将羌活视为独活的别名，不予区分，乃至清代部分本草也是如此。这与临床实际用药情况脱节，没有体现出本草文献总结临床用药经验并指导临床用药的目的。究其原因，当然是受崇古尊经的观念影响。

《列仙传》卷下云："山图者陇西人也，少好乘马，马蹄之折脚。山中道人教令服地黄当归羌活独活苦参散，服之一岁，而

---

① 裛：同"浥"，浸湿。

不嗜食，病愈身轻。"可见汉代这两个药物是分开使用的，《新修本草》谓"疗风宜用独活，兼水宜用羌活"，则从功效上区分二活。《备急千金要方》卷8之独活寄生汤，乃独活治风之代表方剂，有论云："夫腰背痛者，皆由肾气虚弱、卧冷湿地当风得之，不时速治，喜流入脚膝为偏枯冷痹缓弱疼重，或腰痛挛脚重痹，宜急服此方。"晚出的羌活胜湿汤、九味羌活汤则是羌活祛水湿之重要处方。

独活（羌活）《本草经》列上品，但后世医家少言其补养功效。《苏沈良方》卷2有治风气四神丹，用熟干地黄、玄参、当归、羌活四物，蜜和为丸如梧桐子大，空心酒服，丸数随宜。苏轼说："《列仙传》有山图者，入山采药折足，仙人教服此四物而愈。因久服，遂度世。顷余以问名医康师孟。师孟大异之，云：医家用此多矣，然未有专用此四物如此方者。师孟遂名之曰四神丹，洛下公卿士庶争饵之，百病皆愈。药性中和，可常服。大略补虚益血，治风气，亦可名草还丹。"

升麻　味甘、苦，平、微寒，无毒。主解百毒，杀百精老物殃鬼，辟温疫，瘴气，邪气，蛊毒，入口皆吐出。中恶腹痛，时气毒疠，头痛寒热，风肿诸毒，喉痛口疮。久服不夭，轻身长年。一名周麻。生益州山谷。二月、八月采根，日干。

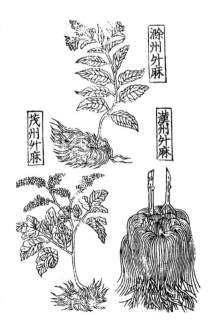

陶隐居云：旧出宁州者第一，形细而黑，极坚实，顷无复有。今惟出益州，好者细削，皮青绿色，谓之鸡骨升麻；北部间亦有，形又虚大，黄色；建平间亦有，形大味薄，不堪用。人言是落新妇根，不必尔。其形自相似，气色非也。落新妇亦解毒，取叶挼作小儿浴汤，主惊忤。**今按**，别本注云：今嵩高出者色青，功用不如蜀者。**臣禹锡等谨按，药性论**云：蜀升麻，主治小儿风，惊痫，时气热疾，能治口齿，风𧏾肿疼，牙根浮烂恶臭，热毒脓血，除心肺风毒热，壅闭不通，口疮，烦闷。疗痈肿，豌豆疮，水煎绵沾拭疮上。主百邪鬼魅。**陈藏器**云：陶云人言升麻是落新妇根，非也，相似耳。解毒取叶作小儿浴汤，主惊。按，今人多呼小升麻为落新妇，功用同于升麻，亦大小有殊。**日华子**云：安魂定魄并鬼附啼泣，游风肿毒，口气疮𧏾。又名落新妇。

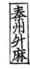

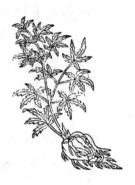

图经曰 升麻生益州川谷，今蜀汉、陕西、淮南州郡皆有之，以蜀川者为胜。春生苗，高三尺以来，叶似麻叶，并青色。四月、五月著花似粟穗，白色。六月以后结实，黑色。根紫如蒿根，多须。二月、八月采，日暴干。今医家以治咽喉肿痛，口舌生疮，解伤寒头痛，凡肿毒之属殊效。细剉一两，水一升，煎炼取浓汁服之，入口即吐出毒气，蜀人多用之。杨炎《南行方》疗㾟疽汤用升麻，又有升麻膏、升麻搨汤，并疗诸丹毒等。石泉公王方庆《岭南方》服乳石补壅法云：南方养生治病，无过丹砂，其方用升麻末三两，研炼了，光明砂一两，二物相合，蜜丸如梧子，每日食后服三丸。又有七物升麻丸：升麻、犀角、黄芩、朴消、栀子、大黄各二两，豉二升，微熬，同捣散，蜜丸。觉四肢大热，大便难，即服三十丸，取微利为知。若四肢小热，于食上服二十丸，非但辟瘴，兼甚明目。

【雷公曰】 采得了，刀刮上粗皮一重了，用黄精自然汁浸一宿，出，暴干，细剉，蒸了，暴干用之。

圣惠方 治小儿斑疮及豆疮，心躁眠卧不安：用川升麻一味，不计多少，细剉，水一盏煎，去滓取汁，以绵沾汁洗拭疮盘上。

外台秘要 比岁有病天行发斑疮，头面及身，须臾周匝，状如火烧疮，皆戴白浆，随决随生，不治，数日必死；治差后，瘢黯，弥岁方减，此恶毒之气所为。以水煮升麻，绵沾洗之，苦酒煮弥佳，但躁痛难忍也。

千金翼 治产后恶血不尽或经月半岁：升麻三两，清酒五升，煮取二升半，分温再服，当吐下恶物，极良。

肘后方 喉痹，升麻剉含之，喉塞亦然。

梅师方 治时行病发疮：升麻五两，以水、蜜二味同煎三沸，半服半傅疮。

姚和众 小儿尿血：蜀升麻五分，水五合，煎取一合，去滓。一岁儿，一日服尽。

【点评】 升麻在《证类本草》大观、政和两个传本系统中都被刻为《名医别录》文，本卷目录也说"二种《名医别录》"，对应的是黄精与升麻，可见唐慎微所作《证类本草》原书就是如此。孙星衍以来的多数《本草经》辑复者根据《太平御览》卷990升麻条引《本草经》云："《本草经》曰：升麻，一名周升麻，味甘，辛。生山谷。治辟百毒，杀百老殃鬼，辟瘟疫、鄣邪毒蛊。久服不天。生益州。"这段引文正好是《证类本草》升麻条大字之半，于是多数学者认为升麻原属《本草经》，只是流传过程中混入《名医别录》中了。孙星衍的观点应该是正确的，所以森立之、曹元宇、尚志钧、王筠默、马继兴的《本草经》辑本都载有升麻。

如黄精条评注所说，唐慎微的原稿更像是用《嘉祐本草》与《本草图经》的刻本剪贴而成，既然大观、政和本的升麻都是黑字《名医别录》文，说明在《嘉祐本草》中升麻已经刻成黑字了。因此，尚志钧《嘉祐本草辑复本》将升麻改为《本草经》文属于处理不当。由《嘉祐本草》上溯《开宝本草》，此书中升麻的文献状态不得而知，尚志钧辑复《开宝本草》将升麻确定为《本草经》药物，证据不足。《开宝本草》之前则是《新修本草》，《新修本草》每卷目录皆有《本草经》《名医别录》药物数汇总，但遗憾升麻所在的卷6亡佚，所以升麻在《新修本草》中究竟被标注为《本草经》文还是《名医别录》文，仍然不得而知。

车前子 味甘、咸，寒，无毒。**主气癃，止痛，利水道小便，除湿痹，**男子伤中，女子淋沥，不欲食，养肺，强阴益精，令人有子，明目疗赤痛。**久服轻身耐老。**

叶及根 味甘，寒。主金疮，止血，衄鼻，瘀血，血瘕，下血，小便赤，止烦下气，除小虫。一名当道、一名芣苢_{音浮}苢_{音以}、一名虾蟆衣、一名牛遗、一名胜舃_{音昔}。生真定平泽丘陵阪道中。五月五日采，阴干。

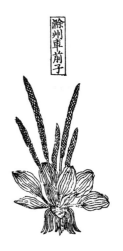

滁州车前子

陶隐居云：人家及路边甚多，其叶捣取汁服，疗泄精甚验。子性冷利，仙经亦服饵之，令人身轻，能跳越岸谷，不老而长生也。《韩诗》乃言茉苢是木，似李，食其实，宜子孙，此为谬矣。**唐本注云**：出出开州者为最。**臣禹锡等谨按，尔雅**云：茉苢，马舄。马舄，车前。注：今车前草，大叶长穗，好生道边，江东呼为虾蟆衣。疏引陆机疏云：马舄，一名车前，一名当道。喜在牛迹中生，故曰车前、当道也。幽州人谓之牛舌草，可鬻作茹，大滑。其子治妇人难产。**药性论**云：车前子，君，味甘，平。能去风毒，肝中风热，毒风冲眼，目赤痛障翳，脑痛泪出，压丹石毒，去心胸烦热。叶主泄精病，治尿血，能补五脏，明目，利小便，通五淋。**萧炳**云：车前养肝。**日华子**云：常山为使，通小便淋涩，壮阳，治脱精，心烦下气。

图经曰 车前子生真定平泽丘陵道路中，今江湖、淮甸、近京、北地处处有之。春初生苗，叶布地如匙面，累年者长及尺余如鼠尾。花甚细，青色微赤。结实如葶苈，赤黑色。五月五日采，阴干。今人五月采苗，七月、八月采实。人家园圃中或种之，蜀中尤尚。北人取根日干，作紫苑卖之，甚误所用。谨按《周南诗》云"采采茉苢"，《尔雅》云："茉苢，马舄。马舄，车前"。郭璞云："今车前草，大叶当道，长穗，好生道边，江东人呼为虾蟆衣。陆机云：马舄，一名车前，一名当道，喜在牛迹中生，故曰车前、当道也。幽州人谓之牛舌草，可鬻与煮同作茹，大滑。其子治妇人难产。"是也。然今人不复有啖者。其子入药最多，驻景丸用车前、菟丝二物，蜜丸，食下服，古今为奇方。其叶今医家生研水解饮之，治衄血甚善。

【雷公曰 凡使，须一窠有九叶，内有蕊，茎可长一尺二寸者，和蕊、叶、根去土了，称有一镒者，力全堪用。使叶勿使蕊、茎，使叶剉，于新瓦上摊干用之。

圣惠方 治热痢不止者：捣车前叶绞取汁一盏，入蜜一合，煎，温分二服。又方治久患内障眼：车前子、干地黄、麦门冬等分，为末，蜜丸如梧桐子大服，屡试有效。

外台秘要 治阴痒痛：车前子，以水三升煮三沸，去滓，洗痒痛处。又方治尿血：车前草捣绞取汁五合，空心服之。

百一方 小便不通：车前子草一斤，水三升，煎取一升半，分三服。又方治石淋：车前子二升，以绢囊盛，水八升，煮取三升。不食尽服之，须臾石下。

梅师方 治妊娠患淋，小便涩，水道热不通：车前子五两，葵根切一升，二件以水五升，煎取一升半，分三服。

子母秘录 治横生不可出：车前子末，酒服二钱匕。

治泻 欧阳文忠公尝得暴下，国医不能愈。夫人云：市人有此药，三文一贴，甚效。公曰：吾辈脏腑与市人不同，不可服。夫人买之，以国医药杂进之，一服而愈。后公知之，召卖药者，厚遗之，问其方，久之乃肯传。但用车前子一味为末，米饮下二钱匕。云此药利水道而不动气，水道利则清浊分，谷脏自止矣。

衍义曰　车前，陶隐居云"其叶捣取汁服疗泄精"，大误矣。此药甘滑，利小便，走泄精气。经云"主小便赤，下气"，有人作菜食，小便不禁，几为所误。

【点评】《诗经》曰"采采芣苢"，芣苢即是车前，车前科植物以车前 Plantago asiatica 或平车前 Plantago depressa 为常见。陆玑疏云："马舄，一名车前，一名当道。喜在牛迹中生，故曰车前、当道也。"《尔雅·释草》云"芣苢，马舄"，郭璞注："今车前草，大叶长穗，好生道边，江东呼为虾蟆衣。"按，《庄子·至乐》云"得水土之际，则为蛙蠙之衣"，成玄英疏："蛙蠙之衣，青苔也，在水中若张绵，俗谓之虾蟆衣也。"青苔颜色油绿，所以呼为虾蟆衣。至于车前也被称为虾蟆衣，《本草纲目》"释名"项李时珍说："蛤蟆喜藏伏于下，故江东称为蛤蟆衣。"此说恐误。车前叶为平行叶脉凹陷，背面可见明显隆起，与蛙的侧褶相似，虾蟆衣之名当因此而来。陆游《戏咏园中春草》有"童子争寻鹁鸪饭，医翁日曝虾蟆衣"，说的也是车前。

黑盖子下，一条以"治泻"为标题，出自《苏沈良方》卷4，文字皆同。《本草纲目》因此为车前子增加"导小肠热，止暑湿泻痢"的功效，此所谓"利小便而实大便"者。有说云欧阳修的泻痢"国医不能愈"。国医乃指正规医生，这属于"草医气死郎中，偏方治疗大病"类型的故事，在宋代笔记中颇为常见。

《名医别录》谓车前子"强阴益精，令人有子"，《本草蒙筌》云："今种子方内所制五子衍宗丸，枸杞、菟丝、五味、覆盆，斯亦列其名者，盖由得此说也。"《握灵本草》云："五子衍宗丸，用车前子为生精种子要药。"《本草新编》看法不同，卷2有论云："夫五子衍宗丸用车前子者，因枸杞、覆盆过于动阳，菟丝、五味子过于涩精，故用车前以小利之。用通于闭之中，用泻于补之内，始能利水而不耗气。水窍开，而精窍闭，自然精神健旺，入房始可生子，非车前之自能种子也。大约用之补药之中，则同群共济，多有奇功。未可信是种子之药，过于多用也。"

木香　味辛，温，无毒。**主邪气，辟毒疫温鬼，强志，主淋露**，疗气劣，肌中偏寒，**主气不足，消毒，杀鬼精物，温疟蛊毒，行药之精。久服不梦寤魇寐，轻身致神仙。**一名蜜香。生永昌山谷。

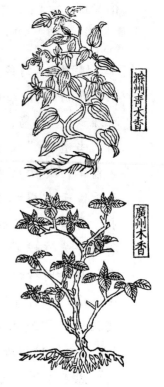

陶隐居云：此即青木香也，永昌不复贡，今皆从外国舶（音白）上来。乃云大秦国，以疗毒肿，消恶气，有验。今皆用合香，不入药用，惟制蛀虫丸用之，常能煮以沐浴，大佳尔。**唐本注**云：此有二种，当以昆仑来者为佳，出西胡来者不善。叶似羊蹄而长大，花如菊花，其实黄黑，所在亦有之。**今按**，别本注云：叶似署预而根大，花紫色，功效极多，为药之要用。陶云"不入药用"，非也。**臣禹锡等谨按**，蜀本云：今苑中种之，花黄，苗高三四尺，叶长八九寸，皱软而有毛。**药性论**云：木香，君。治女人血气刺心，心痛不可忍，末，酒服之。治九种心痛，积年冷气，痃癖癥块胀痛，逐诸壅气上冲，烦闷，治霍乱吐泻，心腹疠①刺。**隋书**云：樊子盖为武威太守，车驾西巡，将入吐谷浑，子盖以彼多瘴气，献青木香以御雾露。**南州异物志**云：青木香，出天竺，是草根，状如甘草。**萧炳**云：青木香功用与此同。又云：昆仑船上来，形如枯骨者良。**日华子**云：治心腹一切气，止泻，霍乱，痢疾，安胎，健脾消食，疗羸劣，膀胱冷痛，呕逆反胃。

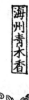

图经曰　木香生永昌山谷，今惟广州舶上有来者，他无所出。陶隐居云"即青木香也"。根窠大类茄子，叶似羊蹄而长大，花如菊，实黄黑，亦有叶如山芋而开紫花者，不拘时月采根芽为药。以其形如枯骨者良。江淮间亦有此种，名土青木香，不堪入药用。伪蜀王昶苑中亦尝种之，云苗高三四尺，叶长八九寸，皱软而有毛，开黄花，恐亦是土木香种也。《续传信方》著张仲景青木香丸，主阳衰诸不足，用昆仑青木香，六路诃子皮二十两，筛末，沙糖和之。驸马都尉郑某忘其名，去沙糖，加羚羊角十二两，白蜜丸如梧子，空腹酒下三十丸，日再，其效甚速。然用药不类古方，而云仲景者，不知何从而得之邪。按《杂修养

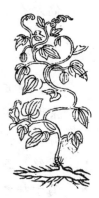

① 疠：腹中绞痛。

书》云：正月一日取五木煮汤以浴，令人至老须发黑。徐锴注云：道家谓青木香为五香，亦云五木。道家多以此浴，当是其义也。又古方主痈疽五香汤中，亦使青木香，青木香名为五香，信然矣。

【海药】　谨按《山海经》云：生东海昆仑山。

雷公曰　凡使，其香是芦蔓根条，左盘旋。采得二十九日，方硬如朽骨硬碎。其有芦头丁盖子色青者，是木香神也。

外台秘要　治狐臭，若股内阴下恒湿臭，或作疮：青木香，好醋浸，致腋下夹之，即愈。

伤寒类要　天行热病，若发赤黑斑如疬：青木香二两，水二升，煮取一升，顿服之效。

孙尚药　治丈夫、妇人、小儿痢：木香一块，方圆一寸，黄连半两，上件二味用水半升同煎干，去黄连，只薄切木香焙干为末。三服，第一橘皮汤，第二陈米饮，第三甘草汤调下。此方李景纯传。有一妇人久患痢将死，梦中观音授此方，服之遂愈。

别说云　谨按，木香今皆从外国来，即青木香也，陶说为得。本在草部，而《图经》所载广州一种乃是木类。又载滁州、海州者，乃马兜铃根，此山乡俗名尔，治疗冷热，殊不相似。此三种，自当入一外类，别名尔。

衍义曰　木香专泄决胸腹间滞塞冷气，他则次之。得橘皮、肉豆蔻、生姜相佐使绝佳，效尤速。又一种，尝自岷州出塞，得生青木香，持归西洛。叶如牛蒡，但狭长，茎高三四尺，花黄，一如金钱，其根则青木香也。生嚼之，极辛香，尤行气。

【点评】《本草经》中以永昌山谷为产地的药物有木香、犀角、彼子等。永昌即今云南保山地区。以犀角为例，《说文》云："犀，南徼外牛。"《后汉书·和帝纪》云："永元六年春正月，永昌徼外夷遣使译献犀牛。"由此知《本草经》的犀角正来源于域外，永昌不过是入境口岸。同样被记载为"生永昌山谷"的木香很可能也是如此。

木香以"木"为名，却被安排在草部。今天所用菊科木香 *Aucklandia lappa* 为一种高 1~2 米的草本植物，很难想象会被古人命名为"木"香，我们颇怀疑汉代魏晋这种从永昌进口的"木香"其实是今天的瑞香科植物沉香 *Aquilaria agallocha*。理由如下：

①从别名来看,《名医别录》谓木香"一名蜜香",孙星衍辑《本草经》谓鲍刻《太平御览》作"一名木蜜香"。按,"蜜香""木蜜香"或"木蜜"在多数魏晋文献中都是沉香的别名,如《北户录》卷3引杨孚《交州异物志》云:"蜜香,欲取,先断其根,经年外皮烂,中心及节坚黑者,置水中则沉,是谓沉香。"《法苑珠林》卷49引《异物志》云:"木蜜香名曰香树,生千岁,根本甚大。先伐僵之,四五岁乃往看,岁月久,树根恶者腐败,唯中节坚贞,芬香独在耳。"《太平御览》卷982则引作"木蜜"。按其所述,此皆指沉香或同属植物,与菊科木香无关。②在魏晋文献中,"木香"也曾是沉香的别名,《法苑珠林》卷49引《南州异物志》云:"木香出日南,欲取当先斫坏树,着地积久,外白朽烂,其心中至坚者,置水则沉,名曰沉香。"《梁书》卷54、《南史》卷78皆称沉香为"沉木香"。③《法苑珠林》所引《南州异物志》为三国时吴人万震所著,从现存佚文来看,该书既有木香又有青木香,显然该书的作者也不认为二者是一物。

《本草经》中的木香究竟是否为沉香,姑且存疑,但从《本草经集注》开始木香便被称为"青木香",而别立有沉香条。木香的品种混乱也由此展开。陶弘景云:"此即青木香也,永昌不复贡,今皆从外国舶上来,乃云大秦国。以疗毒肿,消恶气,有验。今皆用合香,不入药用。惟制蛀丸用之,常能煮以沐浴,大佳耳。"为什么木香被称作"青木香",原因仍不得而知。或许是为了区别以前的木香。但从此以后,直到明代,木香与青木香在本草学家眼中都被混为一物,不加分别。不过检现存南北朝医方,陶说青木香"皆用合香,不入药用",确是实情。当时青木香多与鸡舌香、沉香、麝香等配合,外用疗狐臭等。关于这种青木香在陶氏以前已经有所记载,《法苑珠林》卷49引《南州异物志》云:"青木香出天竺,是草根,状如甘草。"《证类本草》

引文同。此处首次明确青木香为草本，"状如甘草"当是形容菊科木香 *Aucklandia lappa* 近木质化的粗壮主根。

但须指出的是，尽管《南州异物志》描述的青木香接近菊科木香，但毕竟此系外来之物，多数文献依然不解其名实，遂有多种传说，简举数例。《法苑珠林》卷49引徐衷《南方记》曰："青木香出天笃国，不知形状。"或说众香共是一木，其花为鸡舌香，胶为熏陆香，木节为青木香，木根为栴檀香，木叶为藿香，木心为沉香，见俞益期与韩康伯笺。更有甚者则说此诸香总为一香，便是青木香，如《说郛》卷98引《三洞珠囊》云："五香，一株五根，一茎五枝，一枝五叶，一叶间五节，五五相对，故先贤名之五香之木，烧之十日，上彻九星之天。即青木香也。"其说亦被苏颂纳入《本草图经》，曾被王安国批评，见《学林》卷8，不繁引。尽管异说纷呈，但南北朝时期的青木香都来自域外，丝毫未与本土所出植物发生混淆。

青木香在唐代使用极为普遍，《外台秘要》中有100个以上的处方用到了青木香，《新修本草》云："此有二种，当以昆仑来者为佳，出西胡来者不善。叶似羊蹄而长大，花如菊花，其实黄黑，所在亦有之。"《四声本草》云："青木香功用与此（指木香）同。"又云："昆仑船上来，形如枯骨者良。"看来直到唐代，木香一直仰赖进口，据《新修本草》说其来源有二，一出昆仑，但昆仑究竟是指何地，诸家颇有异说，今据《御览》卷789昆仑国条引《南夷志》云："昆仑国王北去西洱河八十一程，出象及青木香。"据唐义净《南海寄归传》、慧琳《一切经音义》所释，此昆仑国当是东南亚诸国之一。青木香的另一出处为西胡，西胡大约指今阿富汗、伊朗一带，这与《隋书·西域传》记载波斯国出产"熏陆、郁金、苏合、青木等诸香"相吻合，从分布来看，两种进口的青木香皆有可能是正品木香 *Aucklandia lappa*。

署预　味甘，温，平，无毒。**主伤中，补虚羸，除寒热邪气，补中，益气力，长肌肉，**主头面游风，风头眼眩，下气，止腰痛，补虚劳羸瘦，充五脏，除烦热，强阴。**久服耳目聪明，轻身，不饥，延年。**一名山芋，秦楚名玉延，郑越名土藷音除。生嵩高山谷。二月、八月采根，暴干。紫芝为之使，恶甘遂。

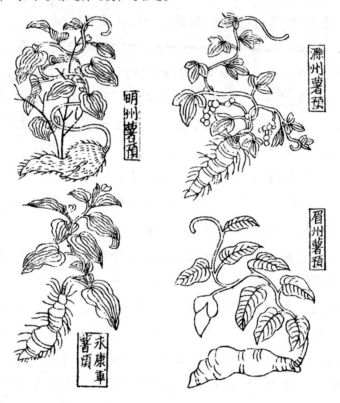

陶隐居云：今近道处处有，东山、南江皆多掘取食之以充粮，南康间最大而美，服食亦用之。**唐本注**云：署预，日干捣细，筛为粉，食之大美，且愈疾而补。此有两种：一者白而且佳；一者青黑，味亦不美。蜀道者尤良。**臣禹锡等谨按，吴氏**云：署预，一名诸署，齐、越名山羊，一名修脆，一名儿草。神农：甘，小温；桐君、雷公：甘，无毒。或生临朐钟山。始生赤茎细蔓，五月华白，七月实青黄，八月熟落，根中白，皮黄，类芋。**药性论**云：署预，臣。能补五劳七伤，去冷风，止腰疼，镇心神，安魂魄，开达心孔，多记事，补心气不足，患人体虚羸，加而用之。**异苑**云：署预，野人谓之土藷。若欲掘取，嘿然则获，唱名便不可得。人有植之者，随所种之物而像之也。**日华子**云：助五脏，强筋骨，长志，安神，主泄精，健忘。干者功用同前。

图经曰　薯预生嵩高山山谷，今处处有之，以北都、四明者为佳。春生苗，蔓延篱援。茎紫叶青，有三尖角似牵牛更厚而光泽。夏开细白花，大类枣花。秋生实于叶间，状如铃。二月、八月采根，今人冬春采，刮之白色者为上，青黑者不堪，暴干用之。法取粗根，刮去黄皮，以水浸，末白矾少许掺水中，经宿取，净洗去涎，焙干。近都人种之极有息。春取宿根头，以黄沙和牛粪作畦种。苗生以竹梢作援，援高不得过一二尺，夏月频溉之。当年可食，极肥美。南中有一种，生山中，根细如指，极紧实，刮磨入汤煮之，作块不散，味更珍美，云食之尤益人，过于家园种者。又江湖、闽中出一种，根如姜、芋之类而皮紫，极有大者，一枚可重斤余，刮去皮，煎煮食之俱美，但性冷于北地者耳。彼土人为单呼为藷（音若）殊，亦曰山藷。而《山海经》云："景山其望少泽，其草多藷藇（音与薯预同）。"郭璞注云："根似芋可食。"今江南人单呼藷（音储），语或有轻重耳。据此注，则薯预与藷乃一种，南北之产或有不同，故其形类差别，然字音"殊""储"不同，盖相传之讹也。一名山芋。

【食疗】　治头疼，利丈夫，助阴力。和面作傅饦则微动气，为不能制面毒也。熟煮和蜜，或为汤煎，或为粉，并佳。干之入药更妙也。

雷公曰　凡使，勿用平田生二三纪内者，要经十纪者，山中生，皮赤，四面有髭生者妙。若采得，用铜刀削去上赤皮，洗去涎，蒸用。

圣惠方　补虚损，益颜色：用薯预于砂盆中细研，然后下于铫中，先以酥一大匙熬令香，次旋添酒一盏煎，搅令匀，空心饮之。

食医心镜　主下焦虚冷，小便数，瘦损无力。生薯药半斤，刮去皮，以刀切碎，研令细烂，于铛中著酒，酒沸下薯预，不得搅，待熟著少盐、葱白，更添酒，空腹饮三二杯，妙。

衍义曰　山药，按本草，上一字犯英庙讳，下一字曰蓣，唐代宗名预①，故改下一字为药，今人遂呼为山药。如此则尽失当日本名，虑岁久以山药为别物，故书之。此物贵生干方入药，其法：冬月以布裹手，用竹刀子剐去皮，于檐下风迳处，盛竹筛中，不得见日色。一夕干五分，俟全干收之，惟风紧则干速。所以用干之意，盖生湿则滑，不可入药，熟则只堪啖，亦滞气。余如经。

【点评】薯蓣以薯蓣科植物薯蓣 *Dioscorea opposita* 为正品，但在古代文献中往往与同属植物甘薯 *Dioscorea esculenta* 或参薯 *Dioscorea alata* 相混淆。直到今天，参薯还是山药的主要伪乱品种来源之一。《南方草木状》卷上有甘藷云："盖薯蓣之类，或曰

---

① 唐代宗名预：即唐代宗李豫，因为避讳而改为"预"，非唐代宗名李预。

芋之类，根叶亦如芋，实如拳，有大如瓯者。皮紫而肉白，蒸鬻食之，味如薯蓣，性不甚冷，旧珠崖之地海中之人皆不业耕稼，惟掘地种甘藷，秋熟收之，蒸晒切如米粒，仓圌贮之以充粮糗，是名藷粮。"其原植物当为甘薯。《证类本草》引《异苑》云："署预，野人谓之土藷，若欲掘取，嘿然则获，唱名便不可得。人有植之者，随所种之物而像之也。"所谓"随所种之物而像之"，此即《植物名实图考》所说"江西、湖南有一种扁阔者，俗呼脚板薯，味淡"。又引《物类相感志》谓："藷手植如手，锄锹等物植，随本物形状。"其原植物为参薯。

参薯在宋代完全被视同于山药，《本草图经》云："江湖、闽中出一种，根如姜、芋之类而皮紫，极有大者一枚可重斤余，刮去皮，煎煮食之俱美，但性冷于北地者耳，彼土人单呼为藷，亦曰山藷。"《本草图经》又提到四明（今浙江宁波）者为佳，而《淳熙三山志》卷41云："薯蓣，根如姜芋，土人单呼为诸，生于山间石罅者良。"《咸淳临安志》卷58云："山药形如手掌者名佛手。"看来此皆是 *Dioscorea alata* 而非正品薯蓣。

薏音意**苡**音以**人**　味甘，微寒，无毒。**主筋急拘挛，不可屈伸，风湿痹，下气，除筋骨邪气不仁，利肠胃，消水肿，令人能食。久服轻身益气。其根，下三虫。**一名解蠡、一名屋菼音毯、一名起实、一名赣音感。生真定平泽及田野。八月采实，采根无时。

陶隐居云：真定县属常山郡，近道处处有，多生人家。交阯者子最大，彼土呼为薢（音干）珠。马援大取将还，人谗以为真珠也。实重累者为良，用之取中人。今小儿病蛔虫，取根煮汁糜食之，甚香，而去蛔虫大效。**今按**，陈藏器本草云：薏苡收子，蒸令气馏，暴干，磨取人，炊作饭及作面。主不饥，温气，轻身。煮汁饮之，主消渴。**又按**，别本注云：今多用梁汉者，气力劣于真定，

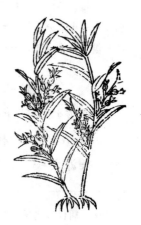

取青水色者良。**臣禹锡等谨按，药性论**云：能治热风，筋脉挛急，能令人食。主肺痿肺气，吐脓血，咳嗽涕唾，上气。昔马援煎服之，破五溪毒肿。种于彼，取人甑中蒸，使气馏，暴于日中，使干，挼之得人矣。**孟诜云**：性平，去干湿脚气，大验。

图经曰 薏苡人生真定平泽及田野，今所在有之。春生苗，茎高三四尺，叶如黍，开红白花作穗子，五月、六月结实，青白色，形如珠子而稍长，故呼意珠子，小儿多以线穿如贯珠为戏。八月采实，采根无时。今人通以九月、十月采，用其实中人。古方大抵心肺药多用之，韦丹治肺痈，心胸甲错者，淳苦酒煮薏苡人令浓，微温顿服之，肺有血当吐愈。《广济方》治冷气，薏苡人饭粥法：细舂其人，炊为饭，气味欲匀如麦饭乃佳。或煮粥亦好，自任无忌。根之入药者，葛洪治卒心腹烦满，又胸胁痛者，判根浓煮汁，服三升乃定。今人多取叶为饮，香益中空膈，甚胜其杂他药用者。张仲景治风湿身烦疼日晡剧者，与麻黄杏人薏苡人汤：麻黄三两，杏人三十枚，甘草、薏苡人各一两，四物以水四升煮取二升，分温再服。又治胸痹偏缓急者，薏苡人附子散：薏苡人十五两，大附子十枚炮，二物杵末，每服方寸匕，日三。

【陈藏器余 主消渴，煞蛔虫。根煮服，堕胎。

雷公曰 凡使，勿用糯米，颗大无味，其糯米，时人呼为粳糯是也。若薏苡人，颗小色青，味甘，咬着黏人齿。夫用一两，以糯米二两同熬，令糯米熟，去糯米取使，若更以盐汤煮过，别是一般修制亦得。

外台秘要 治牙齿风痛：薏苡根四两，水四升，煮取二升，含冷易之，龈便生。**又方**咽喉卒痛肿，吞薏苡人二枚。**又方**蛔虫攻心腹痛：薏苡根二斤切，水七升，煮取三升。先食尽服之，虫死尽出。

梅师方 肺疾唾脓血：取薏苡人十两杵碎，以水三升，煎取一升，入酒少许服之。

食医心镜 治筋脉拘挛，久风湿痹，下气，除骨中邪气，利肠胃，消水肿，久服轻身，益气力。薏苡人一升，捣为散。每服以水二升煮两匙末作粥，空腹食之。

马援 后汉马援传[1]，援在交阯，常饵薏苡实，用能轻身省欲，以胜瘴气。南方薏苡实大，援欲以为种，军还载之一车。

衍义曰 薏苡人，此李商隐《太仓铭》中所谓"薏苡似珠，不可不虞"者也。取人用。本经云"微寒，主筋急拘挛"。拘挛有两等，《素问》注中，大筋受热，则缩而短，缩短故挛急不伸。此是因热而拘挛也，故可用薏苡人。若《素问》言因寒即筋急者，不可更用此也。凡用之，须倍于他药，此物力势和缓，须倍加用即见效。盖受寒即能使人筋急；受热故使人筋挛。若但热而不曾受寒[2]，亦能使人筋缓。受湿则又引长无力。

---

① 后汉马援传：指《后汉书·马援传》。
② 寒：底本作"又"，据《本草衍义》单行本改。

【点评】薏苡仁因为后汉马援的故事而广为人知，也成为诗人占咏的题材。苏东坡有一首咏薏苡的诗说："伏波饭薏苡，御瘴传神良。能除五溪毒，不救谗言伤。谗言风雨过，瘴疠久亦亡。两俱不足治，但爱草木长。草木各有宜，珍产骈南荒。绛囊悬荔支，雪粉剖桃榔。不谓蓬获姿，中有药与粮。春为芡珠圆，炊作菰米香。子美拾橡栗，黄精诳空肠。今吾独何者，玉粒照座光。"这首诗把薏苡仁的产地以及药用、食用价值说得非常清楚。

《本草拾遗》将薏苡分为两类，《本草纲目》沿用其说，有云："薏苡人多种之，二、三月宿根自生，叶如初生芭茅，五、六月抽茎，开花结实。有两种：一种黏牙者，尖而壳薄，即薏苡也。其米白色如糯米，可作粥饭及磨面食，亦可同米酿酒。一种圆而壳厚坚硬者，即菩提子也，其米少，即粳䵚也。"《救荒本草》另列川谷条，谓："苗高三四尺，叶似初生蜀秫叶微小，叶间丛开小黄白花，结子似草珠儿微小。"一般认为禾本科植物川谷 *Coix lacryma – jobi* 是薏苡的野生种，薏苡 *Coix lacryma – jobi var. ma – yuen* 是其栽培变种。

偶然翻检宋诗，梅尧臣有一组《和石昌言（扬休）学士官舍十题》，咏薏苡一首云："叶如华黍实如珠，移种官庭特葱蒨。但躅病渴付相如，勿恤谤言归马援。"以薏苡为治疗消渴的妙药，这是沿用《本草拾遗》薏苡"主消渴"之说，《本草纲目》附方有云："消渴饮水，薏苡仁煮粥饮，并煮粥食之。"梅尧臣还有一首《魏文以予病渴赠薏苡二丛植庭下走笔戏谢》，诗云："愧无相如才，偶病相如渴。滇水有丈人，薏苡分丛茇。为饮可扶衰，余生幸且活。安知恶己者，不愿变野葛。"看来梅氏也有消渴之疾，所用正是此方。

泽泻 味甘、咸，寒，无毒。主风寒湿痹，乳难，消水，养五脏，益气力，肥健，补虚损五劳，除五脏痞满，起阴气，止泄精、消渴、淋沥，逐膀胱三焦停水。**久服耳目聪明，不饥，延年，轻身，面生光，能行水上。**扁鹊云：多服病人眼。**一名水泻、一名及泻、一名芒芋、一名鹄泻。生汝南池泽。五月、六月、八月采根，阴干。**畏海蛤、文蛤。

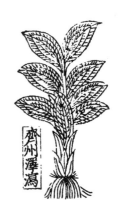

叶　味咸，无毒。主大风，乳汁不出，产难，强阴气。久服轻身。五月采。

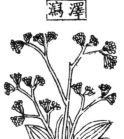

实　味甘，无毒。主风痹、消渴，益肾气，强阴，补不足，除邪湿。久服面生光，令人无子。九月采。

陶隐居云：汝南郡属豫州，今近道亦有，不堪用，惟用汉中、南郑、青弋，形大而长，尾间必有两歧为好。此物易朽蠹，常须密藏之。叶狭长，丛生诸浅水中。仙经服食断谷皆用之，亦云身轻，能步行水上。**唐本注云：**今汝南不复采用，惟以泾州、华州者为善也。**臣禹锡等谨按，尔雅**云：蕍，蕮。疏云：蕍，一名蕮，即药草泽泻也。**药性论云：**泽泻，君，味苦。能主肾虚精自出，治五淋，利膀胱热，宣通水道。**日华子云：**治五劳七伤，主头旋，耳虚鸣，筋骨挛缩，通小肠，止遗沥，尿血，催生，难产，补女人血海，令人有子。叶壮水脏，下乳，通血脉。

图经曰　泽泻生汝南池泽，今山东、河、陕、江、淮亦有之，以汉中者为佳。春生苗，多在浅水中，叶似牛舌草，独茎而长。秋时开白花，作丛似谷精草。五月、六月、八月采根，阴干。今人秋末采，暴干用。此物极易朽蠹，常须密藏之。汉中出者，形大而长，尾间有两歧最佳。《尔雅》谓之"蕍羊朱切"，一名蕮（与鸟同，私夕切）。《素问》身热解墮，汗出如浴，恶风少气，名曰酒风。治之以泽泻、术各十分，麋衔五分，合以二指撮，为后饭。后饭者，饭后药先，谓之后饭。张仲景治杂病，心下有支饮，苦冒，泽泻汤主之。泽泻五两，术二两，水二升，煎取半升，分温再服。治伤寒有大、小泽泻汤，五苓散辈，皆用泽泻，行利停水为最要。深师治支饮，亦同用泽泻、术，但煮法小别。

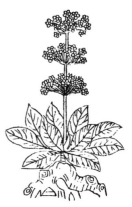

先以水二升煮二物，取一升，又以水一升煮泽泻，取五合，合此二汁，为再服。病甚欲眩者，服之必差。仙方亦单服泽泻一物，捣筛，取末，水调，日分服六两，百日体轻，久而健行。

【雷公曰】 不计多少，细到酒浸一宿，漉出，曝干，任用也。

经验方 常服泽泻，皂荚水煮烂，焙干为末，炼蜜为丸如桐子大。空心以温酒下十五丸至二十九丸，甚妙。治肾脏风，生疮尤良。

衍义曰 泽泻，其功尤长于行水。张仲景曰："水搐渴烦，小便不利，或吐或泻，五苓散主之。"方用泽泻，故知其用长于行水。本经又引扁鹊云"多服病人眼"，诚为行去其水。张仲景八味丸用之者，亦不过引接桂、附等归就肾经，别无他意。凡服泽泻散人，未有不小便多者，小便既多，肾气焉得复实？今人止泄精，多不敢用。

【点评】泽泻是泽泻科植物，古今品种变化不大，通常以泽泻 Alisma orientalis 为正品。《本草经集注》说："形大而长，尾间必有两歧为好。此物易朽蠹，常须密藏之。叶狭长，丛生诸浅水中。仙经服食断谷皆用之，亦云身轻，能步行水上。"按陶弘景的描述，此当是同属窄叶泽泻 Alisma canaliculatum 一类。

基本能确定《本草图经》所绘泽泻与邢州泽泻皆为正品之泽泻 Alisma orientalis，但泽泻块茎近球形，密生多数须根。邢州泽泻图误画为根状茎横走如黄精，泽泻图则误画为块茎多枚如芋，这可能是各地采送标本绘制药图时粗疏所致，并非另有其物。《救荒本草》对泽泻植物形态的描述要准确得多："今水边处处有之。丛生苗叶，其叶似牛舌草叶，纹脉竖直，叶丛中间撺葶，对分茎叉，茎有线楞，稍间开三瓣小白花，结实小青细。"此处专门提到"纹脉竖直"，其实是针对邢州泽泻图误画的网状叶脉而言，所附药图也更加标准。

不仅《本草经》说泽泻"久服耳目聪明，不饥，延年，轻身，面生光，能行水上"，《典术》也说"食泽泻身轻，日行五百里，走水上，可游无穷，致玉女神仙"。可见此说流传广泛。《本草纲目》不以为然，"正误"项说："泽泻行水泻肾，久服且不可，又安有此神功耶，其谬可知。"值得注意的是，动物实验提示，泽泻醇有明显的肾脏毒性。泽泻是所谓补肾良方六味地黄汤中"三泻"之一，但对已有肾功能损害的病人可能有雪上加霜之虞。

远志 为君　味苦，温，无毒。主咳逆伤中，补不足，除邪气，利九窍，益智慧，耳目聪明，不忘，强志，倍力，利丈夫，定心气，止惊悸，益精，去心下膈气，皮肤中热，面目黄。久服轻身不老，好颜色，延年。叶名小草，主益精，补阴气，止虚损，梦泄。一名棘菀、一名葽绕、一名细草。生太山及冤句川谷。四月采根、叶，阴干。得茯苓、冬葵子、龙骨良，杀天雄、附子毒，畏真珠、藜芦、蜚蠊、齐蛤。

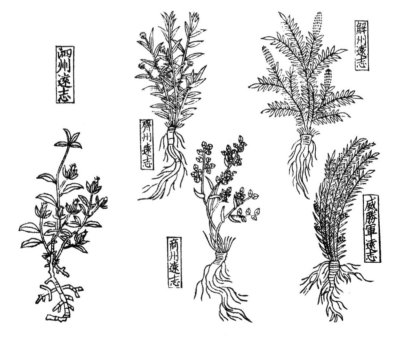

陶隐居云：按药名无齐蛤，恐是百合。冤句县属兖州济阴郡，今犹从彭城北兰陵来。用之打去心取皮，今用一斤正得三两皮尔，市者加量之。小草状似麻黄而青。远志亦入仙方药用。**唐本注云**：《药录》下卷有齐蛤，即齐蛤元有，不得言无，今陶云恐是百合，非也。**今注**：远志茎叶似大青而小，比之麻黄，陶不识尔。**臣禹锡等谨按，尔雅**云：葽绕，棘菀。注：今远志也，似麻黄，赤华，叶锐而黄，其上谓之小草。**药性论**云：远志畏蛴螬。治心神健忘，安魂魄，令人不迷，坚壮阳道，主梦邪。**日华子云**：主膈气，惊魇，长肌肉，助筋骨，妇人血噤，失音，小儿客忤。服无忌。

图经曰　远志生泰山及冤句川谷，今河、陕、京西州郡亦有之。根黄色形如蒿根。苗名小草，似麻黄而青，又如荜豆。叶亦有似大青而小者。三月开花白色，根长及一尺。四月采根、叶，阴干，今云晒干用。泗州出者花红，根、叶俱大于它处。商州者根又黑色。俗传夷门远志最佳。古方通用远志、小草。今医但用远志，稀用小草。《古今录验》及《范汪方》治胸痹心痛，逆气，膈中饮不下，小草丸。小草、桂心、蜀椒去汗、干姜、细辛各三分，附子二分炮，六物合捣下筛，和以蜜丸大如梧子。先食米汁下三丸，日三，不知稍增，以知为度。禁猪肉、冷水、生葱、菜。

【雷公曰　远志，凡使，先须去心，若不去心，服之令人闷。去心了，用熟甘草汤浸宿，漉出，曝干用之也。

肘后方　治人心孔惛①塞，多忘喜误。丁酉日密自至市买远志，着巾角中，还为末服之，勿令人知。

抱朴子内篇云　陵阳仲子服远志二十年，有子三十七人，开书所视，便记而不忘。

【点评】远志得名的缘由不得而知，《本草纲目》解释说："此草服之以益智强志，故有远志之称。《世说》载谢安云：处则为远志，出则为小草。《记事珠》谓之醒心杖。"菖蒲也能益智强志，何独以此草名"远志"？《本草纲目》所言只能算是聊备一说。李时珍引文见《世说新语·排调》，书云："谢公始有东山之志，后严命屡臻，势不获已，始就桓公司马。于时人有饷桓公药草，中有远志。公取以问谢：此药又名小草，何一物而有二称？谢未即答。时郝隆在坐，应声答曰：此甚易解，处则为远志，出则为小草。谢甚有愧色。桓公目谢而笑曰：郝参军此过乃不恶，亦极有会。"此非谢安的言论，而是郝隆嘲谢安者，孙嵩有句云："在山为远志，出山为小草。不足凋谢安，适可谓殷浩。夫亦有所怀，非必着枯槁。"

---

① 惛：同"惽"，糊涂，不明白。

《本草经》记远志功效为"补不足，除邪气，利九窍，益智慧，耳目聪明，不忘，强志"，与石菖蒲近似。黑盖子下引《肘后方》治人心孔惛塞，多忘喜误："丁酉日密自至市买远志，着巾角中，还为末服之，勿令人知。"《备急千金要方》卷14治心气虚，惊悸善忘，不进食，补心之远志汤，用远志、干姜、铁精、桂心、黄芪等18物；治中风，心气不足，惊悸言语谬误，恍惚愦愦，心烦闷耳鸣之远志汤，用远志、黄芪、茯苓、人参等12物。皆是用远志"补不足，益智慧"的作用。

至于《本草经》谓远志"主咳逆"，方书少用，张山雷《本草正义》说："《本经》主咳逆，则苦泄温通辛散，斯寒饮之咳逆自平，此远志又有消痰饮、止咳嗽之功，《别录》去心下膈气，亦即此意。《外台》载《古今录验》胸痹心痛一方，中有远志，颇合此旨。"

龙胆 味苦，寒、大寒，无毒。主骨间寒**热，惊痫，邪气，续绝伤，定五脏，杀蛊毒，**除胃中伏热，时气温热，热泄下痢，去肠中小虫，益肝胆气，止惊惕。**久服益智不忘，轻身耐老。**一名陵游。生齐朐山谷及冤句。二月、八月、十一月、十二月采根，阴干。贯众为之使，恶防葵、地黄。

陶隐居云：今出近道，吴兴为胜。状似牛膝，味甚苦，故以胆为名。今按，别本注云：叶似龙葵，味苦如胆，因以为名。臣禹锡等谨按，药性论云：龙胆，君。能主小儿惊痫，入心，壮热，骨热，痈肿，治时疾，热黄，口疮。日华子云：小豆为使。治客忤疳气，热病狂语及疮疥，明目，止烦，益智，治健忘。

图经曰 龙胆生齐朐山谷及冤句，今近道亦有之。宿根黄白色，下抽根十余本，类牛膝。直上生苗，高尺余。四月生叶，似柳叶而细，茎如小竹枝，七月开花如牵牛花，作铃铎

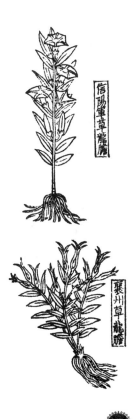

形，青碧色。冬后结子，苗便枯。二月、八月、十一月、十二月采根，阴干。俗呼为草龙胆。浙中又有山龙胆草，味苦涩，取根细剉，用生姜自然汁浸一宿，去其性，焙干，捣，水煎一钱匕，温服之。治四肢疼痛。采无时候。叶经霜雪不凋，此同类而别种也。古方治疽多用之，《集验方》谷疸丸：苦参三两，龙胆一两，二物下筛，牛胆和丸，先食以麦饮服之，如梧子五丸，日三，不知稍增。《删繁方》治劳疸，同用此龙胆，加至二两，更增栀子人三七枚，三物同筛捣，丸以猪胆，服如前法，以饮下之。其说云：劳疸者，因劳为名；谷疸者，因食而劳也。

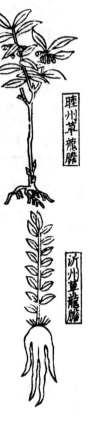

【雷公云】　采得后阴干。欲使时，用铜刀切去髭土头了，剉，于甘草汤中浸一宿，至明漉出，暴干用。勿空腹饵之，令人溺不禁。

圣惠方　治蛔虫攻心如刺，吐清水：龙胆一两去头，剉，水二盏，煮取一盏去滓。隔宿不食，平旦一顿服。

外台秘要　治卒下血不止：龙胆一虎口，以水五升，煮取二升半，分为五服，差。

肘后方　治卒心痛：龙胆四两，酒三升，煮取一升半，顿服。

【点评】使用龙胆的医方以龙胆泻肝汤最为著名，《医方集解》谓见于《太平惠民和剂局方》，今本《太平惠民和剂局方》则未见此方，若汪昂误记，则此方应以李东垣《兰室秘藏》为最早。《医方集解》之龙胆泻肝汤由龙胆草、黄芩、栀子、泽泻、木通、车前子、当归、生地黄、柴胡、甘草组成，共10物；《兰室秘藏》则在此基础上去黄芩、栀子、甘草，留有7味药物。

《医方集解》以龙胆泻肝汤为泻火之剂，有论云："此足厥阴、少阳药也。龙胆泻厥阴之热，柴胡平少阳之热，黄芩、栀子清肺与三焦之热以佐之，泽泻泻肾经之湿，木通、车前泻小肠、膀胱之湿以佐之，然皆苦寒下泻之药，故用归、地以养血而补肝，用甘草以缓中而不伤肠胃，为臣使也。"按，《珍珠囊》云："草龙胆苦纯阴，泻肝热，止眼睛疼。"金元时龙胆草尚主要用于明目，即《本草衍义补遗》所说"治眼疾必用之药也"。以目属肝，故又强调龙胆能"退肝经邪热，除下焦湿热之肿"。《本草纲目》又引申说："相火寄在肝胆，有泻无补，故龙胆之益肝胆之气，正以其能泻肝胆之邪热也。但大苦大寒，过服恐伤胃中生发之气，反助火邪，亦久服黄连反从火化之义。《别录》久服轻身之说，恐不足信。"

清代以来，龙胆泻肝汤"清泻肝火"之说深入人心，但凡口苦咽干、目赤、两胁刺痛等症状，医家皆习惯开具龙胆泻肝一类方剂。按 2020 版《中国药典》，龙胆泻肝汤药物组成之木通非关木通，且已无"关木通"之名。

细辛 味辛，温，无毒。**主咳逆，头痛脑动，百节拘挛，风湿痹痛，死肌**，温中下气，破痰，利水道，开胸中，除喉痹，齆音瓮鼻，风痫，癫疾，下乳结，汗不出，血不行，安五脏，益肝胆，通精气。**久服明目，利九窍，轻身长年。一名小辛**。生华阴山谷。二月、八月采根，阴干。曾青、枣根为之使，得当归、芍药、白芷、芎䓖、牡丹、藁本、甘草共疗妇人，得决明、鲤鱼胆、青羊肝共疗目痛。恶狼毒、山茱萸、黄耆，畏消石、滑石，反藜芦。

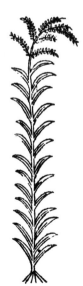

信州细辛

陶隐居云：今用东阳临海者，形段乃好，而辛烈不及华阴、高丽者。用之去其头节。人患口臭者，含之多效，最能除痰，明目也。**臣禹锡等谨按**，范子云：细辛出华阴，色白者善。**吴氏云**：细辛，一名细草。神农、黄帝、雷公、桐君：辛，小温；岐伯：无毒。季氏：小寒。如葵叶赤黑，一根一叶相连。**药性论云**：细辛，臣，忌生菜，味苦、辛。治咳逆上气，恶风风头，手足拘急，安五脏六腑，添胆气，去皮风湿痒，能止眼风泪下，明目，开胸中滞，除齿痛，主血闭，妇人血沥腰痛。**日华子云**：治嗽，消死肌疮肉，胸中结聚。忌狸肉。

图经曰 细辛生华山山谷，今处处有之，然它处所出者不及华州者真。其根细而其味极辛，故名之曰细辛。二月、八月采根，阴干用。今人多以杜衡当之，杜衡吐人，用时须细辨耳。杜衡春初于宿根上生苗，叶似马蹄形状，高三二寸，茎如麦藁粗细，每窠上有五七叶，或八九叶，别无枝蔓。又于叶、茎间罅内，芦头上贴地生紫花，其花似见不见，暗结实如豆大，窠内有碎子似天仙子。苗、叶俱青，经霜即枯。其根成窠，有似饭帚密闹，细长四五寸，微黄白色，味辛。江淮俗呼为马蹄香，以人多误用，故此详述之。

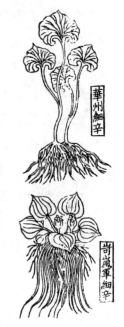

【雷公云】 凡使，一一拣去双叶，服之害人。须去头土了，用瓜水浸一宿，至明漉出，曝干用之。

圣惠方 治口臭及䘌齿肿痛：细辛煮取浓汁，热含冷吐，差。

外台秘要 治卒客忤，停口不能言：细辛、桂心等分内口中。

别说云 谨按，细辛非华阴者不得为细辛用；若杜衡之类，自应依本性于用尔。又细辛若单用末，不可过半钱匕，多即气闷塞，不通者死，虽死无伤。近年关中或用此毒人者，闻平凉狱中尝治此，故不可不记。非本有毒，但以不识多寡之用，因以有此。

衍义曰 细辛用根，今惟华州者佳，柔韧，极细直，深紫色，味极辛，嚼之习习如椒，治头面风痛不可阙也。叶如葵叶，赤黑，非此则杜衡也。杜衡叶形如马蹄下，故俗云马蹄香。盖根似白前，又似细辛。襄、汉间一种细辛，极细而直，色黄白，乃是鬼督邮，不可用。

【点评】陈承谓"细辛若单用末，不可过半钱匕"，过量则"气闷塞，不通者死，虽死无伤"，并举出当时关中发生的杀人案为证。这是后世"细辛不过钱"说法的张本。从症状描述来看，其中毒症状与肌松药中毒，喉肌乃至膈肌麻痹致呼吸抑制死亡颇有相似之处。给予实验动物细辛挥发油也可以观察到呼吸抑制现象，但作用原理尚待深入研究。

如陈承所言，"半钱匕"略相当于剧毒药物的极量建议，不宜超过。可应当注意的是，原文限定为"半钱匕"，《本草纲目》误引为"若单用末，不可过一钱"，所谓"细辛不过钱"之说，即滥觞于此。后世本草家也有完全不信者，《本草崇原》说："宋元祐陈承谓'细辛单用末，不可过一钱，多则气闭不通而死'，近医多以此语忌用。嗟嗟！凡药所以治病者也，有是病，服是药，岂辛香之药而反闭气乎？岂上品无毒而不可多服乎？方书之言，俱如此类，学者不善详察而遵信之，伊黄之门，终身不能入矣。"

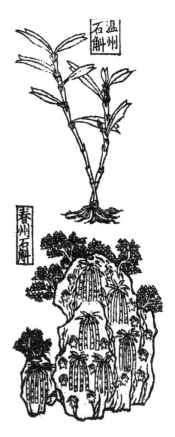

石斛 味甘，平，无毒。主伤中，除痹，下气，补五脏，虚劳羸瘦，强阴，益精，补内绝不足，平胃气，长肌肉，逐皮肤邪热痱音弗气，脚膝疼冷痹弱。**久服厚肠胃，轻身延年，定志除惊。一**名林兰、一名禁生、一名杜兰、一名石蓫音逐。生六安山谷水傍石上。七月、八月采茎，阴干。陆英为之使，恶凝水石、巴豆，畏僵蚕、雷丸。

陶隐居云：今用石斛出始兴，生石上，细实，桑灰汤沃之，色如金，形似蚱（音窄）蜢（音猛）髀者为佳。近道亦有，次。宣城间生栎树上者，名木斛，其茎形长大而色浅。六安属庐江，今始安亦出木斛，至虚长，不入丸散，惟可为酒渍、煮汤用尔。俗方最以补虚，疗脚膝。**唐本注**云：作干石斛，先以酒洗，捋蒸炙成，不用灰汤。今荆襄及汉中、江左又有二种：一者似大麦，累累相连，头生一叶而性冷；一种大如雀髀，名雀髀斛，生石渍服，乃言胜干者，亦如麦斛，叶在茎端。其余斛如竹，节间生叶也。**臣禹锡等谨按，药性论**云：石斛，君。益气除热，主治男子腰肢软弱，健阳，逐皮肌风痹，骨中久冷虚损，补肾，积精，腰痛，养肾气，益力。**日华子**云：治虚损劣弱，壮筋骨，暖水脏，轻身益智，平胃气，逐虚邪。

图经曰 石斛生六安山谷水傍石上，今荆、湖、川、广州郡及温、台州亦有之，以广南者为佳。多在山谷中。五月生苗，茎似竹节，节节间出碎叶。七月开花，十月结实，其根细长，黄色。七月、八月采茎，以桑灰汤沃之，色如金，阴干用。或云以酒洗，捋蒸炙成，不用灰汤。其江南生者有二种：一种似大麦，累累相连，头生一叶，名麦斛；一种大如雀髀，名雀髀斛。惟生石上者胜，亦有生栎木上者，名木斛，不堪用。

【雷公云 凡使，先去头土了，用酒浸一宿，漉出于日中曝干，却用酥蒸，从巳至酉，却徐徐焙干用。石斛锁涎，涩丈夫元气。如斯修事，服满一镒，永无骨痛。

衍义曰 石斛细若小草，长三四寸，柔韧，折之如肉而实。今人多以木斛浑行，医工亦不能明辨。世又谓之金钗石斛，盖后人取象而言之。然甚不经。将木斛折之，中虚如禾草，长尺余，但色深黄光泽而已。真石斛，治胃中虚热有功。

【点评】历代所用石斛都以兰科 *Dendrobium* 属植物为正，但产地、品种因时代不同而颇有差异。关于金钗石斛与霍山石斛可以略做考证。

最早石斛并不与金钗相比附，如《南方草木状》卷上吉利草条云："吉利草，其茎如金钗股，形类石斛，根类芍药。"金钗股见于《本草拾遗》，《本草纲目》将之并入《海药本草》钗子股条，李时珍云："石斛名金钗花，此草状似之，故名。"其原植物为兰科钗子股 *Luisia morsei*，显然，这里的石斛与金钗并非一物。年代稍后的盛弘之《荆州记》说："隋郡永阳县有龙石山，山上多石斛，精好如金环也。"亦不将石斛比为金钗。

"金钗石斛"之称大约开始于宋代，《太平惠民和剂局方》卷5有金钗石斛圆，此外《博济方》之丁沉丸、保生丸亦提到"金钗石斛"。《通志》卷75也说："石斛之茎如金钗，故谓之金钗。"但据《本草衍义》揭露，当时所谓的"金钗石斛"其实是世人用"木斛"制造而成。寇宗奭云："石斛细若小草，长三四寸，柔韧，折之如肉而实。今人多以木斛浑行，医工亦不能明辨，世又谓之金钗石斛，盖后人取象而言之，然甚不经。将木斛折之，中虚如禾草，长尺余，但色深黄，光泽而已。真石斛治胃中虚热有功。"在这段话中，寇宗奭将"金钗石斛"与"真石斛"区分开来，所谓"木斛"即陶弘景所说"宣城间生栎树上者名木斛，其茎形长大而色浅"，应是今之"黄草石斛"类植株较大且附生于树木的 *Dendrobium* 属植物，其中可能包括今之金钗石斛 *Dendrobium nobile* 在内。

明代开始情况有所变化，《本草品汇精要》于石斛无所发明，《本草蒙筌》则云：“多产六安，亦生两广。茎小有节，色黄类金。世人每以金钗石斛为名，盖亦取其象也。其种有二，细认略殊。生溪石上者名石斛，折之似有肉，中实，生栎木上者名木斛，折之如麦秆，中虚。”又说：“石斛有效难寻，木斛无功易得。卖家多采易者代充，不可不预防尔。”陈嘉谟的描述基本上是《本草衍义》的发挥，但与寇宗奭不同之处在于陈乃将“金钗石斛”视为优质石斛的专名。《本草纲目》为石斛增加别名“金钗”，李时珍解释说：“其茎状如金钗之股，故古有金钗石斛之称。今蜀人栽之，呼为金钗花。盛弘之《荆州记》云：耒阳龙石山多石斛，精好如金钗，是矣。”《本草纲目》引《荆州记》石斛如金钗，与《太平御览》引作金环不同，或是版本差异。在“集解”项，李时珍对这种植物形态有详细描述：“石斛丛生石上，其根纠结甚繁，干则白软。其茎叶生皆青色，干则黄色，开红花，节上自生根须，人亦折下，以砂石栽之，或以物盛挂屋下，频浇以水，经年不死，俗称千年润石斛，俗称为千年润。”开红花是石斛一项重要特征，结合所绘药图，基本可以将其定为金钗石斛 Dendrobium nobile。明代蜀人杨慎诗句“满城连日黄梅雨，开遍金钗石斛花”所吟咏者大约也是此种。

清代金钗石斛之说比较流行，徐大椿《神农本草经百种录》石斛条甚至将寇宗奭关于金钗石斛的论述篡改为：“石斛其说不一，出庐江六安者，色青，长二三寸，如钗股，世谓之金钗石斛，折之有肉而实，咀之有腻涎，黏齿，味甘淡，此为最佳。无味者皆木斛也。”被寇氏贬为“后人取象而言之，然甚不经”的金钗石斛，经徐氏的修饰，则成了最佳品。吴其濬《植物名实图考长编》引檀萃《农部琐录》云：“金钗石斛本为珍药，而出禄劝（今云南禄劝县）之普渡河石壁者，独备五色，尤为诸品之珍。大抵五色齐全，究以绀红深者为佳耳。”又考《植物名实图考》所绘石斛第2图，“扁茎，有节如竹，叶亦宽大，高尺余，即《竹谱》所谓悬竹，衡山人呼为千年竹，置之笥中，经时不干，得水即活"，亦是 Dendrobium nobile。

至于霍山石斛，又名霍石斛、霍斛、霍斗、大别山石斛，当地土称米斛。按照谢宗万先生的观点，霍山石斛包括 3 个品种：霍山石斛 Dendrobium huoshanense、黄花石斛 Dendrobium tosaense，以及铁皮石斛 Dendrobium candidum。尤其以前两种为代表。而《新华本草纲要》则将霍山石斛定为 Dendrobium moniliforme，一般称为细茎石斛。

《本草经》说石斛"生六安山谷"，《范子计然》也说"石斛出六安"。六安即今安徽省六安市，下辖霍山县。故多数研究者认为霍山石斛是文献记载最早的石斛，但从陶弘景开始直到清代，安徽虽有石斛产出，但似未占主流地位。如《本草经集注》云："今用石斛出始兴，生石上，细实，桑灰汤沃之，色如金，形似蚱蜢髀者为佳。近道亦有，次。宣城间生栎树上者，名木斛，其茎形长大而色浅。六安属庐江，今始安亦出木斛，至虚长，不入丸散，惟可为酒渍、煮汤用尔。"陶弘景所赞赏的是广东始兴石上所产之品，而认为安徽宣城所出者为木斛，不佳。

至于古代六安所产石斛是否即是后世盛称的"霍山石斛"，不得而知。正式提出"霍石斛"概念的是赵学敏。《本草纲目拾遗》云："霍石斛，出江南霍山，形较钗斛细小，色黄而形曲不直，有成球者，彼土人以代茶茗，云极解暑醒脾，止渴利水，益人气力，或取熬膏饷客。初未有行之者，近年江南北盛行之。"又引《百草镜》云："石斛，近时有一种，形短只寸许，细如灯心，色青黄，咀之味甘，微有滑涎，系出六安州及颍州府霍山县，名霍山石斛，最佳。咀之无涎者，系生木上，不可用。"又引范瑶初云："霍山属六安州，其地所产石斛，名米心石斛，以其形如累米，多节类竹鞭，干之成团。他产者不能米心，亦不成团也。"按赵学敏所引诸家言论，这种霍石斛应是霍山特有物种霍山石斛 *Dendrobium huoshanense*。此外，霍山虽有生长的黄花石斛、铁皮石斛等，植物特征皆不与赵氏所云相符。

巴戟天 味辛、甘，微温，无毒。主大风邪气，阴痿不起，强筋骨，安五脏，补中，增志，益气，疗头面游风，小腹及阴中相引痛，下气，补五劳，益精，利男子。生巴郡及下邳山谷。二月、八月采根，阴干。覆盆子为之使，恶朝生、雷丸、丹参。

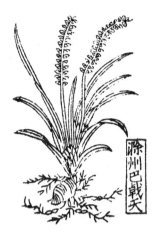

陶隐居云：今亦用建平、宜都者，状如牡丹而细，外赤内黑，用之打去心。**唐本注**云：巴戟天苗，俗方名三蔓草。叶似茗，经冬不枯，根如连珠，多者良，宿根青色，嫩根白紫，用之亦同。连珠肉厚者为胜。**臣禹锡等谨按**，药性论云：巴戟天，使。能治男子夜梦，鬼交泄精，强阴，除头面中风，主下气，大风血癞。病人虚损，加而用之。**日华子**云：味苦。安五脏，定心气，除一切风，治邪气，疗水肿。又名不凋草，色紫如小念珠，有小孔子，坚硬难捣。

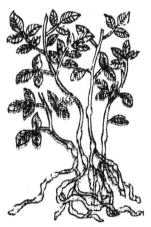

图经曰 巴戟天生巴郡及下邳山谷，今江淮、河东州郡亦有之，皆不及蜀州者佳。叶似茗，经冬不枯，俗名三蔓草，又名不凋草。多生竹林内。内地生者，叶似麦门冬而厚大，至秋结实。二月、八月采根，阴干，今多焙之。有宿根者青色，嫩根者白色，用之皆同，以连珠肉厚者胜。今方家多以紫色为良。蜀人云，都无紫色者，彼方人采得，或用黑豆同煮，欲其色紫，此殊失气味，尤宜辨之。一说蜀中又有一种山律根，正似巴戟，但色白，土人采得，以醋水煮之乃紫，以杂巴戟，莫能辨也。真巴戟嫩者亦白，干时亦煮治使紫，力劣弱，不可用。今两种，市中皆是，但击破视之，其中而紫鲜洁者，伪也；真者击破，其中虽紫，又有微白惨如粉色，理小暗也。

【雷公曰】 凡使，须用枸杞子汤浸一宿，待稍软漉出，却用酒浸一伏时，又漉出，用菊花同熬令焦黄，去菊花，用布拭令干用。

衍义曰 巴戟天本有心，干缩时偶自落，或可以抽摘，故中心或空，非自有小孔子也。今人欲要中间紫色，则多伪以大豆汁沃之，不可不察。外坚难染，故先从中间紫色。有人嗜酒，日须五七杯，后患脚气甚危，或教以巴戟半两，糯米同炒，米微转色，不用米，大黄一两剉，炒，同为末，熟蜜为丸，温水服五七十丸，仍禁酒，遂愈。

【点评】《本草经》载巴戟天药用其根，《名医别录》说"二月、八月采根，阴干"，陶弘景进一步对根的性状做了补充描述："状如牡丹而细，外赤内黑，用之打去心。"《新修本草》云："根如连珠，多者良，宿根青色，嫩根白紫，用之亦同。连珠肉厚者为胜。"《日华子诸家本草》云："色紫如小念珠，有小孔子，坚硬难捣。"至此，判断巴戟天药材的 3 项标准已经具足，即根呈念珠状、木心可去除、皮色紫。

宋代本草对这 3 项特征强调尤多，除《本草图经》《本草衍义》外，医方中也提出类似要求，如《妇人大全良方·辩识修制药物法度》说"巴戟拣紫色者为上，水浸软"；《博济方》多处用到"紫巴戟"，并要求"去心"，又称"穿心巴戟"，至于去心的方法，方书提到"打去心"或"槌去心"。此外，偶然有用"白巴戟"者，见于《妇人大全良方》，但这究竟是《本草图经》所说"嫩者亦白"的真巴戟，还是似巴戟的山律根，不得而知。

一般而言，古代医家和本草家对药材的认识远胜于他们对原植物的了解，巴戟天的情况尤其如此。今天视为正品的茜草科植物巴戟天 *Morinda officinalis* 符合 3 项特征，但主要分布于两广，显然不是古代主产于四川的巴戟天品种。

白英　味甘，寒，无毒。主寒热，八疸，消渴，补中益气。久服轻身延年。一名谷菜、一名白草。生益州山谷。春采叶，夏采茎，秋采花，冬采根。

陶隐居云：诸方药不用。此乃有蘪（音斛）菜，生水中，人蒸食之。此乃生山谷，当非是。又有白草，叶作羹饮，甚疗劳，而不用根、华。益州乃有苦菜，土人专食之，皆充健无病，疑或是此。**唐本注云**：此鬼目草也。蔓生，叶似王瓜，小长而五桠。实圆，若龙葵子，生青，熟紫黑，煮汁饮，解劳。东人谓之白草。陶云白草，似识之而不的辨。**今按**，陈藏器本草云：白英，主烦热，风疹，丹毒，疟瘴寒热，小儿结热。煮汁饮之。一名鬼目。

《尔雅》云"苻，鬼目"，注"似葛，叶有毛，子赤如耳珰珠"，若云子熟黑，误矣。又按，别本注云：今江东人夏月取其茎、叶煮粥，极解热毒。

【点评】陶弘景不识白英，《本草经》中白英的名实更难究诘。根据《新修本草》的观点，白英为鬼目草。《尔雅·释草》云："苻，鬼目"。郭璞注："今江东有鬼目草，茎似葛，叶员而毛，子如耳珰也。赤色丛生。"据描述，此显然就是茄科白英 Solanum lyratum。《宋书·五行志》云："吴孙皓天纪三年八月，建业有鬼目菜生工黄狗家，依缘枣树，长丈余，茎广四寸，厚三分。"《本草纲目》白英条引此。

《本草纲目拾遗》白毛藤亦即白英，有云："亦名天灯笼，又名和尚头草、白毛藤。生人家墙壁上，茎叶皆有白毛，八九月开花藕合色，结子生青熟红，鸟雀喜食之"。又引《百草镜》云："白毛藤多生人家园圃中墙壁上，春生冬槁，结子小如豆而软，红如珊瑚，霜后叶枯，惟赤子累累，缀悬墙壁间，俗呼毛藤果。采其藤干之浸酒，云可除骨节风湿痛。"

白蒿 味甘，平，无毒。主五脏邪气，风寒湿痹，补中益气，长毛发令黑，疗心悬，少食常饥。久服轻身，耳目聪明，不老。生中山川泽。二月采。

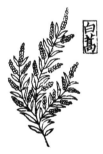

陶隐居云：蒿类甚多，而俗中不闻呼白蒿者，方药家既不用，皆无复识之，所主疗既殊佳，应更加研访。服食七禽散云：白兔食之仙，与前庵菌子同法尔。**唐本注云**：《尔雅》"蘩（音烦），皤（音婆）蒿"，即白蒿也。此蒿叶粗于青蒿，从初生至枯，白于众蒿，欲似细艾者，所在有之也。**今按**，别本注云：叶似艾，叶上有白毛粗涩，俗呼为蓬蒿。**臣禹锡等谨按**，尔雅疏云：蓬蒿可以为菹，故诗笺云"以豆荐蘩菹"。陆机云："凡艾白色为皤蒿。今白蒿春始生，及秋香美，可生食，又可蒸。一名游胡，北海人谓之旁勃。故《大戴礼·夏小正》传曰：蘩，游胡。游胡，旁勃也。"**孟诜云**：白蒿，寒。春初此蒿前诸草生。捣汁去热黄及心痛。其叶生授，醋淹之为菹，甚益人。又，叶干为末，夏日暴水痢，以米饮和一匙，空腹服之。子，主鬼气，末和酒服之良。又，

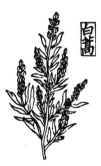

烧淋灰煎，治淋沥疾。

图经曰　白蒿，蓬蒿也。生中山川泽，今所在有之。春初最先诸草而生，似青蒿而叶粗，上有白毛错涩，从初生至枯，白于众蒿，颇似细艾。二月采。此《尔雅》所谓"蘩（音烦），皤（音婆）蒿"是也。疏云："蓬蒿可以为菹，故诗笺云以豆荐蘩菹。陆机云：凡艾白色为皤蒿。今白蒿春始生，及秋香美，可生食，又可蒸。一名游胡，北海人谓之旁勃。故《大戴礼·夏小正》云：蘩，游胡。游胡，旁勃也。"此草古人以为菹，唐孟诜亦云"生挼醋食"。今人但食蒌蒿，不复食此。或疑此蒿即蒌蒿，而孟诜又别著蒌蒿条，所说不同，明是二物，乃知古今食品之异也。又今阶州以白蒿为茵蔯蒿，苗叶亦相似，然以入药，恐不可用也。按蒿类亦多，《尔雅》云"蘩之丑，秋蒿"，言春时各有种名，至秋老成，皆通呼为蒿也。中品有马先蒿，云生南阳川泽，叶如益母草，花红白，八九月有实，俗谓之虎麻，亦名马新蒿。《诗·小雅》所谓"匪莪伊蔚"是也。陆机云：蔚，牡蒿。牡蒿，牡菣（恕刃切）也。三月始生，七月华，似胡麻花而紫赤，八月为角，角似小豆角，锐而长，一名马新蒿。郭璞注《尔雅》"蔚，牡菣"，谓无子者，而陆云有子，二说小异。今当用有子者为正。下品又有角蒿，云叶似白蒿，花如瞿麦，红赤可爱，子似王不留行，黑色作角，七八月采。又有茵蔯蒿、草蒿，下自有条。白蒿、马新蒿，古方治癞疾多用之。《深师方》云：取白艾蒿十束如升大，煮取汁，以曲及米一如酿酒法，候熟，稍稍饮之。但是恶疾遍体，面目有疮者，皆可饮之。又取马新蒿捣末，服方寸匕，日三。如更赤起，服之一年，都差平复。角蒿，医方鲜有用者。

【点评】白蒿即皤蒿。《广雅》云"皤，白也"；《诗经·采蘩》云"于以采蘩，于沼于沚。于以用之，公侯之事"，此即《尔雅》所谓"蘩，皤蒿"。故陆玑疏："凡艾白色为皤蒿。今白蒿春始生，及秋香美，可生食，又可蒸。"

《本草经》提到白蒿的功效为"疗心悬，少食常饥"。按，《金匮要略·胸痹心痛短气病脉证治》云："心中痞，诸逆，心悬痛，桂枝生姜枳实汤主之。"《金匮要略心典》云："心悬痛，谓如悬物动摇而痛，逆气使然也。"《素问·玉机真脏论》"心悬如病饥"即是此意。张宗祥《神农本经新疏》引莫文泉云："心悬，即今所云燂也。'少食常饥'四字申心悬。"

赤箭　味辛，温。**主杀鬼精物，蛊毒恶气，消痈肿，下支满，疝**

音山，下血。**久服益气力，长阴，肥健，轻身增年。一名离母、一名鬼督邮。生陈仓川谷，雍州及太山、少室。三月、四月、八月采根，暴干。**

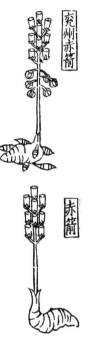

*陶隐居*云：陈仓属雍州扶风郡。按此草亦是芝类，云茎赤如箭杆，叶生其端，根如人足，又云如芋，有十二子为卫，有风不动，无风自摇，如此亦非俗所见。而徐长卿亦名鬼督邮，又复有鬼箭，茎有羽，其疗并相似，而益人乖异，恐并非此赤箭。**唐本注**云：此芝类，茎似箭杆，赤色，端有花、叶，远看如箭有羽。根皮肉汁与天门冬同，惟无心脉。去根五六寸，有十余子卫，似芋。其实似苦楝子，核作五六棱，中肉如面，日暴则枯萎也。得根即生啖（音澹）之，无干服法也。**臣禹锡等谨按，药性论**云：赤箭，无毒。

图经曰 赤箭生陈仓川谷、雍州及泰山、少室，今江湖间亦有之，然不中药用。其苗独茎如箭杆，叶生其端，四月开花，杆、叶俱赤，实似苦楝子，核作五六棱，中有肉如面，日暴则枯萎。其根大类天门冬，惟无心脉耳。去根五六寸，有十余子为卫，似芋。三月、四月、八月采根，暴干。今三月、四月采苗，七月、八月、九月采根。谨按，此草有风不动，无风则自摇。《抱朴子》云：按仙方中有合离草，一名独摇，一名离母。所以谓之合离、离母者，此草为物，下根如芋魁，有游子十二枚周环之，去大魁数尺，虽相须，而实不连，但以气相属耳。如菟丝之草下有伏菟之根，无此菟，则丝不得上，亦不相属也。然则赤箭之异，陶隐居已云"此亦非俗所见"。菟丝之下有伏菟，亦不复闻有见者，殆其种类中时有神异者乃如此耳。又陶、苏皆云赤箭是芝类，而上有六芝条，五芝皆以五色生于五岳，诸方所献者，紫芝生高夏山谷。苏云"芝多黄白，稀有黑青者，紫芝最多，非五芝类。但芝自难得，纵获一二，岂得终久服邪"。今山中虽时复有之，而人莫能识其真，医家绝无用者，故州郡亦无图上，盖祥异之物，非世常有，但附其说于此耳。凡采药时月，皆先据本经，而后著今土俗所宜，且赤箭本经但云三月、四月、八月采根，不言用苗，而今方家乃并用根苗，各有收采时月，与本经参差不同，难以兼著，故但从今法。其他药有相类者，亦同此比。又按，序例云"凡采药，其根物多以二月、八月采者，谓春初津润①始萌，未冲枝叶，势力淳浓故也，至秋枝叶津润归流于下。今即事验之，春宁宜早，秋宁宜晚"。据此文意，采根者，须晚秋以后，初春以前，欲其苗梗枯落，至未萌芽时，气味正完，乃可采耳。然其他药类，生长及枯死有早晚，采之自随其时，不必拘以春秋也。下又云"花、实、茎、叶，乃各随其所熟，岁

---

① 润：底本作"闰"，据刘甲本改。

月亦有早晏，不必都依本文"，是其义也。他亦同此比。

别说云 谨按，今医家见用天麻，即是此赤箭根。今《补注》与《图经》所载，乃别是一物，中品之下又出天麻一目，注云出郓州。考今之所出，赤箭根苗，乃自齐郓而来者为上。今翰林沈公括最为博识，尝解此。一说云，古方用天麻者不用赤箭，用赤箭者即无天麻，方中诸药皆同，而唯此名或别，即是天麻、赤箭本为一物，并合用根也。今中品之下，所别出天麻一目，乃与此赤箭所说，都不相干，即明别是一物尔。然中品之下所为天麻者，世所未尝见用，今就此赤箭根为天麻，则与今所用不相违。然赤箭则言苗，用之有自表入里之功；天麻则言根，用之有自内达外之理。根则抽苗径直而上，苗则结子成熟而落，返从秆中而下，至土而生，似此粗可识其外内主治之理。

衍义曰 赤箭，天麻苗也。然与天麻治疗不同，故后人分之为二。经中言八月采根暴干，故知此即苗也。

【点评】《本草经》赤箭条所指代的就是兰科植物天麻 Gastrodia elata，从《名医别录》说"三月、四月、八月采根"来看，赤箭入药所用的仍然主要是根。《开宝本草》别立天麻条，描述说："叶如芍药而小，当中抽一茎，直上如箭秆。茎端结实，状若续随子。至叶枯时，子黄熟。其根连一二十枚，犹如天门冬之类，形如黄瓜，亦如芦菔，大小不定。"由此看来，这种天麻应该也是本品。

但天麻虽系《开宝本草》今附，《名医别录》有名未用"五母麻"条中已出现天麻之名，《别录》云："五母麻味苦，有毒。主痿痹不便，下痢。一名鹿麻，一名归泽麻，一名天麻，一名若一草，生田野，五月采。"这种别名天麻的五母麻显然与兰科 Gastrodia elata 无关，而功效则则与疗风接近。

唐代文献中"赤箭"与"天麻"之名皆有，但凡称"赤箭"者则与补益功用有关，符合《本草经》"久服益气力，长阴，肥健，轻身增年"功效。如《酉阳杂俎》前集卷2记武攸绪升仙，"服赤箭、伏苓"。又《淳化阁帖》卷4刻柳公权赤箭帖云："傥有赤箭，时寄及三五两，以扶衰病，便是厚惠。"又白居易《斋居》诗有句云："黄蓍数匙粥，赤箭一瓯汤。"此外，《资治通鉴》卷210 太平公主"与宫人元氏谋，于赤箭粉中置毒进于上"。以上所称"赤箭"为 *Gastrodia elata* 当无问题。

至于"天麻"，《本草拾遗》云："天麻，寒，主热毒痈肿，捣茎叶傅之，亦取子作饮，去热气。生平泽，似马鞭草，节节生紫花，花中有子，如青葙子。"同样的描述亦见于《备急千金要方》卷23天麻草汤："天麻草切五升，以水一斗半，煮取一斗，随寒热分洗乳，以杀痒也。此草叶如麻，冬生，夏着花，赤如鼠尾花也。"《外台秘要》同。陈藏器与孙思邈所说的"天麻"或"天麻草"应该是一物，大约为唇形科益母草一类，这或许就是《名医别录》的"五母麻"。

鉴于唐代"天麻"一词存在同名异物，我们颇怀疑宋初《开宝本草》的作者误将唇形科"天麻"与兰科"赤箭"混淆为一，《开宝本草》天麻条功效部分主要采自唇形科"天麻"，而植物描述则取材于兰科"赤箭"。年代稍后的本草，如《本草图经》，或许已经意识到这一错误，而苏颂仍在赤箭条狡辩说："今山中虽时复有之，而人莫能识其真，医家绝无用者，故州郡亦无图上，盖祥异之物，非世常有，但附其说于此耳。"其后，沈括、寇宗奭、陈承皆各有解释，反而引起赤箭、天麻用苗还是用根的辩论，直到李时珍始将天麻重新归并入赤箭条。

庵音淹**茴**音间**子** 味苦，微寒、微温，无毒。**主五脏瘀血，腹中水气，胪胀留热，风寒湿痹，身体诸痛**，疗心下坚，膈中寒热，周痹，妇人月水不通，消食，明目。**久服轻身延年不老**，驴音巨骡音虚食之神仙。生雍州川谷，亦生上党及道边。十月采实，阴干。荆实、薏苡为之使。

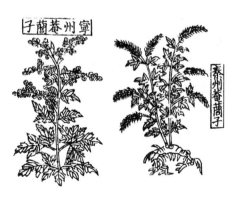

宁州庵茴子

秦州庵茴子

陶隐居云：状如蒿艾之类，近道处处有。仙经亦时用之，人家种此辟蛇也。**臣禹锡等谨按**，药性论：庵䕡，使，味辛、苦。益气，主男子阴痿不起，治心腹胀满，能消瘀血。**日华子**云：治腰脚重痛，膀胱疼，明目及骨节烦痛，不下食。

图经曰 庵䕡子生雍州川谷及上党道边，今江淮亦有之。春生苗，叶如艾蒿，高三二尺。七月开花，八月结实，十月采，阴干。今人通以九月采。江南人家多种此辟蛇。谨按，本经"久服轻身延年不老"，而古方书少有服食者，惟入诸杂治药中。如胡洽疗惊邪狸骨丸之类，皆大方中用之。孙思邈《千金翼》、韦宙《独行方》主踠折瘀血，并单用庵䕡一物煮汁服之，亦末服。今人治打扑损，亦多用此法，饮散皆通，其效最速。服食方不见用者。

【广利方】 治诸瘀血不散变成痈：捣生庵䕡蒿，取汁一升服之。

【点评】《本草纲目》释名说："庵，草屋也。闾，里门也。此草乃蒿属，老茎可以盖覆庵闾，故以名之。《贞元广利方》谓之庵䕡蒿云，又史注云：庵庐，军行宿室也。则闾似当作庐。"按，《医心方》引《金匮录》服食七禽散云："以八月采庵芦，庵芦者，驱驴之加也，寿二千岁。"

《本草纲目》"集解"项又说："庵䕡叶不似艾，似菊叶而薄，多细丫，面背皆青。高者四五尺，其茎白色，如艾茎而粗。八九月开细花，淡黄色。结细实如艾实，中有细子，极易繁衍。艺花者以之接菊。"此则菊科庵䕡 *Artemisia keiskeana*，或同属白苞蒿 *Artemisia lactiflora* 之类。

菥音锡**蓂**音觅**子** 味辛，微温，无毒。主明目，目痛泪出，除痹，补五脏，益精光，疗心腹腰痛。久服轻身不老。一名薎菥，一名大蕺，一名马辛，一名大荠。生咸阳川泽及道傍。四月、五月采，暴干。得荆实、细辛良，恶干姜、苦参。

陶隐居云：今处处有之，人乃言是大荠子，俗用甚稀。**唐本注**云：《尔雅》云是大荠，然验其味甘而不辛也。**臣禹锡等谨按**，蜀本云：似荠菜而细，俗呼为老荠。**药性论**云：菥蓂子，苦参为使。能治肝家积聚，眼目赤肿。**陈藏器**云：菥蓂子，本经一名大荠，苏引《尔雅》为注云大荠。按，大荠即葶苈，非菥蓂也。菥蓂大而褊，葶苈细而圆，二物殊别也。

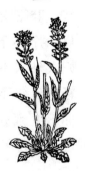

图经曰　菥蓂子生咸阳川泽及道傍，今处处有之。《尔雅》云："菥蓂，大荠。"郭璞云："似荠，细叶，俗呼之曰老荠。"苏恭亦云是大荠，又云"然菥蓂味辛，大荠味甘"，陈藏器以大荠当是葶苈，非菥蓂，菥蓂大而扁，葶苈细而圆，二物殊也。而《尔雅》自有葶苈，谓之蕈（音典），注云："实、叶皆似芥，一名狗荠。"大抵二物皆荠类，故人多不能细分，乃尔致疑也。四月、五月采，暴干。古今眼目方中多用之，崔元亮《海上方》疗眼热痛，泪不止，以菥蓂子一物，捣筛为末，欲卧以铜箸点眼中，当有热泪及恶物出，并去努肉。可三四十夜点之，甚佳。

【点评】菥蓂、荠菜、葶苈都是十字花科植物，文献中纠结不清，通常以菥蓂属的遏蓝菜 Thlaspi arvense 为菥蓂。《本草经》谓菥蓂子"主明目，目痛泪出"，《本草图经》谓"古今眼目方中多用之"。《外台秘要》卷21引《必效方》主眼风阘有花之青葙子丸方，用青葙子、槐子、覆盆子、地肤子、菥蓂子、车前子六物，蜜和丸如梧子。

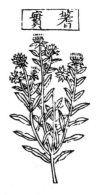

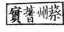

蓍实　味苦、酸，平，无毒。主益气，充肌肤，明目，聪慧先知。久服不饥，不老，轻身。生少室山谷。八月、九月采实，日干。

唐本注云：此草所在有之，以其茎为筮。陶误用楮实为之。本经云味苦，楮实味甘，其楮实移在木部也。

图经曰　蓍实生少室山谷，今蔡州上蔡县白龟祠傍，其生如蒿作丛，高五六尺，一本一二十茎，至多者三五十茎，生便条直，所以异于众蒿也。秋后有花出于枝端，红紫色，形如菊，八月、九月采其实，日干入药。今医家亦稀用。其茎为筮，以问鬼神知吉凶，故圣人赞之，谓之神物。《史记·龟策传》曰："龟千岁，乃游于莲叶之上；蓍百茎共一根，又其所生，兽无虎狼，虫无毒螫。"徐广注曰："刘向云龟千岁而灵，蓍百年而一本生百茎。"又褚先生云："蓍生满百茎者，其下必有神龟守之，其上常有青云覆之。传曰：天下和平，王道得而蓍茎长丈，其丛生满百茎。方今世取蓍者，不能中古法度，不能得满百茎长丈者，取八十茎已上，蓍长八尺即难得也。人民好用卦者取满六十茎以上，长满六尺者，即可用矣。"今蔡州所上者，皆不言如此。然则此类，其神物乎，故不常有也。

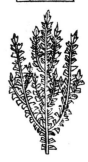

【点评】蓍实是菊科植物高山蓍草 *Achillea alpina* 及同属近缘品种的种子，《本草纲目》"集解"项李时珍说："蓍乃蒿属，神草也。故《易》曰：蓍之德，圆而神。天子蓍长九尺，诸侯七尺，大夫五尺，士三尺。张华《博物志》言：以末大于本者为主，次蒿，次荆，皆以月望浴之。然则无蓍揲卦，亦可以荆、蒿代之矣。"

赤芝 味苦，平，主胸中结，益心气，补中，增智慧，不忘。久食轻身不老，延年神仙。一名丹芝。生霍山。

陶隐居云：南岳本是衡山，汉武帝始以小霍山代之，非正也。此则应生衡山也。

【英公云 安心神。

黑芝 味咸，平。主癃 音隆，利水道，益肾气，通九窍，聪察。久食轻身不老，延年神仙。一名玄芝。生常山。

唐本注云：五芝，经云皆以五色生于五岳，诸方所献，白芝未必华山，黑芝又非常岳。且芝多黄、白，稀有黑、青者，然紫芝最多，非五芝类。但芝自难得，纵获一二，岂得终久服耶。

青芝 味酸，平。主明目，补肝气，安精魂，仁恕。久食轻身不老，延年神仙。一名龙芝。生泰山。

【英公云 不忘，强志。

白芝 味辛，平。主咳逆上气，益肺气，通利口鼻，强志意，勇悍，安魄。久食轻身不老，延年神仙。一名玉芝。生华山。

黄芝 味甘，平。主心腹五邪，益脾气，安神，忠信和乐。久食轻身不老，延年神仙。一名金芝。生嵩山。

紫芝 味甘，温。主耳聋，利关节，保神，益精气，坚筋骨，好颜色。久服轻身不老，延年。一名木芝。生高夏山谷。六芝皆无毒，六月、八月采。署预为之使，得发良，得麻子仁、白瓜子、牡桂共益人，恶常山，畏扁青、茵陈蒿。

陶隐居云：按郡县无高夏名，恐是山名尔。此六芝皆仙草之类，俗所稀见，族种甚多，形色环异，并载《芝草图》中。今俗所用紫芝，此是杇树木株上所生，状如木檽（音软），名为紫芝，盖止疗痔，而不宜以合诸补丸药也。凡得芝草，便正尔食之，无余节度，故皆不云服法也。**臣禹锡等谨按**，尔雅云：茜，芝。释曰：瑞草名也，一岁三华，一名茜，一名芝。《论衡》云"芝生于土，土气和，故芝草生"，《瑞命礼》曰"王者仁慈，则芝草生"是也。**抱朴子**云：赤者如珊瑚，白者如截肪，黑者如泽漆，青者如翠羽，黄者如紫金，而皆光明洞彻如坚冰也。**又云**：木芝者，松柏脂沦地，千岁化为茯苓；万岁其上生小木，状似莲花，名曰木威喜芝。夜视有光，持之甚滑，烧之不焦，带之辟兵。**药性论**云：紫芝，使，畏发。味甘，平，无毒。主能保神益寿。

【**点评**】从《新修本草》到《嘉祐本草》，六芝条都居草部上品之上的首位，《证类本草》则将其移在本卷接近末尾的地方，究竟是唐慎微刻意如此，还是编辑或传抄过程中的疏忽所致，不太能够分辨。但六芝自身的排序，还是能够透露一些信息。《新修本草》药物目录见于《千金翼方》卷2，六芝的次序为青芝、赤芝、黄芝、白芝、黑芝、紫芝。除紫芝以外，其余按照木、火、土、金、水五行相生的顺序排列，《新修本草》按语只保留在黑芝下，也说明五色芝以黑芝殿后。至于《开宝本草》《嘉祐本草》皆无目录留下，寇宗奭对六芝没有意见发表，所以《本草衍义》中看不到六芝的排序，但可以认为直到《嘉祐本草》都沿袭《新修本草》的六芝顺序。事实上，尚志钧所辑《开宝本草》《嘉祐本草》都保持此顺序。《证类本草》不仅将六芝后移，还将顺序改为赤芝、黑芝、青芝、白芝、黄芝、紫芝，对应火、水、木、金、土顺序，看不出五行逻辑，而且存在于黑芝条下的"唐本注"，变成专门针对黑芝条的按语，完全不符合《新修本草》原意。由此判断，这种顺序调整并不是唐慎微故意安排，仍然可能是在编书的剪贴过程中疏忽所致。

灵芝向为道仙家重视，陶弘景说："六芝皆仙草之类，俗所稀见，族种甚多，形色环异，并载《芝草图》中。"按，道教芝草类图谱甚多，《抱朴子内篇·遐览》著录有《木芝图》《菌芝图》《肉芝图》《石芝图》《大魄杂芝图》等，皆不传，今道藏正一部有《太上灵宝芝草品》一卷，乃芝草图中硕果仅存者。

书前有序云："芝英形品万端，实难辨别，故画图为记，著状贴传，请据寻求，得臻仙路矣。"全书共载青玉芝等各色灵芝127品，图形甚为精致，每条文字虽然不多，但体例完备，一般包括药名、性味、功用、形态特征、采收加工、生境及产地等。如金精芝条下云："金精芝，生于华山。白盖，茎上有白云，状如雀鸡。其味甘辛。十月壬日采之，阴干百日，食之八千岁，韩众食之仙矣。"

值得一提的是，《太上灵宝芝草品》文字甚微简古，据其水神芝条"生于恒山"，"恒"字缺末笔，知正统明藏本卷的祖本乃是宋《万寿道藏》，并知原书未遵唐、宋避讳，其撰著年代更在唐元和十五年（820）以前。赤玉芝条云"生于郁州山"，郁州山在今江苏连云港，唐宋时改称苍梧山，见《元丰九域志》《太平寰宇记》，此亦本书成于唐以前之证也。故朱越利谓其为六朝之作，确有道理。尽管本书功效描述多有夸张之处，性状特征亦以虚构居多，但从文献学的角度，《太上灵宝芝草品》乃是现存本草药图类著作中年代最早者。

此外，正一部之《上清明鉴要经》"老子玉匣中种芝经神仙秘事第七"则是与药用植物栽培有关的本草文献。该书认为灵芝受丹砂、黄金、曾青、雄黄四物之精，含天地阴阳和气，故能使人立仙，因此介绍利用4种矿物人工培育青芝、赤芝、黄芝、紫芝的方法。该书不仅是最早记载人工培养真菌的文献，更为重要的则是提供了一种有别于炼丹术的制药学思路，该书有云："其积丹砂之上，积黄金之上，积曾青之上，积雄黄之上，皆生芝。此芝非至德感神者，逢而不见而不得食也。此芝所以能使人立仙者，受此四物之至精，含天地阴阳之和气，薰蒸之津液，以得产生，其味乃神于此四物之本体也。今但取此四物捣治服之为益，若加之以感应会，纳之于炉釜之中，其精上飞，扫而服之，则百倍于草药，不徒尔服之也。要得天地之淳气，下接引此四物之精液，而今其上更成生物，不亦当复百倍于其上著土釜者耶。"

炼丹术在本质上是利用化学手段对天然物进行改造，以期获得具有某种效应（如长生不老）的制成品（即仙丹），而此书则试图利用生物技术来实现这种改造，尽管其方法绝不可行，但其思路则与现代生物技术有相通之处。因此，如果把炼丹术视为化学制药学的先驱，此书所述种芝技术也可看作是生物制药的尝试。

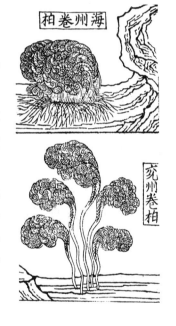

卷君免切**柏**　味辛、甘，温、平、微寒，无毒。**主五脏邪气，女子阴中寒热痛，癥瘕，血闭，绝子**，止咳逆，治脱肛，散淋结，头中风眩，痿蹶，强阴益精。**久服轻身和颜色，令人好容体。一名万岁、一名豹足、一名求股、一名交时。生常山山谷石间。五月、七月采，阴干。

陶隐居云：今出近道，丛生石土上，细叶似柏，卷屈状如鸡足，青黄色。用之，去下近石有沙土处。**臣禹锡等谨按**，**范子**云：卷柏出三辅。**吴氏**云：卷柏，神农：辛，平；桐君、雷公：甘。**建康记**云：建康出卷柏。**药性论**云：卷柏，君。能治月经不通，尸疰鬼疰，腹痛，去百邪鬼魅。**日华子**云：镇心治邪，啼泣，除面皯，头风，暖水脏。生用破血，炙用止血。

图经曰　卷柏生常山山谷间，今关、陕、沂、兖诸州亦有之。宿根紫色多须。春生苗，似柏叶而细碎，拳挛如鸡足，青黄色，高三五寸。无花、子，多生石上。五月、七月采，阴干。去下近石有沙土处，用之。

【**点评**】卷柏为卷柏科植物卷柏 *Selaginella tamariscina* 及同属近缘植物，《本草经》谓其主"女子阴中寒热痛，癥瘕，血闭，绝子"，后世总结为行血通经。《本草汇言》卷7有论云："主女人阴中寒热，癥瘕血闭绝子。此属阴不与阳。功能使阴气起亟，阳气前通，瘀滞行而新血生，癥瘕去而寒热解，营卫融和，子可发育矣。"《太平圣惠方》卷77有治疗"妊娠数堕胎，皆因气血虚损，子脏风冷。致令胎不坚固，频有所伤"之卷柏圆方，可以为代表。

一种唐本余

辟虺雷　味苦，大寒，无毒。主解百毒，消痰，祛大热，疗头痛，辟瘟疫。一名辟蛇雷。其状如粗块苍术，节中有眼。

【点评】《本草纲目》"集解"项李时珍说："今川中峨眉、鹤鸣诸山皆有之。根状如苍术，大者若拳。彼人以充方物，苗状当俟访问。"一般认为此即马兜铃科植物朱砂莲 *Aristolochia cinnabaria*。本品也含有马兜铃酸，存在肾脏毒性。

四十六种陈藏器余

药王　味甘，平，无毒。解一切毒，止鼻衄，吐血，祛烦躁。苗茎青色，叶摘之有乳汁，捣汁饮验。

兜木香　烧去恶气，除病疫。《汉武帝故事》：西王母降，上烧兜木香末。兜木香，兜渠国所献，如大豆，涂宫门，香闻百里。关中大疾疫，死者相枕，烧此香疫则止。《内传》云：死者皆起。此则灵香，非中国所致，标其功用，为众草之首焉。

【点评】兜木香亦作"兜末香"，是传说中的香药，末句说"为众草之首"，应该是《本草拾遗》编辑体例方面的信息。

草犀根　味辛，平，无毒。主解诸药毒。岭南及睦婺间，如中毒草，此药及千金藤并解之。亦主蛊毒、溪毒、恶刺、虎狼、虫虺等毒，天行疟瘴寒热，咳嗽痰壅，飞尸，喉闭，疮肿，小儿寒热，丹毒，中恶，注忤，痢血等。并煮汁服之，其功用如犀，故名草犀，解毒为最。生衢、婺、洪、饶间。苗高二三尺，独茎，根如细辛，研服更良。生水中者，名木犀也。

【海药云　谨按，《广州记》云：生岭南及海中。独茎，对叶而生，如灯台草，若细辛。平，无毒。主解一切毒气，虎狼所伤，溪毒野蛊等毒，并宜烧研服，临死者服之得活。

薇　味甘，寒，无毒。久食不饥，调中，利大小肠。生水傍，叶似萍。《尔雅》曰：薇，垂也。《三秦记》曰：夷、齐食之三年，颜色不异。武王诫之，不食而死。《广志》曰：薇叶似萍，可食，利人也。

【海药云　谨按，《广州记》云：生海、池、泽中。《尔雅》注云：薇，水菜。主利水道，下浮肿，润大肠。

无风独摇草　带之令夫妇相爱。生岭南。头如弹子，尾若鸟尾，两片开合，见人自动，故曰独摇草。

【海药云　谨按，《广志》云：生岭南。又云：生大秦国。性温、平，无毒。主头面游风，遍身痒。煮汁淋蘸。陶朱术云：五月五日采，诸山野往往亦有之。

零余子　味甘，温，无毒。主补虚，强腰脚，益肾，食之不饥。晒干，功用强于署预。有数种①，此则是其一也。一本云：大如鸡子，小者如弹丸，在叶下生。

百草花　主百病，长生，神仙，亦煮花汁酿酒服之。《异类》云：凤刚者，渔阳人也，常采百花，水渍，封泥埋之百日，煎为丸。卒死者，内口中即活。胡刚服药，百余岁，入地肺山。《列仙传》云：尧时赤松子服之得仙。

【点评】百草花为传说中的仙药，除本条引《列仙传》《神仙传》外，据《黄帝九鼎神丹经诀》卷1说，第四神丹名曰还丹，

---

① 种：原脱，据柯本增。

炼成当"以鸡羽扫取之,合以百草花,以井华水一服之。一百日朱雀凤凰翔覆其上,神人玉女至;二百日登天入地,仙人来侍;一年太一以云车龙马迎之矣"。《神农本草经疏》谓:"百草花,当取群草中之芳烈者。大都百花必在春时,春者天地发生万物之气也。花者,华也,因得天地发生之和气,抽其精英而为花,故主百病,长生神仙。亦煮花汁酿酒服。昔有采百花水渍,泥封埋之百日,煎为丸,辛死者内口中即活,其功固可验矣。"

红莲花、白莲花　味甘,平,无毒。久服令人好颜色,变白却老。生西国,胡人将来至中国也。

旱藕　味甘,平,无毒。主长生不饥,黑毛发。生太行,如藕。

羊不吃草　味苦、辛,温,无毒。主一切风血,补益,攻诸病。煮之,亦浸酒。生蜀川山谷。叶细长,在诸草中羊不吃者是。

萍蓬草根　味甘,无毒。主补虚,益气力,久食不饥,厚肠胃。生南方池泽。大如荇,花黄,未开前如算袋,根如藕,饥年当谷也。

石蕊　主长年不饥。生太山石上,如花蕊,为丸散服之。今时无复有。王隐《晋书》曰:庾衮①入林虑山,食木实,饵石蕊,得长年也。

【点评】《本草纲目》将石蕊与《名医别录》有名未用石濡合并,又名云茶、蒙顶茶,李时珍解释说:"其状如花蕊,其味如茶,故名。""集解"项又说:"《别录》石濡,具其功用,不言形状。陈藏器言是屋游之类,复出石蕊一条,功同石濡。盖不知其即一物也。此物惟诸高山石上者为良。今人谓之蒙顶茶,生兖州蒙山石上,乃烟雾熏染,日久结成,盖苔衣类也。彼人春初刮取曝干馈人,谓之云茶。其状白色轻薄如花蕊,其气香如蕈,其味甘涩如茗。不可煎饮,止宜咀嚼及浸汤啜,清凉有味。庾衮入

---

① 衮:底本作"褒",据《晋书》"庾衮字叔褒"及柯本作"衮"改。

山饵此，以代茗而已。长年之道，未必尽缘此物也。"此即石蕊科植物鹿蕊 *Cladonia rangiferina* 及同属近缘物种。

仙人草　主小儿酢疮。煮汤浴，亦捣傅之。酢疮，头小大硬①。小者，此疮或有不因药而自差者。当丹毒入腹必危，可预饮冷药以防之，兼用此草洗疮。亦明目，去肤翳，按汁滴目中。生阶庭间，高二三寸，叶细有雁齿，似离鬲草，北地不生也。

会州白药　主金疮，生肤，止血，碎末傅疮上。药如白敛，出会州也。

救穷草　食之可绝谷长生。生地肺山大松树下，如竹，出新道书。地肺山高六千丈，其下有之，应可求也。

草豉　味辛，平，无毒。主恶气，调中，益五脏，开胃，令人能食。生巴西诸国。草似韭，豉出花中，人食之。

陈思岌　味辛，平，无毒。主解诸药毒，热毒，丹毒痈肿，天行壮热，喉痹，蛊毒，除风血，补益。已上并煮服之，亦磨傅疮上，亦浸酒。出岭南。一名千金藤，一名石黄香。今江东又有千金藤，一名乌虎藤，与陈思岌所主颇有异同，终非一物也。陈思岌蔓生，如小豆，根及叶辛香也。

千里及　味苦，平，小毒。主天下疫气，结黄，疟瘴，蛊毒。煮服之吐下，亦捣傅疮，虫、蛇、犬等咬处。藤生，道旁篱落间有之，叶细厚，宣、湖间有之。

孝文韭　味辛，温，无毒。主腹内冷胀满，泄痢肠澼，温中补虚。生塞北山谷。如韭，人多食之，能行。云昔后魏孝文帝所种，以是为名。又有山韭，亦如韭，生山间，主毛发。又有石蒜，生石间。又有泽蒜，根如小蒜，叶如韭，生平泽，并温补下气，又滑水源。又有诸葛亮韭，而长，彼人食之，是蜀魏时诸葛亮所种也。

倚待草　味甘，温，无毒。主血气虚劳，腰膝疼弱，风缓，羸瘦

① 头小大硬：底本如此，义难通。《本草纲目》引作"头小而硬"，义长。

无颜色，绝伤，无子，妇人老血。浸酒服之。逐病拯疾，故名倚待。生桂州如安山谷，叶圆，高二三尺，八月采取。

鸡侯菜　味辛，温，无毒。久食温中益气。生岭南。顾《广州记》曰：鸡侯菜，似艾，二月生，宜鸡羹，故名之。

桃朱术　取子带之，令妇人为夫所爱。生园中，细如芹，花紫，子作角，以镜向旁敲之，则子自发，五月五日收之也。

铁葛　味甘，温，无毒。主一切风，血气赢弱，令人性健。久服风缓及偏风并正。生山南峡中。叶似枸杞，根如葛，黑色也。

伏鸡子根　味苦，寒，无毒。主解百药毒，诸热烦闷急黄，天行黄疸，疮疮，疟瘴中恶，寒热头痛，马急黄及牛疫，并水磨服。生者尤佳。亦傅痈肿，与陈家白药同功。但霍乱诸冷，不可服耳。生四明天台。叶圆薄似钱，蔓延，根作鸟形者良，一名承露仙。

陈家白药　味苦，寒，无毒。主解诸药毒。水研服之，入腹与毒相攻必吐，疑毒未止，更服。亦去心胸烦热，天行温瘴。出苍梧。陈家解药用之，故有陈家之号。蔓及根并似土瓜，紧小者良，冬春采取。一名吉利菜，人亦食之，与婆罗门白药及赤药功用并相似。叶如钱，根如防己，出明山。

龙珠　味苦，寒，无毒。子主丁肿，叶变白发，令人不睡。李邕方云：主诸热毒，石气发动，调中，解烦。生道傍，子圆赤珠似龙葵，但子熟时赤耳。

捶胡根　味甘，寒，无毒。主润五脏，止消渴，除烦，去热，明目，功用如麦门冬。生江南川谷荫地，苗如萱草，根似天门冬，用之去心。

甜藤　味甘，寒，无毒。去热烦，解毒，调中气，令人肥健。又主剥马血毒入肉，狂犬，牛马热黄。捣绞取汁，和米粉作糇饵，食之甜美，止泄。捣叶汁傅蛇咬疮。生江南山林下，蔓如葛，又有小叶尖长，气辛臭。捣傅小儿腹，除痞满闪癖。

孟娘菜　味苦，小温，无毒。主妇人腹中血结，赢瘦，男子阴囊湿痒，强阳道，令人健行，不睡，补虚，去痔瘘、瘰疬、瘿瘤。作菜，生四明诸山，冬夏常有。叶似升麻，方茎，山人取以为菜，一名孟母菜，一名厄菜。

吉祥草　味甘，温，无毒。主明目，强记，补心力。生西国，胡人将来也。

地衣草　味苦，平，无毒。主明目。崔知悌方云：服之令人目明。地上衣如草，生湿处是。

郎耶草　味苦，平，无毒。主赤白久痢，小儿大腹痞满，丹毒，寒热。取根、茎煮服之。生山泽间，三四尺，叶作雁齿，如鬼针苗。

地杨梅　味辛，平，无毒。主赤白痢。取茎、子煎服。生江东温湿地。四五月有子似杨梅，苗如蓑草也。

茅膏菜　味甘，平，无毒。主赤白久痢，煮服之。草高一尺，生茅中。叶有毛，如油腻黏人手，子作角，中有小子也。

鏨菜　味辛，平，无毒。主破血，产后腹痛。煮汁服之，亦捣碎傅丁疮。生江南国荫地。似益母，方茎，对节，白花，花中甜汁，饮之如蜜。

益奶草　味苦，平，无毒。主五野鸡病，脱肛，止血。炙令香浸酒服之。生永嘉山谷，叶如泽兰，茎赤，高二三尺也。

蜀胡烂　味辛，平，无毒。主冷气，心腹胀满，补肾，除妇人血气，下痢，杀牙齿虫。生安南，似蘹香子。

鸡脚草　味苦，平，无毒。主赤白久痢成疳。生泽畔，赤茎对叶，如百合苗。

难火兰　味酸，温，无毒。主冷气风痹，开胃下食，去腹胀，久服明目。生巴西胡国，似菟丝子，长少许。

蓼荞　味辛，温，无毒。主霍乱，腹冷胀满，冷气攻击，腹内不调，产后血攻，胸胁刺痛。煮服之，亦食其苗如葱韭。亦捣傅蛇咬疮。生高原，如小蒜而长。产后作羹，食之良。

石荠宁　味辛，温，无毒。主风冷气，并疮疥瘙，野鸡漏下血。

煮汁服。生山石上。紫花细叶，高一二尺，山人并用之。

蓝藤根　味辛，温，无毒。上气冷嗽，煮服之。生新罗国，根如细辛。

七仙草　主杖疮，捣枝叶傅之。生山足，叶尖细长。

甘家白药　味苦，大寒，小有毒。主解诸药毒，与陈家白药功用相似。人吐毒物，疑不稳，水研服之。即当吐之，未尽又服。此二药性冷，与霍乱卜痢相反。出龚州已南。甘家亦因人为号。叶似车前，生阴处，根形如半夏。岭南多毒物，亦多解物，岂天资乎？

天竺干姜　味辛，温，无毒。主冷气寒中，宿食不消，腹胀下痢，腰背疼，疝癖气块，恶血积聚。生婆罗门国，似姜小黄。一名胡干姜。

池德勒　味辛，温，无毒。主破冷气，消食。生西国，草根也，胡国人用之。

重修政和经史证类备用本草卷第七

己酉新增衍义

成　都　唐　慎　微　续　证　类

中卫大夫康州防御使句当龙德宫总辖修建明堂所医药

提举入内医官编类圣济经提举太医学臣曹孝忠奉敕校勘

草部上品之下总五十三种

三十四种神农本经白字

二种名医别录墨字

二种唐本先附注云"唐附"

五种唐本余

一十种陈藏器余

凡墨盖子已下并唐慎微续证类

蓝实殿青布续注	芎劳	蘼芜
黄连	络石地锦、扶芳、土鼓、石血、薜荔、木莲、常青藤等续注	
蒺藜子	黄耆白水耆、赤水耆、木耆续注	肉苁蓉草苁容附
防风叶附 花续注	蒲黄	香蒲
续断	漏芦	营实白蔷薇根续注
天名精	决明子茳芏续注	丹参
茜根	飞廉	五味子
旋花续 筋附	兰草	忍冬
蛇床子	地肤子鸭舌草附	千岁蘽藤是也
景天花附	茵陈蒿	杜若
沙参	白兔藿	徐长卿

石龙蒭_{败席续注}　　　　薇衔　　　　　　云实_{花附}

王不留行　　　　　　鬼督邮_{唐附}　　　　白花藤_{唐附}

　　　五种唐本余

留军待　　　　　　　地不容　　　　　　独用将军

山胡椒　　　　　　　灯笼草

　　　一十种陈藏器余

人肝藤　　　　　　　越王余箕　　　　　石莼

海根　　　　　　　　寡妇荐　　　　　　自经死绳

刺蜜　　　　　　　　骨路支　　　　　　长松

合子草

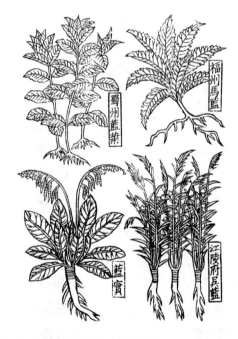

　　蓝实　味苦，寒，无毒。主解诸毒，杀蛊蚑_{音其，小儿鬼也}，疰鬼、螫毒。久服头不白，轻身。其叶汁杀百药毒，解狼毒、射罔毒；其茎叶可以染青。生河内平泽。

　　陶隐居云：此即今染缫（音禁）碧所用者。至解毒，人卒不能得生蓝汁，乃浣缫布汁以解之亦善。以汁涂五心，又止烦闷。尖叶者为胜，甚疗蜂螫毒。唐本注云：蓝实有三种：一种围径二寸许，厚三四分，出岭南，云疗肿毒，太常名此草为木蓝子。如陶所引，乃是菘蓝，其汁抨（普更切）为淀（音殿）者。按经所用，乃是蓼蓝实也，其苗似蓼，而味不辛者。此草汁疗热毒，诸蓝非比。且二种蓝今并堪染，菘蓝为淀，惟堪染青；其蓼蓝不堪为淀，惟作碧色尔。臣禹锡等谨按，蜀本图经云：叶似水蓼，花红白色，子若蓼子而大，黑色。今所在下湿地有，人皆种之。尔雅云：葳，马蓝。注：今大叶冬蓝也。疏：今为淀者是也。药性论云：蓝实，君，味甘。能填骨髓，明耳目，利五脏，调六腑，利关节，治经络中结气，使人健，少睡，益心力。蓝汁止心烦躁，解蛊毒。日华子云：吴蓝，味苦、甘，冷，无毒。治天行热狂，丁疮游风，热毒肿毒，风疹，除烦止渴，杀疳，解毒药、毒箭，金疮，血闷，虫蛇伤，毒刺，鼻洪，吐血，排脓，寒热头痛，赤眼，产后血运，解金石药毒，解狼毒、射罔毒，小儿壮热，热疳。**陈藏器云**：苏云"菘蓝造淀"，按淀多是槐蓝、蓼蓝作者，入药胜槐蓝。淀寒，傅热疮，解诸毒。滓，傅小儿秃疮。热肿初作，上沫堪染如青黛解毒。小儿丹热，和水服之。蓝有数种，蓼蓝最堪入药。甘蓝，北人食之，去热黄也。**又云**：青布，味咸，寒。主解诸物毒，天行烦毒，小儿寒热，丹毒，并水渍取汁饮。烧作黑灰，傅恶疮经年不差者，及灸疮，止血，令不中风水。和蜡熏恶疮，入水不烂，熏嗽杀虫，熏虎狼咬疮，出水毒。又于器中烧令烟出，以器口熏人中风水恶露等疮，行下得恶汁，知痛痒，差。又入诸膏药，疗丁肿，狐刺等恶疮，又浸汁和生姜煮服，止霍乱。真者入用，假者不中。

图经曰 蓝实生河内平泽，今处处有之。人家蔬圃中作畦种莳，三月、四月生苗，高三二尺许，叶似水蓼，花红白色，实亦若蓼子而大，黑色，五月、六月采实。按蓝有数种：有木蓝，出岭南，不入药；有菘蓝，可以为淀者，亦名马蓝，《尔雅》所谓"葴，马蓝"是也；有蓼蓝，但可染碧，而不堪作淀，即医方所用者也。又福州有一种马蓝，四时俱有，叶类苦益菜，土人连根采之，焙，捣下筛，酒服钱匕，治妇人败血甚佳。又江宁有一种吴蓝，二三月内生，如蒿状，叶青花白，性寒，去热解毒，止吐血。此二种虽不类，而俱有蓝名。又古方多用吴蓝者，或恐是此，故并附之。后汉赵歧作《蓝赋》，其序云："余就医偃师，道经陈留，此境人皆以种蓝染绀为业，蓝田弥望，黍稷不殖。"至今近京种蓝特盛，云蓝汁治虫豸伤咬，刘禹锡《传信方》著其法云：取大蓝汁一碗，入雄黄、麝香二物，随意看多少，细研，投蓝汁中，以点咬处。若是毒者，即并细服其汁，神异之极也。昔张荐员外在剑南为张廷赏判官，忽被斑蜘蛛咬项上，一宿，咬处有二道赤色，细如箸，绕项上，从胸前下至心，经两宿，头面肿疼如数升碗大，肚渐肿，几至不救。张相素重荐，因出家财五百千，并荐家财又数百千，募能疗者。忽一人应召，云可治。张相初甚不信，欲验其方，遂令目前合药。其人云：不惜方，当疗人性命耳。遂取大蓝汁一瓷碗，取蜘蛛投之蓝汁，良久，方出得汁中，甚困不能动。又别捣蓝汁，加麝香末，更取蜘蛛投之，至汁而死。又更取蓝汁、麝香，复加雄黄和之，更取一蜘蛛投汁中，随化为水。张相及诸人甚异之，遂令点于咬处。两日内悉平愈。但咬处作小疮，痂落如旧。又中品著青黛条云：从胡国来，及太原、庐陵、南康等染淀，亦堪傅热毒等。染瓮上池沫，紫碧色者，同青黛功。

【圣惠方 治时气热毒，心神烦躁：用蓝淀半大匙，以新汲水一盏服。**又方**治小儿中蛊下血欲死：捣青蓝汁，频频服半合。

千金方 治唇上生疮，连年不差：以八月蓝叶壹斤，捣取汁洗，不过三日差。**又方**治自缢死，以蓝汁灌之。又极须安定其心，徐缓解，慎勿割断绳，抱取。心下犹温者，刺鸡冠血滴着口中，即活也，男雌女雄。**又方**熊伤人疮：烧青布熏疮口毒出，仍煮葛根令浓,汁以洗疮,日十度。并捣葛根为散,煮葛根汁服方寸匕,日五服,差。**又方**治鳖瘕:蓝叶一斤,捣以水三升,绞取汁,服一升,日二。

千金翼 治急疳蚀鼻口,数日欲死:取蓝淀傅之令遍,日十度,夜四度,差。

肘后方 治人身体重,小腹急热上冲胸,头重不能举,眼中生瞙,膝胫拘急欲死:取蓝一把,水五升,鼠屎两头尖者二七枚,煮取二升,尽服之,温覆取汗。

葛氏方 新被毒箭:捣蓝青绞汁饮,并傅疮上。如无蓝,可渍青布绞汁饮之,亦以治疮中。**又方**中水毒:捣蓝青汁,以少水和,傅头面身上令匝。**又方**服药过剂烦闷及中毒烦闷欲死,捣蓝取汁服数升。无蓝,浣青绢取汁饮亦佳。**又方**食杏人中毒,蓝子汁解之。

梅师方 治虎伤人疮:取青布紧卷作缠,烧头内竹筒中,射疮口,令烟熏入疮中,佳。**又方**治上气咳嗽,呷呀息气,喉中作声,唾黏:以蓝实叶水浸良久,捣绞取汁一升,空腹频服。须臾以杏人研取汁,煮粥食之。一两日将息,依前法更服,吐痰尽方差。

子母秘录 治小儿赤痢:捣青蓝汁二升,分四服。**又方**治小儿丹:蓝淀傅,热即易。

广五行记 永徽中,绛州僧病噎不下食。告弟子,吾死之后,便可开吾胸喉,视有何物,言终而卒。弟子依言而开视,胸中得一物,形似鱼而有两头,遍体是肉鳞。弟子致器中,跳跃不止。戏以诸味,皆随化尽。时夏中蓝盛作淀,有一僧以淀致器中,此虫遂绕器中走,须臾化为水矣。

衍义曰 蓝实,即大蓝实也,谓之蓼蓝非是,《尔雅》所说是。解诸药等毒,不可阙也。实与叶两用,注不解实,只解蓝叶为未尽,经所说尽矣。蓝一本而有数色,刮竹青、绿云、碧青、蓝黄,岂非青出于蓝而青于蓝者也。生叶汁解药毒,此即大叶蓝,又非蓼蓝也。蓼蓝即堪揉汁染翠碧,花成长穗,细小,浅红色。

【点评】蓝是一种植物性染料,《诗经·采绿》云"终朝采蓝,不盈一襜",所采之"蓝"即作色素用者。含靛蓝的植物甚多,早期以蓼科之蓼蓝 *Polygonum tinctorium* 为主,也有十字花科菘蓝 *Isatis indigotica*、爵床科马蓝 *Baphicacanthus cusia*,唐代又有豆科木蓝属植物槐蓝 *Indigofera tinctoria*。但如陈藏器所言,"蓼蓝最堪入药",《本草经》蓝实应该是指蓼蓝的果实。

直到宋代,"蓝"的药用部位一直遵从《本草经》的说法,主要使用果实，偶然使用茎叶，处方仍以"蓝实叶"为名，如黑盖子下引《梅师方》所见。尽管《本草经集注》《本草衍义》提到菘蓝实，而占主流地位的依然是蓼蓝。但从宋代起，情况有些改变，宋代医方开始以"蓝"的根入药，处方写作"蓝根"，甚至在一些宋元医方中直接称"板蓝根"，如宋代《小儿卫生总微论方》卷5、卷10，《产育宝庆集》卷下治妊娠患时疾，《三因极一病证方论》卷10解毒丸，元代《医垒元戎》《世医得效方》等，药用部位有了改变，植物来源也有所不同。

据《释名·释书契》云"板，昄也"，则颇疑"板蓝根"是"昄蓝根"的省写，《诗经·卷阿》云"尔土宇昄章，亦孔之厚矣"。昄，大也；"昄蓝"即是"大蓝"；而"马"亦有大义。故李时珍认为板蓝根当用马蓝的根，《本草纲目》云："马蓝叶如苦荬，即郭璞所谓大叶冬蓝，俗中所谓板蓝者。"按此说，当时正品应该是今之南板蓝根，即爵床科马蓝 *Baphicacanthus cusia*。而另一方面，如《本草图经》说"菘蓝，可以为淀者，亦名马蓝"，更兼以《本草衍义》《救荒本草》皆以菘蓝为"蓝"的正品，故亦得以十字花科菘蓝 *Isatis indigotica* 的根作板蓝根。如所论不误，则今用板蓝根、南板蓝根的药用历史都开始于宋代，至于原来一直以果实作为"蓝实"正品入药的蓼蓝，其根则不是"蓝根"的主流品种。

芎䓖　味辛，温，无毒。主中风入脑，头痛，寒痹，筋挛缓急，金疮，妇人血闭，无子，除脑中冷动，面上游风去来，目泪出，多涕唾，忽忽如醉，诸寒冷气，心腹坚痛，中恶，卒急肿痛，胁风痛，温中内寒。一名胡䓖、一名香果，其叶名蘼芜。生武功川谷、斜谷西岭。三月、四月采根，暴干。得细辛疗金疮止痛，得牡蛎疗头风吐逆。白芷为之使。

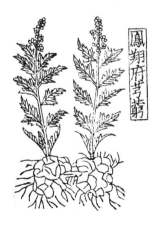

凤翔府芎䓖

陶隐居云：今惟出历阳，节大茎细，状如马衔，谓之马衔芎劳。蜀中亦有而细，人患齿根血出者，含之多差。苗名蘼芜，亦入药，别在下说。俗方多用，道家时须尔。胡居士云：武功去长安二百里，正长安西，与扶风狄道相近；斜谷是长安西岭下，去长安一百八十里，山连接七百里。**唐本注**云：今出秦州。其人间种者形块大，重实，多脂润；山中采者瘦细，味苦、辛。以九月、十月采为佳，今云三月、四月，虚恶非时也。陶不见秦地芎劳，故云惟出历阳，历阳出者，今不复用。

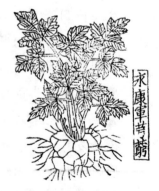

臣禹锡等谨按，蜀本图经云：苗似芹、胡荽、蛇床辈，丛生，花白，今出秦州者为善，九月采根乃佳。**吴氏**云：芎劳，神农、黄帝、岐伯、雷公：辛，无毒；扁鹊：酸，无毒；季氏：生温，熟寒。或生胡无桃山阴，或太山。叶香细青黑，文赤如藁本。冬夏丛生，五月华赤，七月实黑，茎端两叶，三月采，根有节，似马衔状。**药性论**云：芎劳，臣。能治腰脚软弱，半身不遂，主胞衣不出，治腹内冷痛。**日华子**云：畏黄连。治一切风，一切气，一切劳损，一切血，补五劳，壮筋骨，调众脉，破癥结宿血，养新血，长肉，鼻洪，吐血及溺血，痔瘘，脑痈，发背，瘰疬，瘿赘，疮疥及排脓，消瘀血。

图经曰 芎劳生武功山谷、斜谷西岭。蘼芜，芎劳苗也，生雍州川泽及冤句。今关陕、蜀川、江东山中多有之，而以蜀川者为胜。其苗四五月间生，叶似芹、胡荽、蛇床辈，作丛而茎细。《淮南子》所谓"夫乱人者，若芎劳之与藁本，蛇床之与蘼芜"是也。其叶倍香，或莳于园庭，则芬馨满径。江东、蜀川人采其叶作饮香，云可以已泄泻。七八月开白花，根坚瘦，黄黑色，三月、四月采，暴干。一云九月、十月采为佳，三月、四月非时也。关中出者，俗呼为京芎，并通用。惟贵形块重实，作雀脑状者，谓之雀脑芎，此最有力也。蘼芜一名蕲（古芹字，巨斤切）。古方单用芎劳，含咀以主口齿疾，近世或蜜和作指大丸，欲寝服之，治风痰殊佳。

【圣惠方】 治妇人崩中下血，昼夜不止：以芎劳一两剉，酒一大盏，煎至五分去滓，入生地黄汁二合，煎三两沸，食前分二服。

千金方 治崩中，昼夜不止：芎劳八两，清酒五升，煎取二升半，分三服。不耐者，徐徐进之。

经验后方 治头风，化痰：川芎不计分两，用净水洗浸，薄切片子，日干或焙，杵为末，炼蜜为丸如小弹子大。不拘时，茶酒嚼下一丸。

斗门方 治偏头疼：用京芎细剉，酒浸，服之佳。

灵苑方 治妇人经络住经三个月，验胎法：川芎生为末，空心浓煎艾汤下一匙头，腹内微动者，是有胎也。

续十全方 治胎忽因倒地，忽举动攀重促损，腹中不安及子死腹中：以芎䓖为末，酒服方寸匕，须臾一二服，立出。**又方**风齿败口臭，但含芎䓖。

御药院方 真宗赐高公相国去痰清目进饮食生犀丸：川芎十两紧小者，粟米泔浸三日换，切片子，日干，为末作两料。每料入麝、脑各一分，生犀半两，重汤煮，蜜杵为丸小弹子大。茶酒嚼下一丸。痰，加朱砂半两；膈雍，加牛黄一分，水飞铁粉一分；头目昏眩，加细辛一分；口眼㖞斜，炮天南星一分。

春秋注云 麦曲鞠穷，所以御湿①。

简文帝劝医文 麦曲芎䓖，才止河鱼之腹。

衍义曰 芎䓖，今出川中，大块，其里色白，不油色，嚼之微辛甘者佳。他种不入药，止可为末，煎汤沐浴。此药今人所用最多，头面风不可阙也，然须以他药佐之。沈括云：予一族子，旧服芎䓖，医郑叔熊见之云，芎䓖不可久服，多令人暴死。后族子果无疾而卒。又朝士张子通之妻病脑风，服芎䓖甚久，亦一旦暴亡。皆目见者。此盖单服耳，若单服既久，则走散真气。既使他药佐使，又不久服，中病便已，则乌能至此也。

【**点评**】川芎系芎䓖之产于四川者。《左传》宣公十二年"有山鞠穷乎"，杜预注："鞠穷所以御湿。"《山海经·西山经》云："（号山）其草多药、虈、芎䓖。"因芎䓖有芳香之气，故骚赋多有咏叹，《史记·司马相如列传》云："其东则有蕙圃衡兰，芷若射干，芎䓖菖蒲，江离麋芜，诸蔗猼且。"《楚辞·九叹·愍命》云："莞芎弃于泽洲兮。"此类甚多，不烦详举。芎䓖之正式入药则首载于《本草经》，经云："主中风入脑，头痛寒痹。"《名医别录》云："除脑中冷动，面上游风去来。"故李时珍述其得名之缘由云："人头穹窿穷高，天之象也。此药上行，专治头脑诸疾，故有芎䓖之名。"

古代芎䓖来源复杂，产地不同，植物各异，因此在"芎"字之前冠以地名，以示区别，除川芎外，还有胡穷、京芎、台芎、抚芎、云芎等，简述如下。

"胡穷"见于《名医别录》，《本草纲目》作胡䓖，李时珍

---

① 春秋注云……所以御湿：刘甲本作"春秋云：山芎䓖能去卑湿风气"，可参。

说："以胡戎者为佳，故曰胡䓖。"《本草乘雅半偈》卷4作"胡
芎"，卢之颐云："胡戎者曰胡芎。"胡䓖、胡芎皆因产地得名，
《范子计然》云："芎𦮼生胡无桃山阴者善。"《吴普本草》云：
"生胡无桃山阴。"无桃山不知何在，这种"胡䓖"也不知为何物。

　　"京芎"之名见于《本草图经》，有云："关中出者，俗呼为
京芎。"京芎亦名西芎，专指产于关陕的芎𦮼。陕西出芎𦮼早见
于《名医别录》："芎𦮼生武功山谷、斜谷西岭。"《本草经集注》
引胡洽云："武功去长安二百里，正长安西，与扶风狄道相近；
斜谷是长安西岭下，去长安一百八十里，山连接七百里。"上述
地名皆在今陕西武功一带，但《本草图经》所绘凤翔府芎𦮼甚
至不像伞形科植物，因此宋以前文献中所谓的"京芎"品种实
属可疑。

　　可能与"京芎"有关的是"秦芎"，南齐王融《药名诗》云：
"秦芎留近咏，楚蘅摇远翔"。唐至五代芎𦮼皆以秦州（今甘肃
天水）所出者为上，而且当地已有种植，《新修本草》云："今
出秦州，其人间种者形块大，重实多脂润，山中采者瘦细。"
《千金翼方·药出州土》载产芎𦮼者有秦州、扶州，均在甘肃。
《新唐书·地理志》有四州郡土贡芎𦮼，分别为扶州同昌郡、秦
州天水郡、凉州武威郡、利州益昌郡，除利州益昌郡为今四川广
元外，其余三地都在甘肃。五代《蜀本草》依然说"今出秦州
者善"。宋代《元丰九域志》卷3秦州天水郡土贡尚有芎𦮼30
斤。从时代先后和地域分布来看，这种"秦芎"可能与"京芎"
同属一类。

　　"台芎"见《仁斋直指方》，出浙江天台山。《本草纲目》
云："出天台者为台芎。"又有"抚芎"，首见于《太平惠民和剂
局方》。据《本草逢原》，抚芎"产江左抚州"，即今江西。从现
有的"台芎""抚芎"来看，基本上是 *Ligusticum chuanxiong* 的
栽培种，但宋代的情况如何不得而知。

需要注意的是曹炳章《增订伪药条辨》对"抚芎"另有解释："本草一名芎劳，蜀省产地首推灌县，有野生家种之分。其茎高二尺，叶如芹，分裂尤细，秋间开白花五瓣，为伞形花序，全体芬馥，其根即芎劳也。产地聚集成都、重庆者多，形大圆为抚芎。"按其所说，"抚芎"是川芎中质量较优者。

"云芎"见《滇南本草》卷2："云芎，俗名芹菜，川为川芎，理为理芎。"此即《植物名实图考》卷23之滇芎："滇芎野生，全如芹，土人亦呼为山芹，根长大粗糙，颇香。"《滇南本草》整理者将其原植物订为伞形科芹菜 *Apium graveolens*。

蘪芜 味辛，温，无毒。**主咳逆，定惊气，辟邪恶，除蛊毒，鬼疰，去三虫。久服通神。**主身中老风，头中久风，风眩。一名薇芜、一名茳蓠，芎劳苗也。生雍州川泽及冤句。四月、五月采叶，暴干。

陶隐居云：今出历阳，处处亦有，人家多种之。叶似蛇床而香，骚人借以为譬，方药用甚稀。**唐本注**云：此有二种，一种似芹叶，一种如蛇床，香气相似，用亦不殊尔。**臣禹锡等谨按**，尔雅云：蕲茝，蘪芜。注：香草，叶小如萎状。疏引郭云：如萎蒿之状。

图经曰 蘪芜说文已具芎劳条下。

【广志曰 蘪芜香草，魏武帝以藏衣中。

管子曰 五沃之土生蘪芜。

郭璞赞曰 蘪芜香草，乱之蛇床，不陨其贵，自烈以芳。

【点评】魏晋以后，蘪芜与芎劳为一物，晋代左思《蜀都赋》云"蘪芜布濩于中阿"，刘逵注："蘪芜出岷山、替陵山"；又云："岷山特多药草"。这种蘪芜或芎劳大约如陶弘景所说，系"蜀中亦有而细，人患齿根出血者，含之多差"一类，究竟是否为 *Ligusticum chuanxiong*，不得而知。

与王融赞叹秦芎不同，苏轼歌咏蜀芎："芎劳生蜀道，白芷来江南。漂流到关辅，犹不失芳甘。"最早在处方中提到川芎之名的是唐代蔺道人《仙授理伤续断秘方》，但此书的成书年代可能有些问题，但至迟在北宋川产芎䓖已是有名之品，不仅《本草图经》说到"今关陕、蜀川、江东山中多有之，而以蜀川者为胜"，与苏颂同时代的宋祁在《益部方物略记》中赞芎云："柔叶美根，冬不殒零。采而掇之，可糁于羹。"其注释中描述更详："蜀中处处有之，叶为蘼芜，《楚辞》谓江蓠者，根为芎，似雀脑者善。成都九月九日药市，芎与大黄如积，香溢于廛。或言其大若胡桃者不可用。人多莳于园槛，叶落时可用作羹，蜀少寒，茎叶不萎。今医家最贵川芎、川大黄云。"文中也提到种莳。年代稍后的《本草衍义》更加强调川产的道地性："今出川中，大块，其里色白，不油色，嚼之微辛甘者佳，他种不入药，止可为末煎汤沐浴。"

南宋时川产芎䓖的地位已不可动摇，乃至杭州地方本草《履巉岩本草》居然用"川芎苗"来作为蘼芜的正名，范成大《吴船录》则记录说都江堰青城山深处"曰芙蓉坪，道人于彼种芎"。此后元代王好古《汤液本草》正式以川芎为正名。明清以降，皆以四川都江堰所出者为道地。民国《灌县志·食货书》有"河西商务以川芎为巨，集中于石羊场一带，年约四百万至五百万斤，并有水陆兴远达境外"的记载，这说明了当时灌县（今都江堰市）川芎产销两旺。

黄连 味苦，寒、微寒，无毒。**主热气，目痛眦伤泣出，明目，肠澼腹痛，下痢，妇人阴中肿痛，五脏冷热，久下泄澼脓血。止消渴，大惊，除水利骨，调胃厚肠，益胆，疗口疮。久服令人不忘。一名王连。**生巫阳川谷及蜀郡、太山，二月、八月采。黄芩、龙骨、理石为之使，恶菊花、芫花、玄参、白鲜，畏款冬，胜乌头，解巴豆毒。

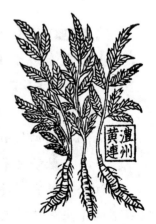

陶隐居云：巫阳在建平。今西间者，色浅而虚，不及东

阳、新安诸县最胜；临海诸县者不佳。用之当布裹授去毛，令如连珠。俗方多疗下痢及渴，道方服食长生。**唐本注**云：蜀道者粗大节平，味极浓苦，疗渴为最。江东者节如连珠，疗痢大善。今澧州者更胜。**今注**：医家见用宣州九节坚重、相击有声者为胜。**臣禹锡等谨按**，蜀本图经云：苗似茶，花黄丛生，一茎生三叶，高尺许，冬不凋。江左者节高若连珠，蜀都者节下不连珠。今秦地及杭州、柳州者佳。**药性论**云：黄连，臣。一名支连。恶白僵蚕，忌猪肉，恶冷水。杀小儿疳虫，点赤眼昏痛，镇肝去热毒。**萧炳**云：今出宣州绝佳，东阳亦有，歙州、处州者次。**陈藏器**云：主羸瘦气急。**日华子**云：治五劳七伤，益气，止心腹痛，惊悸烦躁，润心肺，长肉止血，并疮疥，盗汗，天行热疾。猪肚蒸为丸，治小儿疳气。

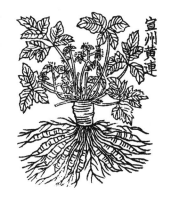

图经曰 黄连生巫阳川谷及蜀郡、泰山，今江、湖、荆、夔州郡亦有，而以宣城者为胜，施、黔者次之。苗高一尺已来，叶似甘菊，四月开花，黄色。六月结实似芹子，色亦黄。二月、八月采根用。生江左者，根若连珠，其苗经冬不凋，叶如小雉尾草，正月开花作细穗，淡白微黄色，六七月根紧始堪采。古方以黄连为治痢之最，胡洽方载九盏汤，主下痢，不问冷热、赤白、谷滞、休息、久下悉主之。以黄连长三寸三十枚秤重一两半，龙骨如棋子四枚重四分，附子大者一枚，干姜一两半，胶一两半，并切；先以水五合，著铜器中，去火三寸，煎沸便下著生土上，沸止又上，水五合，如此九上九下；内诸药著火上，沸辄下著土上，沸止又复，九上九下，度可得一升，顿服，即止。又香连丸亦主下痢，近世盛行。其法以宣连、青木香分两停同捣筛，白蜜丸如梧子，空腹饮下二三十丸，日再，如神。其久冷人，即用煨熟大蒜作丸。此方本出李绛《兵部手集方》，婴孺用之亦效。又治目方用黄连多矣，而羊肝丸尤奇异。取黄连末一大两，白羊子肝一具，去膜，同于砂盆内，研令极细，众手拈为丸如梧子。每食以暖浆水吞二七枚，连作五剂，差。但是诸眼目疾及障翳、青盲皆主之，禁食猪肉及冷水。刘禹锡云：有崔承元者，因官治一死罪囚出活之，囚后数年以病自致死。一旦，崔为内障所苦，丧明逾年后，半夜叹息独坐，时闻阶除间悉窣之声。崔问为谁，曰是昔所蒙活者囚，今故报恩至此，遂以此方告讫而没。崔依此合服，不数月，眼复明，因传此方于世。又今医家洗眼汤，以当归、芍药、黄连等分停，细切，以雪水或甜水煎浓汁，乘热洗，冷即再温洗，甚益眼目。但是风毒赤目、花翳等，皆可用之。其说云：凡眼目之病，皆以血脉凝滞使然，故以行血药合黄连治之，血得热即行，故乘热洗之，用者无不神效。

【雷公云 凡使，以布拭上肉毛，然后用浆水浸二伏时，漉出，于柳木火中焙干用。若服此药得十两，不得食猪肉；若服至三年，不得食猪肉一生也。

外台秘要 治卒心痛：黄连八两，一味㕮咀，以水七升，煮取五升，绞去滓，寒温饮五合，日三服。**又方**治目卒痒，目痛：末黄连，乳汁浸，点眦中，止。

千金方　治大热毒纯血痢：宣连六两，以水七升，煮取三升半，夜露星月下，平旦空腹顿服之，少卧将息。

肘后方　治眼泪出不止：浓汁渍绵干拭目。**又方**赤痢热下，久不止：黄连末，鸡子白丸，饮服十丸，三十丸即差。**又方**治卒消渴，小便多：捣黄连，绢筛，蜜和，服三十丸，治渴延年。**又方**赤白痢下，令人下部疼重，故名重下，出脓血如鸡子白，日夜数十行，绞脐痛。治之：黄连一升，酒五升，煮取一升半，分再服，当小绞痛。

经验方　治暴赤白痢如鹅鸭肝者，痛不忍：黄连、黄芩各一两，以水二升，煎取一升，分三服，热吃，冷即凝矣。

梅师方　伤寒病，发豌豆疮，未成脓方：黄连四两，水三升，煎取一升，去滓分服。

斗门方　治痔疾有头如鸡冠者：用黄连末，傅之即差，更加赤小豆末尤良。

简要济众　小儿吐血不止：以一两去须，捣为散，每服一钱，水七分，入豉二十粒，同煎至五分，去滓，温服，量儿大小加减进。

博济方　治久患脾泄，神圣香黄散：宣连一两，生姜四两，一处以慢火炒，令姜干脆，色深，去姜取黄连捣末，每服二钱匕，空心腊茶清下。甚者不过二服，差。

胜金方　治眼黄连丸：宣连不限多少，捶碎，用新汲水一大碗，浸至六十日后，用绵滤过取汁，入元碗内，却于重汤上熬，不住以匙荡搅，候干为度。即穿地坑子可深一尺，以瓦铺底，将熟艾四两，坐在瓦上，以火然如灸法。然后以药碗覆上，四畔封泥，开孔令烟出尽即止，取出刮下，丸如小豆大，每服十丸，甜竹叶汤下。**又方**治久痢，累医不差：黄连一两为末，以鸡子白和为饼，炙令如紫肝色，杵为末，以浆水三升，慢火煎成膏。白痢加酒半盏同煎，每服半合，温米饮调下，食前服。

广利方　治骨节热积渐黄瘦：黄连四分，碎切，以童子小便五大合，浸经宿，微煎三四沸，去滓，食上分两服，如人行四五里再服。

杜壬　治气痢泻，里急后重，神妙方：宣连一两，干姜半两，各为末。每用连二钱，姜半钱，和匀，空心温酒下。

子母秘录　因惊举重，胎动出血：取黄连末，酒服方寸匕，日三服。孙尚药同。**又方**小儿赤白痢多时，体弱不堪：宣连浓煎，和蜜服。日六七服，量其大小，每煎三分水减二分，频服。**又方**小儿耳后月蚀疮，末黄连傅之。**又方**小儿鼻下两道赤者名曰䘌，亦名赤鼻疳：鼻以米泔洗，傅黄连末，日三四度，佳。

姚和众小儿方　小儿食土：取好土浓煎黄连汁搜之，日干与服。

抱朴子　乳汁煎之，治目中百病。

宋王微黄连赞　黄连味苦，左右相因。断凉涤暑，阐命轻身。缙云昔御，飞跸上旻。不行而至，吾闻其人。

梁江淹黄连颂　黄连上草，丹砂之次。御孽辟妖，长灵久视。骖龙行天，驯马匝地。鸿飞以仪，顺道则利。

衍义曰　黄连今人多用治痢，盖热以苦燥之义。下俚但见肠虚渗泄，微似有血便，即用之，更不知止。又不顾寒热多少，但以尽剂为度，由是多致危困。若气实初病，热多血利，服之便止，仍不必尽剂也。或虚而冷，则不须服。余如经。

【点评】黄连为毛茛科植物，主流品种有三：黄连 Coptis chinensis、三角叶黄连 Coptis deltoidea 和云连 Coptis teeta。商品上依次称为味连、雅连和云连。汉晋之际巴蜀是黄连的主要产地，不仅本草言黄连"生巫阳川谷及蜀郡、太山"，《范子计然》也说："黄连出蜀郡，黄肥坚者善。"左思《蜀都赋》云："风连莚蔓于兰皋"。风连即黄连；莚蔓即蔓延，形容黄连生长茂盛。刘逵注："风连出岷山，一曰出广都山"。广都在今四川双流县。川产黄连主要是毛茛科黄连 Coptis chinensis、三角叶黄连 Coptis deltoidea。

黄连根茎生物碱含量高，以小檗碱为主，这也是黄连生物活性的主要物质基础。黄连是治痢要药，《本草经》说主"肠澼腹痛，下痢"，《名医别录》谓主"久下泄澼脓血"，兼能"调胃厚肠"。中医论述甚多，《本草纲目》引刘完素云："古方以黄连为治痢之最。盖治痢惟宜辛苦寒药，辛能发散开通郁结，苦能燥湿，寒能胜热，使气宣平而已。诸苦寒药多泄，惟黄连、黄檗性冷而燥，能降火去湿而止泻痢，故治痢以之为君。"盐酸小檗碱口服对常见肠道致病菌有抑杀作用；还能使霍乱弧菌毒素失活，改善霍乱毒素所致炎症和严重腹泻症状，也能对抗大肠杆菌毒素引起的肠分泌亢进和腹泻。这应该是黄连类处方用于感染性腹泻的基本原理。《名医别录》又言黄连"止消渴"，陶弘景也说"俗方多疗下痢及渴"，这与小檗碱的降血糖作用有关，临床甚至有盐酸小檗碱（黄连素片）与二甲双胍合用引起低血糖反应的报告。

陶弘景说黄连"道方服食长生"，李时珍批评说："《本经》《别录》并无黄连久服长生之说，惟陶弘景言道方久服长生。《神仙传》载封君达、黑穴公，并服黄连五十年得仙。窃谓黄连大苦大寒之药，用之降火燥湿，中病即当止。岂可久服，使肃杀之令常行，而伐其生发冲和之气乎？《素问》载岐伯言：五味入胃，各归所喜攻。久而增气，物化之常也。气增而久，夭之由也。王冰注云：酸入肝为温，苦入心为热，辛入肺为清，咸入肾为寒，甘入脾为至阴而四气兼之，皆增其味而益其气，故各从本脏之气为用。所以久服黄连、苦参反热，从火化也。余味皆然。久则脏气偏胜，即有偏绝，则有暴夭之道。是以绝粒服饵之人不暴亡者，无五味偏助也。"并引秦观《与乔希圣论黄连书》云："闻公以眼疾饵黄连，至十数两犹不已，殆不可也。医经有久服黄连、苦参反热之说。此虽大寒，其味至苦，入胃则先归于心，久而不已，心火偏胜则热，乃其理也。况眼疾本于肝热，肝与心为子母。心火也，肝亦火也，肾孤脏也，人患一水不胜二火。岂可久服苦药，使心有所偏胜，是以火救火，其可乎。"

按，小檗碱的毒性有待考察，其有引起葡萄糖－6－磷酸脱氢酶（G－6－PD）缺陷者发生溶血性黄疸的可能，使新生儿溶血风险增加，目前的研究资料尚不足以证明其安全性，孕妇及新生儿应避免接触本品。

络石 味苦，温、微寒，无毒。主风热，**死肌，痈伤，口干舌焦，痈肿不消，喉舌肿**，不通，**水浆不下，**大惊入腹，除邪气，养肾，主腰髋音宽痛，坚筋骨，利关节。**久服轻身，明目，润泽，好颜**

色，不老延年，通神。**一名石鲮**音陵、**一名石蹉**、**一名略石、一名明石、一名领石、一名悬石。生太山川谷，或石山之阴，或高山岩石上，或生人间。正月采。**杜仲、牡丹为之使，恶铁落，畏贝母、菖蒲。

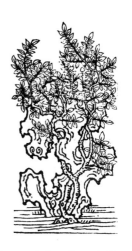

陶隐居云：不识此药，仙俗方法都无用者，或云是石类。既云或生人间，则非石，犹如石斛等，系石以为名尔。**唐本注**云：此物生阴湿处，冬夏常青，实黑而圆，其茎蔓延绕树石侧。若在石间者，叶细厚而圆短；绕树生者，叶大而薄。人家亦种之，俗名耐冬，山南人谓之石血，疗产后血结，大良。以其苞络石木而生，故名络石。《别录》谓之石龙藤，主疗蝮蛇疮，绞取汁洗之，服汁亦去蛇毒心闷。刀斧伤诸疮，封之立差。**今按**，陈藏器本草云：络石，煮汁服之，主一切风，变白宜老。在石者良，在木者随木有功。生山之阴，与薜荔相似。更有木莲、石血、地锦等十余种藤，并是其类，大略皆主风血，暖腰脚，变白不衰。若呼石血为络石，殊误尔。石血叶尖，一头赤，络石叶圆，正青。**臣禹锡等谨按**，蜀本图经云：生木石间，凌冬不凋。叶似细橘，蔓延木石之阴，茎节著处，即生根须，包络石傍，花白子黑。今所在有。六月、七月采茎叶，日干。**药性论**云：络石，君，恶铁精，杀孽毒。味甘，平。主治喉痹。**陈藏器**云：地锦，味甘，温，无毒。主破老血，产后血结，妇人瘦损，不能饮食，腹中有块，淋沥不尽，赤白带下，天行心闷。并煎服之，亦浸酒。生淮南林下，叶如鸭掌，藤蔓著地，节处有根，亦缘树石，冬月不死，山人产后用之。一名地噤。苏恭注曰"络石，石血"，亦此类也。**又云**：扶芳藤，味苦，小温。无毒。主一切血，一切气，一切冷，去百病。久服延年，变白不老。山人取枫树上者为附枫藤，亦如桑上寄生，大主风血。一名滂藤。隋朝稠禅师作青饮，进炀帝以止渴。生吴郡，采之忌冢墓间者。取茎叶细剉，煎为煎，性冷，以酒浸服。藤苗小时如络石、薜荔，夤缘树木，三五十年渐大，枝叶繁茂，叶圆长二三寸，厚若石韦。生子似莲，房中有细子，一年一熟。子亦入用，房破血。一名木莲，打破有白汁，停久如漆，采取无时也。**又云**：土鼓藤，味苦。子，味甘，温，无毒。主风血，羸老，腹内诸冷，血闭，强腰脚，变白。煮服，浸酒服。生林薄间，作蔓绕草木，叶头尖，子熟如珠，碧色正圆。小儿取藤于地，打用鼓声，李邕名为常春藤。**日华子**云：木莲藤汁，傅白癜、疬疡及风恶疥癣。**又云**：常春藤，一名龙鳞薜荔。

图经曰 络石生泰山川谷，或石山之阴，或高山岩上，或生人间，今在处有之，宫寺及人家亭圃山石间，种以为饰。叶圆如细橘，正青，冬夏不凋。其茎蔓延，茎节著处，即生根须，包络石上，以此得名。花白子黑，正月采，或云六月、七月采茎叶，日干。以石上生者良。其在木上者，随木性而移。薜荔、木莲、地锦、石血，皆其类也。薜荔与此极相类，但茎叶粗大，如藤状。近人用其叶治背痈，干末服之，下利即愈。木莲更大如络石，其实若莲房，能壮阳道，尤胜。地锦叶如鸭掌，蔓著地上，随节有根，亦缘木石上。石血极与络石相类，但叶头尖而赤耳。

【雷公云】 凡采得后，用粗布揩叶上茎蔓上毛了，用熟甘草水浸一伏时，出，切，日干任用。

外台秘要 治喉痹，咽喉塞，喘息不通，须臾欲绝，神验：以络石草二两，水一升，煎取一大盏，去滓，细细吃，须臾即通。

背痈 《图经》云薜荔治背痈，晟顷寓宜兴县张渚镇，有一老举人聚村学，年七十余，忽一日患发背，村中无他医药，急取薜荔叶，烂研绞汁，和蜜饮数升，以其滓傅疮上，后以他药傅贴，遂愈。医者云，其本盖得薜荔之力，乃知《图经》所载不妄。

【点评】《本草纲目》"集解"项李时珍说："络石贴石而生。其蔓折之有白汁。其叶小于指头，厚实木强，面青背淡，涩而不光。有尖叶、圆叶二种，功用相同，盖一物也。苏恭所说不误，但欠详耳。"这是针对《本草拾遗》说"石血叶尖一头赤，络石叶圆正青"而言。络石包括多种蔓生植物，攀援石上或木上。结合《植物名实图考》的药图和描述，一般以夹竹桃科白花藤 *Trachelospermum jasminoides* 为络石，石血为其变种 *Trachelospermum jasminoides* var. *heterophyllum*。

除白花藤外，其他一些攀援藤本也被指认为络石。如《本草拾遗》提到"生山之阴，与薜荔相似"者，当是桑科植物薜荔 *Ficus pumila* 的不育枝。本条引陈藏器提到地锦，《医学衷中参西录》云："络石藤俗名爬山虎，能蔓延砖壁之上，其须自粘于壁上不落者方真。"此则为葡萄科地锦 *Parthenocissus tricuspidata* 及同属近缘植物，也被张锡纯认作络石。

蒺藜子 味苦、辛，**温**、微寒，无毒。主恶血，破癥结积聚，喉痹，乳难，身体风痒，头痛，咳逆伤肺，肺痿，止烦下气，小儿头疮，痈肿阴癩，可作摩粉。其叶主风痒，可煮以浴。**久服长肌肉，明**

目，轻身。一名旁通、一名屈人、一名止行、一名豺羽、一名升推、一名即藜、一名茨。生冯翊平泽或道傍。七月、八月采实，暴干。乌头为之使。

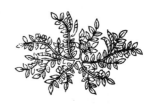

陶隐居云：多生道上而叶布地，子有刺，状如菱而小。长安最饶，人行多著木屐。今军家乃铸铁作之，以布敌路，亦呼蒺藜。《易》云"据于蒺藜"，言其凶伤。《诗》云"墙有茨，不可扫也"，以刺梗秽也。方用甚稀尔。**今按**，别本注云：本经云温，别录云寒。此药性宣通，久服不冷而壅热，则其温也。**臣禹锡等谨按**，尔雅云：茨，蒺藜。注：布地蔓生，细叶，子有三角刺人。**药性论**云：白蒺藜子，君，味甘，有小毒。治诸风疬疡，破宿血，疗吐脓，主难产，去躁热，不入汤用。**日华子**云：治贲豚，肾气，肺气，胸膈满，催生并堕胎，益精，疗肿毒及水脏冷，小便多，止遗沥泄精，溺血。入药不计丸散，并炒去刺用。

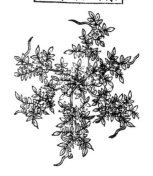

图经曰　蒺藜子生冯翊平泽或道傍。七月、八月采实，暴干。又冬采。黄白色，类军家铁蒺藜。此《诗》所谓"墙有茨"者，郭璞注《尔雅》云"布地蔓生，细叶，子有三角刺人"是也。又一种白蒺藜，今生同州沙苑，牧马草地最多，而近道亦有之。绿叶细蔓，绵布沙上，七月开花，黄紫色，如豌豆花而小。九月结实，作荚子，便可采。其实味甘而微腥，褐绿色，与蚕种子相类而差大。又与马薸子酷相类，但马薸子微大，不堪入药，须细辨之。今人多用，然古方云蒺藜子皆用有刺者，治风明目最良。神仙方亦有单饵蒺藜，云不问黑白，但取坚实者，春去刺用。兼主痔漏，阴汗及妇人发乳，带下。葛洪治卒中五尸，捣蒺藜子，蜜丸，服如胡豆二枚，日三，愈。

【雷公云　凡使，采后净拣，择了蒸，从午至酉，出，日干。于木白中春，令皮上刺尽，用酒拌再蒸，从午至酉，出，日干用。

圣惠方　治鼻塞多年，不闻香臭，水出不止：以蒺藜二握，当道车碾过，以水一大盏，煮取半盏。仰卧，先满口含饭，以汁一合灌鼻中。不过再灌之，嚏出一两个瘜肉，似赤蛹虫，即差。

外台秘要　治急引腰脊痛：捣末蜜和丸，酒服如胡豆大二丸，日三服。又方补肝散，治三十年失明：蒺藜子七月七日收，阴干捣散。食后水服方寸匕。又方治肿：蒺藜子一升熬令黄，捣筛，以麻油和如泥，炒令焦黑，以涂故布上，剪如肿大，勿开头，掩上。又方治蛔虫攻心如刺，吐清汁：七月七日采蒺藜子，阴干作灰，先食服方寸匕，日三。又

方 治一切丁肿：蒺藜子一升作灰，以醋醋和封头上，如破，涂之佳。**又方**《备急》小儿蠼螋疮，绕身匝即死：以蒺藜捣叶傅之，无叶用子亦可。

千金方 涂疮肿：蒺藜蔓洗，三寸截之，以水五升，煮取二升，去滓，内铜器中，又煮取一升，内小器中，如稠糖下，取傅疮肿上。**又方**治遍身风痒，生疮疥：以蒺藜子苗煮汤洗之，立差。《千金翼》同。

梅师方 治难产碍胎在腹中，如已见儿，并胞衣不出，胎死：蒺藜子、贝母各四两，为末。米汤下一匙，相去四五里不下，再服。

孙真人食忌 治白癜风：以白蒺藜子生捣为末，作汤服之。

神仙秘旨云 服蒺藜子一硕，当七八月熟时收，日干，舂去刺，然后杵为末。每服二钱，新汲水调下，日三服，勿令中绝，断谷长生。服之一年已后，冬不寒，夏不热。服之二年，老者复少，发白复黑，齿落重生。服之三年，身轻长生。

衍义曰 蒺藜有两等：一等杜蒺藜，即今之道傍布地而生，或生墙上，有小黄花，结芒刺，此正是"墙有茨"者。花收摘，荫干为末，每服三二钱，饭后以温酒调服，治白癜风。又一种白蒺藜，出同州沙苑收马处。黄紫花，作荚，结子如羊内肾。补肾药，今人多用。风家惟用刺蒺藜。

【点评】《诗经》云"墙有茨，不可扫也"，《尔雅·释草》云"茨，蒺藜"，郭璞注："布地蔓生，细叶，子有三角，刺人。见诗。"《韩诗外传》云："春树蒺藜，夏不得采其叶，秋得其刺焉。"蒺藜的果实呈五角形近球形，由 5 个呈星状排列的果瓣组成，每个果瓣上有木质化的棘刺，古代兵家模仿其形用金属制作，用为路障，称为"铁蒺藜"，此即陶注说"今军家乃铸铁作之，以布敌路，亦呼蒺藜"。由此确定其原植物为蒺藜科蒺藜 *Tribulus terrestris*。

宋代开始，又有一种白蒺藜，出在同州沙苑，所以又称沙苑蒺藜。根据《本草图经》描述及其所绘同州白蒺藜图来看，沙苑蒺藜即豆科植物扁茎黄耆 *Astragalus complanatus*，药用其种子，通常称"沙苑蒺藜"，又称"沙苑子"。

两种蒺藜功用各别，《本草纲目》说："古方补肾治风，皆用刺蒺藜。后世补肾多用沙苑蒺藜，或以熬膏和药，恐其功亦不甚相远也。刺蒺藜炒黄去刺，磨面作饼，或蒸食，可以救荒。"
按照《本草图经》《本草衍义》的说法，蒺藜科蒺藜 *Tribulus ter-restris* 被称为刺蒺藜，而将豆科植物扁茎黄耆 *Astragalus complana-tus* 的种子称为白蒺藜。但《本草述》提到"刺蒺藜其色白，故古方用之亦曰白蒺藜。而本草概指白蒺藜，俱曰即同州蒺藜，遂致混淆"。《本草崇原》也说"今市肆中以茨蒺藜为白蒺藜，白蒺藜为沙苑蒺藜，古今名称互异，从俗可也"。杨友敬《本草经解要附余·考证》云："蒺藜，《纲目》称刺蒺藜，子有三角，所在有之，治风明目。其白蒺藜生同州沙苑，子光细微绿，补肾治腰痛。云今人称刺者为白蒺藜，其关中产但称沙苑蒺藜。《解要》白蒺藜即《纲目》刺蒺藜也。吾乡昔一老儒偶病目，服此乃大下不已，反致双瞽。用者审之。"此须注意者。

黄耆 味甘，微温，无毒。主痈疽，久败疮，排脓止痛，大风癞疾，五痔鼠瘘，补虚，小儿百病，妇人子脏风邪气，逐五脏间恶血，补丈夫虚损，五劳羸瘦，止渴，腹痛，泄痢，益气，利阴气。生白水者冷补。其茎叶疗渴及筋挛、痈肿、疽疮。**一名戴糁**、一名戴椹、一名独椹、一名芰草、一名蜀脂、一名百本。生蜀郡山谷，白水、汉中，二月、十月采，阴干。恶龟甲。

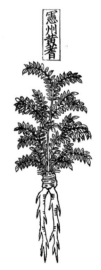

陶隐居云：第一出陇西叨阳，色黄白，甜美，今亦难得；次用黑水宕昌者，色白，肌肤粗，新者亦甘，温补；又有蚕陵白水者，色理胜蜀中者而冷补。又有赤色者，可作膏贴用，消痈肿。俗方多用，道家不须。**唐本注**云：此物苦似羊齿，或如蒺藜。独茎，或作丛生。今出原州及华原者最良，蜀汉不复采用之。**臣禹锡等谨按，蜀本**图经云：叶似羊齿草，独茎，枝扶疏，紫花，根如甘草，皮黄肉白，长二三尺许。今原州者好，宜州、宁州亦佳。**药性论**云：黄耆，一名王孙。治发背，内补，主虚喘，肾衰，耳聋，疗寒热。生陇西者下，补五脏。蜀白水赤皮者，微寒，此治客热用之。**萧炳**云：出原州华原谷子山，花黄。**日华子**云：黄耆，恶白鲜皮。助气，壮筋骨，长肉，补血，破癥癖，瘰疬瘿赘，肠风，血崩，带下，赤白痢，产前后一切病，月候不匀，消渴，痰嗽，并治头风，热毒赤目等。药中补益，呼为羊肉。**又云：**白水煮，凉，无毒。排脓，治血及烦闷热毒，骨蒸劳，功次黄耆。赤水煮，凉，无毒。治血，退热毒，余功用并同上。木耆，凉，无毒。治烦，排脓，力微于黄耆，遇阙即倍用之。

图经曰 黄耆生蜀郡山谷，白水、汉中，今河东、陕西州郡多有之。根长二三尺已来，独茎，作丛生，枝秆去地二三寸，其叶扶疏作羊齿状，又如蒺藜苗。七月中开黄紫花，其实作荚子，长寸许。八月中采根用。其皮折之如绵，谓之绵黄耆。然有数种：有白水耆、有赤水耆、有木耆，功用并同，而力不及白水耆。木耆短而理横。今人多以苜蓿根假作黄耆，折皮亦似绵，颇能乱真。但苜蓿根坚而脆，黄耆至柔韧，皮微黄褐色，肉中白色，此为异耳。唐许裔宗初仕陈为新蔡王外兵参军时，柳太后感风不能言，脉沉而口噤。裔宗曰：既不能下药，宜汤气熏之，药入腠理，周时可差。乃造黄耆防风汤数斛，置于床下，气如烟雾，其夕便得语。药力熏蒸，其效如此，因附著之，使善医者知所取法焉。

【雷公云 凡使，勿用木耆草，真相似，只是生时叶短并根横。先须去头上皱皮了，蒸半日，出后，用手擘令细，于槐砧上剉用。

圣惠方 治肺壅得吐：以黄耆二两，杵为细末。每服三钱，水一中盏，煎至六分，温服，日三四服。**又方**治缓疽：以一两杵散，不计时候，温水调下二钱匕。

外台秘要 主甲疽疮肿烂，生脚指甲边，赤肉出，时差时发者：以黄耆①二两，蔺茹三两，苦酒浸一宿，以猪脂五合，微火上煎取三合，绞去滓，以封疮上，日三两度，其肉即消。

肘后方 治酒疸，心懊痛，足胫满，小便黄，饮酒发赤黑黄斑，由大醉当风，入水所致：黄耆二两，木兰一两，为末。酒服方寸匕，日三服。

梅师方 补肺排脓：以黄耆六两，剉碎，以水三升，煎取一升，去滓服。

初虞世 治陷甲生入肉，常有血，疼痛：黄耆、当归等分为末，贴疮上。若有恶肉，更研少硫黄末同贴。

孙用和 治肠风泻血：黄耆、黄连等分，上为末，面糊丸如绿豆大。每服三十丸，米饮下。

席延赏 治虚中有热，咳嗽脓血，口舌咽干，又不可服凉药：好黄耆四两，甘草一两，为末。每服三钱，如茶点、羹、粥中亦可服。

别说云 谨按，黄耆本出绵上为良，故名绵黄耆。今《图经》所绘宪水者即绵上，地相邻尔。若以谓柔韧如绵，即谓之绵黄耆，然黄耆本皆柔韧，若伪者，但以干脆为别尔。

---

① 黄耆：底本缺，据文义补。

衍义曰　防风、黄耆，世多相须而用。唐许嗣（嗣本羊晋切，犯庙讳，今改为嗣）宗为新蔡王外兵参军，王太后病风，不能言，脉沉难对，医告术穷。嗣宗曰：饵液不可进。即以黄耆、防风煮汤数十斛，置床下，气如雾熏薄之，是夕语。

【点评】《本草图经》谓"其皮折之如绵，谓之绵黄耆"，此即后世颇享盛誉的"绵黄耆"。但陈承另有说法："今《图经》所绘宪水者即绵上，地相邻尔。若以谓柔韧如绵，即谓之绵黄耆，然黄耆本皆柔韧，若伪者，但以干脆为别尔"。两说颇有不同，苏颂意以药材性状得名，陈承则说因产地而来，后世多作调和之论，如《汤液本草》云："绵上即山西沁州，黄耆味甘，柔软如绵，能令人肥。"《本草蒙筌》云："绵耆出山西沁州绵上，此品极佳"；又云："务选单股不岐，直如箭杆，皮色褐润，肉白心黄，折柔软类绵，嚼甘甜近蜜，如斯应病，获效如神。"《本草原始》云："生山西沁州绵上名绵耆，一云折之如绵，故谓之绵耆。"如谢宗万先生在"中药黄耆与红耆的本草考证"中指出者，绵黄耆两种解释皆通，其原植物为膜荚黄耆 *Astragalus membranaceus* 及蒙古黄耆 *Astragalus membranaceus* var. *mongholicus* 应无疑问。

宋代黄耆似已有栽种者，晁补之《鸡肋集》卷11《题李偁推官颐斋》诗有句云："今年闰早春气迟，墙根隙地稍可埤，初植防风种黄耆，莱州石鼎青琉璃。"金王特起《沁源山中》诗云："野夫不识武城宰，问之无言色微改，但说今年秋雨多，黄耆满谷无人采。"专门提到山西沁源黄耆。《本草纲目》云："其子收之，十月下种，如种菜法亦可。"此应该是黄耆栽培的明确记载。

又，《本草图经》提到许裔宗用黄耆防风煎汤治疗柳太后，《本草衍义》写作许嗣宗，正写当作"许胤宗"。许氏为隋唐时期著名医家，传记见《旧唐书·方伎列传》，其略云："（许胤宗）初事陈，为新蔡王外兵参军。时柳太后病风不言，名医治皆不愈，脉益沉而喋。甗宗曰：口不可下药，宜以汤气薰之。令药入腠理，周理即差。乃造黄耆防风汤数十斛，置于床下，气如烟雾，其夜便得语。由是超拜义兴太守。陈亡入隋，历尚药奉御。"

肉苁蓉 味甘、酸、咸，微温，无毒。主五劳七伤，补中。除茎中寒热痛，养五脏，强阴，益精气，多子，妇人癥瘕，除膀胱邪气，腰痛，止痢。久服轻身。生河西山谷及代郡雁门。五月五日采，阴干。

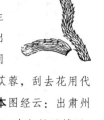

陶隐居云：代郡雁门属并州，多马处便有，言是野马精落地所生。生时似肉，以作羊肉羹，补虚乏极佳，亦可生啖。芮芮河南间至多。今第一出陇西，形扁广，柔润，多花而味甘；次出北国者，形短而少花；巴东建平间亦有，而不如也。**唐本注**云：此注论草苁蓉，陶未见肉也。今人所用亦草苁蓉，刮去花用代肉尔。本经有肉苁蓉，功力殊胜，比来医人时有用者。**臣禹锡等谨按**，蜀本图经云：出肃州禄福县沙中，三月、四月掘根，切取中央好者三四寸，绳穿阴干。八月始好，皮如松子鳞甲，根长尺余。其草苁蓉，四月中旬采，长五六寸至一尺已来，茎圆紫色，采取压令扁，日干。原州、秦州、灵州皆有之。**吴氏**云：肉苁蓉，一名肉松蓉。神农、黄帝：咸；雷公：酸；季氏：小温。生河西山阴地，长三四寸，丛生。或代郡，二月至八月采。**药性论**云：肉苁蓉，臣。益髓，悦颜色，延年，治女人血崩，壮阳，日御过倍，大补益。主赤白下，补精败，面黑，劳伤。用苁蓉四两，水煮令烂，薄切细研，精羊肉分为四度，五味，以米煮粥，空心服之。**日华子**云：治男绝阳不兴，女绝阴不产，润五脏，长肌肉，暖腰膝，男子泄积，尿血，遗沥，带下，阴痛。据本草云"即是野马精余沥结成"，采访人方知教落树下并土堑上，此即非马交之处，陶说误耳。又有花苁蓉，即是春抽苗者，力较微耳。

图经曰 肉苁蓉生河西山谷及代郡雁门，今陕西州郡多有之，然不及西羌界中来者肉厚而力紧。旧说是野马遗沥落地所生，今西人云大木间及土堑垣中多生此，非游牝之所而乃有，则知自有种类耳。或凝其初生于马沥，后乃滋殖，如茜根生于人血之类是也。皮如松子，有鳞甲。苗下有一细扁根，长尺余，三月采根，采时掘取中央好者，以绳穿，阴干，至八月乃堪用。本经云"五月五日采"，五月恐已老不堪，故多三月采之。西人多用作食品啖之，刮去鳞甲，以酒净洗，去黑汁，薄切，合山芋、羊肉作羹，极美好益人，食之胜服补药。又有一种草苁蓉，极相类，但根短，茎圆，紫色，比来人多取，刮去花，压令扁，以代肉者，功力殊劣耳。又下品有列当条云"生山南岩石上，如藕根，初生掘取，阴干，亦名草苁蓉"，性温，补男子，疑即是此物，今人鲜用，故少有辨之者，因附见于此。

【陈藏器序云 强筋健髓，苁蓉、鳝鱼为末，黄精酒丸服之，力可十倍。此说出

《乾宁记》。

雷公云 凡使，先须用清酒浸一宿，至明，以棕刷刷去沙土浮甲尽，劈破中心，去白膜一重，如竹丝草样。是此偏隔人心前气不散，令人上气不出。凡使用，先须酒浸，并刷草了，却蒸，从午至酉，出，又用酥炙得所。

衍义曰 肉苁蓉，《图经》以谓"皮如松子，有鳞"，"子"字当为"壳"，于义为允。又曰"以酒净洗，去黑汁作羹"，黑汁既去，气味皆尽。然嫩者方可作羹，老者苦，入药少则不效。

【点评】肉苁蓉是沙生植物，出产在边地，故早期本草学家对此了解甚少，遂有若干附会之言，其原植物品种古今变化不大，应该就是列当科肉苁蓉 Cistanche deserticola、盐生肉苁蓉 Cistanche salsa、沙苁蓉 Cistanche sinensis 之类。尽管现代研究似乎也肯定其所含肉苁蓉苷有促性腺激素样作用，但毋庸讳言，肉苁蓉"日御过倍，大补益""治男绝阳不兴，女绝阴不产"等功效，乃是缘于所谓"阳具象征"。所以陶弘景说肉苁蓉"言是野马精落地所生"，也非奇谈怪论。至《日华子诸家本草》才知道，"采访人方知教落树下并土堑上，此即非马交之处，陶说误耳"。

尽管如此，坊间对此传说依然津津乐道，如《本草歌括》云："肉苁蓉是马精生，主疗劳伤补益精。女子绝阴令有子，男人阳绝亦能兴。"《本草新编》论肉苁蓉功效，也以马精入说。论云："（肉苁蓉）虽补肾，而不可专用，佐人参、白术、熟地、山茱萸诸补阴阳之药，实有利益。使人阳道修伟，与驴鞭同用更奇，但不可用琐阳。盖琐阳非苁蓉可比。苁蓉，乃马精所化，故功效能神；琐阳，非马精所化之物，虽能补阴兴阳，而功效甚薄，故神农薄而不取。近人舍苁蓉而用琐阳，余所以分辨之也。至于草苁蓉，尤不可用。凡用肉苁蓉，必须拣其肥大而有鳞甲者，始可用。否则，皆草苁蓉而假充之者，买时必宜详察。"又云："或问：肉苁蓉既大补，又性温无毒，多用之正足补肾，何以反动大便？不知肉苁蓉乃马精所化之物，马性最淫，故能兴阳。马精原系肾中所出，故又益阴。然而马性又最动，故骡用之多，易动大便，非其味滑也。"

防风 味甘、辛，温，无毒。主大风，头眩痛，恶风，风邪，目盲无所见，风行周身，骨节疼痹，烦满，胁痛胁风，头面去来，四肢挛急，字乳，金疮，内痉。**久服轻身。**

叶主中风热汗出。**一名铜芸，一名茴草，一名百枝，一名屏风，一名蕳根，一名百蜚。生沙苑川泽及邯郸、琅邪、上蔡。二月、十月采根，暴干。**得泽泻、藁本疗风，得当归、芍药、阳起石、禹余粮疗妇人子脏风，杀附子毒，恶干姜、藜芦、白敛、芫花。

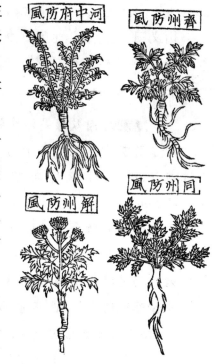

陶隐居云：郡县无名沙苑。今第一出彭城、兰陵，即近琅邪者，郁州互市亦得之；次出襄阳、义阳县界，亦可用，即近上蔡者。惟实而脂润，头节坚如蚯蚓头者为好。俗用疗风最要，道方时用。**唐本注云：**今出齐州、龙山最善，淄州、兖州、青州者亦佳。叶似牡蒿、附子苗等。《别录》云：又头者，令人发狂；叉尾者，发痼疾。子似胡荽而大，调食用之，香，而疗风更优也。沙苑在同州南，亦出防风，轻虚不如东道者。陶云无沙苑，误矣。襄阳、义阳、上蔡，元无防风，陶乃妄注尔。**臣禹锡等谨按，蜀本图经云：**叶似牡蒿，白花，八月、九月采根。**药性论：**防风，臣。花主心腹痛，四肢拘急，行履不得，经脉虚羸，主骨节间疼痛。**段成式酉阳杂俎云：**青州防风子，可乱荜拨。**日华子云：**治三十六般风，男子一切劳劣，补中，益神，风赤眼，止泪及瘫缓，通利五脏，关脉，五劳七伤，羸损，盗汗，心烦体重，能安神定志，匀气脉。

图经曰 防风生沙苑川泽及邯郸、上蔡，今京东、淮、浙州郡皆有之。根土黄色，与蜀葵根相类，茎、叶俱青绿色，茎深而叶淡，似青蒿而短小。初时嫩紫，作菜茹，极爽口。五月开细白花，中心攒聚作大房，似莳萝花，实似胡荽而大。二月、十月采根，暴干。关中生者，三月、六月采，然轻虚不及齐州者良。又有石防风，出河中府，根如蒿根而黄，叶青花白，五月开花，六月采根，暴干。亦疗头风眩痛。又宋、亳间及江东出一种防风，其苗初春便生，嫩时红紫色，彼人以作菜茹，味甚佳，然云动风气。本经云"叶主中风热汗出"，与此相反，恐别是一种耳。

【经验后方】治破伤风：防风、天南星等分，为末。每服二三匙，童子小便五升，煎至四升服，愈即止。又方治崩中：防风去芦头，炙赤色，为末。每服二钱，以面糊酒调下，更以面糊酒投之。此药累经有效。

衍义 文具黄耆条下。

【点评】防风因功效得名，《本草经集注》疗风通用药将其列为第一，《名医别录》记其别名"屏风"皆是此意。故《本草纲目》释名说："防者，御也。其功疗风最要，故名。屏风者，防风隐语也。"《新唐书·许胤宗传》云："胤宗仕陈为新蔡王外兵参军。王太后病风不能言，脉沉难对，医家告术穷。胤宗曰：饵液不可进。即以黄耆、防风煮汤数十斛，置床下，气如雾，熏薄之，是夕语。"此亦可以作为防风"治三十六般风"的例证。朱震亨《本草衍义补遗》解释说："人之口通乎地，鼻通乎天。口以养阴，鼻以养阳。天主清，故鼻不受有形而受无形为多；地主浊，故口受有形而兼乎无形。昔王太后病风不言，而脉沉。其事急，若以有形之汤药，缓不及事。令投以二物汤，气熏蒸如雾满室，则口鼻俱受。非智者通神，不可回也。"

《新修本草》引《名医别录》云："叉头者，令人发狂；叉尾者，发痼疾。"后世本草皆照录其文而少有说明。防风根呈长圆锥形或长圆柱形，下部渐细，也少有分支，"叉尾"当是有分支的根条。根头部叶柄残基如果不加整理，则成"叉头"状，《本草经集注》说"头节坚如蚯蚓头者为好"，即是为了杜绝"叉头"。

蒲黄 味甘，平，无毒。主心腹膀胱寒热，利小便，止血，消瘀血。久服轻身，益气力，延年神仙。生河东池泽，四月采。

陶隐居云：此即蒲厘力之切花上黄粉也，伺其有，便拂取之，甚疗血，仙经亦用此。臣禹锡等谨按，药性论云：蒲黄，君。通经脉，止女子崩中不住，主痢血，止鼻衄，治尿血，利水道。**日华子**云：蒲黄，治扑血闷，排脓，疮疖，妇人带下，月候不匀，血气心腹痛，妊孕人下血坠胎，血运，血癥，儿枕急痛，小便不通，肠风泻血，游风肿毒，鼻洪，吐血，下乳，止泄精，血痢。此即是蒲上黄花，入药要破血消肿即生使，要补血止血即炒用。蒲黄筛下后有赤滓，名为萼，炒用，甚涩肠，止泻血及血痢。

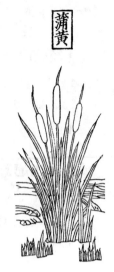

图经曰　蒲黄生河东池泽，香蒲，蒲黄苗也。生南海池泽，今处处有之，而泰州者为良。春初生嫩叶，未出水时，红白色茸茸然。《周礼》以为菹，谓其始生，取其中心入地大如匕柄，白色，生啖之，甘脆。以苦酒浸，如食笋，大美，亦可以为鲊，今人罕复有食者。至夏抽梗于丛叶中，花抱梗端，如武士捧杵，故俚俗谓蒲槌，亦谓之蒲厘花。黄，即花中蕊屑也。细若金粉，当其欲开时，有便取之。市廛间亦采，以蜜搜作果食货卖，甚益小儿。医家又取其粉，下筛后有赤滓，谓之蒲萼，入药以涩肠已泄，殊胜。

【雷公云】　凡使，勿用松黄并黄蒿，其二件全似，只是味踇及吐人。凡欲使蒲黄，须隔三重纸焙令色黄，蒸半日，却焙令干，用之妙。

千金方　治重舌，舌上生疮，涎出：以蒲黄傅之，不过三度差。**又方**治丈夫阴下湿痒：蒲黄末傅之三四良。

肘后方　治肠痔，每大便常血水：服蒲黄方寸匕，日三服良。

葛氏方　忍小便久致胞转：以蒲黄裹腰肾，令头致地，三度通。**又方**若血内漏者：蒲黄二两，水服方寸匕，立止。

梅师方　治产后血不下：蒲黄三两，水三升，煎取一升，顿服。

孙真人食忌　主卒吐血：以水服蒲黄一升。

简要济众　治吐血、唾血：蒲黄一两，捣为散。每服三钱，温酒或冷水调，妙。**又方**治小儿吐血不止：蒲黄细研，每服半钱，用生地黄汁调下，量儿大小，加减进之。

塞上方　治鼠奶痔：蒲黄末，空心温酒下方寸匕，日三服。**又方**治坠伤朴损，瘀血在内，烦闷：蒲黄末，空心热酒调下三钱匕服。

子母秘录　治日月未足而欲产者：蒲黄如枣许大，以井花水服。**又方**治脱肛肠出：蒲黄和猪脂傅上，日三五度。

杨氏产乳　疗母劳热胎动下血，手足烦躁：蒲黄根绞汁，服一二升。

产宝　治产后下血，虚羸迨死：蒲黄二两，水二升，煎取八合，顿服。**又方**治产后妒乳并痈肿：蒲黄草熟杵，傅肿上，日二度易之。并煎叶汁饮之亦佳，食之亦得，并差。

催生　蒲黄、地龙、陈橘皮等分，地龙洗去土，于新瓦上焙令微黄，各为末，三处贴之。如经日不产，各抄一钱匕，新汲水调服，立产。此常亲用之，甚妙。

衍义曰　蒲黄处处有，即蒲槌中黄粉也，今京师谓槌为蒲棒。初得黄，细罗，取萼别贮，以备他用。将蒲黄水调为膏，擘为块，人多食之，以解心脏虚热。小儿尤嗜。涉月则燥，色味皆淡，须蜜水和。然不可多食，令人自利，不益极虚人。

【点评】蒲黄凉血活血，《本草纲目》云："蒲黄，手足厥阴血分药也，故能治血治痛。生则能行，熟则能止。与五灵脂同用，能治一切心腹诸痛，详见禽部寒号虫下。按许叔微《本事方》云：有士人妻舌忽胀满口，不能出声。一老叟教以蒲黄频掺，比晓乃愈。又《芝隐方》云：宋度宗欲赏花，一夜忽舌肿满口。蔡御医用蒲黄、干姜末等分，干搽而愈。据此二说，则蒲黄之凉血活血可证矣。盖舌乃心之外候，而手厥阴相火乃心之臣使，得干姜是阴阳相济也。"

香蒲　味甘，平，无毒。主五脏，心下邪气，口中烂臭，坚齿，明目，聪耳。久服轻身，耐老。一名睢七余切、一名醮。生南海池泽。

陶隐居云：方药不复用，俗人无采，彼土人亦不复识者。江南贡菁茅，一名香茅，以供宗庙缩酒，或云是薰草，又云是燕麦，此蒲亦相类尔。**唐本注**云：此即甘蒲，作荐者，春初生，用白为菹，亦堪蒸食。山南名此蒲为香蒲，谓昌蒲为臭蒲。陶隐居所引菁茅，乃三脊茅也。其燕麦、薰草、香茅，野俗皆识，都不为类此，并非例也。蒲黄，即此香蒲花是也。

图经曰　文具蒲黄条下。

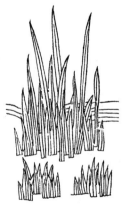

【点评】《本草经》蒲黄与香蒲各自一条，产地不同。前者陶弘景认为是蒲厘花上黄粉，但不识后者。《新修本草》开始乃明确"蒲黄，即此香蒲花是也"，《本草图经》补充说："香蒲，蒲黄苗也。"《本草图经》

所绘蒲黄与泰州香蒲图，构图完全一样，蒲黄只是在香蒲上添绘圆柱状的肉穗花序，此亦以香蒲为蒲黄苗的意思。

《本草纲目》"集解"项李时珍说："蒲丛生水际，似莞而褊。有脊而柔，二三月苗。采其嫩根，瀹过作鲊，一宿可食。亦可炸食、蒸食及晒干磨粉作饼食。《诗》云：其蔌伊何，惟笋及蒲。是矣。八、九月收叶以为席，亦可作扇，软滑而温。"

续断 味苦、辛，微温，无毒。主伤寒，补不足，金疮，痈伤，折跌，续筋骨，妇人乳难，崩中漏血，金疮血内漏，止痛生肌肉及腕伤，恶血，腰痛，关节缓急。**久服益气力。一名龙豆、一名属折、一名接骨、一名南草、一名槐。生常山山谷。七月、八月采，阴干。**地黄为之使，恶雷丸。

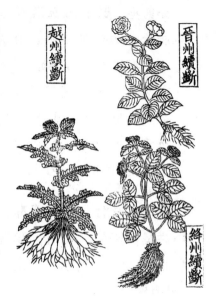

陶隐居云：按《桐君药录》云：续断生蔓延，叶细，茎如荏大，根本黄白有汁，七月、八月采根。今皆用茎叶，节节断，皮黄皱，状如鸡脚者，又呼为桑上寄生。恐皆非真。时人又有接骨树，高丈余许，叶似蒴（音朔）藋（音濯）。皮主疗金疮，有此接骨名，疑或是。而广州又有一藤名续断，一名诺藤，断其茎，器承其汁饮之，疗虚损绝伤；用沐头，又长发。折枝插地即生，恐此又相类。李云是虎蓟，与此大乖，而虎蓟亦自疗血尔。**唐本注云：**此药所在山谷皆有，今俗用者是。叶似苎而茎方，根如大蓟，黄白色。陶注者非也。**臣禹锡等谨按，**蜀本图经云：叶似苎，茎方，两叶对，花红白色，根如大蓟，一株有五六枝。**药性论云：**续断，君。主绝伤，去诸温毒，能通宣经脉。**日华子云：**助气，调血脉，补五劳七伤，破癥结瘀血，消肿毒，肠风，痔瘘，乳痈，瘰疬，扑损，妇人产前后一切病，面黄虚肿，缩小便，止泄精，尿血，胎漏，子宫冷。又名大蓟、山牛蒡。

图经曰 续断生常山山谷，今陕西、河中、兴元府、舒、越、晋州亦有之。三月已后生苗，幹四棱，似苎麻，叶亦类之，两两相对而生。四月开花，红白色，似益母花。根如大蓟，赤黄色，七月、八月采。谨按，《范汪方》云：续断即是马蓟，与小蓟叶相似，但大于小蓟耳。叶似旁翁菜而小厚，两边有刺，刺人，其花紫色，与今越州生者相类。而市之货者，亦有数种，少能辨其粗良。医人用之，但以节节断，皮黄皱者为真。

【雷公云】 凡使，勿用草茆根，缘真似续断，若误用服之，令人筋软。采得后横切到之，又去向里硬筋了，用酒浸一伏时，焙干用。

外台秘要 治淋：取生续断绞取汁服之，马蓟根是。

子母秘录 治产后心闷，手足烦热，猒猒气欲绝，血晕，心头硬，乍寒乍热，增寒忍忍不禁：续断皮一握，到，以水三升，煎取一升，分三服，温服。如人行三二里再服。无所忌。此药救产后垂死。

【点评】因功效得名的药物，在不同时期，甚至同一时期不同地域，品种有别。续断是典型。续断因能治金疮、痈伤、折跌，续筋骨得名，别名"接骨"，直接描述功效；又名"属折"，《说文》云"属，连也"，《广雅》云"属，续也"，也是"续断"的意思。

续断在汉代为常用中药，《五十二病方》《武威医简》中皆见使用，《急就章》亦记有药名。从别名来看，《本草经》"一名龙豆"，《名医别录》"一名槐"。考《广雅》"褱，续断"，王念孙疏证："槐与褱同。"则《本草经》《名医别录》的续断似乎是指一种豆科植物。至于陶弘景注引《桐君药录》云"续断生蔓延，叶细，茎如荏大，根本黄白有汁，七月、八月采根"，荏即唇形科白苏，此科特征之一为茎方形、叶对生，这种细叶、方茎、蔓生的续断不详所指，或亦是唇形科植物。

陶弘景又说："而广州又有一藤名续断，一名诺藤，断其茎，器承其汁饮之，疗虚损绝伤；用沐头，又长发。折枝插地即生，恐此又相类。"这种藤本的续断直到清代仍见记载，李调元《南越笔记》卷14记岭南藤类有数百种之多，其中有"有凉口藤，状若葛，叶如枸杞，去地丈余，绝之更生，中含清水，渴者断取饮之甚美，沐发令长。一名断续藤，常飞越数树以相绕"。李调元描述的这种断续藤，其茎中有水、绝之更生、沐发令长等情况与陶弘景所说的"广州有藤名续断"完全一致，可证为一物。

又考李珣《海药本草》含水藤条引《交州记》云："生岭南及诸海山谷，状若葛，叶似枸杞，多在路，行人乏水处，便吃此藤，故以为名。"《本草纲目拾遗》买麻藤条引《粤志》云："买麻藤，其茎中多水，渴者断而饮之，满腹已，余水尚淋漓半日。"由此证明，陶弘景所称"诺藤"即买麻藤科植物买麻藤 *Gnetum parvifolium*。

唐宋之间，续断品种混乱更加严重，涉及品种至少包括唇形科、菊科多种植物，如《本草图经》所绘越州续断，非常接近菊科大蓟 *Cirsium japonicum*。明代开始，续断药用品种渐渐统一，四川成为道地产区，如《本草蒙筌》说"陕蜀最盛"，《本草纲目》说"今人所用从川中来"。又《滇南本草》说"续断，一名鼓槌草，又名和尚头。"又云"鼓槌草，独苗对叶，苗上开花似槌"。一般认为，"鼓槌草""和尚头"是对续断球形头状花序的形容，故定其为川续断科的川续断 *Dipsacus asper*。这才是今天药用之主流。

漏芦 味苦、咸，寒、大寒，无毒。主皮肤热，恶疮，疽痔，湿痹，下乳汁，止遗溺，热气疮痒如麻豆，可作浴汤。久服轻身益气，耳目聪明，不老延年。一名野兰。生乔山山谷。八月采根，阴干。

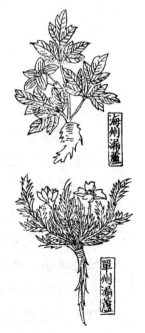

陶隐居云：乔山应是黄帝所葬处，乃在上郡。今出近道亦有，疗诸瘘疥，此久服甚益人，而服食方罕用之。今市人皆取苗用之。俗中取根，名鹿骊（力支切）根，苦酒摩，以疗疮疥。**唐本注**云：此药俗名荚蒿，茎叶似白蒿，花黄，生荚，长似细麻，如箸许，有四五瓣，七月、八月后皆黑，异于众草蒿之类也。常用其茎、叶及子，未见用根。其鹿骊，山南谓之木藜芦，有毒，非漏芦也。**今按**，别本注云：漏芦，茎箸大，高四五尺，子房似油麻房而小。江东人取其苗用，胜于根。江宁及上党者佳。陶注云"根名鹿骊"，唐注云"山南人名木藜芦"，皆非也。漏芦自别尔。**臣禹锡等谨按，蜀本**图经云：叶似角蒿，今曹、兖州下湿地最多。六月、七月采茎，日干之，黑于众草。**药性论**云：漏芦，君。能治身上热毒风，生恶疮，皮肌瘙痒，瘾疹。**陈藏器**云：按漏芦，南人用苗，北土多用根。树生如茱萸，树高二三尺。有毒，杀虫，山人洗疮疥用之。**日华子**云：连翘为使。治小儿壮热，通小肠，泄精，尿血，风赤眼，乳痈，发背，瘰疬，肠风，排脓，补血。治扑损，续筋骨，傅金疮，止血长肉，通经脉。花、苗并同用，俗呼为鬼油麻，形并气味似干牛蒡，头上有白花子。

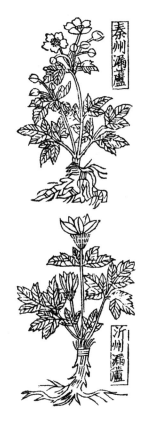

图经曰　漏芦生乔山山谷，今京东州郡及秦、海州皆有之。旧说茎叶似白蒿，有荚，花黄，生荚端，茎若箸大，其子作房，类油麻房而小，七、八月后皆黑，异于众草。今诸郡所图上，惟单州者差相类；沂州者花叶颇似牡丹；秦州者花似单叶寒菊，紫色，五七枝同一斡上；海州者花紫碧，如单叶莲花，花萼下及根傍有白茸裹之，根黑色如蔓菁而细，又类葱本，淮甸人呼为老翁花。三州所生，花虽别而叶颇相类，但秦、海州者，叶更作锯齿状耳。一物而殊类若此，医家何所适从，当依旧说，以单州出者为胜。六月、七月采茎苗，日干，八月采根，阴干。南方用苗，北土多用根。又此下有飞廉条云"生河内川泽，一名漏芦"，"与苦芺（乌老切）相类，惟叶下附茎有皮起似箭羽，又多刻缺，花紫色，生平泽"；又有一种"生山岗上，叶颇相似而无疏缺，且多毛，茎亦无羽，根直下更无[①]傍枝，生则肉白皮黑，中有黑脉，日干则黑如玄参"。经云"七月、八月采花阴干"用；苏恭云"用茎叶及疗疳蚀杀虫有验"。据此所说，与秦州、海州所谓漏芦者，花叶及根颇相近，然彼人但谓之漏芦，今医家罕有用飞廉者。既未的识，故不复分别，但附其说于下。

【雷公云】　凡使，勿用独漏，缘似漏芦，只是味苦酸，误服令人吐不止，须细验。夫使漏芦，细挫，拌生甘草相对蒸，从巳至申，去甘草净拣用。

圣惠方　治小儿无辜疳，肚胀或时泻痢，冷热不调：以漏芦一两，杵为散。每服以猪肝一两，散子一钱匕，盐少许，以水煮熟，空心顿服。

外台秘要　治蛔虫：漏芦，杵，以饼臛和方寸匕，服之。

【点评】古代漏芦品种十分复杂，涉及菊科、玄参科、蔷薇

———————————

①　无：底本脱，据本卷飞廉条"唐本注"补。

科、毛茛科等的多种植物。《本草图经》绘单州漏芦、沂州漏芦、秦州漏芦、海州漏芦4幅图，差异非常大，所以苏颂感叹说："一物而殊类若此，医家何所适从。"他根据旧说（疑指《新修本草》图经之类的文献）描述漏芦"茎叶似白蒿，有荚，花黄，生荚端，茎若箸大，其子作房，类油麻房而小，七、八月后皆黑，异于众草"，认为单州所绘漏芦图较为接近实际所用之漏芦。

《本草图经》这4幅漏芦图所代表的具体物种，现代植物学家也众说纷纭。许多文献认为单州漏芦是菊科蓝刺头 Echinops latifolius，即后来作为"禹州漏芦"使用者。但从花的形状看，花瓣4枚，雄蕊多数，更像是蔷薇科植物，所以也有认为是委陵菜 Potentilla chinensis 之类。海州漏芦与沂州漏芦形态近似，按照谢宗万先生的观点，或可以认为是毛茛科白头翁 Pulsatilla chinensis 之类。秦州漏芦则被认为是毛茛科大火草 Anemone tomentosa，或同属近缘植物。这些观点均非定论，但仔细观察这4幅漏芦图，所绘之漏芦都不是菊科的头状花序，欲强释为今用菊科禹州漏芦（蓝刺头）Echinops latifolius 或菊科祁州漏芦 Rhaponticum uniflorum 证据显然不足。

营实 味酸，温、微寒，无毒。**主痈疽，恶疮，结肉，跌筋，败疮，热气，阴蚀不瘳，利关节。**久服轻身益气。根止泄痢腹痛，五脏客热，除邪逆气，疽癞，诸恶疮，金疮伤挞，生肉复肌。**一名墙薇、一名墙麻、一名牛棘、一名牛勒、一名蔷薇、一名山棘。**生零陵川谷及蜀郡。八月、九月采，阴干。

陶隐居云：营实即是墙薇子，以白花者为良。根亦可煮酿酒，茎、叶亦可煮作饮。**臣**禹锡等谨按，蜀本图经云：即蔷薇也。茎间多刺，蔓生，子若杜棠子，其花有百叶八出、六出，或赤或白者，今所在有之。葛洪治金创方：用蔷薇灰末一方寸匕，日三服之。**药性论**云：蔷薇，使，味苦。子，治头疮白秃，主五脏客热。**日华子**云：白蔷薇根，味苦、涩，冷，无毒。治热毒风，痈疽，恶疮，牙齿痛，治邪气，通血经，止赤白痢，肠风泻血，恶疮疥癣，小儿疳虫肚痛。野白者用良。

【雷公云】 今蔷薇也。凡采得，去根并用粗布拭黄毛了，用刀于槐砧上细剉，用浆水拌令湿，蒸一宿，至明出，日干用。

外台秘要 治鲠及刺不出：蔷薇根末，水服方寸匕，日三。**又方** 治折箭刺入肉，脓囊不出，坚惨及鼠仆：服十日，鲠刺皆穿皮出。**又方** 治少小睡中遗尿不自觉：以根随多少，剉，以酒饮之。

千金方 治口疮久不差及胸中并生疮，三年已上不差：以根浓煮汁服之，稍稍咽，效。冬取根，夏取茎叶用之。**又方** 治壅热，口中及舌生疮烂：剉根浓煮汁，含漱之。冬用根皮，夏用枝叶。**又方** 诸痈肿发背及痈疖已溃烂，疼痛：蔷薇壳更炙熨之，即愈。**又方** 治小儿疳痢，行数暴多：生蔷薇根洗净切，以适多少浓煎汁，稍稍饮之，差。

肘后方 治口疮：以根避风打去土，煮浓汁温含，冷易。《圣惠》同。

【点评】 营实是蔷薇的果实，《本草纲目》"释名"项说："此草蔓柔靡，依墙援而生，故名墙蘼。其茎多棘刺勒人，牛喜食之，故有山刺、牛勒诸名。其子成簇而生，如营星然，故谓之营实。"集解"项云："蔷薇野生林堑间。春抽嫩蕨，小儿掐去皮刺食之。既长则成丛似蔓，而茎硬多刺。小叶尖薄有细齿。四、五月开花，四出，黄心，有白色、粉红二者。结子成簇，生青熟红。其核有白毛，如金樱子核，八月采之。根采无时。人家栽玩者，茎粗叶大，延长数丈。花亦厚大，有白、黄、红、紫数色。花最大者名佛见笑，小者名木香，皆香艳可人，不入药用。南番有蔷薇露，云是此花之露水，香馥异常。"《本草图经》金樱子条提到："宜州所供，云本草谓之营实，其注称白花者善，即此也。"所绘"宜州金樱子"当是蔷薇科植物野蔷薇 *Rosa multiflora* 之类。

天名精 味甘，寒，无毒。主瘀血，血瘕欲死，下血，止血，利小便，除小虫，去痹，除胸中结热，止烦渴，逐水大吐下。久服轻身，耐老。一名麦句姜，一名虾蟆蓝，一名豕首，一名天门精，一名玉门精，一名彘颅，一名蟾蜍兰，一名觐。生平原川泽，五月采。垣衣为之使。

陶隐居云：此即今人呼为豨（音喜）莶（音敛），亦名豨首。夏月捣汁服之，以除热病。味至苦，而云甘，恐或非是。**唐本注**云：鹿活草是也。《别录》一名天蔓菁，南人名为地菘。味甘辛，故有姜称；状如蓝，故名虾蟆蓝；香气似兰，故名蟾蜍兰。主破血，生肌，止渴，利小便，杀三虫，除诸毒肿，丁疮，瘘痔，金疮内射。身痒，瘾疹不止者，揩之立已。其豨莶苦而臭，名精乃辛而香，全不相类也。**臣禹锡等谨按，蜀本**图经云：地菘也。《小品方》名天芜菁，一名天蔓菁，声并相近。夏秋抽条，颇似薄荷，花紫白色，味辛而香，其叶似山南菘菜。**尔雅**云：茢薽，豕首。释曰：药名也。一名麦句姜。郭云：江东豨首，可以焗蚕蛹者。《三苍》云：焗，熬也。**药性论**云：麦句姜，使，味辛。治疮，止血及鼻衄不止。**陈藏器**云：天名精，本经"一名麦句姜"，苏云"鹿活草也"，《别录》云"一名天蔓菁"，南人呼为地菘，与蔓菁相似，故有此名。《尔雅》云"大鞠，蘧麦"，注云"麦句姜"。蘧麦，即今之瞿麦，然终非麦句姜，《尔雅》注错如此。陶公注钓樟条云："有一草，似狼牙，气辛臭，名为地菘，人呼为刘懂①草，主金疮，言刘懂昔曾用之。"《异苑》云：青州刘懂，宋元嘉中，射一獐，剖五脏，以此草塞之，蹶然而起。懂怪而拔草，便倒，如此三度。懂密录此草种之，主折伤多愈，因以名焉。既有活鹿之名，雅与獐事相会。陶、苏两说俱是地菘，功状既同，定非二物。

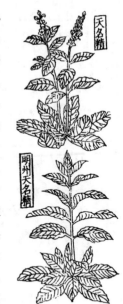

图经曰 天名精生平原川泽，今江湖间皆有之。夏秋抽条，颇如薄荷，花紫白色，叶如菘菜而小，故南人谓之地菘。香气似兰，故名蟾蜍兰。状如蓝，故名虾蟆蓝。其味甘辛，故名麦句姜，一名豕首。《尔雅》所谓"茢（音列）薽（音真），豕首"是也。江东人用此以焗（音炒）蚕蛹。五月采此草。既名地菘，下品又有地菘条②。陶隐居云钓樟条说地菘，事见《异苑》。宋元嘉中，刘懂（音获）为青州，射一獐，即剖五脏，以此草塞之，蹶然而起。懂怪而拔草，便倒，如此者三。懂密录以种之。主折伤多愈，因名刘懂草。陈藏器以谓此草既有活鹿之名，雅与獐事相会，当便是一物不疑矣，故并于此见之。

【**点评**】《新修本草》对天名精的解释比较确切，此即菊科植物天名精 Carpesium abrotanoides。又云："南人名为地菘。"《开宝本草》又重出地菘条。按，《本草经集注》在钓樟根皮条提到地菘，《名医别录》有名无用载壑松，"味辛，无毒，主眩痹"，

---

① 懂：原作"烬"，据刘甲本改。
② 地菘条：底本止于此，后文"陶隐居云……故并于此见之"据刘甲本补。

皆是此物。故《本草纲目》将以上诸条，以及《新修本草》之鹤虱合并在天名精条，"正误"项说："按沈括《笔谈》云世人既不识天名精，又妄认地菘为火杴，本草又出鹤虱一条，都成纷乱。不知地菘即天名精，其叶似菘，又似蔓菁，故有二名，鹤虱即其实也。又《别录》有名未用垄松，即此地菘，亦系误出，今并正之，合而为一。"

鹿活草的故事最早见于钓樟根皮条陶注："又有一草似狼牙，气辛臭，名地菘。人呼为刘懂草。五月五日采，干作屑。亦主疗金疮。言刘懂昔采采用之尔。"《本草拾遗》据《异苑》将故事补充完整。按，此条亦见于《酉阳杂俎》卷19、《太平御览》卷907、卷994，故事主人公的名字写法各异；《证类本草》各本的写法也不相同。今据刘甲本统一为"懂"。检《云笈七签》卷110《洞仙传》有刘懂，推考时间，应该同是一人，录此备参："刘懂者，不知何许人也。长大多须，垂手下膝。久住武当山，去襄阳五百里，旦发夕至。不见有所修为。颇以药术救治百姓，能劳而不倦，用药多自采，所识草石，乃穷于药性。雍州刺史刘道产忌其臂长，于襄阳录送文帝。每旦槛车载将往山采药，暮还廷尉。懂后以两短卷书与狱吏，吏不敢取，懂焚之。一夜失懂，关钥如故。阊阖门吏行夜得懂，送廷尉，懂语狱吏云：官寻杀我，殡后勿钉棺也。后果被杀。死数日，文帝疑此言，使开棺，不见尸，但有竹杖耳。"

决明子 味咸、苦、甘，平、微寒，无毒。**主青盲，目淫，肤赤，白膜，眼赤痛，泪出，疗唇口青。久服益精光，轻身。**生龙门川泽。石决明生豫章。十月十日采，阴干百日。著实为之使，恶大麻子。

陶隐居云：龙门乃在长安北，今处处有。叶如茳芏，子形似马蹄，呼为马蹄决明。用之当捣碎。又别有草决明，是萋（音妻）

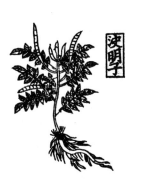

蒿子，在下品中也。**臣禹锡等谨按，唐本**云：石决明，是蚌蛤类，形似紫贝，附见别出在鱼兽条中，皆主明目，故并有决明之名。俗方惟以疗眼也，道术时须。**蜀本**图经云：叶似苜蓿而阔大，夏花，秋生子作角，实似马蹄，俗名马蹄决明。今出广州、桂州，十月采子，阴干。**尔雅**云：薢茩，芵芒。释曰：药草，决明也。郭云：叶黄锐，赤华，实如山茱萸，或曰蔆也。关西谓之薢茩。**药性论**云：决明，臣。利五脏，常可作菜食之。又除肝家热，朝朝取一匙，挼令净，空心吞之，百日见夜光。**陈藏器**云：莐芏，是江离子。芏字音吐，草也，似莞，生海边，可为席。又与决明叶不类，本草决明注又无，好事者更详之。陶云"决明叶如莐芏"，按莐芏性平，无毒。火炙作饮极香，除痰止渴，令人不睡，调中。生道傍，叶小于决明。隋稠禅师作五色饮，以为黄饮进，炀帝嘉之。**日华子**云：马蹄决明，助肝气，益精。水调末涂消肿毒。协太阳穴治头痛。又贴脑心止鼻洪。作枕胜黑豆，治头风，明目也。

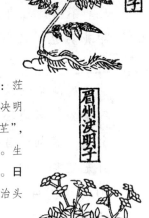

图经曰　决明子生龙门川泽，今处处有之，人家园圃所莳。夏初生苗，高三四尺许。根带紫色，叶似苜蓿而大，七月有花，黄白色。其子作穗，如青绿豆而锐，十月十日采，阴干百日。按《尔雅》"薢茩，芵芒"。释曰"药草，决明也"，郭璞注云"叶黄锐，赤华，实如山茱萸，关西谓之薢茩"，与此种颇不类。又有一种马蹄决明，叶如江豆，子形似马蹄，故得此名。又姜蒿子亦谓之草决明，未知孰为入药者。然今医家但用子如绿豆者。其石决明，是蚌蛤类，当在虫兽部中。

【食疗云　平。叶主明目，利五脏，食之甚良。子主肝家热毒气，风眼赤泪，每日取一匙，挼去尘埃，空腹水吞之。百日后，夜见物光也。

外台秘要　治积年失明不识人：决明子二升杵散，食后以粥饮服方寸匕。

千金方　治肝毒热，取决明作菜食之。

衍义曰　决明子，苗高四五尺，春亦为蔬，秋深结角，其子生角中如羊肾。今湖南、北人家园圃所种甚多，或在村野或成段种。蜀本图经言"叶似苜蓿而阔大"，甚为允当。

【点评】决明子因能明目得名，《吴普本草》决明子一名草决明，一名羊明，《本草经》青葙子亦名草决明，《名医别录》又附录石决明。所以《本草纲目》"释名"项说："此马蹄决明也，以明目之功而名。又有草决明、石决明，皆同功者。草决明即青葙子，陶氏所谓萋蒿是也。"

《本草纲目》决明条将草本决明分为马蹄决明与茳芒决明两种，"集解"项李时珍说："决明有两种，一种马蹄决明，茎高三四尺，叶大于苜蓿，而本小末参，昼开夜合，两两相贴，秋夏开淡黄花五出，结角如初生细豇豆，长五六寸，角中子数十粒，参差相连，状如马蹄，青绿色，入眼药最良。一种茳芒决明，《救荒本草》所谓山扁豆是也，苗茎似马蹄决明，但本小末尖，正似槐叶，夜亦不合，秋开深黄花五出，结角大如小指，长二寸许，角中子成数列，状如黄葵而扁，其色褐，味甘滑。"据其描述，马蹄决明当为今用正品小决明 *Cassia tora* 或决明 *Cassia obtusifolia*，而茳芒决明似为望江南 *Cassia occidebtalis* 的种子。以望江南种子作决明亦见于《救荒本草》，望江南条云："今人多将其子作草决明子代用。"

唐宋皆有以决明花叶为蔬的习惯，《东京梦华录》所记食谱中有决明兜子、决明汤齑等以决明为辅料的面食，故宋人颇有栽种决明的习惯。苏辙《种决明》诗有句云："秋种罂粟，春种决明。决明明目，功见本草。食其花叶，亦去热恼。有能益人，翘可以饱。"黄庭坚《种决明》云："后皇富嘉种，决明注方术。耘锄一席地，时至观茂密。缥叶资芼羹，缃化马蹄实。霜丛风雨余，簇簇扬功毕。"《农桑辑要》卷 6 引《四时类要》种决明法云："二月取子畦种，同葵法。叶生便食，直至秋间有子。若嫌老，粪种亦得。若入药，不如种马蹄者。"不过决明虽可食用，但 *Cassia* 属植物皆有含量不等的蒽醌类物质，久服有害，吴其濬的看法值得参考："余谓农皇定谷蔬品，皆取人可常食者。华实之毛，充腹者多矣，久则为患，故不植也。决明味苦、寒。调以五味，尚可相剂。若以泡茶，则祛风者即能引风。"

丹参　味苦，微寒，无毒。主心腹邪气，肠鸣幽幽如走水，寒热积聚，破癥除瘕，止烦满，益气，养血，去心腹痼疾，结气，腰脊强，脚痹，除风邪留热。久服利人。一名郄蝉草，一名赤参，一名木羊乳。生桐柏山川谷及太山。五月采根，暴干。畏咸水，反藜芦。

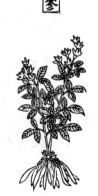

陶隐居云：此桐柏山是淮水源所出之山，在义阳，非江东临海之桐柏也。今近道处处有。茎方有毛，紫花，时人呼为逐马。酒渍饮之疗风痹。道家时有用处，时人服多眼赤，故应性热；今云微寒，恐为谬矣。唐本注云：此药冬采良，夏采虚恶。臣禹锡等谨按，蜀本图经云：叶似紫苏有细毛，花紫亦似苏花，根赤，大者如指，长尺余，一苗数根。今所在皆有，九月、十月采根。药性论云：丹参，臣，平。能治脚弱疼痹，主中恶，治百邪鬼魅，腹痛，气作声音鸣吼，能定精。萧炳云：酒浸服之，治风软脚，可逐奔马，故名奔马草，曾用有效。日华子云：养神定志，通利关脉，治冷热劳，骨节疼痛，四肢不遂，排脓止痛，生肌长肉，破宿血，补新生血，安生胎，落死胎，止血崩带下，调妇人经脉不匀，血邪心烦，恶疮疥癣，瘿赘肿毒，丹毒，头痛赤眼，热温狂闷。又名山参。

图经曰　丹参，生桐柏山川谷及泰山，今陕西、河东州郡及随州亦有之。二月生苗，高一尺许。茎秆方棱，青色。叶生相对，如薄荷而有毛。三月开花，红紫色似苏花。根赤大如指，长亦尺余，一苗数根。五月采暴干。又云冬月采者良，夏月采者虚恶。

【圣惠方】　治寒疝，小腹及阴中相引痛，白汗出欲死：以丹参一两，杵为散。每服热酒调下二钱匕，佳。

千金方　治落胎，身下有血：丹参十二两，以酒五升，煮取三升，温服一升，日三服。

梅师方　治中热油及火烧，除外痛：丹参八两，细剉，以水微调，取羊脂二斤，煎三上三下，以傅疮上。《肘后方》同。

【点评】丹参因根色赤得名，所以《名医别录》一名赤参，古今所用应该都是唇形科 *Salvia* 属植物，品种变化不大。

丹参是传统的养血活血之品，《本草纲目》说："丹参色赤味苦，气平而降，阴中之阳也。入手少阴、厥阴之经，心与包络血分药也。按《妇人明理论》云：四物汤治妇人病，不问产前产后，经水多少，皆可通用。惟一味丹参散，主治与之相同。盖丹参能破宿血，补新血，安生胎，落死胎，止崩中带下，调经脉，其功大类当归、地黄、芎䓖、芍药故也。"故《本草备要》总结为"一味丹参散，功同四物汤"。20世纪50年代以来，学者对中医"活血化瘀"概念从理、法、方、药4方面进行现代研究，基本确定所谓"血瘀证"与血液流变学、血流动力学指标异常，微循环障碍有关。于是以能否改善血液流变、血流动力、微循环为疗效判定指标，对活血化瘀药物进行筛选，发现丹参的活性强于川芎，此后丹参由养血活血药上升为活血化瘀药，其中脂溶性成分丹参酮、丹参酮ⅡA、隐丹参酮，水溶性成分丹参酚酸等被认为是丹参"活血化瘀"的主要物质基础。

茜根 味苦，寒，无毒。**主寒湿风痹，黄疸，补中，止血，内崩，下血，膀胱不足，踒跌，蛊毒。久服益精气，轻身。可以染绛。一名地血、一名茹藘、一名茅蒐、一名蒨。生乔山川谷。二月、三月采根，暴干。** 畏鼠姑。

陶隐居云：此则今染绛茜草也。东间诸处乃有而少，不如西多。今俗、道、经方不甚服用。此当以其为疗少而丰贱故也。《诗》云"茹藘在坂"者是。**臣禹锡等谨按，蜀本**图经云：染绯草，叶似枣叶，头尖下阔，茎叶俱涩，四五叶对生节间，蔓延草木上，根紫赤色。今所在有，八月采根。**尔雅**云：茹藘，茅蒐。疏引陆机云：一名地血。齐人谓之茜，徐州人谓之牛蔓。**药性论**云：茜根，味甘。主治六极伤心肺，吐血，泻血用之。**陈藏器**云：茜根主蛊，煮汁服之。今之染绯者，字亦作"蒨"。《周礼》"庶氏掌除蛊毒，以嘉草攻之"，嘉草，襄荷与茜，主蛊为最也。**日华子**云：味酸。止鼻洪，带下，产后血运，乳结，月经不止，肠风，痔瘘，排脓，治疮疖，泄精，尿血，扑损，瘀血，酒煎服。杀蛊毒，入药剉、炒用。

图经曰 茜根，一作"蒨"。生乔山山谷，今近处皆有之。染绯草也，许慎《说文解字》以为人血所生。叶似枣叶而头尖下阔，三五对生节间，其苗蔓延草木上，根紫色。陆机《草木疏》云："茹藘，茅蒐，茜草也。齐人谓之茜，徐州人谓之牛蔓。二月、三月采根，暴干。今圃人或作畦种莳。故《货殖传》云卮茜千石，亦比千乘之家。"言地利之厚也。医家用治蛊毒尤胜。《周礼》"庶氏掌除蛊毒，以嘉草攻之"，干宝以嘉草为襄荷，陈藏器以为襄荷与茜，主蛊之最也。

【**雷公云** 凡使，勿用赤柳草根，真似茜根，只是味酸涩，不入药中用，若服，令人患内障眼，速服甘草水解之，即毒气散。凡使茜根，用铜刀于槐砧上剉，日干，勿犯铁并铅。

简要济众 治吐血不定：茜草一两，生捣罗为散。每服二钱，水一中盏，煎至七分，放冷，食后服之良。

伤寒类要 治心瘅烦心，心中热，茜根主之。又方治中蛊毒，或吐下血如烂肝：茜草根、襄荷叶根各三两切，以水四升，煮取二升，去滓适寒温，顿服即愈。

【**点评**】与蓝一样，茜也是重要的植物性染料，如《文心雕龙》说："夫青生于蓝，绛生于蒨，虽逾本色，不能复化。"茜草栽种历史悠久，品种没有重大变化，主要为茜草科茜草 *Rubia cordifolia* 之类。茜草一名茅蒐，今有简写作"茅搜"，实不妥当。《说文》云："茅蒐，茹藘。人血所生，可以染绛。从艹从鬼。"茜草色赤，所以传说人血所化，《名医别录》别名地血也是此意。《周礼·秋官》云："庶氏掌除毒蛊，以攻说祓之，嘉草攻之。"所谓"嘉草攻之"，注家说以药草熏杀，按照《本草拾遗》的观点，使用的药草即是襄荷与茜根。之所以用茜根，大约缘于巫术思维，以其色红似血，故能主"蛊毒"。

飞廉 味苦，平，无毒。主**骨节热**，胫重酸疼，头眩顶重，皮间邪风如蜂螫针刺，鱼子细起，热疮痈疽痔，湿痹，止风邪咳嗽，下乳汁。**久服令人身轻**，益气，明目，不老。可煮可干。一名漏芦、一名天荠、一名伏猪、**一名飞轻**、一名伏兔、一名飞雉、一名木禾。生河内川泽。正月采根，七月、八月采花，阴干。得乌头良，恶麻黄。

陶隐居云：处处有，极似苦芙（乌老切），惟叶下附茎，轻有皮起似箭羽，叶又多刻缺，花紫色。俗方殆无用，而道家服其枝茎，可得长生，又入神枕方。今既别有漏芦，则非此别名尔。**唐本注云**：此有两种：一是陶证，生平泽中者；其生山岗上者，叶颇相似，而无疏缺，且多毛，茎亦无羽，根直下，更无傍枝，生则肉白皮黑，中有黑脉，日干则黑如玄参。用叶茎及根，疗疳蚀，杀虫，与平泽者俱有验。今俗以马蓟以苦芙为漏芦，并非是也。**臣禹锡等谨按**，蜀本图经云：叶似苦芙，茎似软羽，紫花，子毛白。今所在平泽皆有，五月、六月采，日干。**药性论云**：飞廉，使，味苦、咸，有毒。主留血。**萧炳云**：小儿疳痢，为散，以浆水下之，大效。

【**雷公云** 凡使，勿用赤脂蔓，与飞廉形状相似，只赤脂蔓见酒色便如血色，可表之。凡修事，先刮去粗皮了，杵，用苦酒拌之一夜，至明滤出，日干，细杵用之。

千金翼 治疳䘌食口齿及下部：飞廉蒿烧灰捣筛，以两钱匕著痛处，甚痛忍之；若不痛，非疳也。下部虫如马尾大，相缠出无数。十日差，二十日平复。

【点评】飞廉也写作"蜚廉"，早期文献中飞廉具有多元形象。一说为秦人的先祖，《史记·秦本纪》云："蜚廉生恶来，恶来有力，蜚廉善走，父子俱以材力事殷纣。"《孟子·滕文公下》说："周公相武王诛纣，伐奄三年讨其君，驱飞廉于海隅而戮之。"一说飞廉为风神，《离骚》有"前望舒使先驱兮，后飞廉使奔属"，王逸注："飞廉，风伯也。"《广雅·释天》云："风师谓之飞廉。"一说飞廉为神禽，《史记·孝武本纪》有"于是上令长安则作蜚廉桂观"，集解引应劭曰："飞廉神禽，能致风气。"晋灼曰："身如鹿，头如雀，有角而蛇尾，文如豹文也。"

至于植物飞廉之得名，《本草纲目》说："飞廉，神禽之名也。其状鹿身豹文，雀头蛇尾，有角，能致风气。此草附茎有皮如箭羽，复疗风邪，故有飞廉、飞雉、飞轻诸名。"《植物名实图考》也说："茎旁生羽，宛如古方鼎棱角所铸翅羽形。飞廉兽有羽善走，铸鼎多肖其形。此草有软羽，刻缺龃龉，似飞廉，故名。"其所指代的应该就是今菊科飞廉属植物，如飞廉 *Carduus nutans* 之类，茎圆柱形，具纵棱，并附有绿色的翅，翅有针刺。

五味子 味酸，温，无毒。主益气，咳逆上气，劳伤羸瘦，补不足，强阴，益男子精，养五脏，除热，生阴中肌。一名会及、一名玄及。生齐山山谷及代郡。八月采实，阴干。苁蓉为之使，恶葳蕤，胜乌头。

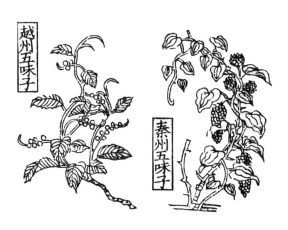

陶隐居云：今第一出高丽，多肉而酸甜；次出青州、翼州，味过酸，其核并似猪肾；又有建平者少肉，核形不相似，味苦，亦良。此药多膏润，烈日暴之，乃可捣筛，道方亦须用。**唐本注**云：五味，皮肉甘酸，核中辛苦，都有咸味，此则五味具也。本经云味酸，当以木为五行之先也。其叶似杏而大，蔓生木上，子作房如落葵，大如蘡子。一出蒲州及蓝田山中。**今注**：今河中府岁贡焉。**臣禹锡等谨按**，蜀本图经云：茎赤色，蔓生，花黄白，生青熟紫，味甘者佳。八月采子，日干。**尔雅**云：菋，荎藸。注：五味也。蔓生，子丛在茎头。疏云：一名菋，一名荎藸。**药性论**云：五味子，君。能治中下气，止呕逆，补诸虚劳，令人体悦泽，除热气，病人虚而有气兼嗽，加用之。**日华子**云：明目，暖水脏，治风下气，消食，霍乱转筋，痃癖，贲豚，冷气，消水肿，反胃，心腹气胀，止渴，除烦热，解酒毒，壮筋骨。

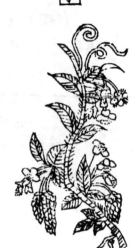

图经曰 五味子生齐山山谷及代郡，今河东、陕西州郡尤多，而杭越间亦有。春初生苗，引赤蔓于高木，其长六七尺，叶尖圆似杏叶，三四月开黄白花，类小莲花，七月成实，如豌豆许大，生青熟红紫。《尔雅》云"菋，荎藸"，注云"五味也，蔓生，子丛茎端"，疏云"一名菋，一名荎藸"。今有数种，大抵相近，而以味甘者为佳。八月采，阴干用。一说小颗皮皱泡者，有白色盐霜一重，其味酸、咸、苦、辛、甘，味全者真也。《千金月令》：五月宜服五味汤。取五味子一大合，以木杵白细捣之，置小瓷瓶中，以百沸汤投之，入少蜜，即密封头，置火边良久，汤成堪饮。

【雷公云　凡小颗皮皱泡者，有白扑盐霜一重，其味酸、咸、苦、辛、甘，味全者真也。凡用，以铜刀劈作两片，用蜜浸蒸，从巳至申，却以浆水浸一宿，焙干用。

抱朴子　移门子服五味子十六年，面色如玉女，入水不沾，入火不灼。

衍义曰　五味子，今华州之西至秦州皆有之。方红熟时，采得蒸烂，研滤汁去子，熬成稀膏。量酸甘入蜜，再上火，待蜜熟，俟冷，器中贮。作汤，肺虚寒人可化作汤，时时服；作果可以寄远。本经言温，今食之多致虚热，小儿益甚；《药性论》以谓除热气；日华子云谓暖水脏，又曰除烦热。后学至此多惑。今既用之治肺虚寒，则更不取除烦热之说。补下药亦用之。入药生曝不去子。

【点评】古用五味子应该都是木兰科 *Schisandra* 属植物。或许是道教重视的缘故，兼有本草家身份的上清派道士陶弘景便特别强调五味子的品质。《本草经集注》云："今第一出高丽，多肉而酸甜。"陶说高丽出者最优，《新修本草》谓"其叶似杏而大，蔓生木上，子作房如落葵，大如蘡子"；森立之《本草经考注》将之称为"朝鲜五味子"，并详细描述其形态："朝鲜五味子今蕃殖在宫园，叶似杏，又似木天蓼而有皱纹。春每旧藤节间生芽，四五叶一所，攒生，花实与美南葛粗同，但其实球不圆而长，垂下一二寸，生青熟赤，日干，变黑色为异。"由产地及形态来看，应该是今之正品五味子 *Schisandra chinensis*。

除 *Schisandra chinensis* 外，同属其他植物也作五味子用，此即苏颂所说"今有数种，大抵相近，而以味甘者为佳"。为了突出 *Schisandra chinensis* 的正宗地位，宋代方书，如《妇人大全良方》《仁斋直指方》中开始使用"北五味子"之名。最值得注意的是宋李迅撰《集验背疽方》专门提到"真北五味子"，并有论云："核如猪肾形，肉微黑，苦味重者是真。拣去枝杖，炒过，用核。如沙柑子核者，是土五味子，不堪用。"所谓"真北五味子"，乃是相对于"伪北五味子"或"南五味子"而言，这样的名称其实暗含有贬低南方所产五味子的意味，或至少提示在宋代"南五味子"不是佳品。

明代五味子正式被分为南北两种，《本草蒙筌》云："南北各有所长，藏留切勿相混。风寒咳嗽南五味为奇，虚损劳伤北五味最妙。"《本草纲目》云："五味今有南北之分，南产者色红，北产者色黑，入滋补药必用北产者乃良。"所谓"北产者"应该是 *Schisandra chinensis*，而"南产者"则是产于南方的，包括 *Schisandra sphenanthera* 在内的 *Schisandra* 属多种植物，未必一定是今用正品南五味子。

关于五味子之分南北，明清本草家大致有 3 种看法：①南、北五味各有其用，如《本草蒙筌》谓"南北各有所长"，引文见上，《本草备要》《本草从新》皆从其说。②功效不分南北，但以北产者为佳而已,如《本经逢原》云"产辽东者佳",《植物名实图考》云"以北产者良",《本草求真》云"北产黑紫者良"等。③专用北产,如陈士铎《本草新编》云:"此药有南北之分,必以北者为佳,南者不可用,古人以南北各有所长,误也。"三说莫衷一是,迄于晚近,《中国药典》自2000年版开始将南五味子从五味子条分化单列,但直至2005年版,两种五味子的性味归经、功能与主治项皆无任何区别,均为"酸、甘,温。归肺、心、肾经。收敛固涩,益气生津,补肾宁心。用于久嗽虚喘,劳遗滑精,遗尿尿频,久泻不止,自汗,盗汗,津伤口渴,短气脉虚,内热消渴,心悸失眠"。这样做虽然看似满足"一名一物"的要求,但就临床应用而言,五味子的品种划分变得毫无意义,长此以往南五味子将有可能被淘汰出局。

旋花 味甘,温,无毒。主益气,去面皯黑色,媚好。其根味辛,主腹中寒热邪气,利小便。久服不饥,轻身。一名筋根花、一名金沸、一名美草。生豫州平泽。五月采,阴干。

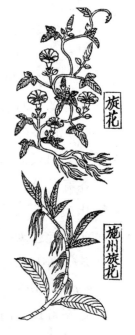

陶隐居云:东人呼为山姜,南人呼为美草。根似杜若,亦似高良姜。腹中冷痛,煮服甚效。作丸散服之,辟谷止饥。近有人从南还,遂用此术与人断谷,皆得半年、百日不饥不瘦,但志浅嗜深,不能久服尔。其叶似姜,花赤色,殊辛美,子状如豆蔻,此旋花之名,即是其花也。今山东甚多。**唐本注云**:此即生平泽旋葍(音福)是也。其根似筋,故一名筋根旋徐兖切花,陶所证真山姜尔。陶复于下品旋葍注中云,"此根出河南,北国来,根似芎藭,惟膏中用",今复道似高良姜,二说自相矛盾。且此根味甘,山姜味辛,都非此类。其旋葍膏疗风逐水,止用花,言根亦无妨,然不可以杜若乱之也。又将旋葍花名金沸,作此别名,非也。《别录》云:根,主续筋也。**今按**,陈藏器本草云:旋花,本功外,取根食之不饥。又取根、苗捣绞汁服之,主丹毒,小儿毒热。根,主续筋骨,合金疮。陶注误而唐注是也。

臣禹锡等谨按,蜀本图经云:旋葍花根也,蔓生,叶似薯预而多狭长,花红白色,根无毛节,蒸煮堪啖,味甘美,根名筋根。今所在川泽皆有,二月、八月采根,日干。**萧炳云**:旋

（徐元切）覆（音伏）用花，葍（音福）旋（徐愿反）用根，今云旋覆根即葍旋误矣。

图经曰 旋（徐愿切）花生豫州平泽，今处处皆有之。苏恭云"此即平泽所生旋葍（音福）是也，其根似筋，故一名筋根"。《别录》云"根主续筋"，故南人皆呼为续筋根。苗作丛蔓，叶似山芋而狭长，花白，夏秋生遍田野。根无毛节，蒸煮堪啖，甚甘美。五月采花，阴干。二月、八月采根，日干。花今不见用者，下品有旋（徐元切）覆花，与此殊别，人疑其相近，殊无谓也。《救急方》续断筋法：取旋葍草根，净洗去土，捣量疮大小傅之，日一二易之，乃差止。一名肫肠草，俗谓鼓子花也。黔南出一种旋花，粗茎，大叶，无花，不作蔓，恐别是一物也。

衍义曰 旋花，蔓生，今河北、京西、关陕田野中甚多，最难锄艾，治之又生。世又谓之鼓子花，言其形肖也。四五月开花，亦有多叶者。其根寸截置土下，频灌溉，方涉旬，苗已生。蜀本图经是矣。

【点评】本草文献中多因旋花与旋覆花名称相近而纠结不清，但《本草图经》所绘之旋花毫无疑问就是旋花科打碗花属植物旋花 *Calystegia sepium* 之类，与菊科旋覆花 *Inula japonica* 无关。《本草纲目》说："其花不作瓣状，如军中所吹鼓子，故有旋花、鼓子之名。一种千叶者，色似粉红牡丹，俗呼为缠枝牡丹。"提到的重瓣千叶者为同属植物缠枝牡丹 *Calystegiadahurica*。

兰草 味辛，平，无毒。主利水道，杀蛊毒，辟不祥，除胸中痰癖。久服益气，轻身，不老，通神明。一名水香。生大吴池泽。四月、五月采。

陶隐居云：方药、俗人并不复识用。大吴，即应是吴国尔，太伯所居，故呼大吴。今东间有煎泽草，名兰香，亦或是此也。生湿地。李云"是今人所种，似都梁香草"。**唐本注**云：此是兰泽香草也。八月花白，人间多种之以饰庭池，溪水涧傍往往亦有。陶云不识，又言煎泽草，或称李云都梁香近之，终非的识也。**今按**，别本注云：叶似马兰，故名兰草，俗呼为燕尾香。时人皆煮水以浴，疗风，故又名香水兰。陶云煎泽草，唐注云兰泽香，并非也。**臣禹锡等谨按**，蜀本图经云：叶似泽兰，尖长有歧，花红白色而香，生下湿地。**陈藏器**云：兰草与泽兰，二物同名，陶公竟不能知，苏亦强有分别。按兰草本功外，主恶气，香泽可作膏涂发。生泽畔，叶光润，阴小紫，五月、六月采阴干，妇人和油泽头，故云兰泽，李云都梁是也。苏注兰草云"八月花白，人多种于庭池"，此即泽兰，非兰草也。泽兰叶尖，微有毛，不光润，方茎紫节，初采微辛，干亦辛，入产后补虚用之，已别出中品之下。苏乃将泽兰注于兰草之中，殊误也。《广志》云：都梁香出淮南，亦名煎泽草。盛洪之《荆州记》曰：都梁县有山，山下有水清浅，其中生兰草，因名为都梁，亦因山为号也。

衍义曰 兰草，诸家之说异，同是曾未之识，故无定论。叶不香，惟花香。今江陵、鼎、澧州山谷之间颇有，山外平田即无，多生阴地，生于幽谷，益可验矣。叶如麦门冬而阔且韧，长及一二尺，四时常青，花黄，中间叶上有细紫点。有春芳者，为春兰，色深；秋芳者，为秋兰，色淡。秋兰稍难得，二兰移植小槛中，置座右，花开时，满室尽香，与他花香又别。唐白乐天有"种兰不种艾"之诗，正谓此兰矣。今未见用者。本经苏注"八月花白"，此即泽兰也。

【点评】《离骚》有"纫秋兰以为佩"。兰这种沼生、芳香，可以折取作为衣饰的植物，在《本草经》中称为"兰草"，其原植物是菊科佩兰 *Eupatorium fortunei*。《名医别录》说兰草"生大吴池泽"，也就是今天江南的广大地区。东晋永和九年（353）王羲之等人修禊于"会稽山阴之兰亭"，留下号称"天下第一行书"的《兰亭序》。《宝庆会稽续志》云："《越绝书》曰：勾践种兰渚山。旧经曰：兰渚山，勾践种兰之地，王谢诸人修禊兰渚亭。"勾践种兰的传说未必可靠，但从地域和时间上推测，王羲之当年雅集的时候，兰亭周围艺植的应该是也这种佩兰，而不是我们想象中的兰花。

不仅"兰"的本义不是兰花，甚至兰花的另一个名称"蕙"本义所指也是其他物种。《离骚》云"余既滋兰之九畹兮，又树蕙之百亩"，《南方草木状》描述说："蕙草一名薰草，叶如麻，两两相对，气如蘪芜，可以止疠。"原植物大致是唇形科的罗勒 *Ocimum basilicum*，《齐民要术》称为"兰香"。谢灵运《拟魏太子邺中集诗·平原侯植》开篇说："朝游登凤阁，日暮集华沼。倾柯引弱枝，攀条摘蕙草。"蕙草需要"攀条"而摘取，当然是菊科或者唇形科的直立草本了。

说不清楚兰科的兰花何时进入文人视野，但直到唐代，诗赋中的兰蕙都保留直立草本的特征。比如钱起《晚春永宁墅小园独坐寄上王相公》有句："蕙草出篱外，花枝寄竹幽"。陈陶《种兰》也说："种兰幽谷底，四远闻馨香。春风长养深，枝叶趁人长"。竟没有一篇能确切判断其咏赞对象是"兰花"而非"兰草"的诗文。顺便一说，《全唐诗》卷467收有一首牟融的《山寺律僧画兰竹图》，因为兰竹是宋以后文人画作的重要题材，从继承性来看，这里的"兰"当然是兰花。陶敏教授发现《全唐诗》中牟融的全部诗作皆出于明人伪造，此处不符合时代特征的"兰竹题材"正可以作为佐证。

宋代或稍早，兰科兰花忽然冒用了"兰草"的名字。黄庭坚《幽芳亭记》专门辨别《楚辞》中的兰蕙，他说："兰蕙丛出，莳以砂石则茂，沃以汤茗则芳，是所同也。至其发花，一干一花而香有余者兰，一干五七花而香不足者蕙。"黄庭坚的说法影响甚大。寇宗奭称得上宋代本草家之博洽者，其在《本草衍义》中也附和说："（兰草）叶如麦门冬而阔且韧，长及一二尺，四时常青，花黄，中间叶上有细紫点。有春芳者，为春兰，色深；秋芳者，为秋兰，色淡。秋兰稍难得，二兰移植小槛中，置座右，花开时，满室尽香，与他花香又别。"

当然也有清醒者，《通志·昆虫草木略》说："近世一种草，如茅叶而嫩，其根谓之土续断，其花馥郁，故得兰名，误为人所赋咏。"似即针对黄庭坚、寇宗奭的错误立言。

兰科植物占用了"兰草"这个名称，朱熹《咏蕙》说"今花得古名，旖旎香更好"，即是此意。宋末方回则用"古兰"来称呼菊科的佩兰，专门作了一篇《订兰说》。这篇文字似乎没有流传下来，但主要观点都融入《秋日古兰花十首》中。诗云："绿叶梢头紫粟攒，离骚经里古秋兰。时人误唤孩儿菊，惟有诗翁解细看。"又云："雪丝忪细紫团栾，今代无人识古兰。本草图经川续断，今人误作古兰看。"又一首云："一干一花山谷语，今兰不是古时兰。重阳菊畔千丝紫，隆准曾孙却解看。"

《本草纲目》兰草条专门在"正误"项说："二氏（不仅寇

宗奭如此，后来朱震亨也犯同样的错误，故称二氏）所说，乃近世所谓兰花，非古之兰草也。兰有数种，兰草、泽兰生水旁，山兰即兰草之生山中者。兰花亦生山中，与山兰迥别。兰花生近处者，叶如麦门冬而春花；生福建者，叶如菅茅而秋花。黄山谷所谓一干一花为兰，一干数花为蕙者，盖因不识兰草、蕙草，遂以兰花强生分别也。"《本草纲目》分别图绘兰草与兰花，显示二者之不同。

尽管有医家、诗翁、本草家考订纠偏，"兰草"的名字最终也没有保住，医药家不得已，乃取"纫秋兰以为佩"之意，将《本草经》的兰草改称为"佩兰"。目前所见，雍正十年（1732）王子接《绛雪园得宜本草》正式以佩兰立条，后来托名叶桂的《本草再新》也用佩兰之名，晚近则成为通用名矣。

至于《本草衍义》说"唐白乐天有'种兰不种艾'之诗，正谓此兰矣"，意即白居易《问友》诗中所种的兰，也是兰科蕙兰之类，恐怕不对。白居易诗云："种兰不种艾，兰生艾亦生。根荄相交长，茎叶相附荣。香茎与臭叶，日夜俱长大。锄艾恐伤兰，溉兰恐滋艾。兰亦未能溉，艾亦未能除。沉吟意不决，问君合何如。"细绎诗意，这种"兰"与艾"根荄相交长，茎叶相附荣"，区别只在"香茎与臭叶"，无疑还是菊科的佩兰 *Eupatorium fortunei*。

忍冬　味甘，温，无毒。主寒热身肿。久服轻身，长年益寿。十二月采，阴干。

陶隐居云：今处处皆有，似藤生，凌冬不凋，故名忍冬。人惟取煮汁以酿酒，补虚疗风。仙经少用，此既长年益寿，甚可常采服。凡易得之草，而人多不肯为之，更求难得者，是贵远贱近，庸人之情乎？**唐本注**云：此草藤生，绕覆草木上。苗茎赤紫色，宿者有薄白皮膜（音莫）之。其嫩茎有毛，似有胡豆，亦上下有毛。花白蕊紫。今人或以络石当之，非也。**今按**，陈藏器本草云：忍冬，主热毒血痢，水痢，浓煎服之。小寒，本条云温，非也。**臣禹锡等谨按**，药性论云：忍冬亦可单用。味辛，主治腹胀满，能止气下澼。

【肘后方】 飞尸者，游走皮肤，穿脏腑，每发刺痛，变作无常；遁尸者，附骨入肉，攻凿血脉，每发不可得近，见尸丧闻哀哭便作；风尸者，淫跃四肢，不知痛之所在，每发昏恍，得风雪便作；沉尸者，缠骨结脏，冲心胁，每发绞切，遇寒冷便作；尸注者，举身沉重，精神错杂，常觉昏废，每节气至，则辄致大恶。此一条别有治后熨也。忍冬茎叶，剉数斛，煮令浓，取汁煎之服如鸡子一枚，日二三服。

【点评】金银花之名初见于《苏沈良方》，其治痈疽方用忍冬嫩苗、甘草两物，方后有注释云："予在江西，有医僧鉴清，善治背疽，得其方，用老翁须，余颇神秘之。后十年，过金陵，闻医王琪亦善治疮，其方用水杨藤，求得观之，乃老翁须也。又数年，友人王子渊自言得神方，尝活数人，方用大薜荔。又过历阳，杜医者治疮，尝以二万钱活一人，用千金藤。过宣州宁国尉王子驳传一方，用金银花。海州士人刘纯臣传一方，用金钗股。此数君皆自神其术，求其草视之，盖一物也。余以本草考之，乃忍冬也。"又述忍冬形态及诸别名的由来云："忍冬叶尖茎圆，生茎叶皆有毛，田野篱落处处有之。两叶对生，春夏新叶稍尖而色嫩绿柔薄，秋即坚厚色深而圆，得霜则叶卷而色紫，经冬不凋。四月开花，极芬芳可爱，似茉莉、瑞香，初色白，数日变黄，每黄白相间，故一名金银花。花开曳蕊数茎如丝，故一名老翁须，一名金钗股。冬间叶圆厚似薜荔，故一名大薜荔。可移根庭槛间，以备急。"又《医说》引《夷坚己志》云："崇宁间，苏州天平山白云寺五僧行山间，得蕈一丛，甚大，摘而煮食之，至夜发吐，三人急采鸳鸯草生啖，遂愈。二人不甚肯啖，吐至死。此草藤蔓而生，对开黄白花，傍水依山处皆有之，治痈疽肿毒尤妙，或服或傅皆可，今人谓之金银花，又曰老翁须，本草名为忍冬。"参考《新修本草》对忍冬的形态描述"此草藤生，绕覆草木上，苗茎赤紫色，宿者有薄白皮膜之。其嫩茎有毛，叶似胡豆，亦上下有毛，花白蘂紫"，乃知诸家所说忍冬或金银花皆是忍冬科 *Lonicera* 属植物。

忍冬古用藤茎，故《名医别录》谓十二月采，《证类本草》引《肘后方》治飞尸、尸注，用忍冬茎叶，直至宋代，虽有金银花之名，但使用花者不多。前举《苏沈良方》《医说》，其实际使用者仍然是忍冬的藤茎或全草，此外如《履巉岩本草》卷下也提到金银花之名，而该条正名则称"鹭鸶藤"；又《集验背疽方》治乳痈发背神方，单用金银花一味，但方后却注明"采叶研为滓"。由此知当时方书称"金银花"乃是形容其植物特征，而不专以花入药。《三因极一病证方论》卷10忍冬丸方，用忍冬草一味，始正式提到："根、茎、花、叶皆可用。一名老翁须，一名蜜啜花，一名金银花。"

　　明代《救荒本草》首次以"金银花"为忍冬的正名，其文云："金银花，本草名忍冬，一名鹭鸶藤、一名左缠藤、一名金钗股，又名老翁须，亦名忍冬藤。旧不载所出州土，今辉县山野中亦有之。其藤凌冬不凋，故名忍冬草。附树延蔓而生，茎微紫色，对节生叶，叶似薜荔叶而青，又似水茶臼叶，头微团而软，背颇涩，又似黑豆叶而大，开花五出，微香，蒂带红色，花初开白色，经一二日则色黄，故名金银花。本草中不言善治痈疽发背，近代名人用之奇效。味甘，性温，无毒。"此后的《滇南本草》则分别描述了金银花与忍冬藤的功效，其略云："金银花，味苦性寒，清热，解诸疮，痈疽发背，无名肿毒，丹瘤，瘰疬。藤，能宽中下气，消痰，祛风热，清咽喉热痛。"

　　明代《本草品汇精要》《本草纲目》《本草乘雅半偈》等尚说忍冬"茎叶及花，功用皆同"，大约从清代乾隆年间开始，本草家多重花而贱藤，代表性言论如《得配本草》云"藤叶皆可用，花尤佳"；《本草求真》云"花与叶同功，其花尤妙"。究其原因，恐与当时讲究饮用金银花茶和制作金银花露有关。《本草求真》金银花条提到："江南地方，以此代茶。"《植物名实图考》云："吴中暑月，以花入茶饮之，茶肆以新贩到金银花为贵，皆中州产也。"金银花露的制作见于《本草纲目拾遗》："金银露，乃忍冬藤花蒸取，鲜花蒸者香，干花者少逊，气芬郁而味甘，能开胃宽中，解毒消火，暑月以之代茶，饲小儿无疮毒，尤能散暑"。

蛇床子 味苦、辛、甘，平，无毒。主妇人阴中肿痛，男子阴痿，湿痒，除痹气，利关节，癫痫，恶疮，温中下气，令妇人子脏热，男子阴强。久服轻身，好颜色，令人有子。一名蛇粟、一名蛇米、一名虺床、一名思益、一名绳毒、一名枣棘、一名墙蘼。生临淄川谷及田野。五月采实，阴干。恶牡丹、巴豆、贝母。

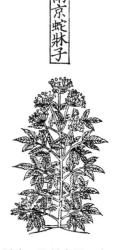

陶隐居云：近道田野墟落间甚多。花、叶正似蘼芜。**唐本注**云：《尔雅》一名盱（音吁）。**臣禹锡等谨按**，蜀本图经云：似小叶芎䓖，花白，子如黍粒，黄白色。生下湿地，今所在皆有，出扬州、襄州者良。采子暴干。**尔雅**云：盱，虺床。注：蛇床也，一名马床。**药性论**云：蛇床人，君，有小毒。治男子、女人虚，湿痹，毒风瘰痛，去男子腰疼。浴男女阴，去风冷，大益阳事。主大风身痒，煎汤浴之差。疗齿痛及小儿惊痫。**日华子**云：治暴冷，暖丈夫阳气，助女人阴气，扑损瘀血，腰胯疼，阴汗，湿癣，四肢顽痹，赤白带下，缩小便。凡合药服食，即挼去皮壳，取人微炒杀毒，即不辣。作汤洗病则生使。

图经曰 蛇床子生临淄川谷及田野，今处处有之，而扬州、襄州者胜。三月生苗，高三二尺，叶青碎作丛似蒿枝，每枝上有花头百余，结同一窠，似马芹类。四五月开白花，又似散水。子黄褐色如黍米，至轻虚。五月采实，阴干。《尔雅》谓之盱，一名虺床。

【雷公云】 凡使，须用浓蓝汁，并百部草根自然汁，二味同浸三伏时，滤出日干。却用生地黄汁相拌蒸，从午至亥，日干。用此药只令阳气盛数，号曰鬼考也。

千金方 治产后阴下脱：蛇床子绢袋盛，蒸熨之，亦治阴户痛。**又方**治小儿癣疮：杵蛇床末，和猪脂涂之。

金匮方 温中坐药蛇床子散方：蛇床子仁为末，以白粉少许和令匀相得，如枣大，绵裹内之，自然温矣。

【点评】蛇床子原植物为伞形科蛇床 *Cnidium monnieri*，古今品种变化不大。《雷公炮炙论》说："用此药只令阳气盛数，号曰鬼考也。"李时珍解释："蛇床乃右肾命门、少阳三焦气分之药，神农列之上品，不独辅助男子，而又有益妇人。世人舍此而求补药于远域，岂非贱目贵耳乎？"

黑盖子下提到蛇床子散，出自《金匮要略》，所谓妇人阴寒"温阴中坐药，蛇床子散主之"。《长沙药解》解释说："蛇床子温燥水土，暖补肾肝，壮阳宜子，男女皆良。疗前阴寒湿肿痛，理下部冷痹酸疼，断赤白带下，收溲尿遗失，浴疥癣痂癞，熏痔漏顽疮，打扑、惊痫、脱肛、脱阴并效，漱牙痛，吹听耳，浴男子阳痿绝佳。"《金匮要略心典》云："阴寒，阴中寒也。寒则生湿，蛇床子温以去寒，合白粉燥以除湿也。此病在阴中而不关脏腑，故但内药阴中自愈。"

地肤子　味苦，寒，无毒。主膀胱热，利小便，补中，益精气，去皮肤中热气，散恶疮疝瘕，强阴。久服耳目聪明，轻身耐老，使人润泽。一名地葵、一名地麦。生荆州平泽及田野。八月、十月采实，阴干。

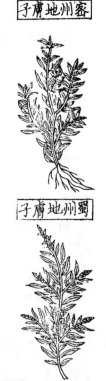

陶隐居云：今田野间亦多，皆取茎苗为扫帚。子微细，入补丸散用，仙经不甚须。唐本注云：地肤子，田野人名为地麦草，叶细茎赤，多出熟田中。苗极弱，不能胜举。今云堪为扫帚，恐人未识之。《别录》云：捣绞取汁，主赤白痢，洗目去热暗雀盲涩痛。苗灰，主痢亦善。北人亦名涎衣草。臣禹锡等谨按，蜀本图经云：叶细茎赤，初生薄地，花黄白，子青白色，今所在有。药性论云：地肤子，君。一名益明。与阳起石同服，主丈夫阴痿不起，补气益力，治阴卵㿗疾，去热风，可作汤沐浴。日华子云：治客热，丹肿。又名落帚子。色青，似一眠起蚕沙矣。

图经曰　地肤子生荆州平泽及田野，今蜀川、关中近地皆有之。初生薄地五六寸，根形如蒿，茎赤叶青，大似荆芥。三月开黄白花，八月、九月采实，阴干用。神仙七精散云：地肤子，星之精也。或曰其苗即独扫也，一名鸭舌草，陶隐居谓茎苗可为扫帚者。苏恭云"苗极弱，不能胜举"，二说不同，而今医家便以为独扫是也。密州所上者，其说益明。云根作丛生，每窠有二三十茎，茎有赤有黄，七月开黄花，其实地肤也。至八月而枯秆成，可采，正与此地独扫相类。若然，恐西北所出者短弱，故苏注云尔。其叶味苦，寒，无毒。主大肠泄泻，止赤白痢，和气，涩肠胃，解恶疮毒。三四月、五月采。

【**外台秘要**】 治目痛及眯忽中伤，因有热瞑者：取地肤子白汁注目中。又方疗手足烦疼：地肤草三两，水四升，煮取二升半。分三服，日一剂。

肘后方 治积年久疢腰痛，有时发动：六月、七月取地肤子干末，酒服方寸匕，日五六服。

子母秘录 治妊娠患淋，小便数，去少，忽热痛酸索，手足疼烦：地肤子十二两，初以水四升，煎取二升半，分温三服。

杨氏产乳 疗小便数多，或热痛酸楚，手足烦疼：地肤草三两，以水四升，煮取二升半，分三服。

【**点评**】《本草纲目》"集解"项李时珍说："地肤嫩苗，可作蔬茹，一棵数十枝，攒簇团团直上，性最柔弱，故将老时可为帚，耐用。苏恭云不可帚，止言其嫩苗而已。其子最繁。《尔雅》云：葥，王蔧。郭璞注云：王帚也，似藜，可以为扫帚，江东呼为落帚。此说得之。"此即藜科植物地肤 *Kochia scoparia*。《救荒本草》有独扫苗，亦是此种。《本草纲目》记地肤子别名甚多，地葵、地麦、落帚、独帚、王蔧、王帚、扫帚、益明、涎衣草、白地草、鸭舌草、千心妓女等。李时珍释名说："地肤、地麦，因其子形似也。地葵，因其苗味似也。鸭舌，因其形似也。妓女，因其枝繁而头多也。益明，因其子功能明目也。子落则老，茎可为帚，故有帚、蔧诸名。"

本草中地肤的种子与苗叶分用，子偏于补中益精气，苗叶则去皮肤中热气。使用方法如陶弘景所说，子"入补丸散用"；苗叶多称作"地肤草"，煎汤洗浴。《本草备要》说："叶作浴汤，去皮肤风热丹肿，洗眼除雀盲涩痛。"后世或许因为主要以种子入药，苗叶少用，乃改以地肤子直接煎汤洗浴。

千岁蘽力轨切汁　味甘，平，无毒。主补五脏，益气，续筋骨，长肌肉，去诸痹。久服轻身不饥，耐老，通神明。一名蔓芜。生太山川谷。

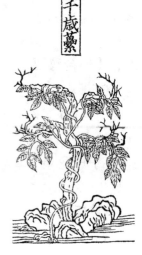

兖州千岁蘽

陶隐居云：作藤生，树如葡萄，叶如鬼桃，蔓延木上，汁白。今俗人方药都不复识用此，仙经数处须之，而远近道俗咸不识此，非甚是异物，正是未研访寻识之尔。唐本注云：即蘡（音婴）薁（音陶）藤汁也。此藤有得千岁者，茎大如碗，冬惟叶凋，茎终不死。藤汁味甘，子味甘酸，苗似葡萄，其茎主哕（于月切）逆大善，伤寒后呕哕更良。今按，陈藏器本草云：千岁蘽，陶云"藤生，树如葡萄，叶如鬼桃，蔓延木上，汁白，人不复识，仙方或须"；唐本注则云"蘡薁藤得千岁者，汁甘，子酸"。按蘡薁是山蒲桃，斫断藤，吹气出一头如通草。以水浸，吹取气，滴目中，去热瞖赤障，更无甘汁。本经云汁甘，明非蘡薁也。千岁蘽似葛蔓，叶下白，子赤，条中有白汁。《草木疏》云："一名苣荒，连蔓而生，子赤可食。"《毛诗》云"葛蘽"，注云：似葛之草也。此藤大者盘薄，故云千岁蘽，谓蘡薁者，深是妄言。臣禹锡等谨按，蜀本图经云：今处处有，取汁用，当在夏秋也。日华子云：味甘、酸。止渴，悦色。年多大者佳，茎叶同用，又名蘡薁藤。

图经曰　千岁蘽生泰山川谷。作藤生，蔓延木上，叶如葡萄而小。四月摘其茎，汁白而甘。五月开花，七月结实，八月采子，青黑微赤，冬惟凋叶。此即《诗》云葛蘽者也，苏恭谓是蘡薁藤，深为谬妄。陶隐居、陈藏器说最得之。

衍义曰　千岁蘽，唐开元末访隐民姜抚，已几百岁，召至集贤院。言服常春藤，使白发还鬘，则长生可致。藤生太湖，终南往往有之，帝遣使多取，以赐老臣。诏天下使自求之。擢抚银青光禄大夫，号冲和先生。又言终南山有旱藕，饵之延年，状类葛粉。帝取之作汤饼，赐大臣。右骁骑将军甘守诚曰：常春者千岁蘽也，旱藕者牡蒙也，方家久不用，抚易名以神之。民间以酒渍藤饮者多暴死，乃止。抚内惭，请求药牢山，遂逃去。今书之以备世疑。

【点评】历代对千岁蘽的名实争论甚大，一般根据《植物名实图考》的图，将原植物判定为葡萄科葛藟 *Vitis flexuosa*，蘡薁则是同属之野葡萄 *Vitis bryoniifolia*。据吴其濬云："千岁藟，《别录》上品。陈藏器以为即葛藟，《本草衍义》引甘守诚，以为即姜抚所进长春藤，饮其酒多暴死。今俚医以为治跌损要药。其力极猛，不得过剂。吉安人有患跌折者，误以数剂并服，遂暴卒。鞫狱者取其茎，研入肉，以试犬，犬食之，顷刻间腹膨脐矣。"葛藟的根或藤茎是否有如此大的药理活性，需要确认，目前所见研究材料不足以支持此项说法。

景天 味苦、酸，平，无毒。**主大热火疮，身热烦，邪恶气，诸蛊毒，痂疕**疟几切**，寒热风痹，诸不足。花，主女人漏下赤白，轻身明目。**久服通神不老。**一名戒火、一名火母、一名救火、一名据火、一名慎火。**生太山川谷。四月四日、七月七日采，阴干。

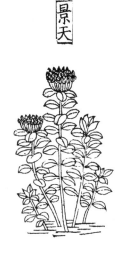

陶隐居云：今人皆盆盛养之于屋上，云以辟火。叶可疗金疮止血，以洗浴小儿，去烦热，惊气。广州城外有一树，云大三四围，呼为慎火树。江东者甚细小。方用亦稀。其花入服食。众药之名，此最为丽。**今注：**皇朝收复岭表，得广州医官问其事，曾无慎火成树者，盖陶之误尔。**臣禹锡等谨按，**蜀本图经云：慎火草，叶似马齿苋而大。**药性论云：**景天，君，有小毒。能治风疹恶痒，主小儿丹毒及治发热惊疾。花能明目。**日华子云：**景天，冷。治心烦热狂，赤眼，头痛，寒热，游风丹肿，女人带下。

图经曰 景天生泰山山谷，今南北皆有之，人家多种于中庭，或以盆盎植于屋上，云以辟火，谓之慎火草。春生苗，叶似马齿而大，作层而上，茎极脆弱。夏中开红紫碎花，秋后枯死，亦有宿根者。四月四日、七月七日采其花并苗、叶，阴干。攻治疮毒及婴孺风疹在皮肤不出者，生取苗、叶五大两，和盐三大两，同研，绞取汁，以热手摩涂之，日再。但是热毒丹疮，皆可如此用之。

【外台秘要 治瘾疹：以慎火草一斤，捣绞取汁。傅上热炙，摸之再三，即差。

千金方 治小儿丹发：慎火草生一握，捣绞汁，以拭之，擒上，日十遍，夜三四遍。《谭氏小儿方》同。

子母秘录 治产后阴下脱：慎火草一斤阴干，酒五升，煮取汁，分温四服。**又方**治小儿赤游，行于体上下，至心即死：捣生景天傅疮上。

杨氏产乳 疗烟火丹发，从背起或两胁及两足，赤如火：景天草、真珠末一两，捣和如泥，涂之。**又方**疗萤火丹从头起：慎火草捣和苦酒涂之。

衍义曰 景天，陶隐居既云"今人皆盆盛，养之于屋上"，即知是草药；又言广州城外有一株，云可三四围，呼为慎火木。既曰"云"，即非亲见是也。盖是传闻，亦非误耳，乃陶之轻听也。然极易种，但折生枝置土中，频浇溉，旬日便下根。浓研取汁，涂火心疮，甚验。干为末，水调，扫游风、赤瘇赪热者。

【点评】景天即景天科植物景天 *Sedum erythrostictum*，为常见物种。种植景天可以辟火说不知因何而来，景天别名如戒火、火母、救火、据火、慎火，皆与此有关，可见历史悠久。《艺文类聚》卷81引范筠咏慎火诗云："兹卉信丛丛，微荣未足奇。何期糅香草，遂得绕花池。忘忧虽无用，止焰或有施。早得建章立，辛蓺柏梁垂。"又因为慎火，所以捣涂治疗各种"火"疮，比如丹毒、赤游丹之类，及体征上可见皮肤红斑、红线的感染性淋巴管炎等疾病。

茵陈蒿　味苦，平、微寒，无毒。主风湿，寒热，邪气，热结，黄疸，通身发黄，小便不利，除头热，去伏瘕。久服轻身，益气耐老，面白悦长年。白兔食之仙。生太山及丘陵坡岸上。五月及立秋采，阴干。

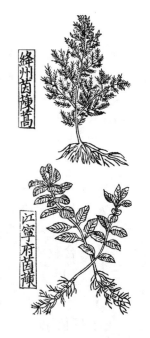

绛州茵陈蒿

江宁府茵陈

陶隐居云：今处处有，似蓬蒿而叶紧细，茎冬不死，春又生。惟入疗黄疸用。仙经云"白蒿，白兔食之仙"，而今茵陈乃云此，恐是误尔。今按，陈藏器本草云：茵陈本功外，通关节，去滞热，伤寒用之。虽蒿类，苗细经冬不死，更因旧苗而生，故名因陈，后加蒿字也。今又详：此非菜中茵陈也。臣禹锡等谨按，蜀本图经云：叶似青蒿而背白，今所在皆有，采苗阴干。药性论云：茵陈蒿，使，味苦、辛，有小毒。治眼目通身黄，小便赤。日华子云：石茵陈，味苦，凉，无毒。治天行时疾，热狂，头痛头旋，风眼疼、瘴疟，女人癥瘕，并闪损乏绝。又名茵陈蒿、山茵陈。本出和州及南山岭上皆有。

图经曰　茵陈蒿生泰山及丘陵坡岸上，今近道皆有之，而不及泰山者佳。春初生苗，高三五寸，似蓬蒿而叶紧细，无花实，秋后叶枯，茎秆经冬不死，至春更因旧苗而生新叶，故名茵陈蒿。五月、七月采茎叶阴干，今谓之山茵陈。江宁府又有一种茵陈，叶大根粗，黄白色，至夏有花实。阶州有一种名白蒿，亦似青蒿而背白，本土皆通入药用之。今南方医人用山茵蔯乃有数种，或著其说云：山茵蔯，京下及北地用者，如艾蒿，叶细而背白，其气亦如艾，味苦，干则色黑。江南所用，茎叶都似家茵蔯而大，高三四尺，气极芬香，味甘、辛，俗又名龙脑薄荷。吴中所用，乃石香菜也，叶至细，色黄，味辛，甚香烈，性温。误作解脾药服之，大令人烦。以本草论之，但有茵蔯蒿，而无山茵蔯。本草注云"茵蔯蒿叶似蓬蒿而紧细"，今京下北地用为山茵蔯者是也。大体世方用山茵蔯疗脑痛，解伤寒发汗，行肢节滞气，化痰利膈，治劳倦最要；详本草正经，惟疗黄疸，利小便，与世方都不应。今试取京下所用山茵蔯为解肌发汗药，灼然少效；江南山茵蔯疗伤寒脑痛绝胜。此见诸医议论，谓家茵蔯亦能解肌下膈，去胸中烦。方家少用，但可研作饮服之。本草所无，自出俗方。茵蔯蒿复当别是一物，主疗自异，不得为山茵蔯。此说亦未可据，但以功较之，则江南者为胜；以经言之，则非本草所出。医方所用，且可计较功效，本草之义，更当考论尔。

【雷公云】 凡使，须用叶有八角者，采得阴干，去根细剉用，勿令犯火。

千金方 治遍身风痒，生疮疥：茵蔯不计多少，煮浓汁洗之，立差。

食医心镜 茵蔯，主除大热，黄疸，伤寒头痛，风热瘴疠，利小便。切煮羹，生食之亦宜人。

衍义曰 茵蔯蒿，张仲景治伤寒热甚发黄者，身面悉黄，用之极效。又一僧因伤寒后发汗不彻，有留热，身面皆黄，多热，期年不愈。医作食黄治之，治不对病，不去。问之，食不减。寻与此药，服五日，病减三分之一，十日减三分之二，二十日病悉去。方用山茵蔯、山栀子各三分，秦艽、升麻各四钱，末之。每用三钱，水四合，煎及二合，去滓，食后温服，以知为度。然此药以茵蔯蒿为本，故书之。

【点评】 按照《本草拾遗》的说法，茵陈之得名乃是"苗细经冬不死，更因旧苗而生"的缘故。地上部分不凋枯的多年生草本应该都符合此特征，结合陶弘景说"似蓬蒿而叶紧细"，更指向菊科菊科蒿属 Artemisia 物种。茵陈蒿是治疗黄疸的常用药物，《本草经》谓其主"黄疸，通身发黄"，《伤寒论》茵陈蒿汤治疗"一身面目俱黄"。陶弘景注："今处处有，似蓬蒿而叶紧细，茎冬不死，春又生。惟人疗黄疸用。"结合药理学和资源学研究，这种茵陈蒿当是菊科蒿属的某一类含有茵陈香豆素等利胆成分的植物，如今用之正品茵陈蒿 Artemisia capillaris。

涉及本草体例，本条在《开宝本草》"今按"后，出现"今又详"字样。因为《开宝本草》有前后两个版本，或许"今按"乃第一版，即《开宝详定本草》的按语；"今又详"则是《开宝重定本草》所加的按语。此外，《本草图经》行文多处使用"本经"字样，未必都指《神农本草经》，唯独此条所称"本草正经"即《神农本草经》。

杜若 味辛，微温，无毒。主胸胁下逆气，温中，风入脑户，头肿痛，多涕泪出，眩倒目晄晄①莫郎切，止痛，除口臭气。**久服益精，明目，轻身，令人不忘。一名杜衡**、一名杜莲、一名白连、一名白芩、一名若芝。生武陵川泽及冤句。二月、八月采根，暴干。得辛夷、细辛良，恶柴胡、前胡。

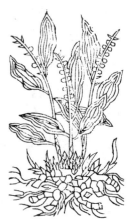

陶隐居云：今处处有。叶似姜而有文理，根似高良姜而细，味辛香。又绝似旋覆根，殆欲相乱，叶小异尔。《楚词》云"山中人兮芳杜若"，此者一名杜衡，今复别有杜衡，不相。**唐本注云：**杜若，苗似廉姜，生阴地，根似高良姜，全少辛味。陶所注旋覆根，即真杜若也。**臣禹锡等谨按，**蜀本图经云：苗似山姜，花黄赤，子赤色，大如棘子，中似豆蔻。今出硖州、岭南者甚好。**范子计然云：**杜衡、杜若，出南郡、汉中，大者大善。

图经曰 杜若生武陵川泽及冤句，今江湖多有之。叶似姜，花赤色，根似高良姜而小辛味，子如豆蔻。二月、八月采根暴干用。谨按，此草一名杜衡，而中品自有杜衡条。杜衡，《尔雅》所谓土卤者也；杜若，《广雅》所谓楚衡者也。其类自别，然古人多相杂引用。《九歌》云"采芳洲兮杜若"，又《离骚》云"杂杜衡与芳芷"，王逸辈皆不分别，但云香草也。古方或用，而今人罕使，故亦少有识之者。

【雷公云 凡使，勿用鸭喋草根，真相似，只是味效不同。凡修事，采得后，刀刮上黄赤皮了，细锉，用二三重绢作袋盛，阴干。临使以蜜浸一夜，至明漉出用。

---

① 晄晄：目不明。

尔雅 一曰杜若、土卤，香草也。

【点评】杜若是《离骚》中经常用来比兴的芳草，《九歌》中三见："搴汀洲兮杜若，将以遗兮远者"；"山中人兮芳杜若，饮石泉兮荫松柏"；"采芳洲兮杜若，将以遗兮下女"。杜若显然是一种用来持赠的香草，但其究竟是何物种，注释家一直没有定论。诗人不在意名实，围绕杜若二字照样可以咏兴感叹。比如梁朝沈约的《咏杜若》说："生在穷绝地，岂与世相亲。不顾逢采撷，本欲芳幽人。"药物学家则不同，必须指明实物才能够备药用，按照陶弘景的描述，这种杜若接近姜科山姜属 *Alpinia* 的物种，《新修本草》《本草图经》《梦溪笔谈》基本都是持此观点。《本草纲目》"集解"项李时珍说："杜若人无识者，今楚地山中时有之。山人亦呼为良姜，根似姜，味亦辛。甄权注豆蔻所谓獟子姜，苏颂图经外类所谓山姜，皆此物也。或又以大者为高良姜，细者为杜若。唐时峡州贡之。"后世沿用其说，以杜若为高良姜 *Alpinia officinarum* 之类。

沙参 味苦，微寒，无毒。**主血积惊气，除寒热，补中，益肺气**，疗胃痹心腹痛，结热邪气，头痛，皮间邪热，安五脏，补中。**久服利人。一名知母、一名苦心、一名志取、一名虎须、一名白参、一名识美、一名文希。**生河内川谷及冤句般阳续山，二月、八月采根，暴干。恶防己，反藜芦。

陶隐居云：今出近道。丛生，叶似枸杞，根白实者佳。此沙参并人参是为五参，其形不尽相类，而主疗颇同，故皆有参名。又有紫参，正名牡蒙，在中品。唐本注云：紫参、牡蒙，各是一物，非异名也。今沙参出华州为善。臣禹锡等谨按，蜀本图经云：花白色，根若葵根。药性论云：沙参，臣。能去皮肌浮风，疝气下坠，治常欲眠，养肝气，宣五脏风气。日华子云：补

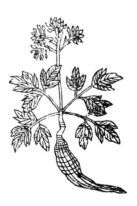

虚，止惊烦，益心肺，并一切恶疮疥癣及身痒，排脓，消肿毒。

图经曰 沙参生河内川谷及冤句般阳续山，今出淄、齐、潞、随州，而江、淮、荆、湖州郡或有之。苗长一二尺以来，丛生崖壁间，叶似枸杞而有叉牙。七月开紫花，根如葵根，箸许大，赤黄色，中正白实者佳。二月、八月采根，暴干。南土生者，叶有细有大，花白，瓣上仍有白黏胶，此为小异。古方亦单用。葛洪卒得诸疝，小腹及阴中相引痛如绞，白汗出欲死者，捣筛末，酒服方寸匕，立差。

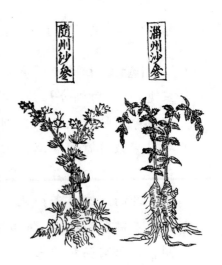

【点评】按照今天的药用习惯，沙参已经分为南沙参与北沙参两类。南沙参为桔梗科植物轮叶沙参 Adenophora tetraphylla 或沙参 Adenophora stricta 的干燥根，北沙参为伞形科植物珊瑚菜 Glehnia littoralis 的干燥根。就处方应付而言，处方名沙参、南沙参、泡参，给付桔梗科南沙参；处方名北沙参、莱阳参、北条参、细条参，给付北沙参。

《本草图经》把沙参分为南北两类，苏颂说："今出淄、齐、潞、随州，而江淮、荆、湖州郡或有之。苗长一二尺以来，丛生崖壁间，叶似枸杞而有叉牙。七月开紫花，根如葵根，箸许大，赤黄色，中正白实者佳。二月、八月采根，暴干。南土生者，叶有细有大，花白，瓣上仍有白黏胶，此为小异。"与后世南北沙参的分化不同，苏颂的意思是说北方诸地所出者为优，原植物按药图提示淄州、随州所出皆是桔梗科 Adenophora 属植物。

《救荒本草》关于沙参的论述更加证明苏颂所说，北方（河南）有 Adenophora 属正品沙参产出。《救荒本草》共载有 3 种沙参，分别为沙参、细叶沙参、杏叶沙参，沙参条朱橚云："今辉县太行山边亦有之……又有杏叶沙参及细叶沙参，气味与此相类，但《图经》内不曾该载此二种叶苗形容，未敢并入本条，今皆另条开载。"本条药图即是今用正品沙参 Adenophora stricta。其细叶沙参为同属植物紫沙参 Adenophora paniculata，而杏叶沙参按谢宗万先生的观点为同属之裂叶沙参 Adenophorahunanensis。

直到清代，多数文献仍强调北方沙参质量优于南方产者，如《本经逢原》云："沙参有南北二种，北产者坚性寒，南者体虚力微。"《本草从新》文字略同。在此时期的本草中乃有专用"北沙参"之名者，如《得配本草》卷 2 "北沙参，一名白参，一名铃儿参。"《植物名实图考》卷 7 沙参条亦说："处处有之，以北产及太行山为上。"因此在年代较吴其濬稍早的雍乾年间方书，如《绛雪园古方选注》《续名医类案》中所使用的"北沙参"，应该也是指北地所产桔梗科 Adenophora 属植物。

至于此时期本草文献中出现的"南沙参"，依然是指南方所产 Adenophora 属植物，如《本草纲目拾遗》单列有南沙参条，正文说："功同北沙参，而力稍逊。"其后有按语云："如南沙参，误用者甚多。南沙参产于浙地者，鲜时如萝卜，土人去皮煮熟，如熟山药，晒干如天花粉而无粉性，本名粉沙参，功专散毒消肿排脓，非南沙参也。其南沙参形如桔梗而中空松，味淡微甘，桔梗带辛，而南沙参不辛，产于亳门者最佳，俗名雄桔梗。"仔细体会此段文字乃知"粉沙参"亦曾被混称为"南沙参"，其原植物为伞形科之明党参 Changium smyrnioides，但赵学敏所认可的"南沙参"依然是桔梗科 Adenophora 属植物。

显然，这种南北沙参的划分与今天药用情况并不完全相同。至于伞形科的珊瑚菜被称为北沙参，民国曹炳章《增订伪药条辨》云："北沙参，山东日照县、故墩县、莱阳县、海南县俱出。海南出者条细质坚，皮光洁色白，鲜活润泽为最佳。莱阳出者质略松，皮略糙，白黄色，亦佳。日照、故墩出者，条粗质松，皮糙黄色者次。关东出者粗松质硬皮糙，呆黄色更次。其他台湾、福建、湖广出者粗大松糙为最次，不入药用。"1940

年，陕西西京市（今陕西省西安市）国药商业同业公会《药材行规》之北沙参条云"详沙参条"，而沙参条注"产北方沙地"。这意味着直接以北沙参作沙参的处方应付。此外，同样是民国年间的"辽沙参"中药内票上所印药物图形中依稀还能看出这种所谓"北沙参"就是今用之伞形科植物珊瑚菜 *Glehnia littoralis*。但根据现有文献确实难以回答清代中叶至清末这一段时间里，究竟是什么原因使本来以北方为道地的 *Adenophora* 属沙参将产地优势让位给了南方各省沙参，并被冠以"南沙参"之名，而北地所产沙参居然为 *Glehnia littoralis* 所代替，被称为"北沙参"。

黄胜白、陈重明先生在《本草学》曾提出一种假说，不失为对此疑问的一种解释。珊瑚菜 *Glehnia littoralis* 本来是山东莱阳一带栽种，用来冒充人参的植物，故有"莱阳参"之名，因其主要生长于海滨沙地，恰好符合李时珍说沙参"宜于沙地"的特征，随着产量的增加，遂渐渐占用了"沙参"之名。为了与 *Adenophora* 属沙参相区别，乃被称为"北沙参"。按正常的思路，*Adenophora* 属沙参仍应保留"沙参"的名称，但情况显然不是如此，如前举《药材行规》中，"北沙参"居然成了"沙参"药名的处方应付，如此一来，只好将沙参改名为"南沙参"了。毕竟 *Adenophora* 属植物南北都有分布，被称为"南沙参"后，南方则成了 *Adenophora* 属南沙参理所当然的道地产区。

白兔藿 味苦，平，无毒。主蛇虺、蜂虿、猘狗、菜肉、蛊毒，鬼疰，风疰，诸大毒不可入口者，皆消除之。又去血，可末着痛上，立消。毒入腹者，煮饮之即解。**一名白葛。生交州山谷。**

陶隐居云：此药疗毒，莫之与敌，而人不复用，殊不可解。都不闻有识之者，想当似葛尔。须别广访交州人，未得委悉。唐本注云：此草荆、襄间山谷大有，苗似萝摩，叶圆厚，茎俱有白毛，与众草异，蔓生，山南俗谓之白葛，用疗毒有效。而交、广又有白花藤，生叶似女贞，茎叶俱无毛，花白，根似野葛，云大疗毒，而交州用根不用苗，则非藿也。用叶苗者，真矣。二物疗治，并如经说，各自一物，下条载白花藤也。**臣禹锡等谨按**，蜀本图经云：蔓生，叶圆若莸，今襄州北、汝州南岗上有。五月、六月采苗，日干。

【**海药云**　主风邪热极，宜煮白兔藿饮之。干则捣末傅诸毒妙。

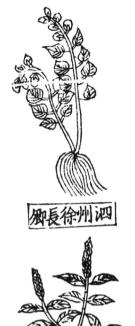

徐长卿　味辛，温，无毒。主鬼物百精，蛊毒疫疾，邪恶气，温疟。久服强悍轻身，益气延年。一名鬼督邮。生太山山谷及陇西。三月采。

陶隐居云：鬼督邮之名甚多，今俗用徐长卿者，其根正如细辛，小短扁扁尔，气亦相似。今狗脊散用鬼督邮，当取其强悍宜腰脚，所以知是徐长卿，而非鬼箭、赤箭。**唐本注云**：此药叶似柳，两叶相当，有光润，所在川泽有之。根如细辛，微粗长，而有臊（昔刀切）气。今俗用代鬼督邮，非也。鬼督邮别有本条，在下。**臣禹锡等谨按**，蜀本图经：苗似小麦，两叶相对，三月苗青，七月、八月著子，似萝摩子而小，九月苗黄，十月凋。生下湿川泽之间，今所在有之，八月采，日干。

图经曰　徐长卿生泰山山岩谷及陇西，今淄、齐、淮、泗间亦有之。三月生青苗，叶似小桑，两两相当，而有光润。七八月著子，似萝摩而小。九月苗黄，十月而枯，根黄色，似细辛微粗长，有臊气。三月、四月采，一名别仙踪。

【**雷公云**　凡采得，粗杵，拌少蜜令遍，用磁器盛，蒸三伏时，日干用。

【**点评**】《本草经》有徐长卿，又有石下长卿，后者《新修本草》将其退入"有名未用"中，见本书卷30。石下长卿条说："石下长卿，味咸，平，有毒。主鬼疰，精物，邪恶气，杀百精，蛊毒，老魅注易，亡走，啼哭，悲伤，恍惚。一名徐长卿。生陇西池泽山谷。"陶弘景注："此又名徐长卿，恐是误尔，方家无用。此处俗中皆不复识也。"二者功效相近，故《本草纲目》合并为一条，"释名"项李时珍说："徐长卿，人名也，常以此药治邪病，人遂以名之。《名医别录》于有名未用复出石下长卿条，云一名徐长卿。陶弘景注云：此是误尔。方家无用，亦不复识。今考二条功疗相似。按《吴普本草》云：徐长卿一名石下长卿。其为一物甚明，但石间生者为良。前人欠审，故尔差舛。"

督邮官职西汉中期设置，为郡守的重要属吏，代表太守督察县乡，宣达教令，兼司狱讼捕亡。以"鬼督邮"为别名，从徐长卿功效"主鬼物百精，蛊毒疫疾，邪恶气"来看，应该是督查"鬼事"的督邮。至于隐含这一名称背后的究竟是"泰山府君"还是其他鬼神信仰体系，暂不能确指。李时珍说"以此药治邪病"，确实如此。《抱朴子内篇·杂应》提到仙人入瘟疫秘禁法，"或用射鬼丸、赤车使者丸、冠军丸、徐长卿散、玉函精粉、青牛道士熏身丸、崔文黄散、草玉酒、黄庭丸、皇符、老子领中符、赤须子桃花符，皆有良效者也"。至于徐长卿的原植物，一般根据《新修本草》的描述将其考订为萝藦科徐长卿 *Cynanchum paniculatum*。

石龙刍 味苦，微寒、微温，无毒。**主心腹邪气，小便不利，淋闭，风湿，鬼疰恶毒**，补内虚不足，痞满，身无润泽，出汗，除茎中热痛，杀鬼疰恶毒气。**久服补虚羸，轻身，耳目聪明，延年。**一名龙须、一名草续断、一名龙珠、一名龙华、一名悬莞、一名草毒。九节多味者良。生梁州山谷湿地。五月、七月采茎，暴干。

陶隐居云：茎青细相连，实赤，今出近道水石处，似东阳龙须以作席者，但多节尔。**唐本注**云：《别录》云，一名方宾，主疗蛔虫及不消食尔。**今按**，别本注云：《别录》云微温，今之服用能除热，盖不温也。**臣禹锡等谨按**，蜀本图经云：茎如䋆，丛生，俗名龙须草，今人以为席者，所在有之。八月、九月采根，暴干。**陈藏器**云：按龙须作席，弥败有垢者，取方尺煮汁服之，主淋及小便卒不通。今出汾州，亦处处有之。

【**点评**】《水经注》卷2云："自洮亹南北三百里中，地草遍是龙须，而无樵柴。"《山海经·中山经》云："贾超之山，其中多龙修。"郭璞注："龙须也，似莞而细，生山石穴中，茎倒垂，可以为席。"《太平御览》卷994引《本草经》云："西超山多龙循，一名续断。"原注："龙须也。"又引《广志》云："龙须，一名西王母簪。"引《游名山志》曰："龙须草，惟东阳永嘉有。永嘉有缙云堂，意者谓鼎湖攀龙须时，有坠落化而为草，故有龙须之称。"又据《古今注》云："龙须草，一名缙云草。"以上所指当同是一物，为灯心草科植物石龙刍 Juncus effuses var. decipiens 之类。

薇衔 味苦，平、微寒，无毒。主风湿痹历节痛，惊痫吐舌，悸气贼风，鼠瘘痈肿，暴癥，逐水，疗痿蹶。久服轻身明目。一名麋衔、一名承膏、一名承肌、一名无心、一名无颠。生汉中川泽及冤句、邯郸。七月采茎、叶，阴干。得秦皮良。

陶隐居云：俗用亦少。唐本注云：此草丛生，似茺蔚及白头翁，其叶有毛，茎赤。疗贼风大效。南人谓之吴风草，一名鹿衔草，言鹿有疾，衔此草差。又有大小二种，楚人犹谓大者为大吴风草，小者为小吴风草也。今按，陈藏器本草云：妇人服之，绝产无子。臣禹锡等谨按，蜀本图经云：叶似茺蔚，丛生，有毛，黄花，根赤黑也。

【陈藏器云】 一名无心草，非草无心者。南人名吴风草，方药不用之。

素问云 黄帝曰：有病者身热解堕，汗出如浴，恶风少气，此为何病？岐伯曰：病名酒风。帝曰：治之奈何？岐伯曰：以泽泻、术各十分，麋衔五分，合以三指撮，为后饭。

【点评】薇衔一名麋衔，是《黄帝内经》提到的少数药物之一。《本经逢原》云："鹿衔，本经专主风湿痹，历节痛，《素问》同泽、术治酒风身热懈惰，汗出如浴，恶风少气之病，亦取其能除痹着血脉之风湿也。又治惊痫悸气，吐咯诸血，以其能走胃与肾肝血分，专理血中邪湿，而无留滞之患。近世治吐血、咯血用之，以其能温补冲督之精血也。陕人名为鹿胞草，言鹿食此，即能成胎。其性温补下元可知。今吴兴山中间亦产此。每于初夏，群鹿引子衔食乃去，洵为确真无疑。采得晒干，一味浸酒最为有益。但性专助阳，力能走散阴精，故藏器云妇人服之绝产无子，良有见乎此也。其子名延寿果，味微涩而甘，惟秦地有之，不特有益于老人，而婴儿先天不足者尤为上药。惜乎，南方罕得也。"

各家对薇衔形态描述不一，原植物不详。《滇南本草》别有鹿衔草，一名鹿含草。《植物名实图考》卷17紫背鹿衔草条说："生昆明山石间。如初生水竹子叶细长，茎紫，微有毛；初生叶背亦紫，得湿即活。人家屋瓦上多种之。夏秋间，梢端叶际作扁苞，如水竹子，中开三圆瓣碧蓝花。绒心一簇，长三四分，正如翦缯绡为之；上缀黄点，耐久不敛；藓花苔绣，长伴阶除；秋雨萧条，稍堪拈笑。"此为鹿蹄草科植物鹿蹄草 *Pyrola calliantha* 之类，与《黄帝内经》《神农本草经》所说之薇衔似非一物。

薇衔又有"无心草"之名，本书卷30"《本草图经》本经外草类"亦有无心草，有云："生商州及秦州。性温，无毒。主积血，逐气块，益筋节，补虚损，润颜色，疗㿗泄腹痛。三月开花，五月结实，六七月采根、苗，阴干用之。"《本草纲目》引此，附录在薇衔条，李时珍云："麋衔一名无心草，此草功用与之相近，其图形亦相近，恐即一物也，故附之俟访考焉。鼠耳草亦名无心，与此不同。"

云实 味辛、苦，温，无毒。**主泄痢肠澼，杀虫蛊毒，去邪恶结气，止痛，除寒热，消渴。**

花 **主见鬼精物，多食令人狂走。**杀精物，下水。**烧之致鬼。久服轻身通神明，**益寿。一名员实、一名云英、一名天豆。生河间川谷。十月采，暴干。

陶隐居云：今处处有。子细如葶苈子而小黑，其实亦类莨菪。烧之致鬼，未见其法术。**唐本注云**：云实大如黍及大麻子等，黄黑似豆，故名天豆。丛生泽傍，高五六尺，叶如细槐，亦如苜蓿，枝间微刺。俗谓苗为草云母，陶云似葶苈，非也。**臣禹锡等谨按**，蜀本图经云：叶似细槐，花黄白，其荚如大豆，实青黄色，大若麻子。今所在平泽中有。五月、六月采实。

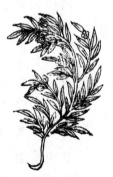

图经曰 云实生河间川谷。高五六尺，叶如槐而狭长，枝上有刺。苗名臭草，又名

羊石子草。花黄白色，实若麻子大，黄黑色，俗名马豆。十月采，暴干用。今三月、四月采苗，五月、六月采实，实过时即枯落。治疟药中多用之。

【雷公云　凡使，采得后粗捣，相对拌浑颗豫①实，蒸一日后出用。

【点评】《太平御览》引《吴氏本草经》云："云实，一名员实，一名天豆。神农：辛，小温。黄帝：咸。雷公：苦。叶如麻，两两相值，高四五尺，大茎空中，六月花，八月、九月实，十月采。"《新修本草》描述则明显不同，有云："丛生泽傍，高五六尺，叶如细槐，亦如苜蓿，枝间微刺。"《本草图经》亦认同此论，补充说："叶如槐而狭长，枝上有刺。"现代植物学结合《植物名实图考》的药图，将其原植物考订为豆科云实 *Caesalpinia decapetala*。但《本草经》谓云实花"主见鬼精物，多食令人狂走"，《名医别录》说"烧之致鬼"。这些描述也见于莨菪子、麻黄等具有明确致幻作用药物项下，而豆科云实并没有这样明显的中枢作用，所以怀疑《本草经》云实或许是茄科莨菪一类植物。

王不留行　味苦、甘，平，无毒。**主金疮止血，逐痛出刺**，除风痹内寒，**止心烦**，鼻衄，痈疽恶疮瘘乳，妇人难产。**久服轻身耐老，增寿**。生太山山谷，二月、八月采。

陶隐居云：今处处有。人言是蓼子，亦不尔。叶似酸浆，子似菘子，而多入痈瘘方用之。**臣禹锡等谨按**，蜀本图经云：叶似菘蓝等，花红白色，子壳似酸浆，实圆黑似菘子，如黍粟。今所在有之。三月收苗，五月收子，晒干。**药性论**云：王不留行能治风毒，通血脉。**日华子**云：治发背游风，风疹，妇人血经不匀及难产。根、苗、花、子并通用，又名禁宫花，剪金花。

图经曰　王不留行生泰山山谷，今江浙及并河近处皆有之。苗

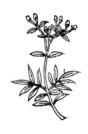

---

① 豫：底本如此，尚志钧点校本据药名改为"橡"，义长。

茎俱青，高七八寸已来，根黄色如荠根，叶尖如小匙头，亦有似槐叶者。四月开花，黄紫色，随茎而生，如松子状，又似猪蓝花。五月内采苗茎，晒干用。俗间亦谓之剪金草。河北生者，叶圆花红，与此小别。张仲景治金疮八物王不留行散，小疮粉其中，大疮但服之，产妇亦服。《正元广利方》疗诸风痉，有王不留行汤最效。

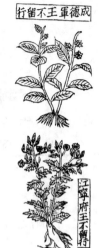

【雷公云】 凡采得拌浑蒸，从巳至未，出，却下浆水浸一宿，至明出，焙干用之。

梅师方 治竹木针刺在肉中不出，疼痛：以王不留行为末，熟水调方寸匕，即出。

【点评】王不留行古今品种颇有变化，直到明代《救荒本草》所图者，方能肯定为石竹科麦蓝菜 *Vaccaria segetalis*。《本草纲目》释名说："此物性走而不住，虽有王命不能留其行，故名。""发明"项解释说："王不留行能走血分，乃阳明冲任之药。俗有'穿山甲、王不留，妇人服了乳长流'之语，可见其性行而不住也。按王执中《资生经》云，一妇人患淋卧久，诸药不效。其夫夜告予，予按《既效方》治诸淋，用剪金花十余叶煎汤，遂令服之。明早来云：病减八分矣。再服而愈。剪金花一名禁宫花，一名金盏银台，一名王不留行是也。"《药镜》进一步阐释说："王不留行逐痛出刺，除风散寒。偕止血之药，以疗金伤红放，痛毒兼消。同凉血之药，以治鼻衄心烦，难产并救。古人命名之意，谓彼能主吾身之气血。留行惟命，无异于王。王不留，则气血之留者行矣；王不行，则气血之行者留矣。若夫血出不止，与难产无乳者，不既反乎？彼此咸宜，义盖取此。"

鬼督邮 味辛、苦，平，无毒。主鬼疰，卒忤中恶，心腹邪气，百精毒，温疟疫疾，强腰脚，益膂力。一名独摇草。

唐本注云：苗惟一茎，叶生茎端若缴（音伞），根如牛膝而细黑。所在有之，有必丛生，今人以徐长卿代之，非也。唐本先附**臣禹锡等谨按**，蜀本云：徐长卿、赤箭之类，亦一名为鬼督邮，但主治不同，宜审用也。又，图经云：茎似细箭杆，高二尺已下。叶生茎端状伞盖，根横而不生须，花生叶心，黄白色。二月、八月采根，所在皆有。

【雷公云】 凡采并细剉了，捣，用生甘草水煮一伏时，滤出用也。

【点评】《本草纲目》释名说："此草独茎而叶攒其端，无风自动，故曰鬼独摇草，后人讹为鬼督邮尔。因其专主鬼病，犹司鬼之督邮也。古者传舍有督邮之官主之。徐长卿、赤箭皆治鬼病，故并有鬼督邮之名，名同而物异。"其原植物或为金粟兰科银线草 *Chloranthus japonicus*。

白花藤 味苦，寒，无毒。主解诸药、菜、肉中毒。酒渍服之，主虚劳风热。生岭南、交州、广州平泽。

唐本注云：苗似野葛而白花，根皮厚，肉白，其骨柔于野葛。唐本先附**臣禹锡等谨按**，**蜀本**图经云：叶有细毛，蔓生，花白。根似牡丹，骨柔，皮白而厚。味苦，用根不用苗，凌冬不凋。

【雷公云】 凡使，勿用菜花藤，缘真似白花藤，只是味不同。菜花藤酸涩，不堪用。其白花藤，味甘香，采得后去根细剉，阴干用之。

五种唐本余

留军待 味辛，温，无毒。主肢节风痛，筋脉不遂，折伤瘀血，五缓挛痛。生剑州山谷，其叶似楠木而细长。采无时。

地不容 味苦，大寒，无毒。主解蛊毒，止烦热，辟瘴疬，利喉闭及痰毒。一名解毒子。生山西谷。采无时。

图经曰 地不容，生戎州。味苦，大寒，无毒。蔓生，叶青，如杏叶而大，厚硬，凌冬不凋，无花实。根黄白色，外皮微粗褐，累累相连，如药实而圆大。采无时。能解蛊毒，辟瘴气，治咽喉闭塞，乡人亦呼为解毒子。

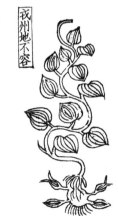

【点评】《滇南本草》有地不容，《滇南本草

图说》卷5作"地不荣",有云:"软枝细藤,叶似小荷钱,根大而肥。"《植物名实图考》云:"余在湘中,按志求所谓地不容者,不可得。及来滇,有以何首乌售者。或云滇人多以地不容伪为何首乌,宜辨之。余喜得地不容甚于何首乌也,遂博访而获焉。其根苗大致似交藤,而根扁而瘠,叶厚而圆,开小紫花。询诸土人,则曰其叶易衍,其根易硕,殆无隙地能容也,故名。或以其叶团似荷钱,而易为地芙荣,失其意矣。考《图经》生戎州,今为安顺府,与滇接。宋版舆不及滇,故不以为滇产。《滇本草》曰:味苦,性温,有毒。治一切疟,吐倒食气,吐痰。甚于常山,虚者忌之。常山有转达之功,地不容无转达之功,故禁用。其说与《图经》异而详。"今据其图,确定原植物为防己科地不容 *Stephania epigaea*,以及云南地不容 *Stephania yunnanensis*。

独用将军　味辛,无毒。主治毒肿奶痈,解毒,破恶血。生林野,采无时,节节穿叶心生苗,其叶似楠,根并采用。

山胡椒　味辛,大热,无毒。主心腹痛,中冷,破滞。所在有之。似胡椒,颗粒大如黑豆,其色黑,俗用有效。

灯笼草　味苦,大寒,无毒。主上气咳嗽,风热,明目。所在有之。八月采。枝干高三四尺,有花红色,状若灯笼,内有子,红色可爱。根、茎、花、实并入药使。

一十种陈藏器余

人肝藤　主解诸毒药,肿游风,脚手软痹。并研服之,亦煮服之,亦傅病上。生岭南。叶三桠,花紫色。一名承露仙。又有伏鸡子,亦名承灵仙,叶圆,与此名同物异。

【海药云　《广志》云:生岭南山石间,引蔓而生。主虫毒及手脚不遂等风。生研服。

杨氏产乳　疗中蛊毒：人肝藤以清水磨一弹丸饮之，不过三两服。

越王余算　味咸，平，无毒。主下水，破结气。生南海水中，如竹算子，长尺许。《异苑》曰：晋安有越王余算，叶白者似骨，黑者似角。云是越王行海作算有余，弃水中而生。

【海药云　谨按《异苑记》云：昔晋安越王因渡南海，将黑角白骨算筹所余弃水中，故生此，遂名算。味咸，温。主水肿浮气，结聚宿滞不消，腹中虚鸣，并宜煮服之。

石莼　味甘，平，无毒。下水，利小便。生南海中水石上。《南越志》云：似紫菜，色青。《临海异物志》曰：附石生也。

【海药云　主风秘不通，五鬲气，并小便不利，脐下结气，宜煮汁饮之。胡人多用治耳疾。

海根　味苦，小温，无毒。主霍乱中恶，心腹痛，鬼气注忤，飞尸，喉痹，蛊毒，痈疽恶肿，赤白游胗，蛇咬犬毒。酒及水磨服，傅之亦佳。生会稽海畔山谷，茎赤，叶似马蓼，根似菝葜而小也，海人极用之。

【海药云　胡人采得蒸而用之，余并同。

寡妇荐　主小儿吐痢，霍乱。取二七茎，煮饮之。

自经死绳　主卒发颠狂，烧为末，服三指撮。三年陈蒲煮服之，亦佳。

刺蜜　味甘，无毒。主骨热，痰嗽，痢暴下血，开胃，止渴除烦。生交河沙中，草头有刺，上有毛，毛中生蜜，一名草蜜。胡人呼为给教罗。

【点评】刺蜜产北地，为豆科植物骆驼刺 *Alhagi sparsifolia* 分泌的糖蜜样物。岑参《与独孤渐道别长句兼呈严八侍御》有句"桂林蒲萄新吐蔓，武城刺蜜未可餐"即此。又《太平御览》卷857引《梁四公记》云："高昌国遣使贡刺蜜，帝命杰公迓之，谓其使曰：刺蜜是盐城所生，非南平城者。使者曰：其年风灾，刺蜜不熟，故尔。帝问杰公何得知，对曰：南城羊刺无叶，其蜜色明白而味甘；盐城羊刺叶大，其蜜色青而味薄。以是知蜜之伪耳。"

骨路支　味辛，平，无毒。主上气浮肿，水气呕逆，妇人崩中，余血癥瘕，杀三虫。生昆仑国，苗似凌霄藤，根如青木香。安南亦有，一名飞滕。

长松　味甘，温，无毒。主风血冷气宿疾，温中去风。草似松，叶上有脂。山人服之。生关内山谷中。

合子草　有小毒。子及叶主蛊毒螫咬，捣傅疮上。蔓生岸傍，叶尖花白，子中有两片如合子。